Stephan C. Bischoff
Adipositas

Adipositas

Neue Forschungserkenntnisse und klinische Praxis

Herausgegeben von
Stephan C. Bischoff

DE GRUYTER

Herausgeber
Prof. Dr. med. Stephan C. Bischoff
Universität Hohenheim
Institut für Ernährungsmedizin
70593 Stuttgart
bischoff.stephan@uni-hohenheim.de

ISBN 978-3-11-041203-1
e-ISBN (PDF) 978-3-11-041280-2
e-ISBN (EPUB) 978-3-11-041283-3

Library of Congress Cataloging-in-Publication Data
A CIP catalog record for this book has been applied for at the Library of Congress.

Bibliografische Information der Deutschen Nationalbibliothek
Die Deutsche Nationalbibliothek verzeichnet diese Publikation in der Deutschen
Nationalbibliografie; detaillierte bibliografische Daten sind im Internet über
http://dnb.dnb.de abrufbar.

© 2018 Walter de Gruyter GmbH, Berlin/Boston
Umschlaggestaltung: george tsartsianidis/iStock/Thinkstock
Satz: le-tex publishing services GmbH, Leipzig
Druck und Bindung: CPI books GmbH, Leck
♾ Gedruckt auf säurefreiem Papier
Printed in Germany

www.degruyter.com

Dieses Buch ist allen interessierten Betroffenen und ihren Therapeuten sowie allen Akteuren im Bereich Gesundheitsprävention gewidmet

Vorwort

Liebe Leserinnen und Leser,

Viele empfinden es als Anachronismus, heute noch Bücher zu schreiben. Zumal wir in der Medizin neue Erkenntnisse in zahlreichen Fachzeitschriften mit noch viel zahlreicheren Artikeln zu allen Themen des Fachgebiets finden können. Das Problem birgt das Wort „zahlreich": Wir sehen den Wald vor Bäumen nicht mehr! Das theoretisch verfügbare Wissen ist in den letzten wenigen Jahren explodiert, aber der Kopf kann es nicht assimilieren. Vielfach sind die den aktuellen Erkenntnissen zugrunde liegenden Methoden und Mechanismen so komplex geworden, dass der interessierte Praktiker sie kaum mehr nachvollziehen und beurteilen kann. Auf der anderen Seite spiegelt sich der für die Anwendung wertvolle Erfahrungsschatz des Arztes nicht immer in den wissenschaftlichen Publikationen wider, weshalb die Schere zwischen Wissenschaft und Praxis immer weiter auseinandergeht.

Das Ziel des vorliegenden Buches ist es, diese Schere wieder ein Stück zu schließen, indem es moderne Wissenschaft verständlich berichtet und für die moderne Praxis zugänglich macht. Dabei lässt sich eine – auch subjektiv geprägte – Auswahl und Verkürzung nicht vermeiden. Das vorliegende Buch spiegelt die Sichtweise von meinen Kollegen, denen ich an dieser Stelle herzlich danken möchte, und mir wider. Deren Expertise ist durch jahrelange wissenschaftliche Forschung und klinische Praxis begründet.

Jeder, der ein Buchprojekt dieser Art realisiert hat, weiß, wie viele Stunden, Tage und Wochen Arbeit darin stecken. Das Team des Verlags de Gruyter hat mich dabei sehr kompetent begleitet und verdient für die hervorragende Zusammenarbeit großen Dank! Entstanden ist ein Werk, das wie kaum ein anderes die vielen Facetten der aktuellen Grundlagenforschungen darstellt, beginnend mit genetischer Prädisposition und frühkindlicher Prägung der Adipositas bis hin zu Darmmikrobiota und subklinischer Inflammation, die das chronische Krankheitsbild und ihre metabolischen Folgeerkrankungen triggern. Gleichzeitig möchte das Buch die Brücke schlagen hin zur Anwendung, indem auf die aktuelle Datenlage zur Diagnostik, zur konservativen und chirurgischen Therapie sowie zur *weight loss maintenance* und Prävention eingegangen wird. Adipositas hat sich von den 1970er-Jahren bis heute zur bedeutsamsten Gesundheitsgefährdung weltweit entwickelt. Die adipositasassoziierten Folgeerkrankungen, wie Diabetes und Herzinfarkt, Gelenkverschleiß und Atemnot sowie Depression und kognitive Störungen, gehören zu den sich immer weiterverbreitenden Volkserkrankungen. Es ist uns bislang nicht gelungen, diese „Epidemie" wirksam zu bekämpfen. Das liegt sicherlich nicht nur an mangelndem Wissen, sondern auch an mangelnder Entschlossenheit zum Handeln und fehlenden klaren, evidenzbasierten Direktiven. Dieses Buch möchte durch die Vermittlung von Wissen und Evidenz einen Teil zur Lösung der Problematik beitragen. Zusammen mit meinen Koautoren wünsche ich den Lesern eine fruchtbare Lektüre.

Stuttgart im August 2017   Stephan C. Bischoff

Inhalt

Teil II: **Klinische Praxis**

Zu den Autoren
(in alphabetischer Reihenfolge)

Maryam Basrai
Universität Hohenheim
Fg. Ernährungsmedizin/Prävention und
Genderforschung
Institut für Ernährungsmedizin
Fruwirthstr. 12
70593 Stuttgart
E-Mail: m.basrai@uni-hohenheim.de

Christina Gleißner
Universität Hohenheim
Fg. Ernährungsmedizin/Prävention und
Genderforschung
Institut für Ernährungsmedizin
Fruwirthstr. 12
70593 Stuttgart
E-Mail: christina.gleissner@uni-hohenheim.de

Prof. Dr. Stephan C. Bischoff
Universität Hohenheim
Institut für Ernährungsmedizin
Fruwirthstr. 12
70593 Stuttgart
E-Mail: bischoff.stephan@uni-hohenheim.de

Katrin Hebestreit
Zentrum für Klinische Ernährung Stuttgart
Universität Hohenheim
Wollgrasweg 49b
70599 Stuttgart
E-Mail: katrin.hebestreit@uni-hohenheim.de

Julia Depa
Universität Hohenheim
Institut für Ernährungsmedizin
Fg. Ernährungspsychologie
Fruwirthstr. 12
70593 Stuttgart
E-Mail: julia.depa@uni-hohenheim.de

Prof. Dr. Anke Hinney
Klinik für Psychiatrie, Psychosomatik und
Psychotherapie des Kindes- und Jugendalters
Universitätsklinikum Essen (AöR)
Universität Duisburg-Essen
Virchowstr. 171
45147 Essen
E-Mail: anke.hinney@uni-due.de

Dr. Maximilian von Feilitzsch
Universitätsklinik für Allgemeine, Viszeral- und
Transplantationschirurgie (AVT)
Eberhard Karls Universität Tübingen
Wilhelmstr. 124
72074 Tübingen
E-Mail:
maximilian.feilitzsch@med.uni-tuebingen.de

Prof. Dr. Reinhard Holl
Institut für Epidemiologie und medizinische
Biometrie, ZIBMT
Universität Ulm
Albert-Einstein-Allee 41
89081 Ulm
E-Mail: reinhard.holl@uni-ulm.de

Prof. Dr. Stephan Jacob
Facharztpraxis Diabetologie/Endokrinologie
Brombeerweg 6
78048 Villingen-Schwenningen
E-Mail: prof.dr.jacob@web.de

Jessica Karrenbrock
Handwerkerstrasse 7
56070 Koblenz
E-Mail: jcmango@gmx.net

Prof. Dr. Alfred Königsrainer
Universitätsklinik für Allgemeine, Viszeral- und
Transplantationschirurgie (AVT)
Eberhard Karls Universität Tübingen
Wilhelmstr. 124
72074 Tübingen
E-Mail:
Alfred.Koenigsrainer@med.uni-tuebingen.de

Prof. Dr. Berthold Koletzko
Abt. Stoffwechsel- und Ernährungsmedizin,
Kinderklinik und Kinderpoliklinik
Dr. von Haunersches Kinderspital
Klinikum der Ludwig-Maximilians-Universität
München
Lindwurmstr. 4
80337 München
E-Mail: office.koletzko@med.uni-muenchen.de

Jürgen H. Kroll
Adipositas Coaching
Meisenweg 2
71144 Steinenbronn
E-Mail: kroll@adipositas-coaching.de

Dr. Jessica Lange
Universitätsklinik für Allgemeine, Viszeral- und
Transplantationschirurgie (AVT)
Eberhard Karls Universität Tübingen
Wilhelmstr. 124
72074 Tübingen
E-Mail: jessica.lange@med.uni-tuebingen.de

Prof. Dr. Andreas Nieß
Universitätsklinikum Tübingen
Medizinische Klinik
Abteilung Sportmedizin
Hoppe-Seyler-Str. 6
72076 Tübingen
E-Mail: andreas.niess@med.uni-tuebingen.de

Prof. Dr. Sebastian Schmid
Medizinische Klinik I
Zentralklinikum (Haus 40)
Ratzeburger Allee 160
23538 Lübeck
E-Mail: sebastian.schmid@uksh.de

Prof. Dr. Dr. h.c. Jürgen M. Steinacker
Sektion Sport- und Rehabilitationsmedizin
Universitätsklinikum Ulm
Leimgrubenweg 14
89075 Ulm
E-Mail: juergen.steinacker@uniklinik-ulm.de

Prof. Dr. Nanette Ströbele-Benschop
Universität Hohenheim
Fg. Molekulare und Angewandte
Ernährungspsychologie
Institut für Ernährungsmedizin
Fruwirthstr. 12
70593 Stuttgart
E-Mail: n.stroebele@uni-hohenheim.de

Lydia Swienty
Klinik für Psychiatrie, Psychosomatik und
Psychotherapie des Kindes- und Jugendalters
Universitätsklinikum Essen (AöR)
Universität Duisburg-Essen
Virchowstr. 171
45147 Essen

PD Dr. Marty Zdichavsky
Leitende Ärztin der Chirurgischen Abteilung
Filderklinik
Im Haberschlai 7
70794 Filderstadt-Bonlanden
E-Mail: m.zdichavsky@filderklinik.de

Prof. Dr. Martin Teufel
Klinik für Psychosomatische Medizin und
Psychotherapie
Universität Duisburg-Essen
LVR-Klinikum Essen
Virchowstraße 174
45147 Essen
E-Mail: martin.teufel@med.uni-due.de

Prof. Dr. Stephan Zipfel
Universitätsklinikum Tübingen
Medizinische Klinik
Psychosomatische Medizin und Psychotherapie
Osianderstraße 5
72076 Tübingen
E-Mail: stephan.zipfel@med.uni-tuebingen.de

Prof. Dr. Ansgar Thiel
Institut für Sportwissenschaft
Wirtschafts- und Sozialwissenschaftliche
Fakultät
Eberhard Karls Universität Tübingen
Wilhelmstr. 124
72074 Tübingen
E-Mail: ansgar.thiel@uni-tuebingen.de

Dr. Olivia Wartha
Sektion Sport- und Rehabilitationsmedizin
Universitätsklinikum Ulm
Leimgrubenweg 14
89075 Ulm
E-Mail: olivia.wartha@uniklinik-ulm.de

Dr. Tamara Wirth
Sektion Sport- und Rehabilitationsmedizin
Universitätsklinikum Ulm
Leimgrubenweg 14
89075 Ulm
E-Mail: tamara.wirth@uniklinik-ulm.de

Adipositas aus Sicht von Betroffenen

Ausweg konservative Therapie
Jessica Karrenbrock

Vorgeschichte

Übergewichtig war ich schon immer. O.K., das Bild von meiner Einschulung zeigt mich niedlich und schlank, aber schon das Mädchen auf dem Bild aus der vierten Klasse muss man zumindest mit „pummelig" beschreiben. Ich war nie der große Sportler, vor allem im Vergleich mit meinen Schwestern und Freunden. Auch war ich ruhig, beobachtend und schüchtern. Gegessen habe ich immer schon gerne. Für mich war das Genuss, Trost und Befriedigung. Ich erinnere mich an ein Schlüsselerlebnis beim Essen im großen Familienkreis, seitdem ich mir beim Essen immer zumindest beobachtet, wenn nicht sogar schuldig vorkam: Das Essen kam auf den Tisch, man nahm sich und irgendwann sagte jemand: „Nun nimm Dir nicht immer von allem zuerst, lass auch die anderen mal dran." Seitdem habe ich mir sehr genau überlegt, wann ich mir was und wie viel auf den Teller nehme. Habe mich eher zurückgehalten, solange ich nicht alleine war. Richtig frei beim Essen habe ich mich nur gefühlt, wenn ich alleine war und dabei dann wohl so einiges nachgeholt.

Essen war für mich nie nur Nebensache, kochen nie nur Mittel zum Zweck. Mit dem Wunsch, möglichst jedes Mal etwas Anderes zu kreieren, habe ich mich von Rezepten inspirieren lassen, mich aber nie sklavisch dran gehalten – vielleicht auch deshalb ohne das nötige Gefühl für die richtige Menge. Wirklich schlecht habe ich mich nie ernährt, war kein Fan von Junkfood, Fast Food oder gar Fertiggerichten. Mit Paracelsus' Worten: Die Dosis macht das Gift. Gutes Essen, aber viel zu viel – und Schokolade! Logische Konsequenzen? Kleidergröße 54 zu Spitzenzeiten, aber schon sehr früh außerhalb der Norm. Ich kann mich nicht erinnern, mal nicht nach Übergrößen gesucht haben zu müssen.

„Normales" Einkaufen habe ich bis vor eineinhalb Jahren nicht gekannt. Immer war ich die Dicke. Klar, schön anzusehen ist so ein Körper nicht: Dicke Beine, dicker Po und Bauch, schwabbelige Arme. Aber ich war weder schlapp noch schwach, unter all dem Fett war ich ziemlich leistungsfähig. Kam zwar schnell aus der Puste, schwitzte viel und bin in den letzten Jahren bei so mancher Wanderung mächtig ins Schnaufen gekommen, das war aber nie Grund, nicht mitzumachen. Schwimmen mochte ich immer sehr, bin bei der DLRG als Rettungsschwimmerin aktiv, habe als solche neben dem Studium gearbeitet. Körperlich war also soweit alles in Ordnung, abgesehen von einem leicht erhöhten Blutdruck. Seelisch hat mich das Ganze aber fertiggemacht.

https://doi.org/10.1515/9783110412802-001

Ich wollte immer etwas ändern, hab es mir aber nicht zugetraut, mich nie getraut um Hilfe zu bitten. Wurde mir Hilfe angeboten bzw. traute sich mal jemand, mich darauf anzusprechen, kam ein flotter Spruch. Reflexartig und unbewusst dessen, was ich damit suggerierte: dass ich keine Hilfe wolle bzw. der Meinung sei, alles im Griff zu haben. Das Gegenteil war aber so offensichtlich der Fall. Ein Beispiel hierzu: Als Kind, keine Ahnung wie alt, aber mit 60 kg schon übergewichtig, fragte man mich, nachdem die Zahl auf der Waage sichtbar geworden war: „Und was willst Du nun dagegen tun?" Ich erwiderte: „Gewicht halten und reinwachsen". Hat natürlich nicht funktioniert, ich war ja auch nie so cool und selbstbewusst wie der Spruch annehmen ließ. Ich habe mich nie wohl gefühlt. Stets war ich misstrauisch, zumal niemand wirklich offen und kritisch mit mir darüber gesprochen hat. Ich kann mich nicht erinnern, dass mal jemand mit mir intensiver über mein Problem gesprochen hätte, mich gezwungen hätte, Stellung zu nehmen oder was zu ändern.

Viele Therapieversuche

Von Diäten habe ich viel gehört und gelesen, wirklich ausprobiert oder gar durchgezogen habe ich nie eine. Unzählige Male habe ich mir natürlich vorgenommen, weniger zu essen. Lange gehalten hat das aber nie. Ernsthaft was unternommen habe ich dann Anfang 2012, als mein Gewicht mit 147 kg bei einer Körpergröße von 172 cm seinen absoluten Zenit erreicht hatte. Ich bin zu meiner Hausärztin gegangen, ihres Zeichens auch Ernährungsmedizinerin, und habe sie mit allem Mut gebeten, mir zu helfen.

Erster Ansatz waren Ernährungstagebuch und wenig Kohlehydrate, wenig Fett … das wirkte auch, 10 kg verlor ich. Eine eher sporadische (wenn auch sehr gute und einfühlsame) Betreuung durch eine terminlich sehr eingebundene Hausärztin war aber nicht das, was ich benötigt habe, es gab einfach zu wenig Kontrolle, zu wenig Support. Deshalb habe ich das von der BKK angebotene Therapieprogramm „1+12" mitgemacht. Eine Woche Klinikaufenthalt, zwölf Wochen intensive Nachbereitung, danach Alleinverantwortung. Das war schon viel nachhaltiger, vor allem die Woche in der Klinik mit Check-ups, Ernährung nach LOGI, viel Sport und Gespräche.

„Zielnähernd" war auch das Kennenlernen einer abnehmwilligen Gruppe Gleichgesinnter mit mehr oder weniger felsenfesten Vorsätzen und ähnlichen Zielen. Bis auf 120 kg kam ich so runter. Aber sobald sich die wirklich gute Gruppe mangels vorgegebener Termine zu lösen begann, wurde es härter, alleine durchzuhalten. Immerhin hatte ich verstanden, dass für mich eine Gruppe eine wichtige Stütze ist. Nicht unbedingt um mich aktiv anzutreiben, mehr als Messlatte und Ansporn, vorne bei den Erfolgreichen dabei zu sein, andere zu unterstützen und sich so selber zu motivieren. Gewichtstechnisch ging es dann aber nicht weiter runter mit LOGI, mit dem ich ansonsten sehr gut klarkam, mir fehlte immer noch das Maß. Aber ich machte viel mehr Sport, war viel fitter und hatte mehr Selbstvertrauen. Und in Relation zu anderen war ich sehr gut unterwegs.

Dann kam aber jemand, der es noch weitergebracht hatte als ich und wirklich unglaublich erfolgreich abgenommen hatte. Ein Kollege, der ebenfalls „1+12" absolviert hatte und nun in meiner Schwimmgruppe mitschwamm, kam deutlich verschlankt zum Training. Er erzählte mir von „Optifast52". Was folgte, war eine intensive Internetrecherche, sämtliche Blogs und Foren, ob deutsch, ob englisch, alles wurde gelesen. Neugierde, Hoffnung und Skepsis wuchsen gleichermaßen. Der nächste Infotermin stand kurz bevor und mir war klar: Du wirst es versuchen, das könnte deine Chance sein. Was hast Du zu verlieren? Nur das dein ganzes Leben mit dir rumgeschleppte Übergewicht! Ich hatte mich nach Hilfe gesehnt und nun war sie zum Greifen nahe.

Der notwendige kritische Leidensdruck war da, aber eben auch die nötige Motivation, weil ich mir sicherer denn je war, es nie alleine so weit zu schaffen, wie ich es für nötig hielt. Der Fakt, dass meine Krankenkasse (BKK) es unterstützen würde und schon der allererste Eindruck von den eventuellen Mitstreitern beim Infoabend zementierte dann den Entschluss, es zu versuchen. Überzeugt hat mich das ganzheitliche Konzept, die Kombination aus Psychologie, Sport, Ernährung, Medizin und intensiver Begleitung. Auch dass das Zentrum in Stuttgart-Hohenheim an die Uni angegliedert ist, man es also nicht nur kommerziell anzugehen scheint, hat mich in meinem Entschluss bekräftigt.

Ausweg multidisziplinäre konservative Therapie

Ich bin nicht besonders geduldig und wollte nun, da ich sicher war, eine Lösung gefunden zu haben, gleich mit der Umsetzung loslegen. So bin ich einfach. Das erste Treffen stimmte mich sehr positiv, eine tolle, heterogene Gruppe, die mir gleich sympathisch war, eine kompetente Betreuung. Vom ersten Arztgespräch war ich beeindruckt. Offen, informativ, einfühlsam und so ausführlich, dass ich beim Zuhören und Antworten alle meine offenen Fragen abhaken konnte. In der ersten Woche führt man dann zunächst ein Ernährungsprotokoll und schreibt alles auf, was durch das Gehege der Zähne den Körper erreicht. Einerseits diszipliniert mich das schon ungemein: Hätte ich es nicht aufschreiben, wiegen oder zählen müssen, wäre absolut sicher mehr Futter zwischen den Zähnen verschwunden. Andererseits wusste ich: Dir stehen zwölf Wochen nix als Pulvernahrung, liebevoll „Nährschleim" genannt, bevor. Also habe ich absichtlich nochmal all das gegessen, worauf ich künftig erstmal verzichten würde, und von dem ich wusste, dass ich es auch nachher nie wieder in den verhängnisvollen Mengen essen würde.

So startete ich bei einem Gewicht von 134 kg in meine Optifast-Maßnahme (Abbildung 1 a und b). Zwölf Wochen ausschließlich Nährschleim ... und das für mich, dem Liebhaber von frisch gekochtem Essen jeglicher Art. Schnell wurde mir klar, dass der so gefürchtete Verzicht auf Schokolade mein kleinstes Problem sein würde. Immerhin war Schoko eine der wenigen Geschmacksrichtungen die mir halbwegs geschmeckt hat. Tomate und Erdbeere viel zu künstlich, Vanille und Kaffee viel zu süß. Kartoffel-Lauch war das einzige was eigentlich gar nicht schlecht schmeckte. Zu Beginn soll man darauf verzichten, die Pulver zu würzen. Das habe ich genau einen Tag geschafft. Dann kamen in Schoko Zimt, Kardamom, löslicher Kaffee oder ein Tropfen Rum-oder Vanille-Aroma und in Kartoffel-Lauch viel Chili und oder Curry. Das gab dem Ganzen etwas deutlich Befriedigenderes. Hier sei aber der sehr kluge Ausspruch einer der Psychologinnen erwähnt. „Das ist kein Essen, das ist Nahrung; das muss nicht schmecken, das ernährt Sie nur." Danke für diese neue Perspektive.

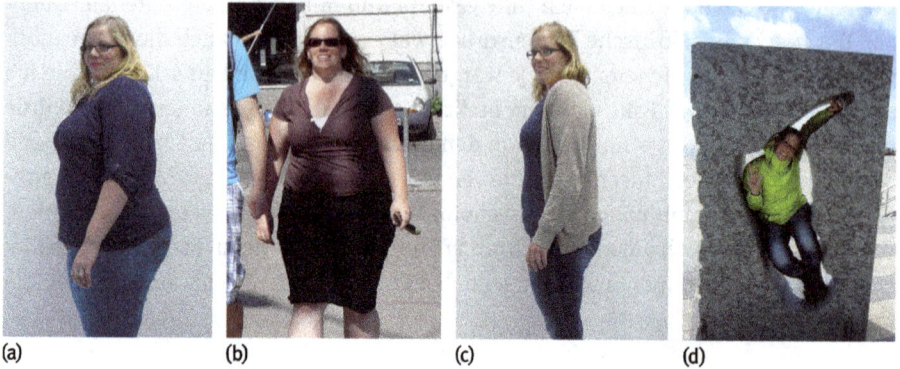

(a)   (b)   (c)   (d)

Abb. 1: Vor Teilnahme am multimodalen konservativen Therapieprogramm (a, b) und danach (c, d).

Die Mengen waren lächerlich, gab man mehr Flüssigkeit hinzu, fehlte das Gefühl, wirklich etwas gegessen zu haben. Satt war ich nie. Gegen den Hunger halfen meine exorbitanten Trinkmengen. Ich habe literweise Tee und Wasser getrunken; 4–6 l waren wenig bis normal, öfter lag ich drüber. Von Beginn an fühlte ich mich leicht und energiegeladen. Ich bin noch nie so konzentriert meine Bahnen geschwommen oder so motiviert die Weinberge hochgenordicwalked. Einerseits sicher, weil mein Körper nicht 24/7 Nahrung verwerten musste und einfach mal eine Pause hatte. Aber zu einem ganz großen Teil, weil mir all der Verzicht und das „sich an die Beutel und das Trinken halten" mir immer wieder zeigte: Du tust was, du nimmst es in die Hand ... und es funktioniert! Denn die Kilos purzelten schnell. Rasant war ich leichter als je zuvor.

Hosen wurden zu weit, sogar Schuhe, das hatte ich noch nie erlebt. Das war eine Motivation, wie eine Droge. Selbst über das Knurren meines Magens habe ich mich irgendwann mal gefreut. Solange ich arbeiten ging oder beim Sport oder sonst wie unterwegs und in Begleitung war, lief es super. Sonntage alleine, Bahn- und Autofahrten alleine, auf denen ich früher immer ordentlich gesnackt hatte wurden lang... sehr lang. Und überall verlockende Düfte und Gerüche, Versuchungen en masse. Dann Weihnachten mit all seinen vorgeschobenen Feiern, Essenseinladungen. Die fielen mir eigentlich ganz leicht, ich war stolz, am Getränk oder Shake zu nippen während sich andere Gänse & Co einverleibten. Ich genoss auch die Anerkennung, „das könnte ich nie und nimmer" oder Bestätigungen, dass man mir die verlorenen Kilos schon sehr ansehen würde.

Ich bin sehr offen mit dem Ganzen umgegangen. Klare Strategie: Je mehr davon wissen, desto weniger kannst Du dir erlauben zu versagen. Jedem der fragte, erzählte ich alles, sagte Verabredungen zum Mittag nicht ab, sondern setzte mich mit zwei großen Gläsern Wasser dazu. Ganz so saucool, wie das jetzt klingt war ich aber natürlich nie. Der Duft von schön gebratenem Fleisch war eine Folter. Überhaupt irgendwas Herzhaftes, was zum Kauen nach der ewigen nur Trinkerei, aber ich blieb zu 95 % hart. Die 5 % machten ein paar stibitzte Fleischfitzel beim Zubereiten des Weihnachtsessens für die Family und kleine Happen hier und da aus. Das war aber keine Katastrophe, wurde als kleiner Schwächeanfall zu den Akten gelegt und man selbst wieder auf die Erfolgsspur zum nächsten Beutel geschubst.

Dafür gesorgt, dass es bei einzelnen Ausrutschern blieb, hat neben dem immensen Kick durch den schrumpfenden Körper vor allem das Rudel. Unser Abspeckrudel vom Zentrum hat gleich zu Beginn eine Einheit gebildet, indem wir uns Nachrichten schickten, Motivation, Geheule, Trost – alles wurde geteilt. Ich weiß noch, wie ich in den Weihnachtsferien mal vorm Kühlschrank stand, im festen Glauben, nun schwach zu werden, als eine belanglose Nachricht vom Rudel mich „rettete". Ich sagte mir: „Nein, das machst Du jetzt nicht. Sonst musst Du denen das beichten." Der Rückhalt durch die Mitstreiter, meinen Freund, jetzt Mann und Familie und natürlich das Team vom Zentrum sind ein ganz wesentlicher Erfolgsfaktor, sei es als Kontrollinstanz oder als Verbündeter/Mitleidender. Ohne geht es für mich nicht. Ebenso die wöchentlichen Treffen und Kontrollen, das hält einem am Ball und auf Trab.

Klar kann die Betreuung in der Gruppe nicht auf jedes persönliche Wehwehchen in der Tiefe eingehen. Aber wir haben es mit den Therapeuten auf wundersame Weise geschafft, jedem gerecht zu werden. Jeder stand mal mehr oder weniger im Fokus, wenn er es wollte, und konnte so seinen persönlichen befreienden Deepdive in die Ursachen der Misere hinlegen. Einem half es, weil es ganz persönlich mal um ihn ging, allen anderen, weil sie sahen, sie sind nicht allein mit ihren falschen Gewohnheiten, Erlebnissen, Sorgen. Das gemeinsame Therapiertwerden gab Perspektiven, Hilfestellungen sich selbst zu reflektieren, mit dem richtigen Maß zu messen und aus den bisherigen vielleicht doch sehr eingeschränkten Sichtweisen auszubrechen. Essenziell wichtig für den Erfolg, denn wenn man eins erreichen muss, dann die Einsicht, dass es so wie bisher nicht weitergeht, wenn man wirklich will, dass sich etwas ändert.

Auch muss man verstehen, dass man nicht „abgenommen wird". Man muss es selber tun, gern mit Hilfe, aber es muss die eigene Überzeugung sein, sonst ist es nur temporär. Nach der Fastenphase, in der ich wirklich phänomenale 36 kg abgenommen hatte (Abbildung 1 c und d), konnte ich es kaum erwarten, wieder was zu beißen, was Richtiges zu essen. In der Vorbereitung auf die achtwöchige Umstellung lernt man dann Lebensmittel nach einem Ampel-Punkte-System zu bewerten. Sie bekommen Werte je nach Gehalt an Fett, Kohlenhydraten oder Eiweiß. Es ist ein bisschen kompliziert, aber ein Heftchen mit fast allen wichtigen Lebensmitteln und die exzellente Hilfe der Ernährungsberater hilft dabei. Schritt für Schritt, im Zweiwochenrhythmus wird einer der fünftäglichen Beutel mit echten Lebensmitteln ersetzt. Es gibt ein Punktekontingent, dass man frei in Zutaten umsetzen kann. Anfangs sehr wenige Punkte, die aber mit Kreativität in gute Mahlzeiten umgesetzt werden können. Man erlernt Schritt für Schritt die Wertigkeit der Lebensmittel. Ich hatte endlich eine Vorgabe der für mich richtigen Menge. Die hatte mir immer gefehlt. Alle zwei Wochen fällt dann ein Beutel weg und man bekommt Punkte dazu.

Schnell kommt man an den Punkt, wo einem die Sicherheit der Beutel fehlt. Denn die erfordern nur ein Aufreißen, Wasser und shaken. Ein überlegtes Essen, ein ganzer Plan, wann man welche Punkte wie einsetzt, das ist viel Arbeit. Aber die muss man sich machen. Hier wieder in den gewohnten Trott zu verfallen wäre fatal. Man muss wirklich die zwölf Wochen Fasten als Reset betrachten. Man „verlernt" dabei das falsche Essen, beschäftigt sich mal mit ganz anderen Themen und geht dann neu ans Werk. Bekannte Lebensmittel ganz neu schmecken und wertschätzen und auch ganz neue Lebensmittel entdecken: fett- und kohlenhydratärmere, eiweißreichere. Essen mit Anfängergeist nannte es eine der Psychologinnen. Das war für mich faszinierend und deshalb so nachhaltig.

Mit der Unterstützung der Betreuer und des „Rudels" findet man sein individuelles Konzept, das wirklich funktioniert. Dabei muss man sich beobachten und lernen. Und herrje, man lernt nie aus. Diese intensive Beschäftigung führte dann für mich zu einem wirklichen Neustart. Insgesamt kam ich runter bis auf 107 kg, das sind -40 kg! Ein wahnsinniger Erfolg, ich habe mich noch nie so gut und erfolgreich gefühlt.

Nachhaltigkeit

In der Stabilisierungsphase, die folgt, wenn man komplett von Formula- auf Normalnahrung umgestellt ist, werden dann die Nahrungspunkte stufenweise erhöht, bis zu dem persönlich individuellen Level, bei dem man weder zu- noch abnimmt. Das erfordert Geduld und Mut zu Trial & Error. Spätestens jetzt ist man selber verantwortlich für die Erfolge. Hält man sich an die Vorgaben, klappt es! Kleine Ausrutscher lassen sich noch ausmerzen, die sollte man auch unbedingt einplanen. Aber gibt man das hart erlernte neue Verhalten auf, kann man förmlich zusehen wie das Gewicht wieder steigt. Deshalb ist es so wichtig, dass man noch innerhalb der 52 Wochen versteht, dass man es selber in der Hand hat und selber die Verantwortung trägt, dass es weiterhin klappt. Habe ich das? Ja, das habe ich. Das heißt nicht, dass ich immer weiter abgenommen habe und jetzt am Ziel bin. Bin ich nur insofern, dass ich nicht wieder alles zugenommen habe.

Den hart erkämpften UHU-Status, unterhalb der 100 kg, habe ich grade wieder abgegeben... kurzfristig. Denn ich setze neu an, ihn zu bekommen, nicht zum ersten und sicher nicht zum letzten Mal. Ein Exdicker ist wie ein Exalkoholiker: extrem rückfallgefährdet. Wichtig ist: Sich immer wieder auf den richtigen Weg zurück zu kämpfen, nicht aufzugeben. So setzte ich neu an, bin nach Hochzeit, Jobsuche, Umzug, Start und Laufenlernen im neuen Job und im neuen Leben meines Erachtens wieder auf dem richtigen Weg. Auch hier gilt: Der Weg ist das Ziel, jeder Schritt ein Gewinn!

Dabei hilft mir das Rudel und das Zentrum, wenn auch in weiter Ferne, mein Mann, meine Familie und allen voran mein Wille. Sie alle treiben mich morgens zum Frühschwimmen, nach der Arbeit noch eine Runde am Rhein entlang, zum Zumba und zum „einbisschenschnelleralsdieanderenwandern"…und in 90 % der Fälle am Schokoladenregal vorbei. Ich „überliste" mich selbst mit allen greifbaren Tricks: Schrittzähler in der Fitnessuhr, Fotos von früher, Kontakt mit meinem Rudel… und ich schreibe auch wieder Ernährungstagebuch. Denn dann esse ich weniger. Stecke mir Ziele und – ganz wichtig – erzähle anderen davon. Denn das schafft für mich Verbindlichkeit. Mir hilft es selbst, alles zu erzählen oder in meinem Blog oder auch hier zu schreiben. Und zu meiner großen Freude hilft es sogar anderen, zu lesen, dass es geht, wenn man merkt, dass man muss und dass man kann, wenn man will und den Mut hat, sich beim Können und Wollen gegebenenfalls helfen zu lassen.

Ich für meinen Teil bin schwach, habe aber die Eigenart unter „Beobachtung" eine bemerkenswerte Disziplin an den Tag legen zu können. Deshalb nutze ich diese Eigenart und tausche mich mit einer Gruppe aus und habe mir ein Programm gesucht, das von entsprechend kompetentem Personal betreut wird.

Und wenn mir das nicht reicht, initiiere ich weiteren Austausch. Gerade als „Kunde" eines Diätprogrammes sollte man sich nicht in die Konsumentenrolle zurückziehen… wie eigentlich nie im Leben. Aktiv mitgestalten und reagieren, wenn die Erwartungen nicht erfüllt werden, ist immer die erfolgreichere Strategie.

Und nur, wenn man selber mitgestaltet und selbst anpackt, kann man hinterher auf den Erfolg stolz sein. Erstens, weil er dann sicher da ist, und zweitens, weil man ihn auch sich selbst zu verdanken hat.

Was hätte besser laufen können?

Der große Vorteil ist auch ein Kritikpunkt, weniger am Programm denn am generellen Prinzip: Solange man in Betreuung ist und die Gruppe und die Therapeuten um sich hat, ist man relativ sicher, Ausrutscher haben ja maximal eine Woche Zeit auszuarten. Aus eigener Erfahrung weiß ich aber, wenn diese Kontrollgruppe wegfällt oder der Kontakt an Intensität verliert, wird es hart, wenn man nicht gelernt hat, sich selbst gegenüber Verantwortung zu übernehmen. Bei mir ist das der Fall. Deshalb ist der Gruppeneffekt des Programms sehr gut und förderlich, aber eben auch der entscheidende Faktor, der im Leben nach den 52 Wochen sicher oft fehlt. Ich bin schon ein sehr kommunikativer und initiierender Mensch, und selbst mir fällt es sehr schwer, am Ball zu bleiben. Auch würde ich den (individual-)psychologischen Anteil deutlich erhöhen, in der Erkenntnis, über die Ursachen liegt der Schlüssel zum Erfolg.

Auch ist das Punkteprinzip für die Nahrungsmittel wenig praktikabel. Wer nicht gerne hin und her rechnet, kommt damit später schwierig klar. Die restliche Welt rechnet und weist Nährwerte eben einfach nicht in Punkten aus. Eine App, die das Punktesystem zu gängigen Nahrungsmitteldatenbanken verlinkt, wäre ein echter Fortschritt, auch um während des Programms Tagebuch zu schreiben und die Daten einfach auswertbar zu machen. Das System mit den Heftchen ist etwas „altbacken".

Was würden Sie sich in Zukunft wünschen von den Ärzten und den Adipositasforschern?

Mein Wunsch wäre, dass sich mehr, nennen wir es „ideologieübergreifend" ausgetauscht wird und mehr gemeinsam geforscht wird. Nicht LOGI gegen *low fat* und *low carb* gegen DGE und wie sie alle heißen. Jedes Ernährungsprinzip hat seine Vor- und Nachteile, und ein Patient sollte im Finden des für ihn zielführenden Konzepts, das seiner Physis und seinen Lebensumständen entspricht unterstützt werden. Mich haben die Unterschiede zwischen LOGI und DGE sehr verwirrt und letztendlich verunsichert. Es gibt so viele verschiedene Ansätze, was durchaus gut ist, denn es gibt mindestens doppelt so viele verschiedene Typen und Lebensstile. Individuelle Beratung und Unterstützung wären hier sehr wichtig, Nicht jeder Dicke ist automatisch unbeweglich und umgekehrt. Es ist sehr kompliziert, die probate Lösung für sein individuelles Problem zu finden und genau dabei braucht man einfühlsame Unterstützung durch Experten. Ärzte sollten gezielter mit ihren Patienten über offensichtliche und subtile Probleme sprechen und sie einfühlsam ermutigen, diese anzugehen. Die Hemmschwellen sind sicher beidseitig da. Ich hatte immer das Gefühl, dass man mir zutraute und zumutete, dass ich es alleine schaffen würde, was so offensichtlich nicht der Fall war. Mein Wunschtraum wäre, dass man das Stigma der Erkrankung Adipositas loswird. Es ist eine Suchtkrankheit und gehört therapiert, vor allem auch psychologisch. Dazu, dass die in Therapie befindlichen und Therapierten sich noch mehr vernetzen, um Erfahrungen und Strategien noch greif- und nutzbarer zu machen, trage ich gerne aktiv bei. Mir hat es sehr geholfen und das allein ist Grund (und für mich fast Verpflichtung) genug, diese Hilfe in Form von Erfahrungen auch anderen anzubieten.

Ausweg chirurgische Therapie

Jürgen H. Kroll

Vorgeschichte

Ich bin 1959 geboren, seit 1980 verheiratet und habe drei Kinder. Aufgewachsen bin ich in der Pfalz, wo ich das gute und kalorienreiche Essen schätzen gelernt habe. Mit acht Jahren habe ich mit dem Fußballspielen begonnen, was ich bis zum meinem 20. Lebensjahr sehr aktiv durchführte. Mein Ziel war, Fußballprofi zu werden. Mit 14 Jahren bin ich mit meinen Eltern arbeitsbedingt nach Stuttgart umgezogen. Meine Vorstellungen, Fußballprofi zu werden, konnte ich fortan beim VfB-Stuttgart umsetzen. Ab 1974 habe ich dann ca. vier- bis fünfmal pro Woche trainiert und mind. einmal pro Woche ein Pflichtspiel absolviert. Als Leistungssportler musste ich dementsprechend Mahlzeiten zu mir nehmen, um den hohen Kalorienverbrauch zu kompensieren. Eine Ernährungskontrolle hatte damals natürlich noch nicht stattgefunden.

Mit einer Körpergröße von 170 cm hatte ich ein Körpergewicht von ca. 65 kg. Nach vier Jahren Jugendfußball habe ich leider den endgültigen Sprung ins Profilager nicht geschafft und bin in den Amateurbereich gewechselt. 1979 habe ich dann meine Frau Sonja kennengelernt. 1981 haben wir gemeinsam die Entscheidung getroffen, dass ich die Fachschule für Betriebswirtschaft besuche und mit dem Fußballspielen aufhöre. Kein regelmäßiges Training und trotzdem weiterhin sehr gehaltvoll essen, haben zu einer Gewichtszunahme von ca. 2 kg pro Monat geführt. Bis Mitte der 1980er-Jahre hat sich mein Körpergewicht auf ca. 90 kg entwickelt. Aufgrund der beruflichen Entwicklung kam zusätzlich noch eine Unregelmäßigkeit in den Esszeiten und Arbeitsstress zu meinen täglichen Gewohnheiten hinzu.

Übergewicht und Komplikationen

Erstmals wurden bei ärztlichen Untersuchungen Bluthochdruck und schlechte Blutwerte festgestellt. Mittlerweile hatte ich mit dem Rauchen begonnen, was sicherlich auch nicht zum Positiven für meine Grundstimmung mit beigetragen hat. Blutdruck- und cholesterinsenkende Arzneimittel gehörten von nun an zu meinem täglichen Bedarf. Viele selbstdurchgeführte und auch ärztlich betreute Maßnahmen haben bis zum Jahr 2000 zwar immer wieder zu Teilerfolgen geführt, aber letztendlich den bekannten Jo-Jo-Effekt erzielt. Im Jahr 2002 war für mich das Jahr des beruflichen Tiefpunktes, was sich auch in meinem Gewichtszustand widerspiegelte. Erstmals hatte ich es geschafft, dass ich die 100 kg-Grenze überschritten hatte. Es stellte sich leichtes Depressionsverhalten ein und auch meine sonstigen körperlichen Erkrankungen nahmen zu. Bei mir ging jegliche Motivation, selbstständig Maßnahmen zur Gewichtreduzierung zu ergreifen, verloren. Mein Hungergefühl war nicht mehr kontrollierbar und hat sich in ein maßloses Essverhalten entwickelt. Bis 2011 hat sich mein Körpergewicht auf 167 kg aufgebaut, was einem BMI von 57,8 und der Adipositas-Grad-III-Erkrankung entspricht.

Zusätzlich zur Adipositas haben sich folgende Neben- und Begleiterkrankungen eingestellt:
- Depressionen
- Bluthochdruck
- Arthrose an beiden Hüftgelenken und am linken Knie
- Diabetes mellitus Typ 2
- erhöhte Cholesterinwerte
- Bandscheibenvorfall

Mein täglicher Medikamentenbedarf:
- Amlodipin 5 mg
- Moxonidin 0,2 mg
- Simvabeta 40 mg
- Mirtazapin 30 mg
- Lisinopril 20 mg
- Furosemid 40 mg
- Veralich 240 mg
- Voltaren hochdosiert

Mitte 2011 hat mein Orthopäde bei mir eine schwere Arthrose der Hüften festgestellt. Aufgrund der extremen Schmerzen und der des hohen Schmerzmittelbedarfs war einer Hüftoperation nicht mehr aus dem Wege zu gehen. Jedoch war die Aussage von meinem Doktor: Mit diesem Gewicht wird er mich nicht operieren. Er empfiehlt mir dringend, dass ich schnellstmöglich ca. 30 bis 50 kg abnehmen soll. Am besten wäre es, wenn ich mir ein Magenband legen lassen würde.

Konservative Therapieversuche

Bisher hatte ich in den vielen Jahren meiner Adipositaskrankheit zahlreiche konservative Programme durchgeführt. Solange ich noch Sport treiben konnte, habe ich zu den Therapiemaßnahmen versucht, den Erfolg zusätzlich mit Joggen zu unterstützen.

Anfangs der Erkrankung habe ich in Abstand von zwei Jahren jeweils drei Wochen lang in Oberstaufen die Schrothkur durchgeführt. Die drei Wochen waren auf fast null Kalorien essen und sehr viel Sport sowie auf die Entschlackung des Körpers ausgerichtet. Als junger und hochmotivierter Mensch habe ich bei der ersten Kur ca. 15 kg in drei Wochen abgenommen. Im zweiten Anlauf waren es ca. 13 kg und beim letzten Mal nur noch ca. 10 kg. Es wurde für mich immer schwerer, sich durchzubeißen und vor allem das Gewicht nachhaltig zu halten. Auch war der finanzielle Aufwand nicht dem Erfolg entsprechend.

Nachdem es immer schwieriger wurde, das Gewicht zu halten, habe ich nun alles probiert, was man mir empfohlen hat, bzw. was man sich so in den verschiedensten Lektüren erliest. Das ging mit der Kartoffeldiät, der Trennkost, dem Fettaugen zählen und mit den verschiedensten Formularpräparaten weiter. Je nach Motivation, Einsatz und Aufwand konnte ich teilweise pro Maßnahme bis zu 30 kg abnehmen. Feststellen musste ich dann aber, dass ich nach Beendigung der Therapie sofort wieder in meinen alten Rhythmus gefallen bin und sehr schnell zurück auf dem Ausgangsgewicht war, bzw. sogar weiter zugenommen hatte.

Entscheidung für eine chirurgische Therapie

Nach Erreichen meines Höchstgewichtes hat dann mein kompletter Bewegungsapparat das Gewicht von fast 170 kg nicht mehr tragen können. Laufen konnte ich nur noch mit Gehhilfen. Ich habe durch diese Einschränkung meinen Arbeitsplatz verloren und mich sozial aus meinem persönlichen Umfeld ausgegrenzt.

Nach der Empfehlung, dass ich mir ein Magenband anbringen lassen sollte, habe ich mich bei einer Informationsveranstaltung in einem Adipositaszentrum über die Möglichkeiten des chirurgischen Eingriffes informiert. Letztendlich habe ich mich dann für die Schlauchmagenoperation entschieden. Mittlerweile sind mehr als fünf Jahre vergangen, dass ich operiert wurde. Was ist passiert?

Im Februar 2012 wurde ich mit einem Ausgangsgewicht von 167 kg operiert. Mir wurde der Magen um ca. 90 % reduziert. Mein Magenvolumen beträgt nun nur noch ca. 200 ml. Dadurch konnte und kann ich nur noch sehr wenig Nahrung aufnehmen. Auch habe ich mich an eine sehr regelmäßige und disziplinierte Ernährung angepasst. Bereits nach wenigen Monaten konnte ich wieder mit dem Gehen beginnen und habe dadurch auch wieder meine alte Motivation erreicht. Mitte 2012 war mein persönliches Ziel, unter 100 kg zu kommen, schon erreicht, und es war abzusehen, dass mein Gewicht weiter nach unten gehen wird. Nun war ich auch für die Orthopäden soweit, dass meine Hüften operiert werden konnten. Ich hatte das Glück, dass ich durch diese Eingriffe sehr viel Zeit hatte, um jeden Tag mehrere Stunden zu laufen. Jeden Tag mehrere Kilometer laufen, regelmäßiges Essen und ein sehr schönes Selbstwertgefühl haben dafür gesorgt, dass ich im Dezember 2012 auf 63 kg abgenommen hatte.

In Abstimmung mit meinen behandelnden Ärzten habe ich das Gewicht auf heute 73 kg aufgebaut und halte dies nun seit drei Jahren. Ich esse heute fast alles, was mein Herz begehrt. Ich esse dreimal pro Tag kleine Mahlzeiten und trinke ausschließlich Mineralwasser. Natürlich gönne ich mir an Festtagen auch mal einen Schluck Alkohol. Laufen und eine Stunde Radfahren auf dem Hometrainer absolviere ich ca. dreimal die Woche. Auch habe ich wieder sehr erfolgreich in meinem Beruf Fuß gefasst und mein Selbstbewusstsein erreicht. Den größten Erfolg sehe ich darin, dass ich im normalen Tagesablauf nicht mehr auf fremde Hilfe angewiesen bin und dadurch eine Entlastung für meine Frau und Familie bin. Da ich zurzeit keine Medikamente mehr benötige und sich fast alle Neben- und Begleiterkrankungen reduziert haben, sehe ich noch vielen gemeinsamen Jahren mit meiner Frau und unseren Kindern und Enkeln entgegen. Auch werde ich weiterhin in unserer Adipositas Selbsthilfegruppe am Karl-Olga-Krankenhaus in Stuttgart meine positiven Erfahrungen mit den konservativen und operativen Maßnahmen weitergeben.

Einschränkungen nach der OP und wie man damit leben kann

Ein großer Vorteil der Schlauchmagenoperation ist, dass man so gut wie keine Einschränkungen bei Auswahl der Mahlzeiten hat. Ich konnte nach ca. zehn Wochen fast alle Nahrungsmittel zu mir nehmen, welche ich auch vor der Operation zu mir genommen habe. Was man trainieren und üben muss ist allerdings, wie und wann man Essen und Trinken zu sich nimmt. Man kann selbst herausfinden, was einem guttut, oder man geht zu einer erfahrenen Ernährungsberatung, welche mit Adipositaspatienten umzugehen weiß. Dies ist ein wesentlicher und wichtiger Abschnitt im Verlauf des Abnahmeprozesses. Da man gegenüber den bisherigen Essgewohnheiten nur noch sehr geringe Mengen zu sich nehmen kann – maximal ca. 1/4 l Essen *oder* Getränke! –, sollte man das Trinken nicht wie früher vor und während der Mahlzeit zu sich nehmen, sondern erst ca. 30 Minuten nach dem Essen.

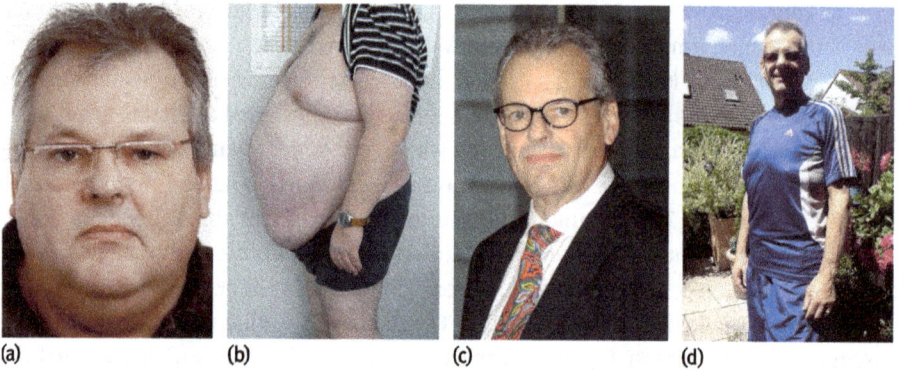

(a)   (b)   (c)   (d)

Abb. 2: Vor der Operation im Juni 2011, ca. 160 kg (a, b) und nach der Operation im September 2014, ca. 70 kg (c, d).

Was könnte man besser machen?

Zum Zeitpunkt meiner Operation (2012) hatte ich das Gefühl, dass man den Patienten nach der Operation mit sich alleine lässt. Es gab zwar ein Blatt Papier mit einem Essensplan für die nächsten sechs Wochen, aber wie man sich mit der neuen Situation abzufinden hat, wurde nicht wirklich vermittelt. Auch der Hausarzt ist mit der neuen Situation meist überfordert. Nach meiner heutigen Erfahrung sollte jedem Patienten ein Leitfaden übergeben werden, wie die nächsten Monate im Verhalten abzulaufen haben. Regelmäßige Untersuchungen und Kontrollen sollten monatlich gemacht werden. Damit könnte man auf Mangelerscheinungen, welche immer wieder auftreten, sehr schnell reagieren. Die Adipositaszentren sollten hierzu Empfehlungen an ihre niedergelassenen Kollegen erarbeiten, um diese in der Nachkontrolle zu unterstützen. Die Adipositasforscher sollten sich mit Langzeitpatienten beschäftigen und auch ein Augenmerk auf die Begleit- und Folgeerkrankungen werfen. Ich habe selbst nach fast fünf Jahren Gallenstein- und Nierensteinerkrankungen mit Notwendigkeit zu Operationen durch falsche Ernährung und falsches Trinkverhalten bekommen. Durch eine bessere Aufklärung und Forschung könnte auch viel Schaden für die Volkswirtschaft vermieden werden.

Abschließend ist zu sagen: Mit dem heutigen Wissen würde ich es anders machen, aber in der gleichen Situation jedoch wieder sofort. Die OP war die beste Entscheidung, nach der Hochzeit mit meiner Frau. Besonderen Dank für die Begleitung während meiner Maßnahme gilt Herrn Privatdozent Dr. med. Michael W. Müller vom Karl-Olga-Krankenhaus in Stuttgart und dem Herausgeber dieses Buches, Herrn Professor Stephan C. Bischoff für die Möglichkeit, sich den Betroffenen und Lesern schriftlich zu präsentieren.

Teil I: **Neue Forschungserkenntnisse**

1 Definition und Klassifikation von Übergewicht und Adipositas

1.1 Bei Erwachsenen

Stephan C. Bischoff

> Adipositas ist definiert als eine pathologisch vermehrte Fettmasse, d. h. eine Vermehrung der Fettmasse, die mit einem erhöhten Gesundheitsrisiko assoziiert ist.

Adipositas ist nicht definiert durch den Körpermassenindex (= Body-Mass-Index), der über dem Normalbereich liegt. Da die Fettmasse aber nicht einfach messbar ist und da es keinen Konsens gibt hinsichtlich Normalwerte für die Körperfettmasse, ist die Definition der Adipositas im Alltag nicht einfach verwendbar. Ersatzweise wird der Body-Mass-Index herangezogen, der eigentlich der Klassifikation der Adipositas dient.

Für die Klassifikation von Übergewicht und Adipositas wurden verschiedene Methoden vorgeschlagen. Am meisten verbreitet ist die Klassifikation nach dem „Body-Mass-Index" (BMI), auch „Quételet-Kaup-Index" genannt, der in den 1970er-Jahren verbreitet wurde.

Ursprünglich wurde der Index von dem belgischen Astronomen und Statistiker Adolphe Quetelet (1796–1874) und dem österreichischen Sozialhygieniker und Konstitutionsforscher Ignaz Kaup (1870–1944) entwickelt. Inwieweit der BMI auch Aussagen zu allgemeinem Krankheitsrisiko und Sterbewahrscheinlichkeit erlaubt, wird kontrovers diskutiert. Allgemein wird von einer „U-Shape"-Relation zwischen BMI und Mortalität ausgegangen. Dies bedeutet, dass die Mortalität über einem BMI von ca. 28 kg/m^2 mit steigendendem BMI zunimmt, andererseits unterhalb eines BMI von ca. 20 kg/m^2 mit einem fallenden BMI abnimmt und bei einem BMI zwischen 20 und 28 kg/m^2 am niedrigsten ist [1]. Diese „U-Shape" oder „J-Shape"-Relation wurde auch für zahlreiche Relationen zwischen BMI und Krankheiten, z. B. kardiovaskuläre Erkrankungen, beschrieben [2]. Möglicherweise ist die Relation altersabhängig unterschiedlich, denn im jungen Erwachsenenalter ist das Krankheitsrisiko bei einem normal BMI am geringsten, während im älteren Erwachsenenalter das Risiko paradoxerweise bei Übergewicht, d. h. BMI 25–29,9 kg/m^2, am geringsten zu sein scheint [3].

Der BMI ist der Quotient aus Gewicht und Körpergröße zum Quadrat (kg/m^2). Der Normalbereich des BMI liegt bei Erwachsenen zwischen 18,5–24,9 kg/m^2. Übergewicht ist festgelegt als BMI 25–29,9 kg/m^2, Adipositas als BMI ≥ 30 kg/m^2 (Tab. 1. 1). Der BMI ist ein praktisches Hilfsmittel für die schnelle, alters-, größen- und geschlechtsunabhängige Abschätzung des Ernährungszustandes [4].

Ein BMI ≥ 30 kg/m^2 bedeutet nicht zwingend, dass eine Adipositas vorliegt. Auch eine deutliche Vermehrung der Muskelmasse, wie sie beim Bodybuilder beobachtet

https://doi.org/10.1515/9783110412802-002

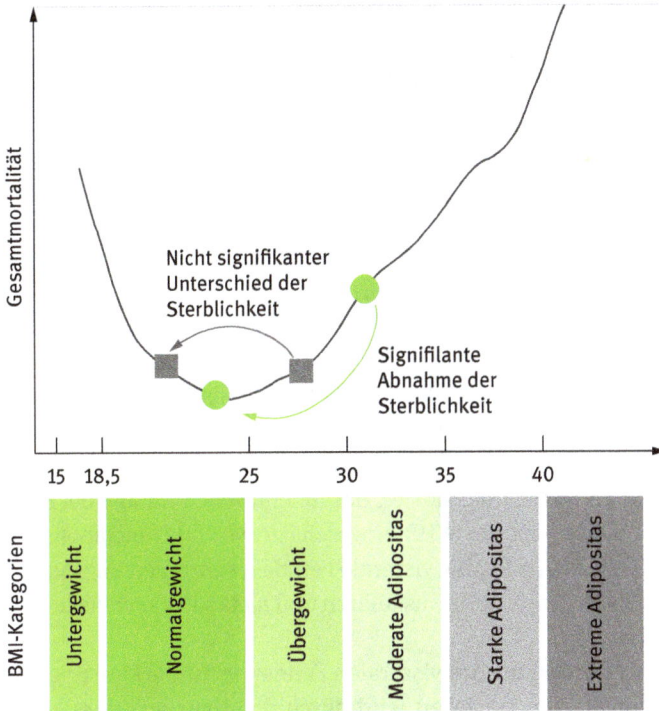

Abb. 1.1: U-förmige Kurve, welche die Relation zwischen BMI und allgemeiner Mortalität anzeigt. Modifiziert nach [1].

wird, oder eine deutliche Vermehrung des Körperwassers, z. B. nach Ödembildung bei Herz- oder Niereninsuffizienz, oder durch Aszites bei Leberinsuffizienz, kann einen erhöhten BMI zur Folge haben. In der Regel lassen sich solche Fälle per Blickdiagnose von der Adipositas *per definitionem* abgrenzen.

Anhand des BMI wird die Adipositas in drei Grade eingeteilt (Tab. 1.1). Der Grad der Adipositas beeinflusst nicht nur die Wahrscheinlichkeit des Auftretens von Folgeerkrankungen, sondern auch die Auswahl geeigneter Therapiekonzepte. Deshalb sollte der BMI bei jedem Patienten mit Adipositas oder Adipositasrisiko von Beginn an und im Verlauf dokumentiert werden.

Neben dem BMI wurden andere Indizes zur Erfassung von Übergewicht und Vermehrung der Fettmasse vorgeschlagen, darunter die *waist-to-height ratio* (WHtR), die das Verhältnis zwischen Taillenumfang und Körpergröße bezeichnet. Im Vergleich zum BMI soll die WHtR eine genauere Aussage zur Verteilung des Körperfetts und damit zu Gesundheitsrisiken erlauben. Obwohl es Daten gibt, die diese Annahme bestätigen [5], hat sich die WHtR im klinischen Alltag wenig durchgesetzt.

Nicht zu verwechseln ist der WHtR mit der *waist-to-hip ratio* (WHR), zu Deutsch Taille-Hüft-Verhältnis, welches zunächst als körperästhetisches Maß eingeführt wur-

Tab. 1.1: Klassifikation des Übergewichts (modifiziert nach [2]).

Kategorie	BMI [kg/m^2]	Risiko für Folgeerkrankungen
Untergewicht	< 18,5	Niedrig
Normalgewicht	18,5–24,9	Niedrig
Übergewicht	25–29,9	Gering erhöht
Adipositas Grad I	30–34,9	Erhöht
Adipositas Grad II	35–39,9	Hoch
Adipositas Grad III	≥ 40	Sehr hoch

de [6]. Danach sollte die Ratio bei Männern kleiner als 1,0 und bei Frauen kleiner als 0,85 sein. Später erkannte man, dass die WHR auch eine Abschätzung zur Verteilung des Körperfetts erlaubt. Neben dem Ausmaß des Übergewichts, welches über den BMI erfasst wird, bestimmt das Fettverteilungsmuster, das im klinischen Alltag über Messung des Bauchumfangs (BUF) oder der WHR eingeschätzt wird, das metabolische und kardiovaskuläre Gesundheitsrisiko. Die viszerale Fettmasse korreliert eng mit der Verfettung viszeraler Organe und mit kardiovaskulären und metabolischen Risikofaktoren und Komplikationen.

Ein einfaches Maß zur Beurteilung des viszeralen Fettdepots ist die Messung des BUF, die beim Adipösen allerdings erschwert wird durch den Umstand, dass keine Taille mehr erkennbar ist. Das mag erklären, warum BUF, aber auch WHR und WHtR, in der Praxis nicht beliebt und eine häufige Quelle für Messfehler sind. Die Messung erfordert eine klare Standardisierung, damit sie im zeitlichen Verlauf und zwischen unterschiedlichen Messzentren vergleichbar sind (zur Durchführung siehe Kap. 7.1 und Abb. 7.2).

Bei einem BUF ≥ 88 cm bei Frauen bzw. ≥ 102 cm bei Männern liegt eine abdominale Adipositas vor [7].

Die Messung des BUF erlaubt bei Übergewicht, und möglicherweise auch Adipositas Grad I, eine bessere Abschätzung des metabolischen Risikos als die alleinige BMI-Bestimmung, während bei höhergradiger Adipositas Taillenumfang und metabolisches Risiko nahezu immer erhöht sind [8]. Deshalb ist es empfehlenswert, bei BMI 25–35 kg/m^2 zusätzlich zum BMI auch den BUF zu messen und zu dokumentieren. Aus Körpergröße und BUF lässt sich die WHtR berechnen.

Ob die WHR einen höheren diagnostischen Wert für die Klassifikation der Adipositas oder die Risikoabschätzung besitzt als der BUF, wird bezweifelt. Computertomografie (CT) und Dual-Energy X-ray Absorptiometry (DXA) Messungen an 78 erwachsenen Kaukasiern zeigten, dass der BUF ein sehr guter Prädiktor des radiologisch gemessenen sagittalen Bauchdurchmessers ist und besser mit der Gesamtkörperfettmenge als auch mit der viszeralen Fettmenge korreliert als die WHR [9].

Nach dieser Studie hatte die DXA keinen Vorteil gegenüber BUF zur Beurteilung der viszeralen Fettmenge. Die Entbehrlichkeit der WHR wurde in späteren Studien bestätigt [10, 11]. Somit wird empfohlen, zur Klassifikation von Adipositas und assoziierten Risiken im klinischen Alltag Körpergewicht, Körpergröße und BUF bzw. Taillenumfang zu messen und daraus BMI und WHtR zu errechnen.

1.2 Bei Kindern und Jugendlichen
Reinhard Holl

Auch bei Kindern und Jugendlichen bedeutet Adipositas einen *erhöhten Körperfettanteil* bezogen auf die Gesamtkörpermasse, abhängig von Alter und Geschlecht. Genauso wie bei Erwachsenen ist eine direkte Bestimmung der Fettmasse schwierig. Methoden wie Bioimpedanzmessung, Hautfaltenbestimmung, Unterwasserwiegen, DXA, Ganzkörper-MRT oder Kaliumisotopenmessung haben in der Pädiatrie ihre Grenzen und werden in der Routine kaum angewandt. Am ehesten noch scheint der Bauchumfang – analog zu Erwachsenen – bei der Abklärung von Übergewicht und Adipositas ein Potenzial zu haben, auch in der Variante des Quotienten aus Bauchumfang und Körperhöhe (WHtR). Hautfaltenmessung sowie Bestimmung des abdominellen und subkutanen Fettgewebes mittels Ultraschall sind weitere in der Pädiatrie einsetzbare, aber vorwiegend im Rahmen von Studien verwendete Untersuchungsmethoden [12].

Um aus Körpergewicht und Körpergröße unter Berücksichtigung von Alter und Geschlecht ein Maß für den Ernährungsstatus eines Kindes zu gewinnen, wurden zahlreiche Alternativen zum BMI vorgeschlagen. Diese haben heute aber meist nur historische Bedeutung:

Längen-Sollgewicht: gemessenes Körpergewicht in Prozent des medianen Gewichtes für die Körperhöhe des Kindes. Dieses Gewicht kann leicht aus Perzentilkurven abgelesen werden. Werte unter 90 % werden als Untergewicht, 90–110 % als Normalgewicht, 110–120 % als Übergewicht und Werte über 120 % als Adipositas eingeteilt. Kritisch anzumerken ist, dass dieser Wert nicht das Alter des Kindes, sondern lediglich Körperhöhe und Geschlecht berücksichtigt. Die Zahl erscheint zwar intuitiv leicht verständlich, wird jedoch heute kaum noch angewandt.

Meist wird heute in der Pädiatrie – wie bei Erwachsenen – der *Body-Mass-Index (BMI)* herangezogen, um Menschen in die Kategorien Untergewicht, Normalgewicht, Übergewicht und verschiedene Schweregrade der Adipositas einzuteilen. Allerdings müssen in der Pädiatrie alters- und geschlechtsabhängige Referenzwerte, meist als Perzentilkurven, verwendet werden.

Der BMI wird wie bei Erwachsenen als Verhältnis von Körpergewicht und Quadrat der Körperhöhe errechnet. Pädiatriespezifisch, und zwar alters- und geschlechtsabhängig, ist jedoch die Interpretation schwierig, da der BMI nach Geburt zunächst abfällt und ab einem Alter von im Mittel drei Jahren wieder ansteigt. Dieser Zeitpunkt

wird als „Adiposity Rebound" bezeichnet. Bei der pädiatrischen Beurteilung müssen zwei grundlegende Komponenten unterschieden werden:
a) die Referenzpopulation
b) die Definition von Übergewicht, Adipositas und evtl. extremer Adipositas

In Deutschland sind zwei *Referenzpopulationen* üblich:
1) Die im Jahr 2001 von Kromeyer-Hauschild et al. [13] publizierte Sammlung von 17 Einzelstudien, meist Datensammlungen in Schulen, anhand derer Referenzwerte erstellt wurden. Körperhöhe und Körpergewicht von 17.147 Jungen und 17.275 Mädchen im Alter von 0–18 Jahren wurden ausgewertet und nach Cox-Box-Transformation die alters- und geschlechtsabhängigen Koeffizienten (L, M und S) für die Berechnung von BMI-SDS-LMS-Werten zur Verfügung gestellt.

Die entsprechende Formel lautet:

$$SDS\text{-}BMI = \frac{(BMI/M)^L - 1}{L \times S}$$

BMI ist der Body-Mass-Index des Kindes in kg/m^2, L, M und S sind die alters-entsprechenden Koeffizienten aus der Referenzpopulation. M spiegelt den Median, S die Standardabweichung und L die Schiefe wieder; die Werte werden für das tatsächliche Alter des Kindes anhand der in der Referenztabelle aufgeführten Werte interpoliert (Tab. 1.2). Auf der Homepage der DAG/AGA steht unter der Adresse http://aga.adipositas-gesellschaft.de/mybmi4kids/index.php ein BMI-Rechner zur Verfügung, der den BMI-SDS-Wert nach AGA aus Alter, Geschlecht, Körperhöhe und Körpergewicht errechnet.

Kritisch anzumerken ist, dass in die Datenbasis auch telefonisch erfragte Messwerte eingeflossen sind. Außerdem bestand bei den 2001 publizierten Werten eine soziale Verzerrung bei älteren Jugendlichen: Da in unserer Gesellschaft ein höherer Sozialstatus mit niedrigerem BMI assoziiert ist und Jugendliche aus benachteiligten Sozialschichten die Schulzeit früher beenden, wurden bei den Altersgruppen 16 und 17 Jahren fast nur Gymnasiasten gemessen und die BMI-Werte waren für die Bevölkerung nicht repräsentativ, d. h. zu niedrig. Dies wurde durch eine Überarbeitung im Jahr 2015 korrigiert, indem die Referenzdaten der älteren Jugendlichen anhand der Daten des Bundes-Gesundheitssurvey 1998 korrigiert wurden, um einen kontinuierlichen Übergang ins Erwachsenenalter zu erzielen. Diese nun überarbeiteten Daten stellen die offizielle Referenz der Arbeitsgemeinschaft Adipositas (AGA) innerhalb der Deutschen Adipositas Gesellschaft (DAG) dar. Diese Kurven sind im Folgenden (Abb. 1.2) abgedruckt und ermöglichen die einfache Diagnose von Übergewicht und Adipositas bei Kindern und Jugendlichen.
2) Die Daten der KiGGS-Erhebung des Robert-Koch-Instituts (RKI), welche durch die standardisierte Untersuchung von 17.641 Kindern und Jugendlichen von 0–17 Jahren im Zeitraum zwischen 2003 und 2006 in 167 Städten/Gemeinden erhoben wurden. Ein umfangreiches Studienprogramm umfasste neben anthropometrischen Messwerten auch eine Blutentnahme und Fragebögen für Eltern und Proband.

Perzentilkurven für den Body-Mass-Index (Jungen 0–18 Jahre)

(a)

Perzentilkurven für den Body-Mass-Index (Mädchen 0–18 Jahre)

(h)

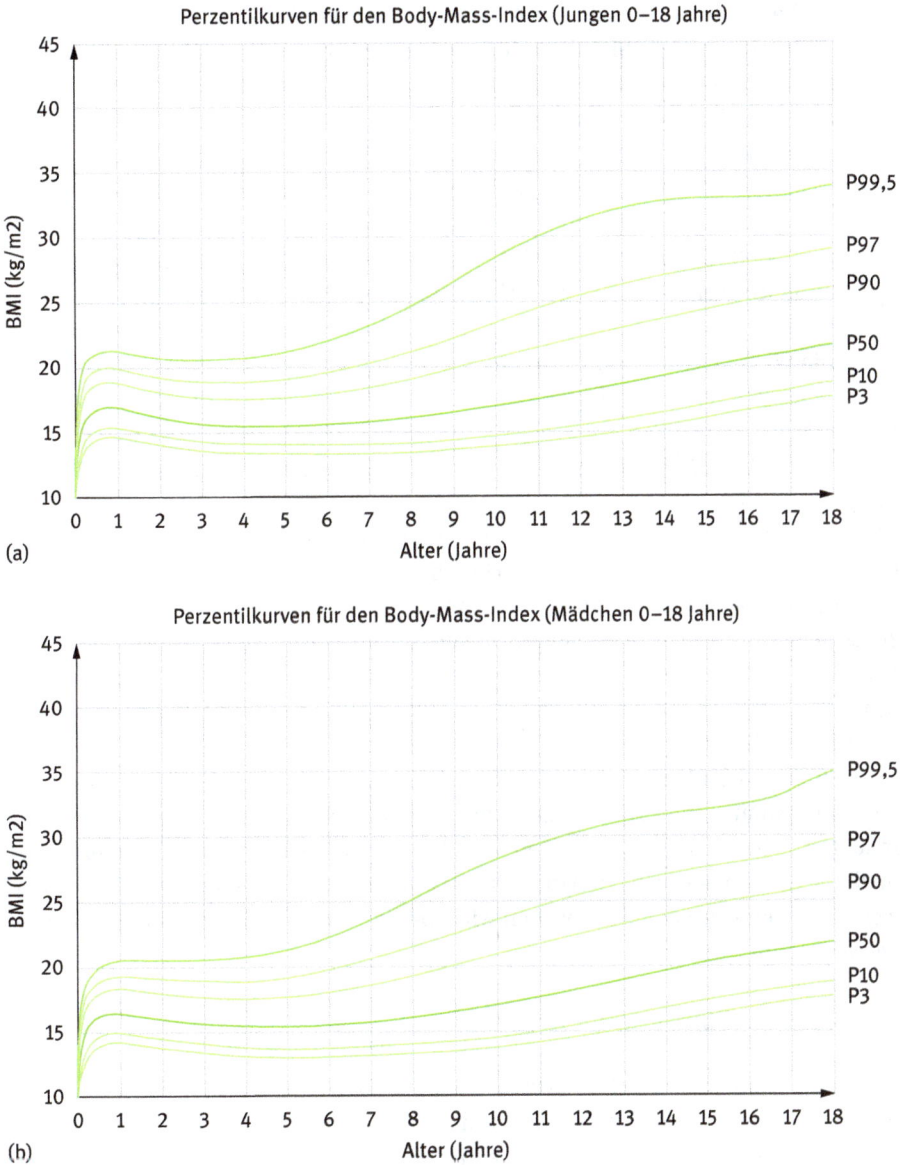

Abb. 1.2: BMI-Perzentilkurven für Jungen (a) und Mädchen (b): Referenzwerte der Arbeitsgemeinschaft Adipositas bei Kindern und Jugendlichen [13].

Perzentilkurven für den BMI (ebenso wie für die Körperhöhe und das Körpergewicht) liegen vor [14]. Verglichen mit den Referenzwerten der AGA liegen die BMI-Werte nach Robert-Koch-Institut höher, vor allem für die 90. und die 97. Perzentile. Vorteile der RKI-Daten sind die hohe methodische Qualität der Datenerhebung und die populationsbezogene Auswahl der Studienteilnehmer aus ganz Deutschland, außerdem ist die Datenbasis aktueller als die der AGA. Ebenfalls verfügbar sind Perzentilkurven für den Bauchumfang sowie für das Verhältnis von Bauchumfang zu Körperhöhe für den Altersbereich 11–17 Jahre.

Für internationale Studien liegen zurzeit vor allem zwei Referenzpopulationen vor: die BMI-Werte der WHO [15] und die von Cole im Jahr 2012 als LMS-Werte neu publizierte Referenzpopulation der International Obesity Task Force (IOTF) [16]. Letztere Untersuchung basiert auf Daten von 192.727 Kindern und Jugendlichen aus sechs Regionen der Welt (Großbritannien, USA, Niederlande, Brasilien, Singapur, Hongkong) und wurde für viele internationale Untersuchungen herangezogen. Für Kinder jünger als fünf Jahre liegen die IOTF-Werte höher, für ältere Kinder und Jugendliche sind meist die WHO-Werte höher. Beide Datenbasen haben methodische Schwächen was die Datenerhebung und die Übertragbarkeit auf eine weltweite pädiatrische Population betrifft.

Über die *Definition der Grenzwerte für Übergewicht und Adipositas* besteht keine Einigkeit: In Deutschland wird ein BMI über der 90. Perzentile als Übergewicht, ein BMI über der 97. Perzentile als Adipositas (und ein Wert über der 99,5. Perzentile als extreme Adipositas) angesehen [13, 17] (Tab. 1. 2). Für die 90. und die 97. Perzentile spricht, dass diese Werte im Alter von 18 Jahren etwa in die Grenzen von 25 kg/m^2 bzw. 30 kg/m^2 einmünden. Im angloamerikanischen Raum wird dagegen die 85. und die 95. Perzentile gewählt (SDS-Werte +1,04 und +1,64), während die WHO für Kinder ab dem fünften Lebensjahr und Jugendliche die Cut-offs +1 SDS (entspricht dem Perzentilwert 84,1) und +2 SDS (Perzentilwert 97,7) verwendet.

Petroff und Blüher haben 2015 vorgeschlagen, das Konzept des *Excess*-Gewichts auch auf pädiatrische Patienten zu übertragen. Das *Excess*-Gewicht wird berechnet, indem vom Gewicht eines Patienten das alters-, geschlechts- und größenabhängige mediane Gewicht einer Referenzpopulation abgezogen und die Differenz als Prozentwert des Referenzgewichts angegeben wird. Der Wert wird auch prozentuales Übergewicht genannt [18].

$$\text{Prozent Übergewicht} = 100 \times \frac{(\text{Gewicht Patient} - \text{medianes Gewicht})}{\text{medianes Gewicht}}$$

In der Publikation von Petroff et al. [18] findet sich eine Tabelle der medianen Gewichte bezogen auf Alter, Körperhöhe und Geschlecht, welche die AGA-Referenzwerte zugrunde legt. Andere Referenzwerte könnten aber analog verwendet werden. Gerade bei extrem adipösen Jugendlichen könnte dieses Maß Vorteile bieten. Es erscheint aber auch für Familien und Betroffene leichter zu verstehen als der doch recht mathematische SDS-Wert, z. B. BMI-SDS + 3,5: Der entsprechende Perzentilwert 99,98 würde theoretisch bedeuten, dass von 10.000 Jugendlichen in der Bevölkerung nur zwei eine noch ausgeprägtere Adipositas hätten. Dies wird in der Realität so aber kaum zutreffen, da – trotz LMS-Transformation – die BMI-Verteilung nicht perfekt in eine Normalverteilung überführt wird und deshalb in den extremen Bereichen systematische Abweichungen entstehen. In der Publikation von Petroff et al. finden sich nahezu identische Beziehungen von BMI-SDS, WHtR und prozentualem Übergewicht zu kardiovaskulären Risikofaktoren wie Hypertonie und Dyslipidämie. Ein Vorteil des prozentualen Übergewichts dürfte damit weniger wissenschaftliche Analysen betreffen, sondern eher in der für Betroffene besseren Verständlichkeit liegen. Aktuell liegen keine EDV-basierten Umsetzungen dieses Indexes vor.

Die Abweichung eines Patienten vom Median der Population kann natürlich auch als Absolutwert in „kg Übergewicht" angegeben werden, wobei sowohl der Median als auch die 90. Perzentile (also die Grenze zur Übergewichtigkeit) als Bezugswert verwendet werden. Diese Angabe ist für erwachsene Patienten – aber auch für Jugendliche – ebenfalls recht gut interpretierbar („Wie viele Kilogramm liegt mein Gewicht über dem durchschnittlichen Gewicht von gleichaltrigen/gleich großen Jungen/Mädchen?", „Wieviel Kilogramm liegt mein Gewicht über der Grenze zur Übergewichtigkeit?", also „Wie viele Kilogramm müsste ich abnehmen, damit ich gerade noch normalgewichtig wäre?"). Mehrere Berechnungsmöglichkeiten sind denkbar, im Gegensatz zur Erwachsenenmedizin ist die Angabe für Kinder und Jugendliche bisher nicht standardisiert und der Wert nicht allgemein anerkannt.

Bauchumfang/Taillenumfang: Bei Erwachsenen erlaubt dieser einfache Messwert eine Abschätzung der abdominellen Adipositas, welche in manchen Untersuchungen mit Insulinresistenz assoziiert ist und deshalb in mehreren Definitionen des metabolischen Syndroms (MetS) verwendet wird. In pädiatrischen Studien finden sich meist identische Assoziationen zwischen Komorbidität und einerseits BMI-SDS bzw. andererseits dem SDS des Taillenumfangs. Dabei ist der Taillenumfang nicht ganz einfach zu bestimmen und verschiedene Definitionen (engste Stelle oder Mitte zwischen Beckenkamm und Rippenbogen) werden verwendet. Wiederum liegen im Rahmen der KiGGS-Studie Referenzwerte für Jugendliche zwischen 11–18 Jahren vor [14].

Taillenumfang zu Körperhöhe (Waist-to-Height-Ratio, WHtR): Da der Taillenumfang offensichtlich nicht nur von Alter und Geschlecht abhängt, wurde das Verhältnis Taillenumfang zu Körperhöhe als Maß für die abdominelle Adipositas vorgeschlagen. Ein Wert von 0,5 entspricht etwa der 90. Perzentile mit geringen Abweichungen nach Alter und Geschlecht. Exakte Perzentilwerte für Jugendliche ab elf Jahre sind für die KiGGS-Studie verfügbar [14].

Taillen-zu-Hüftumfang (Waist-to-Hip-Ratio, WHR): Dieses Verhältnis beschreibt die Fettverteilung im Sinne einer abdominellen („apfelförmigen") vs. hüftbetonten („birnenförmigen") Adipositas. Die Werte liegen bei Jungen höher als bei Mädchen, und bei jüngeren Patienten höher als bei älteren Jugendlichen. Referenzwerte ab dem elften Lebensjahr bietet die KiGGS-Studie [14].

Tab. 1.2: Perzentile für den BMI (in kg/m²) von Kindern und Jugendlichen im Alter von 0–23 Jahren sowie L-, M- und S-Koeffizienten, um individuelle BMI-SDS-Werte zu errechnen. (a) Jungen, (b) Mädchen. Quelle: Leitlinien der Arbeitsgemeinschaft Adipositas im Kindes- und Jugendalter (AGA) Seite 29 von 116.

(a) Jungen

Alter (Jahre)	L	S	P3	P10	P25	P50(M)	P75	P90	P97	P99,5
0,0	1,339	0,097	10,21	10,99	11,75	12,583	13,40	14,12	14,81	15,61
0,5	−0,032	0,082	13,86	14,55	15,29	16,160	17,08	17,95	18,85	19,96
1,0	−0,443	0,081	14,14	14,81	15,53	16,399	17,34	18,25	19,22	20,43
1,5	−0,709	0,084	13,94	14,59	15,32	16,192	17,16	18,11	19,15	20,49
2,0	−0,915	0,087	13,68	14,33	15,05	15,935	16,93	17,92	19,03	20,48
2,5	−1,071	0,090	13,46	14,10	14,82	15,714	16,73	17,76	18,92	20,48
3,0	−1,194	0,091	13,29	13,93	14,64	15,543	16,57	17,64	18,84	20,50
3,5	−1,295	0,093	13,16	13,79	14,51	15,416	16,46	17,56	18,81	20,56
4,0	−1,382	0,096	13,06	13,69	14,42	15,335	16,40	17,54	18,85	20,71
4,5	−1,457	0,098	13,00	13,64	14,37	15,305	16,41	17,58	18,97	20,97
5,0	−1,524	0,101	12,97	13,61	14,36	15,319	16,46	17,69	19,16	21,33
5,5	−1,579	0,104	12,94	13,60	14,36	15,347	16,53	17,83	19,40	21,75
6,0	−1,620	0,108	12,92	13,59	14,37	15,394	16,63	17,99	19,67	22,24
6,5	−1,646	0,111	12,93	13,62	14,42	15,481	16,77	18,21	20,01	22,82
7,0	−1,658	0,115	12,98	13,69	14,52	15,622	16,98	18,51	20,44	23,51
7,5	−1,654	0,119	13,06	13,80	14,66	15,811	17,24	18,86	20,93	24,30
8,0	−1,638	0,124	13,16	13,92	14,82	16,029	17,53	19,25	21,47	25,13
8,5	−1,612	0,128	13,27	14,06	15,00	16,255	17,83	19,65	22,01	25,95
9,0	−1,580	0,131	13,38	14,19	15,17	16,478	18,13	20,04	22,54	26,74
9,5	−1,543	0,135	13,48	14,33	15,34	16,702	18,42	20,42	23,04	27,47
10,0	−1,505	0,138	13,61	14,48	15,53	16,939	18,72	20,80	23,54	28,16
10,5	−1,466	0,140	13,76	14,66	15,74	17,201	19,05	21,20	24,03	28,81
11,0	−1,428	0,142	13,95	14,88	15,99	17,498	19,40	21,61	24,51	29,40
11,5	−1,391	0,143	14,18	15,14	16,28	17,829	19,78	22,04	25,00	29,94
12,0	−1,358	0,144	14,45	15,43	16,60	18,186	20,18	22,48	25,47	30,42
12,5	−1,327	0,143	14,74	15,75	16,95	18,560	20,58	22,91	25,92	30,84
13,0	−1,299	0,143	15,04	16,07	17,30	18,935	20,98	23,33	26,33	31,19
13,5	−1,273	0,141	15,35	16,40	17,64	19,300	21,36	23,71	26,70	31,47
14,0	−1,249	0,140	15,65	16,71	17,97	19,641	21,71	24,05	27,01	31,68
14,5	−1,225	0,138	15,92	17,00	18,27	19,949	22,02	24,35	27,26	31,81
15,0	−1,221	0,136	16,18	17,26	18,54	20,221	22,29	24,60	27,48	31,94
15,5	−1,257	0,134	16,46	17,54	18,81	20,490	22,55	24,87	27,75	32,22
16,0	−1,300	0,132	16,74	17,81	19,08	20,759	22,82	25,13	28,02	32,52
16,5	−1,344	0,130	17,02	18,09	19,36	21,027	23,08	25,39	28,29	32,81
17,0	−1,387	0,131	17,23	18,31	19,59	21,296	23,40	25,78	28,79	33,56
17,5	−1,431	0,132	17,42	18,52	19,81	21,544	23,69	26,15	29,27	34,31
18,0	−1,487	0,133	17,54	18,63	19,94	21,686	23,87	26,39	29,64	34,98
18,5	−1,517	0,134	17,63	18,73	20,05	21,817	24,04	26,61	29,95	35,53
19,0	−1,548	0,135	17,72	18,83	20,16	21,948	24,20	26,83	30,27	36,10
19,5	−1,577	0,136	17,81	18,93	20,26	22,068	24,36	27,04	30,58	36,66
20,0	−1,606	0,137	17,90	19,02	20,36	22,187	24,51	27,25	30,89	37,24
20,5	−1,632	0,137	17,97	19,09	20,45	22,291	24,64	27,44	31,18	37,80
21,0	−1,658	0,138	18,04	19,17	20,53	22,394	24,78	27,63	31,48	38,39
21,5	−1,681	0,139	18,09	19,23	20,60	22,477	24,89	27,79	31,74	38,93
22,0	−1,705	0,140	18,15	19,29	20,67	22,560	25,01	27,96	32,01	39,51
22,5	−1,724	0,141	18,19	19,33	20,72	22,625	25,10	28,10	32,25	40,04
23,0	−1,743	0,142	18,23	19,37	20,77	22,691	25,19	28,24	32,49	40,59

(b) Mädchen

Alter (Jahre)	L	S	P3	P10	P25	P50(M)	P75	P90	P97	P99,5
0,0	1,306	0,101	10,20	11,01	11,81	12,676	13,53	14,28	15,01	15,84
0,5	−0,667	0,084	14,38	15,06	15,80	16,699	17,69	18,66	19,72	21,07
1,0	−1,051	0,081	14,58	15,22	15,93	16,791	17,76	18,73	19,81	21,23
1,5	−1,276	0,081	14,31	14,92	15,60	16,440	17,40	18,37	19,47	20,94
2,0	−1,453	0,082	14,00	14,58	15,25	16,079	17,03	18,01	19,14	20,68
2,5	−1,577	0,083	13,73	14,31	14,97	15,799	16,76	17,76	18,92	20,54
3,0	−1,672	0,085	13,55	14,13	14,79	15,619	16,59	17,62	18,82	20,53
3,5	−1,746	0,087	13,44	14,01	14,67	15,512	16,50	17,56	18,80	20,60
4,0	−1,804	0,088	13,36	13,94	14,60	15,451	16,46	17,54	18,83	20,72
4,5	−1,848	0,090	13,30	13,88	14,55	15,416	16,45	17,56	18,90	20,90
5,0	−1,881	0,093	13,24	13,83	14,51	15,398	16,46	17,61	19,02	21,14
5,5	−1,904	0,096	13,20	13,80	14,50	15,404	16,50	17,71	19,19	21,47
6,0	−1,918	0,099	13,18	13,79	14,51	15,447	16,59	17,86	19,44	21,91
6,5	−1,924	0,102	13,19	13,82	14,56	15,534	16,73	18,07	19,76	22,45
7,0	−1,923	0,106	13,23	13,88	14,64	15,661	16,92	18,34	20,15	23,09
7,5	−1,917	0,110	13,29	13,96	14,76	15,822	17,14	18,65	20,60	23,83
8,0	−1,906	0,114	13,37	14,07	14,90	16,006	17,40	19,01	21,11	24,66
8,5	−1,891	0,118	13,46	14,18	15,05	16,209	17,68	19,38	21,64	25,55
9,0	−1,872	0,123	13,56	14,31	15,21	16,423	17,97	19,78	22,21	26,48
9,5	−1,850	0,126	13,67	14,45	15,38	16,650	18,27	20,19	22,78	27,42
10,0	−1,827	0,130	13,80	14,60	15,57	16,891	18,58	20,60	23,35	28,35
10,5	−1,801	0,133	13,94	14,78	15,78	17,145	18,91	21,02	23,91	29,23
11,0	−1,774	0,136	14,11	14,97	16,00	17,413	19,24	21,43	24,45	30,03
11,5	−1,747	0,137	14,30	15,18	16,24	17,697	19,58	21,84	24,96	30,73
12,0	−1,719	0,139	14,50	15,41	16,50	17,993	19,93	22,25	25,44	31,32
12,5	−1,691	0,139	14,73	15,66	16,77	18,300	20,27	22,64	25,88	31,80
13,0	−1,663	0,139	14,97	15,92	17,06	18,616	20,62	23,01	26,28	32,18
13,5	−1,635	0,139	15,23	16,19	17,35	18,937	20,97	23,38	26,64	32,46
14,0	−1,606	0,138	15,50	16,48	17,65	19,258	21,30	23,72	26,97	32,67
14,5	−1,578	0,137	15,77	16,76	17,96	19,575	21,63	24,05	27,26	32,81
15,0	−1,550	0,136	16,04	17,05	18,26	19,886	21,95	24,36	27,53	32,92
15,5	−1,522	0,134	16,30	17,33	18,55	20,189	22,25	24,65	27,77	32,99
16,0	−1,495	0,133	16,57	17,60	18,83	20,483	22,55	24,92	27,99	33,05
16,5	−1,467	0,131	16,83	17,87	19,11	20,767	22,83	25,19	28,20	33,10
17,0	−1,440	0,130	17,08	18,13	19,38	21,042	23,10	25,44	28,40	33,15
17,5	−1,492	0,128	17,41	18,46	19,71	21,375	23,44	25,78	28,77	33,58
18,0	−1,458	0,128	17,61	18,69	19,96	21,642	23,73	26,10	29,09	33,88
18,5	−1,425	0,128	17,81	18,90	20,19	21,897	24,01	26,39	29,40	34,16
19,0	−1,393	0,128	17,99	19,10	20,41	22,143	24,28	26,68	29,69	34,43
19,5	−1,361	0,128	18,17	19,30	20,63	22,382	24,54	26,96	29,98	34,70
20,0	−1,331	0,128	18,34	19,49	20,84	22,615	24,79	27,23	30,26	34,96
20,5	−1,301	0,129	18,51	19,67	21,04	22,840	25,04	27,49	30,53	35,22
21,0	−1,272	0,129	18,67	19,85	21,24	23,057	25,28	27,75	30,79	35,46
21,5	−1,243	0,129	18,82	20,02	21,42	23,263	25,50	27,99	31,04	35,69
22,0	−1,216	0,129	18,96	20,18	21,60	23,459	25,72	28,22	31,28	35,91
22,5	−1,188	0,129	19,10	20,33	21,76	23,644	25,92	28,43	31,50	36,11
23,0	−1,161	0,129	19,22	20,47	21,92	23,817	26,11	28,64	31,70	36,30

Tab. 1.3: Cut-offs (Perzentile und SDS-Wert) für Untergewicht, Normalgewicht, Übergewicht, Adipositas, extreme Adipositas.

	Perzentilbereich	SDS-Wert
Extreme Adipositas	> 99,5. Perzentile	
Adipositas	> 97. Perzentile	> 1,881
Übergewicht	90.–97. Perzentile	+1,282 bis +1,881
Normalgewicht	10.–90. Perzentile	−1,282 bis +1,282
Untergewicht	< 10. Perzentile	< −1,282

1.3 Verantwortung Adipositas – Gesundheitsrechtliche Einordnung
Stephan C. Bischoff

Adipositas ist nicht nur eine der häufigsten Volkskrankheiten, die in der westlichen Welt etwa 20 % der Bevölkerung betrifft – Tendenz noch immer steigend –, sondern auch Wegbereiter für die wichtigsten Zivilisationserkrankungen der Wohlstandsländer. Bluthochdruck, Gefäßerkrankungen, Herzinfarkt, Schlaganfall und Dialyse, aber auch Diabetes, degenerative Gelenkerkrankungen, Depression und nicht zuletzt ausgewählte Tumorerkrankungen sind dahingehend mit Adipositas assoziiert, dass sie bei Adipositas häufiger und in jüngeren Jahren vorkommen. Somit sind nahezu alle wichtigen Todesursachen, vor allem vorzeitige Todesursachen, mit Adipositas und ihren Komplikationen assoziiert.

Adipositas und adipositasassoziierte Erkrankungen sind auch zu einem höchst bedeutsamen Kostenfaktor unseres Gesundheitssystems geworden. Auch wenn die Krankenkassen Adipositas vielfach nicht oder nur eingeschränkt als Krankheit akzeptieren, haben sie längst die Kostenrelevanz erkannt, welche insbesondere durch teure Therapien für die zahlreichen Folgeerkrankungen und Komplikationen zustande kommen. In Deutschland spiegelt sich diese Erkenntnis im morbiditätsorientierten Risikostrukturausgleich ("Morbi-RSA") innerhalb des Gesundheitsfonds wider, eine Form des Solidarausgleichs unter den Krankenkassen für unterschiedlich schwer erkrankte Patienten unter den Versicherten, der 1994 eingeführt wurde. Seit 2009 werden dabei nicht nur Alter, Geschlecht und eventuelle Erwerbsminderung, sondern auch Krankheiten berücksichtigt, d. h., es gibt Abschläge für nicht oder kaum erkrankte Versicherte und Zuschläge für erheblich Erkrankte. Demnach wird das Kriterium "Adipositas" mit erwarteten Mehrkosten von 863,73 € pro Jahr veranschlagt (Bundesversicherungsamt 09. 03. 2012).

Morbidität und Mortalität einer Bevölkerung könnten signifikant gesenkt werden, wenn man Adipositas besser behandeln oder am besten verhindern könnte. Auch die Ausgaben für das Gesundheitssystem und für Arbeitsausfall sowie vorzeitiger Berentung könnten erheblich gesenkt werden, wenn es gelänge, die Adipositasprävalenz in der Bevölkerung zu senken [19]. Trotz dieser Einsichten wird vergleichsweise wenig unternommen, um dieses Ziel zu erreichen. Während in den USA (nach langer Latenzzeit) inzwischen diverse nationale Präventionsprogramme initiiert und die Behandlungsoptionen erheblich ausgebaut wurden, sind solche Aktivitäten in Deutschland vergleichsweise gering und leider nur selten wissenschaftlich begleitet. Präventions- und Versorgungsforschung zur Adipositas ist in Deutschland kaum existent. Pathophysiologische Erkenntnisse oder Ergebnisse aus Therapiestudien haben wenig Konsequenz für die Praxis. Präventionsbemühungen, insbesondere im Kindes- und Jugendalter, sind meist politisch motiviert, aber kaum wissenschaftlich evaluiert. Somit ist unser Wissen zur Effektivität und Effizienz von Präventions- und Therapiemaßnahmen vor allem auf der Bevölkerungsebene noch immer unbefriedigend. Wie lange wird sich unsere Gesellschaft diesen Zustand noch leisten können?

Auf der anderen Seite haben wir in den letzten Jahren viel gelernt zur Ätiologie und Pathophysiologie der Adipositas. Wir kennen auch effektive Interventionsmaßnahmen auf der Individualebene und entwickeln erste Erkenntnisse zur Gewichtsstabilisierung (*weight loss maintenance*), die noch immer eine der Hauptherausforderungen in der dauerhaft erfolgreichen Adipositastherapie darstellt. Dieses Wissen soll im vorliegenden Buch dargestellt werden, wobei insbesondere auch die aktuelle S3-Leitlinie Adipositas berücksichtigt wird, die 2014 von einem Zusammenschluss verschiedener Fachgesellschaften unter der Federführung der Deutschen Adipositasgesellschaft (DAG) publiziert wurde [4]. Darüber hinaus werden internationalen Leitlinien zur Adipositas einbezogen. Trotz all dieser Wissensquellen gelingt es bislang nicht, Adipositas bevölkerungsweit effizient zu behandeln. Ein Grund mag daran liegen, dass die Finanzierung der Adipositasbehandlung in Deutschland unzureichend geregelt ist.

Wenngleich die Adipositas von vielen Institutionen und Fachgesellschaften als Krankheit verstanden wird, so auch in der o. g. Leitlinie [4], ist sie im deutschen Gesundheitssystem nicht eindeutig als Krankheit klassifiziert. Die WHO charakterisierte bereits in ihrem Grundsatzpapier vom Jahr 2000 die Adipositas als Krankheit (WHO 2000), das Bundessozialgericht sprach in einem Urteil vom 19. 2. 2003 vom „Vorliegen einer Krankheit im krankenversicherungsrechtlichen Sinne" (BSGE 59, 119 (121)). Auch das Europäische Parlament hat in einer Resolution vom 12. 2. 2006 die Mitgliedsstaaten aufgefordert, Fettleibigkeit offiziell als chronische Krankheit anzuerkennen [4]. Diese Einschätzung beruht darauf, dass Adipositas eng mit Begleiterkrankungen assoziiert ist, die drohen oder bereits vorhanden sind. Somit handelt es sich um einen Zustand, der nicht mehr als gesund zu bezeichnen ist. Eine ähnliche Risiko- und Krankheitsassoziation weisen so unterschiedliche Befunde wie Darmpolypen oder arterielle Hypertonie auf, welche ebenfalls als Krankheit eingestuft werden.

Auf der Website des Medizinischen Dienstes der Krankenkassen (MDK) findet sich folgende Definition: „Krankheit ist ein regelwidriger körperlicher, geistiger oder seelischer Zustand, der Arbeitsunfähigkeit oder Behandlung oder beides nötig macht", so hat das Bundessozialgericht in einer Entscheidung aus dem Jahre 1972 die versicherungsrechtliche Dimension von Krankheit in Deutschland definiert. Der „regelwidrige Zustand" wird ebenso wie die Behandlung weitgehend von der Medizin definiert, sodass auch die krankheitsbedingte Arbeitsunfähigkeit vom Arzt festgestellt werden muss. Aus sozialmedizinischer Sicht ist Krankheit ein Zustand, der zu medizinischem Behandlungs- und/oder sozialem Hilfebedarf führt und von individuellen und sozialen Beeinträchtigungen gefolgt ist. Diese Definition wird im Fall von Adipositas eindeutig erfüllt.

Dennoch wird Adipositas in der Praxis von vielen gesetzlichen Krankenkassen nicht als Krankheit verstanden und somit Maßnahmen zur Prävention und Therapie der Adipositas vielfach in die alleinige oder weitgehend alleinige Verantwortung des Betroffenen gelegt. Dies bedeutet, dass der Patient die Behandlungskosten (weitgehend oder vollständig) selbst tragen muss bzw. allenfalls auf Kulanzbasis, aber nicht im Sinn eines Rechtsanspruches, auf Erstattung der Kosten durch die gesetzlichen Krankenkassen hoffen darf. Dadurch wird die professionelle Adipositasbehandlung insbesondere bei Niedrigverdienern, die mehr von Adipositas betroffen sind als Wohlhabende, nahezu unmöglich gemacht.

Zweite Hürde ist, dass gesetzliche Krankenkassen nur bestimmte Behandlungen erstatten wie ambulante ärztlichen Behandlung, Arznei- und Verbandmittel, Heilmittel, Hilfsmittel, Krankenhausbehandlung, medizinische Rehabilitation und ergänzende Leistungen. Die erstattungsfähige Adipositasbehandlung muss die jeweiligen Kriterien erfüllen. In Deutschland entscheidet der *Gemeinsame Bundesausschuss (G-BA)*, welche Leistungen von den Krankenkassen bezahlt werden. Am 22. Mai 2014 hat der GBA beschlossen, Adipositas nicht in die Empfehlung von geeigneten chronischen Krankheiten für strukturierte Behandlungsprogramme (DMP) aufzunehmen (https://www.g-ba.de/downloads/39-261-1999/2014_05_22_DMP-A-RL_Nichtaufn_Adipositas.pdf).

Die Ernährungsberatung als notwendige, aber meist nicht hinreichende Grundlage der Adipositastherapie ist in der Gebührenordnung für Vertragsärzte nicht abgebildet. Seit 2005 ist sie Beratungsthema des GBA als Heilmittel, lange Zeit wurde keine Entscheidung gefällt, kürzlich wurde die Ernährungsberatung als Heilmittel abgelehnt. Nicht ärztliche Ernährungsfachkräfte sind im SGB V bzw. der Heilmittel-Richtlinie des GBA nicht als Leistungserbringer vorgesehen. Die Beratung wird von manchen Krankenkassen durch eigene Mitarbeiter geleistet, von anderen Kassen werden Kosten als Satzungsleistung erstattet oder bezuschusst.

Gruppenprogramme zur Adipositasbehandlung, wie sie auf dem freien Markt angeboten werden, sind in die Leistungskategorien der gesetzlichen Krankenkassen derzeit kaum einzufügen, die Durchführung erfolgt meist durch nicht-zugelassene Leistungserbringer und ist vielfach gekoppelt an Diätnahrungsmittel, die im Kontext Adipositas als „Ersatzmaßnahme" zur normalen Ernährung angesehen werden und deshalb keine Krankenkassenleistung sein können. Allenfalls Patientenschulungsmaßnahmen können, eingeordnet als „Ergänzende Leistungen zur Rehabilitation", unter bestimmten Voraussetzungen erstattungsfähig sein, wobei die zahlreichen Prüfkriterien, die den gemeinsamen Empfehlungen der Verbände der Krankenkassen (neue

Fassung 02. 12. 2013) zu entnehmen sind, dies in der Praxis häufiger verhindern als erlauben. Derzeit ist eine Konkretisierung der Empfehlungen für Schulungsmaßnahmen bei adipösen Erwachsenen in Arbeit, die für adipöse Kinder/Jugendliche liegt bereits vor.

Diese schwierige Situation soll durch das „Versorgungsstärkungsgesetz" verbessert werden, das 2015 in Kraft trat und vorsieht, unter dem Begriff „Besondere Versorgung" auch neue Möglichkeiten zur konservativen Adipositastherapie zu schaffen. Bis dahin sind die Optionen zur erstattungsfähigen Adipositasbehandlung in Deutschland deutlich eingeschränkt, d. h., der Betroffene muss weitgehend selbst für die Behandlungskosten aufkommen.

Literatur

[1]   Lorenzini A. How much should we weigh for a long and healthy life span? the need to reconcile caloric restriction versus longevity with body mass index versus mortality data. Front Endocrinol (Lausanne). 2014;5:121.

[2]   Wang ZJ, Zhou YJ, Galper BZ, Gao F, Yeh RW, Mauri L. Association of body mass index with mortality and cardiovascular events for patients with coronary artery disease: a systematic review and meta-analysis. Heart. 2015;101:1631–8.

[3]   Sharma A, Lavie CJ, Borer JS, et al. Meta-analysis of the relation of body mass index to all-cause and cardiovascular mortality and hospitalization in patients with chronic heart failure. Am J Cardiol. 2015;115:1428–34.

[4]   Hauner H, Berg A, Bischoff SC, et al. Interdisziplinäre Leitlinie der Qualität S3 zur „Prävention und Therapie der Adipositas". Version 2.0, 2014 (1. Aktualisierung, 2011–2013). www.awmf.org/leitlinien/detail/ll/050-001.html (aufgerufen am 18.02.2017).

[5]   Schneider HJ, Friedrich N, Klotsche J, et al. The predictive value of different measures of obesity for incident cardiovascular events and mortality. J Clin Endocrinol Metab. 2010;95:1777–85.

[6]   Singh D. Body shape and women's attractiveness: The critical role of waist-to-hip ratio. Hum Nat. 1993;4:297–321.

[7]   Lean ME, Han TS, Morrison CE. Waist circumference as a measure for indicating need for weight management. BMJ 1995;311:158–61.

[8]   Nazare JA, Smith J, Borel AL, et al. Usefulness of measuring both body mass index and waist circumference for the estimation of visceral adiposity and related cardiometabolic risk profile (from the INSPIRE ME IAA study). Am J Cardiol. 2015;115:307–15.

[9]   Clasey JL, Bouchard C, Teates CD, et al. The use of anthropometric and dual-energy X-ray absorptiometry (DXA) measures to estimate total abdominal and abdominal visceral fat in men and women. Obes. Res. 1999;7:256–64.

[10] Mukuddem-Petersen J, Snijder MB, van Dam RM, et al. Sagittal abdominal diameter: no advantage compared with other anthropometric measures as a correlate of components of the metabolic syndrome in elderly from the Hoorn Study. Am J Clin Nutr. 2006;84:995–1002.

[11] Cervellati C, Bonaccorsi G, Cremonini E, et al. Waist circumference and dual-energy X-ray absorptiometry measures of overall and central obesity are similarly associated with systemic oxidative stress in women. Scand J Clin Lab Invest. 2014;74:102–7.

[12] Gishti O, Gaillard R, Durmus B, et al. BMI, total and abdominal fat distribution, and cardiovascular risk factors in school-age children. Pediatr Res. 2015;77:710–8.

[13] Kromeyer-Hauschild K, Wabitsch M, Kunze D, et al. Perzentile für den Body-Mass-Index für das Kindes- und Jugendalter unter Heranziehung verschiedener deutscher Stichproben. Monatsschr Kinderheilk. 2001;149:807–18.

[14] Neuhauser H, Schienkiewitz A, Schaffrath Rosario A, Dortschy R, Kurth BM. Beitrage zur Gesundheitsberichterstattung des Bundes: Referenzperzentile für anthropometrische Maßzahlen und Blutdruck aus der Studie zur Gesundheit von Kindern und Jugendlichen in Deutschland (KiGGS). 2. erweiterte Auflage, Robert-Koch-Institut, 2013.

[15] WHO child growth standards. http://www.who.int/childgrowth/en/.

[16] Cole TJ, Lobstein T. Extended international (IOTF) body mass index cut-offs for thinness, overweight and obesity. Pediatr Obes. 2012;7:284–94.

[17] Kromeyer-Hauschild K, Moss A, Wabitsch M. Referenzwerte für den Body-Mass-Index für Kinder, Jugendliche und Erwachsene in Deutschland. Anpassung der AGA-BMI-Referenz im Altersbereich von 15 bis 18 Jahren. Adipositas. 2015;9:123–7.

[18] Petroff D, Kromeyer-Hauschild K, Wiegand S, et al. Introducing excess body weight in childhood and adolescence and comparison with body mass index and waist-to-height ratio. Int J Obes (Lond). 2015;39:52–60.

[19] Willett WC. Balancing life-style and genomics research for disease prevention. Science. 2002;296:695–8.

2 Epidemiologie und Risikogruppen

2.1 Epidemiologie der Adipositas und Folgeerkrankungen in Deutschland

Stephan C. Bischoff, Reinhard Holl

In Deutschland sind etwa 16 Millionen Menschen adipös, das sind 20 % der Gesamtbevölkerung, davon zeigen mindestens zehn Millionen (12,5 %) ein erhöhtes Risiko für metabolische und kardiovaskuläre Erkrankungen. Die Prävalenz der Adipositas variiert deutlich in verschiedenen Subgruppen der Bevölkerung, wobei Alter und soziokultureller Hintergrund wichtige Variablen sind. Die Wahrscheinlichkeit des Auftretens von Folgeerkrankungen hängt zum Teil von anderen Variablen ab wie Ernährungsgewohnheiten, Bewegung, Fettverteilung und sonstigen Risikofaktoren.

2.1.1 Erwachsenenalter

Drei Zahlenquellen geben uns einigermaßen aktuelle Information über die Prävalenz von Übergewicht und Adipositas im Erwachsenenalter in Deutschland:
- die vom Max-Rubner-Institut in Karlsruhe durchgeführte Nationale Verzehrsstudie II (NVS II) von 2008 [1];
- die Angaben des Statistischen Bundesamtes aus dem Mikrozensus von 2009 [2];
- die DEGS-Studie zur Gesundheit Erwachsener in Deutschland vom Robert-Koch-Institut in Berlin aus den Jahren 2009–2011 [3].

Danach beträgt die Prävalenz von Übergewicht (ohne Adipositas) bei Männern im Mittel ca. 45 %, bei Frauen 30 %, die Prävalenz von Adipositas ca. 20 % bei beiden Geschlechtern (Tab. 2.1). Geringfügige Differenzen hinsichtlich der Prävalenzangaben zwischen den drei Studien sind wahrscheinlich auf die Unterschiede in der Erhebungsmethodik zurückzuführen.

In Deutschland steigt das Körpergewicht bei Frauen von 61,8 kg (median) im Alter 18–29 Jahre auf 70,0 kg im Alter 50–59 Jahre, bei Männern von 76,7 kg auf 85,9 kg, was einem Gewichtsanstieg über drei Dekaden von etwa 8 kg bei Frauen und 9 kg bei Männern bzw. einem mittleren Gewichtsanstieg von ca. 1/4 kg/Jahr entspricht [4]. Somit steigt die Prävalenz der Adipositas mit dem Alter (zumindest bis zum 69. Lebensjahr) deutlich an. Bei 25- bis 34-Jährigen liegt sie bei etwa 15 %, bei 55- bis 69-Jährigen über 30 % (Abb. 2.1). Diese Verdopplung der Adipositasprävalenz im Verlauf des Erwachsenenalters wird oft übersehen, wenn Präventionsmaßnahmen konzipiert werden.

In Deutschland sind ca. 10 % der Bevölkerung (6,5 Millionen Menschen plus geschätzt zwei Millionen Dunkelziffer) Diabetiker, davon 95 % Typ 2-Diabetiker, d. h., in

https://doi.org/10.1515/9783110412802-003

Tab. 2.1: Häufigkeit von Übergewicht und Adipositas in Deutschland.

	Nationale Verzehrstudie (NVS) II [1] 2008	Mikrozensus des Statistischen Bundesamtes [2] 2009	DEGS-Studie des Robert-Koch-Instituts (RKI) [3] 2009–2011
Übergewicht			
Frauen	29,4 %	29,1 %	29,1 %
Männer	45,5 %	44,4 %	43,2 %
Adipositas			
Frauen	21,2 %	13,8 %	23,9 %
Männer	20,5 %	15,7 %	23,3 %

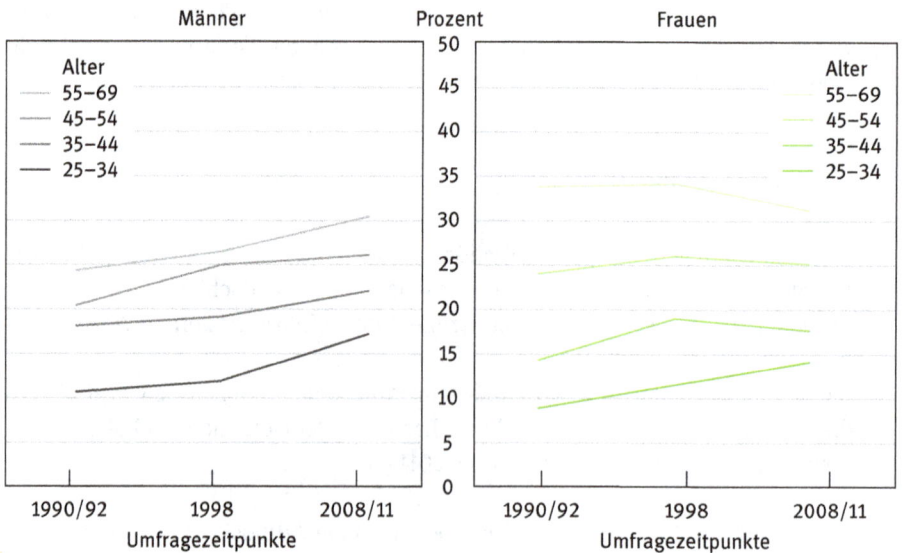

Abb. 2.1: Zeitliche Veränderung der Adipositasprävalenz in verschiedenen Altersgruppen in Deutschland (freundlicherweise zur Verfügung gestellt von Gert Mensink, Anja Schienkiewitz und Christa Scheidt-Nave vom Robert-Koch-Institut Berlin).

den meisten Fällen tritt der Diabetes als Folge der Adipositas auf [5]. Die Diabetesprävalenz steigt, ebenso wie die Adipositasprävalenz, mit dem Alter an (Abb. 2.2). Dies bedeutet, dass beinahe die Hälfte, mindestens aber ein Drittel der Adipösen, einen Typ 2 Diabetes mellitus (T2DM) entwickelt. Die Prävalenz anderer Folgeerkrankungen wie kardiovaskuläre oder Tumorerkrankungen, aber auch neuropsychiatrische und orthopädische Folgeerkrankung bei Adipösen im Vergleich zu Normalgewichtigen ist ebenfalls deutlich erhöht.

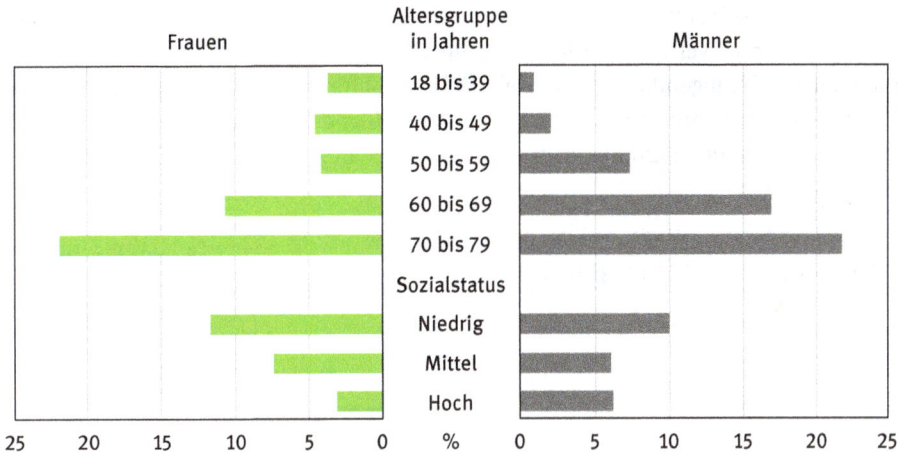

Abb. 2.2: Verbreitung von diagnostiziertem Diabetes mellitus – Anteile an der gleichaltrigen Bevölkerung, aufgeschlüsselt nach Altersgruppen sowie nach Sozialstatus Quelle: ©Robert Koch-Institut 2016, Studie DEGS1, Erhebung 2008–2011.

2.1.2 Kinder und Jugendliche

Nach den Daten der bundesweiten populationsbezogenen KiGGS-Studie aus den Jahren 2003–2006, mit insgesamt 14.747 Kindern und Jugendlichen, ergab sich im Vergleich zu den Referenzwerten der AGA aus dem Zeitraum 1985–1999 eine Rate von
- 15 % Übergewichtigkeit (Anstieg um 50 %)
- 6,3 % Adipositas (Anstieg um 100 %)

Eine telefonische Nachuntersuchung in den Jahren 2003–2006 an fast 5000 11- bis 17-Jährigen zeigte dagegen keine weitere Zunahme des Übergewichts [6]. Dies bestätigt sich durch Schuleingangsuntersuchungen in verschiedenen Bundesländern ebenso wie in zahlreichen internationalen Studien [7, 8]. Die Raten von Übergewicht und Adipositas scheinen sich bei Kindern auf hohem Niveau stabilisiert zu haben, nachdem sie sich in den letzten zehn Jahren nahezu verdoppelt haben. Ob dies auch für ältere Jugendliche und für Patienten mit extremer Adipositas gilt, ist noch nicht klar belegt.

Hinsichtlich des Diabetes ist keine Plateaubildung zu erkennen und in den nächsten Jahren auch nicht zu erwarten. Etwa 10 % der sehr adipösen Jugendlichen haben eine Störung der Glukosetoleranz. Etwa 1–2 % der adipösen Jugendlichen haben einen Diabetes. Die Inzidenz von T2DM hat sich bei Jugendlichen in den letzten zehn Jahren verfünffacht. Es gibt ca. 200 Neuerkrankungen jährlich, Tendenz steigend [9].

Adipöse Kinder und Jugendliche entwickeln sich gehäuft zu adipösen Erwachsenen: diese Korrelation findet sich bereits für siebenjährige Kinder, der Effekt ist jedoch ausgeprägter für 13-jährige, die bis zum jungen Erwachsenenalter (18–19 Jahre,

Korrelationskoeffizient $r = 0,55$) oder zum höheren Erwachsenenalter (60–69 Jahre, $r = 0,27$) nachverfolgt wurden [10]. Eine aktuelle Untersuchung aus Israel zeigte, dass der BMI im Jugendalter (17 Jahre) prädiktiv ist für das kardiovaskuläre Risiko im Erwachsenenalter, und zwar nicht nur für Jugendliche mit Adipositas, sondern auch für Jugendliche, deren BMI im oberen Normbereich liegt (Abb. 2.3) [11].

> **Merke:**
> In Deutschland sind 20 % der Gesamtbevölkerung adipös. Bei Kindern und Jugendlichen beträgt die Prävalenz 6 %, bei Erwachsenen steigt sie mit dem Alter von ca. 10 % auf 30 %.

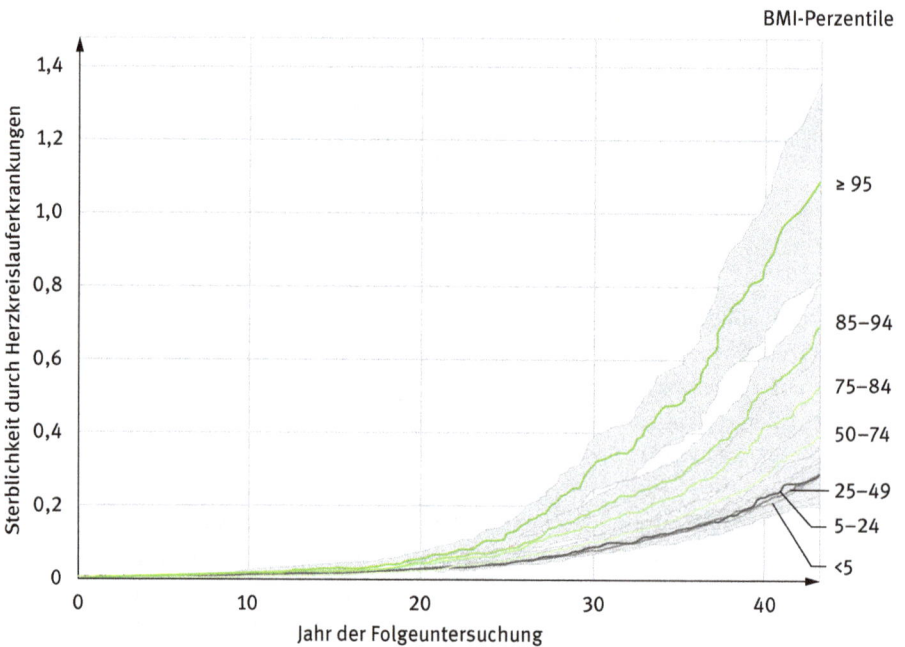

Anzahl Teilnehmer				
Erhöhtes Risiko	1 712 018	1 042 018	540 636	160 145
Teilnehmer gesamt	17 201 301	30 718 320	38 472 521	41 926 636
Tod durch Herzkreislaufversagen	185	609	1577	2676

Abb. 2.3: Der BMI im Jugendalter ist prädiktiv für das kardiovaskuläre Risiko im Erwachsenenalter. Nach [11].

2.2 Epidemiologie der Adipositas und Folgeerkrankungen weltweit

Stephan C. Bischoff

In den Industrie- und Schwellenländern (USA, Großbritannien, Australien, Chile, Brasilien, Japan) hat die Prävalenz der Adipositas vor allem in den letzten 40 Jahren kontinuierlich von etwa 5–15 % auf 15–35 % zugenommen (Abb. 2.4) [12].

Nach den NHANES 2010/11 Daten ist auch in den USA zu beobachten, dass Erwachsene ab dem 18. Lebensjahr im Durchschnitt um 13 ± 3 kg im weiteren Verlauf ihres Lebens zunehmen mit einem jährlichen mittleren Gewichtsanstieg von $0,1–0,25$ kg/m^2. Dieser Gewichtsanstieg ist linear in etwa zwischen dem 30. und 60. Lebensjahr und flacht danach ab.

Geburtskohortenstudien aus Großbritannien bestätigen diesen Trend. Johnson et al. [13] konnten anhand der Untersuchung von fünf Geburtskohortenstudien aus unterschiedlichen Zeitabschnitten zeigen, dass die Wahrscheinlichkeit, Übergewicht und Adipositas zu entwickeln, zwischen dem 25. und 60. Lebensjahr bei Männern und zwischen dem 30. und 65. Lebensjahr bei Frauen ansteigt (Abb. 2.5).

> Merke:
> Die Adipositasprävalenz nimmt bereits im Kindesalter zu, aber sie verdoppelt sich im Erwachsenenalter.

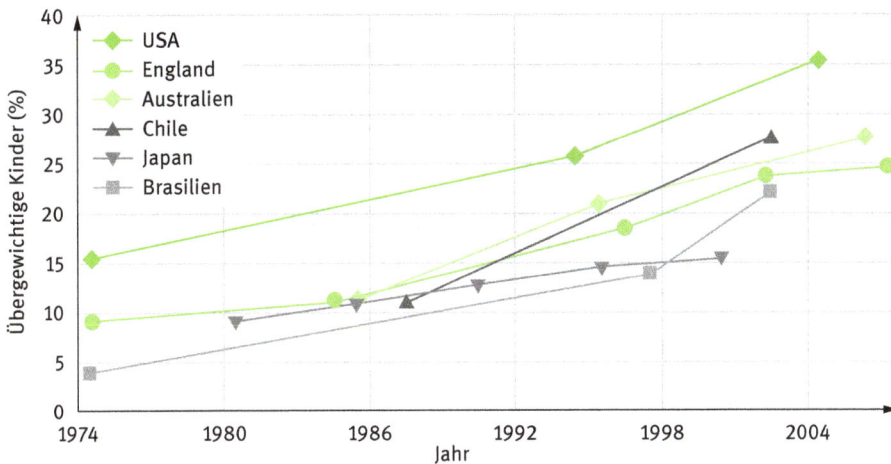

Abb. 2.4: *The global obesity pandemic*, Anstieg der Prävalenz von Übergewicht und Adipositas im Kindesalter weltweit. Nach [12].

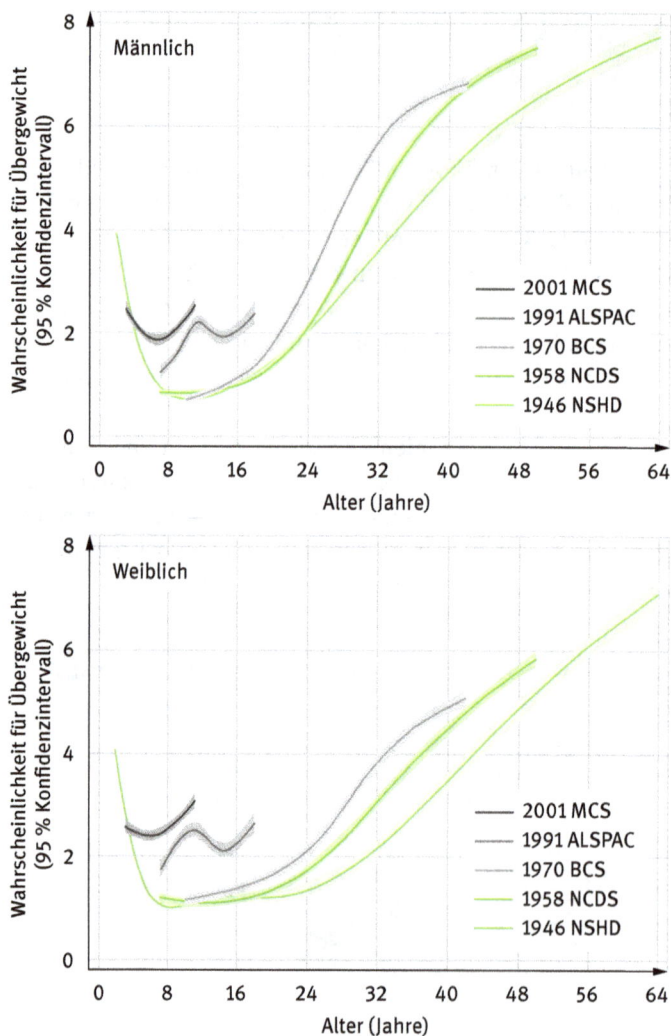

Abb. 2.5: Wahrscheinlichkeitskurven (*trajectories of probability*) für Übergewicht und Adipositas (im Vergleich zu Normalgewicht), abgeleitet von geschlechts- und studienstratifizierten „Multi-level-Regressionsmodellen". Abkürzungen: NSHD, *Medical Research Council National Survey of Health and Development*, NCDS *National Child Development Study*; BCS, *British Cohort Study*; ALSPAC, *Avon Longitudinal Study of Parents and Children*; MCS, *Millennium Cohort Study*. Aus Johnson et al. [13].

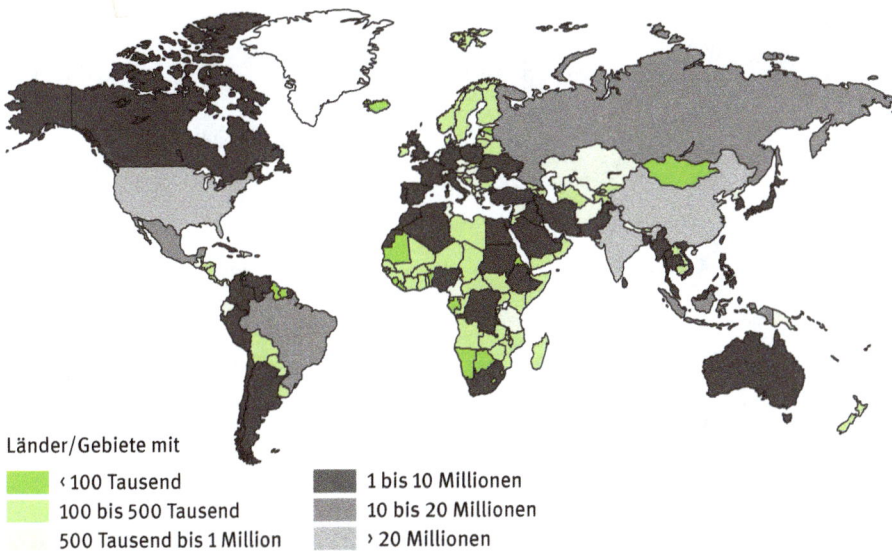

Abb. 2.6: Prävalenz des Diabetes mellitus weltweit 2015. Nach [15].

Die Mechanismen des erheblichen Gewichtsanstiegs im Erwachsenenalter sind wahrscheinlich multifaktoriell und schließen zunehmende sitzende Tätigkeit, arbeitsabhängige Abnahme der körperlichen Aktivität in Kombination mit Änderungen im Essverhalten und in metabolischen Regulationsmechanismen ein. Viele heiraten in dieser Zeitspanne, wobei Heirat oft mit zunehmendem Wohlstand und Gewichtszunahme assoziiert ist [14].

Die weltweit hohe Prävalenz der Adipositas führte dazu, dass etwa 6 % der erwachsenen Weltbevölkerung an Diabetes mellitus leidet, wovon der T2DM den größten Teil ausmacht (Abb. 2.6). Die Anzahl der Menschen mit Diabetes wird in den nächsten 25 Jahren von derzeit 425 Millionen auf 642 Millionen Betroffene ansteigen, wenn es nicht gelingt, effektive Präventionsmaßnahmen bevölkerungsweit zu realisieren. In Afrika ist die Dunkelziffer hoch, man vermutet, dass zwei Drittel der Diabetesfälle dort nicht diagnostiziert werden [15].

Das erhöhte Risiko für Diabetes und viele andere mit Adipositas assoziierte Erkrankungen, v. a. kardiovaskuläre Erkrankungen, bewirkt, dass die Mortalität von Patienten mit Adipositas verdoppelt ist im Vergleich zu Normalgewichtigen [16]. Führt man diesen Vergleich ausschließlich bei Nichtrauchern durch, dann ist die Mortalität durch Adipositas fast dreifach erhöht (Abb. 2.7).

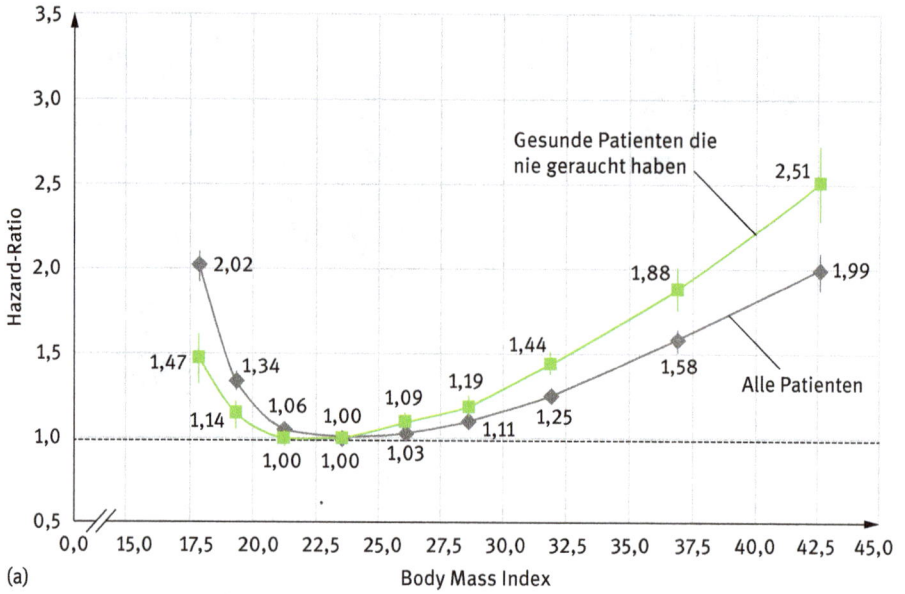

(a)

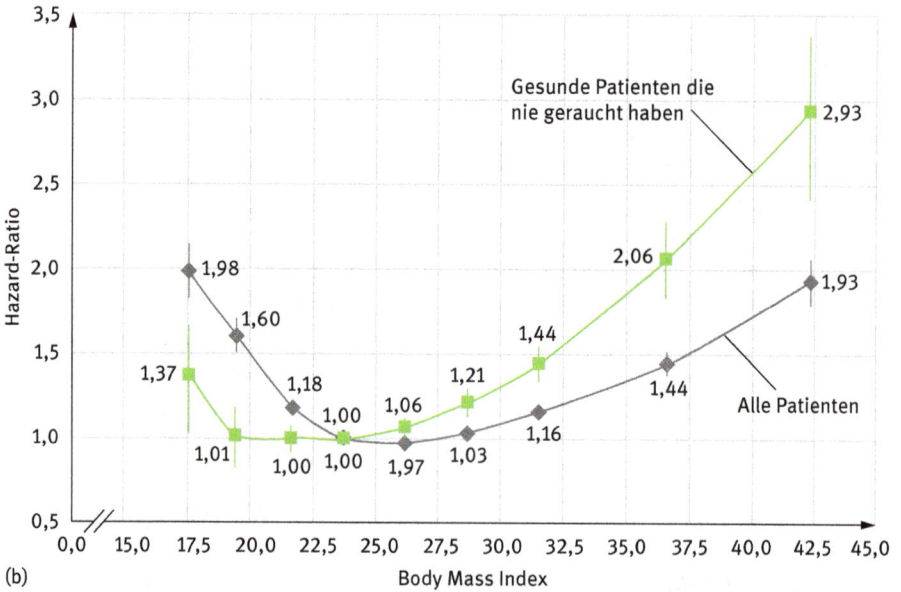

(b)

Abb. 2.7: Mortalität bei Frauen (a) und Männern (b) in Abhängigkeit vom BMI. Nach [16].

2.3 Körperzusammensetzung und Risikogruppen
Stephan C. Bischoff

Neben dem Ausmaß des Übergewichts, welches über den BMI erfasst wird, bestimmt das Fettverteilungsmuster das metabolische und kardiovaskuläre Gesundheitsrisiko. Die „viszerale Fettmasse" korreliert eng mit der Verfettung viszeraler Organe und mit kardiovaskulären und metabolischen Risikofaktoren und Komplikationen. Ein einfaches Maß zur Beurteilung des viszeralen Fettdepots ist die Messung des Bauchumfangs, der ein Risiko anzeigt, wenn definierte Grenzwerte überschritten werden (siehe Kap. 7.1.3).

Die Messung des Baumumfangs erlaubt bei Übergewicht, und möglicherweise auch Adipositas Grad I, eine bessere Abschätzung des metabolischen Risikos als die alleinige BMI-Bestimmung, während bei höhergradiger Adipositas Bauchumfang und metabolisches Risiko nahezu immer erhöht sind [17, 18]. Deshalb ist es empfehlenswert, bei BMI 25–35 kg/m^2 zusätzlich zum BMI auch den Taillenumfang zu messen und zu dokumentieren. Bei einem BMI > 35 kg/m^2 wird es schwieriger, den Bauchumfang korrekt zu messen. Alternative Parameter zur Erfassung des metabolischen Risikos sind die sensitive Messung des Serum-CRP-Spiegels (als Maß für die „subklinische Entzündung") und die Ultraschalluntersuchung der Leber g (als Maß für den Grad der Steatose, siehe Kap. 5.1.5).

BMI und Bauchumfang sind assoziiert mit sozioökonomischen und Lebensstilvariablen, die somit eine ganz andere Art von Risikofaktor für die Entwicklung von Adipositas und Folgeerkrankungen darstellen als die o. g. anthropometrischen, laborchemischen und sonografischen Risikofaktoren. In einer größeren europäischen Querschnittsstudie konnte gezeigt werden, dass die Prävalenz der Adipositas mit dem Alter (bis zur 7. Lebensdekade) steigt, bei Rauchern 1,6-fach, bei nicht körperlich Aktiven 2,7-fach und bei Arbeitslosen 1,4-fach höher liegt [19]. Die Adipositas- und die Diabetesprävalenz ist vom sozioökonomischen Status abhängig (Abb. 2.2). Insbesondere bei Frauen zeigte sich eine inverse Korrelation zwischen Adipositasprävalenz und Bildungsstatus sowie Einkommen [20]. Menschen mit Migrationshintergrund (Männer > Frauen) in Wohlstandsländern sind häufiger von Adipositas betroffen als die ansässige Bevölkerung [21].

Ähnliche Beobachtungen wurden bei jungen Menschen gemacht. Die KiGGS-Studie des Robert-Koch-Instituts, die 2003–2006 durchgeführt wurde [22, 23], zeigte, dass 15 % der Kinder und Jugendlichen von 3–17 Jahren übergewichtig sind und 6,3 % unter Adipositas leiden. Dabei wurden keine signifikanten Unterschiede bei Übergewicht und Adipositas zwischen Jungen und Mädchen oder zwischen West- und Ostdeutschland beobachtet. Jugendliche mit Migrationshintergrund, sozialer Benachteiligung oder adipösen Eltern sind gehäuft betroffen (Abb. 2.8).

Die Ausbreitung von Adipositas ist gekoppelt mit dem sozialen Netzwerk, dem man angehört. Im Rahmen der *Framingham Heart Study* wurden über 12.000 Menschen von 1971–2003 untersucht hinsichtlich BMI-Änderungen in Abhängigkeit von

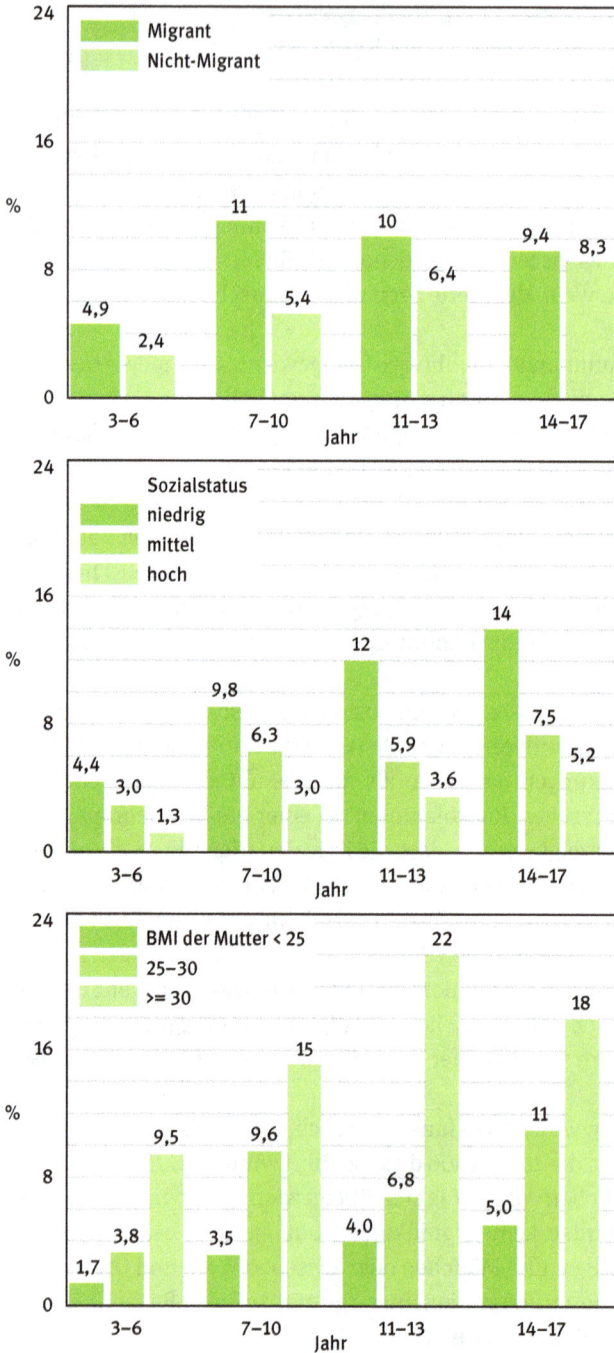

Abb. 2.8: Übergewicht bei Kindern und Jugendlichen nach Migrationshintergrund, Sozialstatus und BMI der Mutter (*n* = 14,341). Nach [23].

zwischenmenschlichen Verbindungen wie Freundschaft, Geschwisterschaft oder Nachbarschaft [24]. Dabei zeigte sich, dass es stabile Cluster von Adipösen gibt. Die Wahrscheinlichkeit, dass jemand adipös wird, erhöht sich um 57 %, wenn diese Person einen Freund oder eine Freundin hat, die adipös ist. Ähnliches gilt für Geschwister: Wenn einer adipös wird, steigt die Gefahr für den bzw. die anderen um 40 %. Wenn ein Ehepartner adipös wird, steigt das Adipositasrisiko für den anderen Ehepartner um 37 %. Unter Freunden und Geschwistern beeinflussen sich Personen gleichen Geschlechts stärker als Personen unterschiedlichen Geschlechts. Solche Erkenntnisse haben Implikationen für die Entwicklung von Präventionsstrategien gegen Adipositas. Weitere Ausführungen zu Adipositas und sozioökonomische Faktoren siehe Kap. 3.5.

Merke:
Die Adipositasprävalenz hängt von Bewegung, Bildung, Einkommen, Rauchen, kulturellem Hintergrund und sozialer Umgebung ab.

Literatur

[1] Nationale Verzehrs Studie II – Ergebnisbericht Teil 2 – Die bundesweite Befragung zur Ernährung von Jugendlichen und Erwachsenen. 2008 (http://www.bmelv.de/SharedDocs/Downloads/Ernaehrung/NVS_ErgebnisberichtTeil2.pdf?__blob=publicationFile).

[2] Statistisches Bundesamt. Mikrozensus – Fragen zur Gesundheit – Körpermaße der Bevölkerung. 2011 (https://www.destatis.de/DE/Publikationen/Thematisch/Gesundheit/Gesundheitszustand/Koerpermasse5239003099004.pdf?__blob=publicationFile).

[3] Kurth BM. Erste Ergebnisse aus der „Studie zur Gesundheit Erwachsener in Deutschland" (DEGS). Bundesgesundheitsblatt Gesundheitsforschung Gesundheitsschutz. 2012;55:980–90.

[4] Mensink GB, et al. Overweight and obesity in Germany: Results of the German Health Interview and Examination Survey for Adults (DEGS1). Bundesgesundheitsblatt Gesundheitsforschung Gesundheitsschutz. 2013;56:786–94.

[5] Jacobs E, Tamayo T, Rathmann W. Epidemiologie des Diabetes in Deutschland. In Deutscher Gesundheitsbericht Diabetes 2017. Herausgeber: Deutsche Diabetes Gesellschaft (DDG) und diabetesDE – Deutsche Diabetes-Hilfe 2017, 10–21.

[6] Brettschneider AK, Schaffrath Rosario A, Kuhnert R, et al. Updated prevalence rates of overweight and obesity in 11- to 17-year-old adolescents in Germany. Results from the telephone-based KiGGS Wave 1 after correction for bias in self-reports BMC Public Health. 2015;15:1101.

[7] Schmidt Morgen C, Rokholm B, Sjöberg Brixval C, et al. Trends in prevalence of overweight and obesity in danish infants, children and adolescents–are we still on a plateau? PLoS One. 2013;8:e69860.

[8] Ogden CL, Carroll MD, Lawman HG, et al. Trends in Obesity Prevalence Among Children and Adolescents in the United States, 1988–1994 Through 2013–2014. JAMA. 2016;315:2292–9.

[9] Danne T, Ziegler R. Diabetes bei Kindern und Jugendlichen. In Deutscher Gesundheitsbericht Diabetes 2017. Herausgeber: Deutsche Diabetes Gesellschaft (DDG) und diabetesDE – Deutsche Diabetes-Hilfe. 2017, 121–31.

[10] Aarestrup J, Bjerregaard LG, Gamborg M, et al. Tracking of body mass index from 7 to 69 years of age. Int J Obes (Lond). 2016;40:1376–83.

[11] Twig G, Yaniv G, Levine H, et al. Body-Mass Index in 2.3 Million Adolescents and Cardiovascular Death in Adulthood. N Engl J Med. 2016;374:2430–40.

[12] Swinburn BA, Sacks G, Hall KD, et al. The global obesity pandemic: shaped by global drivers and local environments. Lancet. 2011;378:804–14.

[13] Johnson W, et al. How Has the Age-Related Process of Overweight or Obesity Development Changed over Time? Co-ordinated Analyses of Individual Participant Data from Five United Kingdom Birth Cohorts. PLoS Med. 2015;12:e1001828; discussion e1001828.

[14] Averett SL, Sikora A, Argys LM. For better or worse: relationship status and body mass index. Econ Hum Biol. 2008;6:330–49.

[15] International Diabetes Federation. IDF Diabetes Atlas, 7th edn. Brussels, Belgium: International Diabetes Federation, 2015.

[16] Berrington de Gonzalez A, Hartge P, Cerhan JR, et al. Body-mass index and mortality among 1.46 million white adults. N Engl J Med. 2010;363:2211–9.

[17] Lean ME, Han TS, Morrison CE. Waist circumference as a measure for indicating need for weight management. BMJ. 1995;311:158–61.

[18] Nazare JA, Smith J, Borel AL, et al. Usefulness of measuring both body mass index and waist circumference for the estimation of visceral adiposity and related cardiometabolic risk profile (from the INSPIRE ME IAA study). Am J Cardiol. 2015;115:307–15.

[19] Han TS, Lee DM, Lean ME, et al.; EMAS Study Group. Associations of obesity with socioeconomic and lifestyle factors in middle-aged and elderly men: European Male Aging Study (EMAS). Eur J Endocrinol. 2015;172:59–67.

[20] Vernay M, Malon A, Oleko A, et al. Association of socioeconomic status with overall overweight and central obesity in men and women: the French Nutrition and Health Survey 2006. BMC Public Health. 2009;9:215.

[21] Delavari M, Sønderlund AL, Swinburn B, Mellor D, Renzaho A. Acculturation and obesity among migrant populations in high income countries–a systematic review. BMC Public Health. 2013;13:458.

[22] Lampert T, Kurth BM. Sozialer Status und Gesundheit von Kindern und Jugendlichen. Ergebnisse des Kinder- und Jugendgesundheitssurveys (KiGGS). Dtsch. Ärztebl. 2007;104:2944–9.

[23] Kurth BM, Schaffrath Rosario A. Die Verbreitung von Übergewicht und Adipositas bei Kindern und Jugendlichen in Deutschland. Ergebnisse des bundesweiten Kinder- und Jugendgesundheitssurveys (KiGGS). Bundesgesundheitsblatt – Gesundheitsforschung – Gesundheitsschutz. 2007;50:736–43.

[24] Christakis NA, Fowler JH. The spread of obesity in a large social network over 32 years. N Engl J Med. 2007;357:370–9.

3 Ursachen der Adipositas

3.1 Multifaktorielle Genese der Adipositas

Stephan C. Bischoff

- Warum nehmen Menschen zu?
- Warum nehmen Menschen unterschiedlich zu?
- Warum sind Menschen unterschiedlich von Folgeerkrankungen betroffen?

Diese zentrale Fragen der Ursachenforschung beantworten zu können, würde eine Verbesserung der Prävention in definierten Risikogruppen als auch eine gezielte Therapie von Adipösen mit besonderem Risiko für Folgeerkrankungen erlauben.

Ursache der Adipositas ist eine positive Energiebilanz, die durch inadäquat hohe Energiezufuhr aus der Nahrungsaufnahme und/oder unzureichendem Verbrauch durch körperliche Aktivität resultiert. Jede durch Nahrung zugeführte Energie muß „verbraucht", d. h. einer Form der Thermogenese zugeführt werden, andernfalls wird

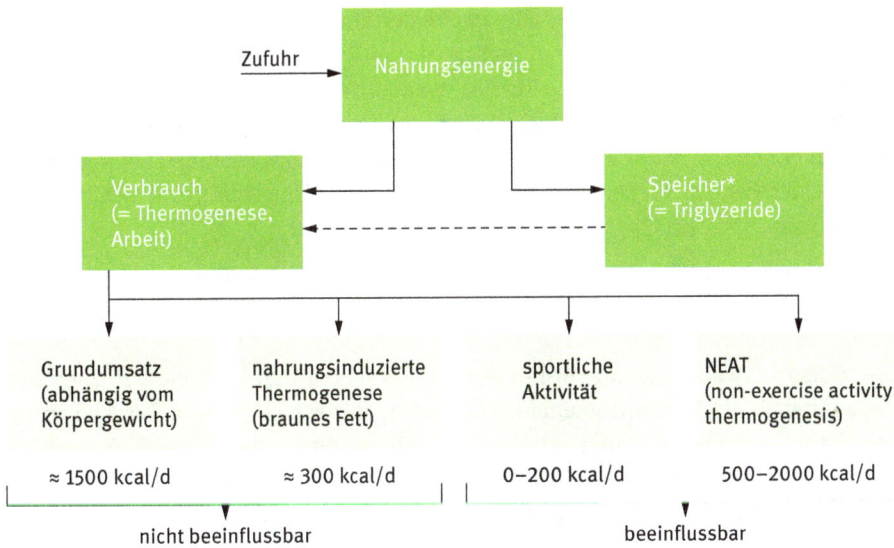

Zufuhr → Nahrungsenergie

Verbrauch (= Thermogenese, Arbeit)

Speicher* (= Triglyzeride)

Grundumsatz (abhängig vom Körpergewicht)	nahrungsinduzierte Thermogenese (braunes Fett)	sportliche Aktivität	NEAT (non-exercise activity thermogenesis)
≈ 1500 kcal/d	≈ 300 kcal/d	0–200 kcal/d	500–2000 kcal/d

nicht beeinflussbar   beeinflussbar

* Differenz aus Energiezufuhr minus Energieverbrauch

Abb. 3.1: Energie-Transformation und –Speicherung.
Der Mensch nimmt Energie ausschließlich in Form von Nahrung auf. Jede aufgenommene Energie muss entweder einer Form der Thermogenese zugeführt werden, andernfalls wird sie in Form von Triglyzeriden im Körperfett gespeichert. In hellgrün ist der jeweilige Energieverbrauch durch die vier Thermogeneseformen angezeigt (nach [1]).

https://doi.org/10.1515/9783110412802-004

sie in Form von Triglyzeriden im Körperfett deponiert (Abbildung 3.1). Ein Kilogramm Körperfett entspricht einer Energie von ca. 9000 kcal oder 38 Millionen Joule. Um diese Energie zu verbrauchen, müsste ein 100 kg schwerer Mann 10 × 10 km joggen gehen. Diese Berechnungen deuten an, wie schwer es ist, durch sportliche Aktivität Gewicht zu reduzieren, insbesondere dann, wenn es sich um stark Übergewichtige handelt. Während Nahrungszufuhr und körperliche Aktivität (Sport und sonstige Aktivitäten) steuerbar sind, können Ruheenergieverbrauch und nahrungsmittelinduzierte Thermogenese nicht wesentlich beeinflusst werden.

Die genetische Prädisposition wird als wesentlicher Faktor für die Entstehung von Adipositas diskutiert neben Umweltfaktoren, darunter Nahrungsgewohnheiten, Bewegungsverhalten, Sozioökonomische Faktoren, Umfeldfaktoren und kulturelle Aspekte. Diese Faktoren werden im Folgenden detailliert dargestellt.

Auf der anderen Seite ist das Schicksal Adipositas keineswegs allein genetisch determiniert. Wenn dies der Fall wäre, dann könnte argumentiert werden, dass eine Adipositasprävention bzw. –therapie zwecklos sei. Der begrenzte Einfluss der Gene wird durch epidemiologische Studien klar. Beispielsweise konnte gezeigt werden, dass der Anstieg der Adipositasprävalenz in der schwarzen Bevölkerung entlang der Migrationswege erfolgt, d. h. die Adipositas-Prävalenz beträgt in Nigeria 5 %, in Jamaica 23 % und in den USA 39 % [2]. Asiatische Migranten haben in den USA viermal häufiger Diabetes als Asiaten, die in ländlicher Region zuhause wohnen [2]. Große genomweite Assoziationsstudien konnten nicht mehr als 2 % der BMI-Variabilität auf Basis SNP-BMI-Korrelation erklären [3]. Zwillingsstudien, die häufig Grundlage für die Annahme einer genetischen Grundlage einer Krankheit sind, suggerieren offensichtlich einen zu hohen Anteil der Vererblichkeit, weil auch getrennt lebende Zwillinge meist in denselben Regionen leben, d. h. die breite Varianz der Umgebung unterschiedlicher Länder kaum spiegeln [3].

„The genetic background loads the gun, but the environment pulls the trigger"
George Bray [4].

Unter dem Umweltfaktoren sind Ernährung, Bewegung und Lifestyle von zentraler Bedeutung für die Adipositasepidemie der letzten wenigen Jahrzehnte. Die Nahrungsgewohnheiten haben sich in den letzten 150 Jahren seit der industriellen Revolution massiv verändert. Der Konsum von Getreideprodukten und Ballaststoffen ist in den letzten 150 Jahren auf etwa 1/3 zurückgegangen, während der Verzehr von Fett und Protein deutlich zugenommen hat. In den letzten 50 Jahren wurde der Fettkonsum kaum mehr gesteigert, dagegen hat der Zuckerkonsum in den Industrieländern und auch in den Schwellenländern massiv zugenommen. Dies ist v. a. auf die günstigere Verfügbarkeit und den vermehrten Verzehr von Süßigkeiten sowie gesüßten Getränken zurückzuführen. Insbesondere die in hohen Dosen darmschädigende Fruktose, die vermehrt im verbreiteten Maiszucker („high-fructose corn sirup") vorkommt, scheint eine besondere pathogenetische Rolle zu spielen [5]. Somit ist anzunehmen, dass die Epidemie Adipositas, die in den 1970er Jahren begann, vorwiegend auf den hohen Zuckerkonsum (v. a. Süßigkeiten und Limonaden) und weniger auf den erhöhten Konsum von Fett zurückzuführen ist.

Bewegung und Lifestyle spielen ebenfalls eine zentrale Rolle unter den bevölkerungsweiten Ursachen der Adipositas. Das übliche Berufsspektrum hat sich in den Industrieländern weg von der Landwirtschaft und dem körperlich belastenden Handwerk hin zu Dienstleistungen und insbesondere zur vorwiegenden bzw. zunehmender Bürotätigkeit hin entwickelt. Auch im Freizeitverhalten sind diese Entwicklungen zu beobachten. Der Fernseh- und Computerkonsum hat in den letzten wenigen Jahrzehnten massiv zugenommen, wobei das Fernsehen bei älteren Erwachsenen und der Computer bei Jugendlichen und jüngeren Erwachsenen i. d. R. die dominante Rolle spielt. Resultat dieser Entwicklungen ist eine extreme Reduktion der Alltagsaktivität, die selbst durch gelegentliche sportliche Betätigung kaum kompensiert werden kann.

Sehr kurzes (< 6h) oder sehr langes (> 9h) Schlafen scheint ein weiterer, unabhängiger Risikofaktor für die Entwicklung von Adipositas zu sein [6].

Zahlreiche Medikamente können Gewichtsanstieg induzieren bzw. begünstigen (Tab. 3.1). Deshalb ist individuell zu prüfen, ob solche Medikamente vermieden und ggf. auf alternative Medikationen gewechselt werden kann [7].

Tab. 3.1: Medikamente, die Gewichtsanstieg bewirken. Modifiziert nach [7].

Substanzgruppe	Beispiele	Alternative
Antidepressiva	Amitryptilin, Nortryptilin, Mirtazapin, Paroxetin	Bupropion, Nefazodon
Antipsychotika	Lithium	Topiramat, Zonisamid, Lamotrigin,
Antiepileptika	Valproat, Gabapentin, Carbamazepin	Ziprasidon? 1) Felbamate Topiramate Zonisamide (bewirken Gewichtsverlust) 2) Lamotrigine Levetiracetam Phenytoin (sind gewichtsneutral)
Neuroleptika	Clozapin, Olanzepin	
Antidiabetika	Sulfonylharnstoffe, Glitazone	Methformin, Acarbose, GLP 1agonists, DPP-4 inhibitors, SGLT-2 inhibitors Liraglutid
	Insulin	
Antihypertensiva	β-Blocker	Carvedilol, ACE-Hemmer, Ca-Antagonisten
Virostatika	Proteaseinhibitoren	
Kontrazeptiva	Gestagene	Kombinationspräparate
u. a. Hormone	Kortikosteroide	NSAID

Umweltfaktoren, welche die Entwicklung einer Adipositas begünstigen, sind außer Malnutrition und Bewegungsmangel auch Fernseh- und Computerkonsum, Schlafmangel, bestimmte Medikamente und sozioökonomische sowie kulturelle Faktoren.

3.2 Genetische Faktoren
Anke Hinney, Lydia Swienty

Neben Umwelteinflüssen bestimmen erbliche Faktoren die Varianz des Körpergewichtes [8]. Hierbei ist anzumerken, dass nach jahrelangem stetigem Anstieg der Prävalenz von Übergewicht und Adipositas ein Stagnieren bis zum Rückgang der Raten zu verzeichnen ist [9, 10]. Bis heute konnte jedoch nur ein kleiner Teil der Ausprägung des Körpergewichtes (gemessen als BMI) durch molekulargenetische Studien aufgeklärt werden. Wenn der Ausfall eines einzigen Genprodukts, sprich Proteins, zu extremer Adipositas prädisponiert, sprechen wir von einer monogenen Form. Diese genetische Form der Adipositas ist ausgesprochen selten. Weitaus häufiger finden sich sogenannte *polygene* Varianten, deren einzelner Beitrag zum Körpergewicht nicht sehr ausgeprägt ist. Viele dieser Genvarianten tragen in einem komplexen Zusammenspiel zum BMI bei (polygene Adipositas). Die größte bislang publizierte Analyse beschrieb kürzlich 97 polygene Varianten, die das Körpergewicht erhöhen [11]. Im Folgenden wird der aktuelle Stand der molekulargenetischen Adipositasforschung kurz umrissen.

Mittels Familien-, Adoptions- und Zwillingsstudien wurde die hohe Heritabilität oder Erblichkeit (50–80 %) der Varianz der Ausprägung des Körpergewichtes geschätzt [12]. Zwillingsstudien zeigen dabei die höchsten Schätzer. Interessanterweise zeigen nicht nur die gemeinsam, sondern auch die getrennt aufgewachsenen eineiigen Zwillingspaare eine höhere Ähnlichkeit (*Korrelation*) im Körpergewicht als zweieiige Zwillinge [8]. Erstaunlicherweise verringert sich diese Ähnlichkeit auch bei eineiigen Zwillingen im Laufe des Lebens. Dies könnte, neben Umwelteinflüssen, durch epigenetische Mechanismen erklärt werden [13].

3.2.1 Genetische Syndrome mit Kardinalsymptom Adipositas

Bei ca. 50 genetischen Syndromen ist Adipositas eines der Kardinalsymptome. Ein typischer Komplex aus Symptomen definiert jede dieser Erkrankungen, wobei faziale Dysmorphien und mentale Retardierung häufig zu beobachten sind. Um eine Behandlungsoption zu haben, erscheint es sinnvoll, ein möglicherweise vorliegendes Syndrom (z. B. Prader-Willi-Syndrom) früh zu diagnostizieren. Wenn Adipositas bereits im Kindesalter diagnostiziert wird, sollte ein Augenmerk auf diese Symptome gelegt werden. Eine genetische Analyse kann zur Diagnoseabklärung beitragen [14, 15].

3.2.2 Molekulargenetische Analysen in der Adipositasforschung

Da die Erblichkeit von Adipositas hoch ist, begann vor gut zwei Dekaden die Suche nach den zugrunde liegenden molekulargenetischen Faktoren. Genetische Varianten mit einem Einfluss auf das Körpergewicht können mit molekulargenetischen Ansätzen identifiziert werden. Zu Beginn war man aufgrund der beschränkten technischen Möglichkeiten auf den sogenannten Kandidatengenansatz angewiesen. In den vergangenen Jahren wurden jedoch mit den genomweiten Assoziationsstudien (GWAS) große Erfolge erzielt.

Beim Kandidatengenansatz werden vor allem Gene analysiert, die Stoffwechselwege und Energiehomöostase des Körpers beeinflussen [13, 16]. Es werden in den entsprechenden Genen bei Adipösen, auch *Fälle* genannt, bislang unbekannte Varianten gesucht. Identifizierte Varianten können nachfolgend in großen Fall-Kontroll-Studien genotypisiert werden. Werden dabei zwischen Fällen und normalgewichtigen Kontrollen statistisch signifikante Unterschiede in der Verteilung der Allele oder Genotypen der Varianten gefunden, sprechen wir von einer Assoziation. Die Effektstärken der meisten derzeit gefundenen, sogenannten polygenen Varianten sind eher niedrig. Die Gewichtserhöhung pro Risikoallel liegt zwischen ca. 100 und 1500 g [13]. Daher müssen hohe Probandenzahlen (Fälle und Kontrollen) untersucht werden, um signifikante Effekte zu beschreiben.

Zu den Pathomechanismen wird bei GWAS keine Hypothese benötigt. Der Einsatz von chipbasierter Technologie ermöglicht die parallele Analyse mehrerer Millionen genetischer Marker. In der Folge haben sich GWAS für verschiedenste auch komplexe Störungen und Erkrankungen ausgezeichnet bewährt (siehe http://www.genome.gov/26525384). Als Marker werden Einzelnukleotidaustausche (*single nucleotide polymorphisms* = SNPs) auf den Chips herangezogen. Die SNPs hatten zunächst Allelfrequenzen über 1 % in der Bevölkerung. Mittlerweile gibt es jedoch auch Chips für niederfrequentere SNPs.

Auch Varianten der Kopienzahl (*copy number variations* = CNVs) können mit den Chips ausgewertet werden. CNVs werden definiert als Deletionen oder Insertionen, die 1 kb Länge nicht unterschreiten. Sie können bis zu mehreren Megabasen Länge umgreifen [8]. Es können auch gesamte Gen(e) verdoppelt (insgesamt liegen dann drei Kopien eines Gens vor) oder entfernt (nur noch eine Kopie des Gens, statt der üblichen zwei) sein. Die eingesetzten SNP und CNV Marker sind mehr oder weniger gleichmäßig über das gesamte menschliche Genom verteilt. Auch hier wird wieder nach signifikanten (p-Wert $< 5 \times 10^{-08}$) Unterschieden der Frequenzen der Markerallele oder -genotypen zwischen adipösen Patienten, sprich Fällen, und Kontrollen gesucht.

Monogene Formen: Mutationen in einem Gen führen zu Adipositas

In Genen, die für Proteine des leptinerg-melanocortinergen Systems kodieren [13], wurden die meisten Mutationen gefunden, die zu monogenen Formen der Adipositas führen. Leptin ist ein Sättigungshormon, das von Adipozyten sezerniert wird und über die Blutbahn zum Hypothalamus gelangt. Dies ist eine Schaltzentrale der Energiehomöostase des Gehirns. Der Ausfall des Hormons Leptin (Leptindefizienz) durch rezessive homozygote Mutationen im Leptingen, führt zu einer Merkmalsausprägung, die durch häufige Infektionen, Hypogonadismus und frühmanifeste, extreme Adipositas gekennzeichnet ist [17]. Nur wenige Familien weltweit weisen derartige Mutationen auf. In fast allen dieser Familien kommen Verwandtenehen vor. Dies führt dazu, dass sehr seltene, rezessive Mutationen bei den Kindern homozygot vorliegen können. Die extreme Adipositas, die die meisten Patienten mit Leptindefizienz aufweisen, kommt durch ein fehlendes Sättigungsgefühl und dadurch übermäßige Nahrungsaufnahme zustande. Diese Art der Adipositas kann durch eine subkutane Gabe rekombinanten Leptins „geheilt" werden. So konnte bei einem neunjährigen Mädchen mit Leptindefizienz nach Leptingabe eine deutlich reduzierte Nahrungsaufnahme festgestellt werden [17].

Interessanterweise wurde vor kurzem ein extrem adipöser zweijähriger Junge identifiziert, der eine bislang unbekannte Mutation im Leptingen homozygot aufweist. Seine gemessenen Leptinspiegel waren, entsprechend seiner Fettmasse, hoch. Es zeigte sich, dass das mutierte Leptin zwar in die Blutbahn sezerniert wurde, aber am Leptinrezeptor wirkungslos blieb. Erstmalig wurde somit ein biologisch inaktives Leptin beschrieben [18].

Der Melanocortin-4-Rezeptor (MC4R) ist ein nachgeschalteter, zentraler Empfänger des Leptinsignals [8]. Mehr als 160 Mutationen wurden im MC4R-Gen beschrieben. Die meisten davon haben einen Hauptgeneffekt hinsichtlich der Entwicklung einer Adipositas [9, 16]. Das trifft für die dominant vererbten Mutationen zu, die zu einem vollständigen oder partiellen Funktionsverlust des Rezeptors führen. Bei extrem adipösen Kindern und Jugendlichen liegt die Frequenz solcher Mutationen zwischen 1–6 %, bei adipösen Erwachsenen nur bei ca. 1 % [11]. Die Vererbung einer MC4R-Mutation von nur einem Elternteil reicht aus, um zu Adipositas zu prädisponieren. Daher spricht man von einem kodominanten Erbgang [11, 19]. Im Durchschnitt sind Mutationsträger schwerer als Familienmitglieder ohne entsprechende MC4R-Mutation, dabei ist der Effekt bei Männern schwächer ausgeprägt (ca. 15 kg Gewichtszunahme) als bei Frauen (15–30 kg Zunahme) [20].

Erstaunlicherweise fanden sich im MC4R-Gen auch genetische Varianten, die mit einem leicht reduzierten Körpergewicht einhergehen. Somit schützen diese Allele vor der Ausprägung einer Adipositas. Dies betrifft die jeweils seltenen Allele der zwei MC4R-Polymorphismen Val103Ile und Ile251Leu. Das Risiko einer Adipositasentwicklung ist bei Trägern dieser seltenen Allele um ca. 30 % reduziert. Der polygene Effekt liegt bei einem ca. 1,80 m großen Menschen umgerechnet bei ca. 1,5 kg [11, 20]. Somit ist das MC4R-Gen im Rahmen der Gewichtsregulation sowohl ein Hauptgen für Adipositas als auch ein Polygen für niedriges Gewicht [9].

Polygene Formen: Genetische Varianten mit kleinen Effekten

Erst beim Vorliegen vieler polygener Varianten erhöht sich das Adipositasrisiko erheblich (additiver Effekt). Die größte aktuell publizierte Metaanalyse von GWAS wurde von einem internationalen Konsortium mit dem Namen *Genetic Investigation of Anthropomorphic Traits* (GIANT) durchgeführt. Es wurden insgesamt 339.224 populationsbasierte Personen analysiert. Von 97 Adipositas- oder BMI-Loci konnten 56 erstmalig identifiziert werden. Die 97 Loci erklären 2,7 % der Varianz des Körpergewichtes. Genomweite Schätzer implizieren zudem, dass häufige Allele insgesamt ca. 20 % der BMI-Varianz erklären können [21].

Die Relevanz des zentralen Nervensystems für die Adipositasentstehung konnte in der GIANT-Studie nachgewiesen werden. Sie bot Hinweise, dass die neu beschriebenen Gene an verschiedenen Stoffwechselwegen beteiligt sind, die bislang nicht oder nur teilweise mit der Gewichtsregulation in Verbindung gebracht wurden. Diese umfassen Insulinsekretion/-aktion, Glutamatsignalübertragung, Energiemetabolismus, synaptische Funktion, Adipogenese und Lipidbiologie [21]. Die jeweiligen Risikoallele erhöhen das Körpergewicht im Schnitt nur um gut 200 g, der maximale Effekt liegt bei ca. 1,5 kg (FTO-Risikoallel) [21, 22]. Dies ist für polygene Varianten nicht unerwartet.

Weltweit zeigten GWAS zum BMI hochsignifikante Befunde zu SNPs im ersten Intron des FTO-Gens (fat mass and obesity associated = FTO). Dabei handelt es sich um die aus GWAS abgeleiteten SNPs mit der größten Effektstärke hinsichtlich Adipositas. Träger eines Risikoallels sind durchschnittlich 1,5 kg schwerer (bei einer Körperhöhe von 1,80 m), d. h., das Risiko, adipös zu werden, steigt um etwa das Anderthalbfache [21, 22]. Die Wirkung der FTO-Risikovarianten beginnt bereits in der frühen Kindheit, sodass schon ab einem Alter von drei Jahren die Gewichtseffekte beobachtet werden [13, 21, 22]. Im Erwachsenenalter setzt sich dieser Effekt fort [21]. Während in Kindheit und Jugend eine verminderte Sättigung zu verzeichnen ist [23], konnte bei Erwachsenen eine erhöhte Nahrungsaufnahme nachgewiesen werden [24–26].

Bei Mäusen, die kein FTO produzieren können (knock-out-Mäuse) [27, 28] und ebenso bei solchen, die das Gen verstärkt ausprägen [29], konnte ein veränderter Ruheumsatz ermittelt werden. Bei Maus und Mensch gleichermaßen geht eine verminderte FTO-Expression mit einem schlankeren Phänotyp einher. Systemische Überexpression hingegen findet sich bei erhöhtem Körpergewicht [27, 29–31].

Obwohl die Assoziation von SNPs im ersten Intron von FTO mit Adipositas bereits 2007 publiziert wurde [32], ist die funktionelle Bedeutung der SNPs noch immer unklar. Für das FTO-Protein gilt mittlerweile als gesichert, dass es die Methylierung von DNA und RNA verändern kann [31, 33, 34]. Die genaue Relevanz für die Energiehomöostase ist jedoch nicht bekannt. Kürzlich wurden unerwartete Ergebnisse zu einem potenziellen Wirkmechanismus beschrieben, der unabhängig vom FTO-Protein selber ist. Es wurde gezeigt, dass die intronischen FTO-Varianten funktionell mit dem Gen IRX3 interagieren, welches mehrere Megabasen entfernt auf demselben Chromosom wie FTO liegt [35]. Dabei üben die FTO-SNPs einen regulatorischen Effekt auf IRX3 aus, sodass die Expression von IRX3 im Gehirn des Menschen verändert wird, nicht aber die von FTO. Irx3-Knock-out-Mäuse zeigen, genau wie FTO-Knock-out-Mäuse, ein verringertes Körpergewicht bei einem erhöhten Energieumsatz. Somit könnte der Körpergewichtseffekt primär durch IRX3 und nicht FTO vermittelt sein [35].

Die Relevanz von IRX3 und dem benachbarten Gen IRX5 konnte vor kurzem weiter belegt werden. Die Arbeitsgruppe um Claussnitzer [36] zeigte, dass das FTO-Adipositas-Risikoallel die mitochondriale Thermogenese in Adipozytenvorläuferzellen unterdrückt. Die Adipositasrisikovariante eines FTO-SNPs zerstörte ein konserviertes Motiv für einen Repressor der Adipozytendifferenzierung. Auch eine Verdopplung der IRX3- und IRX5-Expression während der frühen Adipozytendifferenzierung konnte nachgewiesen werden. Es fand eine Verschiebung von energieverbrauchenden beigen Adipozyten zu energiespeichernden weißen Adipozyten statt. Die mitochondriale Thermogenese wurde reduziert, die Fettspeicherung erhöht. Im Tiermodell zeigte sich, dass die Inhibition von Irx3 im Fettgewebe von Mäusen zu reduziertem Körpergewicht und erhöhtem Energieverbrauch führt, ohne die Aktivität oder den Appetit zu verändern. Wenn man in primären menschlichen Adipozyten IRX3 oder IRX5 von Trägern des FTO-Risikoallels ausschaltete, wurde die Thermogenese wiederhergestellt. Überexpression hatte einen entgegengesetzten Effekt bei Adipozyten von Nichtträgern des Risikoallels [36]. Das FTO-Gen ist ein gutes Beispiel dafür, wie kompliziert die Suche nach den biologischen Mechanismen ist, die den GWAS Befunden zugrunde liegen.

Weitere genetische Mechanismen
Auch mit den GWAS-Analysen konnten bislang nur 3–5 % der Erblichkeit des Körpergewichtes aufgeklärt werden. Durch die oben genannten Studien wird lediglich ein kleiner Teil der geschätzten Erblichkeit der Gewichtsverteilung erklärt, daher stellt sich die Frage nach der sogenannten fehlenden Erblichkeit. Diese wird unter Wissenschaftlern kontrovers diskutiert. Neben komplexen Gen-Gen- und Gen-Umwelt-Interaktionen könnten auch bisher nicht-identifizierte genetische Veränderungen relevant sein. Beispielsweise könnten CNVs einen Teil der fehlenden Erblichkeit erklären. Dies sind submikroskopische, strukturelle Chromosomenveränderungen.

So konnte ein CNV bei Kindern und Jugendlichen mit extremer Adipositas identifiziert werden, der zum Verlust von drei olfaktorischen Rezeptorgenen führt [37]. Intuitiv scheinen diese Gene über einen deviaten Geruchssinn Relevanz für die Ausprägung einer Adipositas zu haben. Jedoch sind viele olfaktorische Rezeptorgene nicht funktionell aktiv. Des Weiteren wurde auf Chromosom 16 ein CNV beschrieben, der

Einfluss auf das Körpergewicht hat. Die Deletion der betreffenden Region führt zu Adipositas [38, 39]; hingegen sind Träger der reziproken Duplikation untergewichtig [40].

Die rezenten molekulargenetischen Daten haben das Verständnis der biologischen Mechanismen der Adipositasentstehung verbessert. Es wurden Gene und Signalkaskaden aufgedeckt, die biologische und physiologische Mechanismen der Gewichtsregulation beeinflussen.

3.3 Änderung der Nahrungsgewohnheiten
Katrin Hebestreit

Übergewicht und Adipositas entsteht – auf dem Boden einer genetischen Prädisposition – als Folge einer über einen längeren Zeitraum andauernden positiven Energiebilanz, d. h., die Energieaufnahme übersteigt den Energieverbrauch. Die Ursachen hierfür sind multifaktoriell. Neben psychosozialen Faktoren spielt vor allem die Kombination aus wenig Bewegung sowie ein Überangebot an Essen und ungesunder Ernährung eine entscheidende Rolle [39]. Neben dem Zusammenhang zwischen Energieaufnahme und Gewichtszunahme gibt es weitere potenzielle ernährungsbezogene Einflussfaktoren, die in der Ätiologie eine Rolle spielen könnten: Diskutiert werden die Wirkung einzelner Nährstoffe sowie das Zusammenspiel von Nährstoffen auf das Essverhalten, die Folgen bestimmter Ernährungsmuster und psychosozial regulierte Verhaltensweisen [40]. Dass eine innerhalb von wenigen Jahrzehnten veränderte Ernährungsweise in direktem Zusammenhang mit dem verstärkten Auftreten von Adipositas steht, zeigt die steigende Prävalenz von Übergewicht und Adipositas auch in weniger wohlhabenden Ländern wie Brasilien sowie in Ländern mit traditionell eher gesunden Ernährungsweisen wie China oder Japan, deren Ernährungsgewohnheiten sich kurzfristig den westlichen angeglichen haben [41]. Genetische Dispositionen treffen somit auf veränderte Umweltfaktoren, die im Zusammenspiel die Entstehung von Übergewicht und Adipositas begünstigen.

3.3.1 Veränderung des Essverhaltens

Das Essverhalten hat sich in den letzten Jahrzehnten durch die Industrialisierung grundlegend verändert. Während Ende des Zweiten Weltkriegs in Deutschland eine Versorgungskrise vorlag und die Ernährung eines Normalverbrauchers nicht nur mengenmäßig, sondern auch qualitativ ungenügend war, ja sogar gravierende Defizite in der Eiweiß- und Fettmenge vorlagen [42], können wir heute – unabhängig von Jahreszeit und Standort – Lebensmittel von regionaler bis internationaler Herkunft im Überschuss konsumieren. Lag der Eiweißgehalt der Nahrung in der Nachkriegszeit bei 25–30 g pro Tag [42], nehmen wir heute über die Nahrung mehr als doppelt so viel auf (Werte der Nationalen Verzehrsstudie II [NVS II] von 2008: Eiweißzufuhr

Männer: 85 g/Tag; Frauen: 64 g/Tag) [43]. Die Unterschiede in der Fettaufnahme sind im Vergleich noch massiver. Während 12–13 g Fett pro Tag in der Nachkriegszeit genügen mussten [13], liegt die Fettaufnahme heute im Durchschnitt bei Männern bei 92 g pro Tag und bei Frauen bei 68 g pro Tag [44]. 1946 bestanden die Lebensmittelrationen überwiegend aus Kartoffeln (12–15 kg/Monat) und Brot (200–250 g/Tag). Fleisch, Käse und Fette, wie Butter oder Öle, standen nur selten auf dem Speiseplan. Teigwaren und Mehl wurde erst 1947 ausgegeben. Die Zuckerzuteilungen erfolgten bis Ende 1947 nur sporadisch und Milch stand nur für Kleinkinder zur Verfügung [42]. Heute gehören Fleisch und Fleischerzeugnisse zur täglichen Ernährung. Bei Männern liegt der Verzehr von Fleisch, Fleischerzeugnissen und Wurstwaren in der Woche bei durchschnittlich 1,09 kg, was die Empfehlungen der Deutschen Gesellschaft für Ernährung (DGE) mit 300–600 g pro Woche weit überschreitet. Bei Frauen liegt laut NVS II der Verzehr von Fleisch, Fleischerzeugnissen und Wurstwaren mit 0,59 kg noch im empfohlenen Bereich [43]. Der Verbrauch von Kartoffeln entwickelt sich laut Ernährungsbericht der DGE von 2012 seit vielen Jahren rückläufig. Pro Kopf verzehren Männer im Durchschnitt nur noch täglich 73 g Kartoffeln und Kartoffelerzeugnisse, Frauen 57 g. Auch Brot spielt mit 158 g/Tag im Mittel bei Männern und mit 111 g/Tag im Mittel bei Frauen eine untergeordnete Rolle [43].

Auf Grundlage der Daten der NVS II zeigt sich, dass die Deutschen mittlerweile zu wenig Lebensmittel pflanzlichen und zu viele tierischen Ursprungs essen. Außerdem hat sich der Zuckerverbrauch in den letzten 20 Jahren fast verdoppelt, vorwiegend durch den erhöhten Verzehr an Süßwaren und gezuckerten Limonaden, aber auch Fruchtsäfte und Konfitüren enthalten viel Zucker [43]. Schließlich hat der Konsum von Fast Food gegenüber den 1980er-Jahren deutlich zugenommen; Döner, Burger und ähnliches gehören heute für die meisten Menschen zum Alltag [44]. Zusammenfassend zeichnet sich die heutige westliche Ernährungsweise durch eine hohe Energiedichte, verursacht durch einen hohen Fettgehalt und einen geringen Anteil an stärkehaltigen und ballaststoffreichen Lebensmitteln, zusammen mit einer besonders hohen Zufuhr an zuckerreichen Getränken und Nahrungsmitteln aus [41]. Wie die einzelnen Änderungen in der Ernährungsweise über die Zeit zur Adipositasepidemie beigetragen haben könnten, wird im Folgenden erörtert.

3.3.2 Energiedichte und Fettgehalt von Lebensmitteln

Beobachtungen zeigen, dass die Aufnahme von energiedichten Nahrungsmitteln zu einer höheren Gesamtenergiezufuhr führt, was den Schluss nahelegt, dass die Energiedichte der Nahrung einen entscheidenden Faktor für die Entstehung von Adipositas haben könnte [40]. Die Energiedichte wird als Energiegehalt in kcal oder kJ pro Gewichtseinheit, z. B. in g, 100 g oder kg definiert [45]. Es gibt Studien, die bei Kindern zwischen fünf bis acht Jahren einen Zusammenhang zwischen einer hohen Energiedichte der Nahrungsmittel definiert als > 240 kcal/kg und der Zunahme an Fettgewebe in den kommenden Jahren aufzeigen. Jedoch gibt es auch Studien, die diesen Zusammenhang nicht bestätigen konnten. Außerdem wurde kein Zusammenhang zwischen Energiedichte und Fettgewebszuwachs festgestellt, wenn neben der Energiedichte fester Nahrung auch die Energiedichte gezuckerter Getränke einbezogen wurde [40]. Grund für die kontroverse Datenlage könnte sein, dass die Energiedichte maßgeblich durch den Wassergehalt bestimmt wird. Da gezuckerte Getränke hauptsächlich aus Wasser bestehen, ist ihre Energiedichte verhältnismäßig gering und Fehlschlüsse wären in Studien möglich, die diese Getränke bei der Berechnung der Energiedichte miteinschließen [40].

Die Energiedichte allein ist somit keine hinreichende Kenngröße zur Beurteilung des Einflusses eines Nahrungsmittels auf den Fettgewebszuwachs. Die Energiedichte sollte deshalb nur in Verbindung mit der Portions- und Mahlzeitengröße beurteilt werden. Lediglich wenn die Energiedichte der Portion entsprechend hoch ist, kommt es durch eine geringe Mahlzeitengröße zu einer ungünstigen Beeinflussung der Sättigung, was dazu führen kann, dass größere Portionsgrößen verzehrt und somit mehr Energie zugeführt wird und dies langfristig zu einem Ungleichgewicht zwischen Energieverbrauch und Energiezufuhr führt [45].

Neben der Energiedichte wird auch Fett, d. h. Fettgehalt und Fettzufuhr, als potenzieller Risikofaktor für Übergewicht und Adipositas diskutiert. Fett liefert, bezogen auf das Lebensmittelgewicht, mehr als doppelt so viel Energie wie Kohlenhydrate oder Protein. Fetthaltige Lebensmittel lösen schwächere Sättigungssignale aus als kohlenhydrat- und proteinreiche Lebensmittel. Fett fördert dadurch und durch seine Funktion als Geschmacksträger einen passiven Mehrverzehr. Zusätzlich ist die postprandiale Thermogenese bei der Verdauung fettreicher Nahrung geringer als bei einer kohlenhydrat- oder proteinbetonten Kost [46]. Trotz dieser möglichen Wirkmechanismen bleibt der Beitrag einer fettreichen Ernährung zur Adipositasepidemie fraglich, da die Studienlage kein einheitliches Bild liefert [46]. Vermehrt tritt auch die Frage nach der Rolle der Fettart bei der Adipositasentstehung in den Vordergrund. Gesättigte Fette werden als potenziell übergewichtsfördernd und die Aufnahme von einfach ungesättigten Fetten sowie ein höherer Anteil an Omega-3-Fettsäuren im Verhältnis zu Omega-6-Fettsäuren möglicherweise als protektiv bei der übermäßigen Fettgewebsakkumulation angesehen [46].

Es gilt als belegt, dass die typische westeuropäische Ernährungsweise, die reich an gesättigten Fettsäuren ist, u. a. die Entstehung von Adipositas unterstützt [46]. Eine Ernährungsform, die viele ungesättigte Fettsäuren und nur geringe Mengen an gesättigten Fettsäuren enthält, ist die traditionelle mediterrane Ernährungsform, welche bis in den 1960er-Jahren das typische Ernährungsverhalten der Bevölkerung mediterraner Regionen mit traditionellem Olivenanbau bezeichnet. Die mediterrane Ernährungsweise ist charakterisiert durch den Verzehr großer Mengen an pflanzlichen Produkten (Obst, Gemüse, Getreide, Getreideprodukte, Kartoffeln, Hülsenfrüchte, Nüsse, Samen) und Olivenöl als Hauptfettquelle (75 % aller enthaltenen Fettsäuren sind einfach ungesättigte Fettsäuren wie die Ölsäure, 9,5 % sind mehrfach ungesättigte Fettsäuren). Tierische Produkte (Milchprodukte, Fisch, Eier und Geflügel) sowie Zucker, zuckerreiche Lebensmittel und rotes sowie verarbeitetes Fleisch werden in eher geringen Mengen aufgenommen. Ob sich eine mediterrane Ernährungsweise protektiv auf das Gewicht auswirkt, ist derzeit noch nicht eindeutig nachgewiesen. Von insgesamt 21 epidemiologischen Studien zeigten 13 einen signifikanten Zusammenhang zwischen einer mediterranen Ernährung und einem geringeren Risiko für Übergewicht bzw. Adipositas sowie einem stärkeren Gewichtsverlust. Die anderen acht Studien konnten diesen Effekt nicht belegen [47]. Laut evidenzbasierter Leitlinie der DGE von 2015 zum Thema „Fettzufuhr und Prävention ausgewählter ernährungsmitbedingter Krankheiten" ist die Datenlage zu den Wirkungen einzelner Fettsäuren bei der primären Prävention der Adipositas unzureichend, um daraus Konsequenzen für die Praxis abzuleiten [46].

3.3.3 Zuckerkonsum und Konsum gezuckerter Getränke

Zum freien Zucker zählen sowohl Monosaccharide, wie Glukose und Fruktose als auch Disaccharide, wie Rohr- und Rübenzucker oder Haushaltszucker (Saccharose oder Sukrose), die Speisen und Getränken zugesetzt werden. Aber auch Zucker wie Fruktose, die natürlicherweise in Honig, Sirup, Fruchtsäften und Fruchtsaftkonzentrat enthalten sind, werden zum freien Zucker gezählt [48]. Die täglich aufgenommene Menge an freiem Zucker variiert weltweit. In Europa, reicht die Zufuhrmenge bei Erwachsenen von ungefähr 7–8 % der Gesamtenergiezufuhr in Ländern wie Ungarn oder Norwegen, bis hin zu ungefähr 16–17 % in Ländern wie Spanien und England. Die Zufuhr ist bei Kindern sehr viel höher als bei Erwachsenen. Ebenfalls gibt es Unterschiede zwischen ländlichen Regionen und städtischen Populationen [48]. In Deutschland werden derzeit im Durchschnitt pro Kopf täglich 131 g Zucker und Zuckersirup aufgenommen, das entspricht mehr als 20 % der Gesamtenergiezufuhr (Statistik der FAO 2011). Basierend auf einer Metaanalyse von 2013, die 30 kontrollierte, randomisierte Studien und 38 Kohortenstudien einschloss, welche den Zusammenhang zwischen Körpergewicht und Zuckerzufuhr untersuchten [49], gab die *World Health Organization* (WHO) 2015 die Empfehlung heraus, die tägliche Zuckerzufuhr auf weniger als 10 % der Gesamtenergiezufuhr einzuschränken [48]. Eine weitere Reduktion auf unter 5 % der Gesamtenergiezufuhr (ca. 25 g Zucker) würde einen zusätzlichen gesundheitlichen Nutzen bringen. Zucker, der von Natur aus in Obst, Gemüse und Milch enthalten ist, ist hierbei nicht inbegriffen. Hier konnten Studien bisher keinen negativen Effekt auf das Gewicht nachweisen, weshalb eine Einschränkung laut WHO nicht notwendig ist [48].

Die der Empfehlung zugrunde liegende Evidenz zeigt zum einen, dass Erwachsene, die weniger Zucker konsumieren ein niedrigeres Körpergewicht haben, und zum anderen, dass eine Steigerung der Zuckermenge in der Ernährung mit einer Gewichtszunahme assoziiert ist [48, 49]. Die DGE sieht die WHO-Empfehlungen eher kritisch.

Eine klare Dosis-Wirkungs-Beziehungen und Grenzwerte für Zucker aus der zugrunde liegenden Evidenz abzuleiten, ist laut DGE schwierig und sollte durch weitere Untersuchungen geklärt werden. Das gilt insbesondere für den Grenzwert von < 5 %, da diese Empfehlung ausschließlich auf Beobachtungsstudien (schwache Evidenz) basiert. Auch wenn keine gesundheitlichen Nachteile aus dem praktisch nur schwer zu erreichenden Grenzwert der WHO für die Zufuhr freier Zucker in Höhe von < 5 % der Energiezufuhr resultieren, belegt die derzeitige Studienlage die Vorteile nicht eindeutig [50].

Anders verhält es sich bei dem Konsum von zuckergesüßten Getränken im Kindes- und Erwachsenenalter. Die DGE stuft hier bei Erwachsenen den Zusammenhang zwischen einem erhöhten Konsum von zuckergesüßten Getränken und einem erhöhten Adipositasrisiko als wahrscheinlich und bei Kindern und Jugendlichen als möglich ein [51]. Laut der *National Health and Nutrition Examination Survey* (NHANES) konsumieren mittlerweile 45 % der Kinder ab fünf Jahren in den USA täglich gesüßte Getränke [52]. Eine mögliche Ursache für eine gewichtsfördernde Wirkung von zuckergesüßten Getränken ist unter anderem der geringe Sättigungseffekt im Vergleich zu anderen Lebensmitteln, was eine erhöhte Energiezufuhr begünstigt. Ihr Konsum wird nicht durch einen geringeren Konsum anderer Lebensmittel ausgeglichen, was zu einer höheren Energieaufnahme pro Tag führt. Wang et al. zeigten in ihrer Studie, dass eine Mehraufnahme von 237 ml gezuckerte Getränke mit einer um 106 kcal erhöhten Gesamtenergieaufnahme verbunden ist [53].

Es wird diskutiert, ob insbesondere *high fructose corn syrup* (HFCS) für diesen Effekt verantwortlich ist. Der aus Mais gewonnene HFCS wird vor allem in den USA zum Süßen von Softdrinks verwendet und besteht dort meist zu 55 % oder mehr aus Fruktose. Fruktose wird insulinunabhängig verstoffwechselt, was im Vergleich zu Glukose weniger sättigend wirken soll. Nach der Aufnahme von fruktosereichen Lebensmitteln werden in der Leber verstärkt Triglyzeride gebildet, welche dann zur Speicherung ins periphere Fettgewebe transportiert werden. Ob jedoch eine gewichtsfördernde Wirkung der Fruktose über ihren Energiegehalt hinaus besteht, ist unklar [51]. Es gibt allerdings Hinweise, dass HFCS schädliche Auswirkungen auf Darm und Leber hat, da er die bakterielle Translokation von Endotoxin aus dem Darm in die Leber verstärkt und so entzündungsfördernde intrahepatische Kaskaden aktiviert, die Ursache für eine nicht-alkoholische Fettleber und andere metabolische Folgeerkrankungen sein können [54]. In Europa wird allerdings zum Süßen von Softdrinks vorwiegend Saccharose verwendet, sodass dieser mögliche negative Wirkmechanismus in Deutschland bislang eine begrenzte Rolle spielt [11]. Allerdings enthält die hier verbreitete Saccharose auch 50 % Fruktose, sodass der reichliche Konsum aller gesüßten Lebensmittel zu diesen Pathomechanismen beitragen kann. Außerdem ist eine Abschaffung der Schutzzölle für Rübenzucker in Europa für 2018 geplant, wodurch die Verbreitung von HFCS deutlich zunehmen könnte.

3.3.4 Fast-Food-Konsum und Portionsgrößen

Typische Fast-Food-Gerichte, die sich schnell sowie ohne Aufwand zubereiten lassen und geschwind serviert werden können, sind beispielweise Pommes frites, Currywurst, Burger, Pizza, Döner, Hotdogs oder Fischbrötchen. Besonders bei Kindern und Jugendlichen ist Fast Food sehr beliebt. Die Auswertung der deutschen „Eskimo-Studie" im Jahr 2008 zeigte, dass fast alle befragten Jugendlichen zwischen 12 und 17 Jahren in den vergangenen vier Wochen mindestens ein Fast-Food-Produkt verzehrt hatten. Am beliebtesten bei den Kindern und Jugendlichen war Pizza, gefolgt von orientalischen Schnellgerichten (Döner, Falafel, Pide u. a.), Burger und Pommes frites. Deutschlandweit nahmen Jugendliche im Mittel täglich durchschnittlich 191 kcal über Fast Food auf. Dabei gab es deutliche Unterschiede zwischen den Geschlechtern. Die mittlere Energiezufuhr über Fast Food bei den männlichen Jugendlichen lag doppelt so hoch wie bei den weiblichen (252 kcal vs. 126 kcal pro Tag). Bei den männlichen Jugendlichen stieg die Energiezufuhr über Fast-Food-Produkte mit zunehmendem Alter an. Bei den 12- bis 13-jährigen Jungen lag die Energiezufuhr über Fast Food noch bei 183 kcal pro Tag und bei den 16-bis 17-Jährigen bereits bei 352 kcal pro Tag. Bei den Mädchen war dieser Trend nicht zu beobachten. Bei etwa 6 % der Jugendlichen lag die tägliche Energiezufuhr aus Fast Food im Mittel über 500 kcal. Diese Jugendlichen nahmen nicht nur mehr Energie aus Fast Food auf, sondern auch generell deutlich mehr Energie. Während die mediane Energiezufuhr bei den anderen Jugendlichen bei 2.515 kcal pro Tag lag, nahmen die Jugendlichen mit dem erhöhten Fast-Food-Konsum im Mittel 4.184 kcal pro Tag auf [55]. Bei Jugendlichen zeigen Studien, dass ein häufiger Fast-Food-Konsum mit einer höheren Energiezufuhr einhergeht. Es gibt auch Studien, die bei Jugendlichen einen positiven Zusammenhang zwischen der Häufigkeit von Fast-Food-Restaurant-Besuchen und einem nachfolgenden BMI-Zuwachs zeigen [40].

Doch nicht nur bei Kindern, sondern auch bei Erwachsenen tragen Fast-Food-Restaurants zum Übergewichtsproblem bei. Li et al. [27] entdeckten, dass bei einer hohen Anzahl an Fast-Food-Restaurants in der Nachbarschaft ältere Menschen häufiger dort zum Essen waren. Gleichzeitig waren diese Personen häufiger übergewichtig, aßen weniger Obst sowie Gemüse und bewegten sich weniger. Hickson et al. [57] zeigten, dass eine höhere Anzahl an Fast-Food-Restaurants in der Nachbarschaft mit einer höheren Energiezufuhr bei Männern und Frauen unter 55 Jahren einhergeht.

Sowohl bei Jugendlichen als auch bei Erwachsenen ist jedoch unklar, ob der Gewichtsanstieg dem alleinigen Fast-Food-Konsum geschuldet ist. Möglich wäre auch, dass der Effekt auf einen allgemein ungünstigeren Lebensstil von Fast-Food-Konsumenten zurück zuführen ist. Fast Food könnte durch seine hohe Energiedichte die Gesamtenergieaufnahme begünstigen. Neben der Energiedichte wird aber auch der Trend zu immer größeren Portionen bei Fast Food als adipogener Effekt diskutiert. Zwischen 1977 und 1998 haben sich in den USA die Portionsgrößen sowohl Zuhause als auch im Außer-Haus-Verzehr erheblich vergrößert [40]. Ein Zusammenhang mit dem zeitlich parallelen Anstieg von adipösen Personen ist daher nicht unwahrscheinlich. Die Studie von Poti et al. [58] zeigte, dass Fast-Food-Konsumenten sich auch zu Hause häufig ungesund ernährten und dass die Nahrungszufuhr außerhalb der Fast-Food-Restaurants stärker mit dem Übergewicht assoziiert war als der Fast-Food-Konsum selbst.

3.3.5 Außer-Haus-Verzehr und Mahlzeitenstruktur

Der Außer-Haus-Verzehr hat zwischen 1991/92 und 2001/02 in Deutschland deutlich zugenommen. Die Anzahl der Personen, die täglich mindestens einmal außer Haus essen, ist innerhalb dieser Zeit von 17,9 % auf 26,1 % angestiegen. Die Faktoren Familienstand, Erwerbsstatuts und Einkommen beeinflussen die Beteiligung am Außer-Haus-Verzehr maßgeblich. 52 % der Alleinlebenden, insbesondere berufstätige Singles, aßen 2001/02 an Werktagen mindestens einmal außer Haus. Vor allem die Mittagsmahlzeit wird von immer weniger Menschen zu Hause eingenommen [59]. Doch nicht nur in Industrieländern, sondern auch in Entwicklungsländern ist dieser Trend vor allem bei Fast Food zu beobachten [60]. Außer-Haus-Mahlzeiten enthalten meist viel Energie, was eine übermäßige Energiezufuhr und somit Übergewicht begünstigen kann [60]. Jedoch ist die verfügbare Datenlage zum Zusammenhang zwischen Außer-Haus-Verzehr und Adipositas nicht eindeutig. In der Übersichtsarbeit von Bezerra et al. wurden insgesamt 28 Studien (20 Querschnittsstudien und acht prospektive Kohortenstudien) identifiziert, die den Zusammenhang zwischen Außer-Haus-Verzehr und Körpergewicht bei Erwachsenen untersuchten. Alle bis auf eine der Kohortenstudie und die Hälfte der Querschnittsstudien fanden eine positive Assoziation zwischen Außer-Haus-Verzehr und Körpergewicht. Jedoch unterscheiden sich die Studien in der Methodik, was einen Vergleich limitiert [60]. Für zukünftige Studien wäre eine Differenzierung zwischen Fast-Food-Restaurants und anderen außerhäuslichen Speisemöglichkeiten wichtig, da es Studien gibt, die zeigen, dass der Besuch von Fast-Food-Restaurants mit einer höheren Gewichtszunahme assoziiert ist als der Besuch von normalen Restaurants [61].

Neben der qualitativen Zusammensetzung von Mahlzeiten werden auch die Mahlzeitenhäufigkeiten und Mahlzeitenstruktur als mögliche adipogene Faktoren diskutiert. Bereits 1964 zeigten Fabry et al. [62], dass Übergewicht bei Männern, die weniger als drei Mahlzeiten pro Tag zu sich nahmen, häufiger auftrat als bei Männern, die mehr als fünf Mahlzeiten pro Tag aßen. Auch bei Kindern und Jugendlichen geben Studien Hinweise, dass mehr als drei Mahlzeiten pro Tag mit einem niedrigeren BMI und einer niedrigeren Übergewichtswahrscheinlichkeit assoziiert ist. Allerdings nahm der BMI bei den Kindern mit mehr als sechs Mahlzeiten pro Tag zu. Jedoch gibt es auch Studien, die diese Beobachtungen nicht bestätigen konnten [40]. Die wissenschaftliche Evidenz für eine eindeutige Empfehlung bezüglich Essenshäufigkeit pro Tag fehlt, weshalb die DGE keine Empfehlung diesbezüglich für Erwachsene ausspricht. Entscheidend für die Entwicklung von Übergewicht ist die Energiebilanz [63]. Des Weiteren wird häufig separat untersucht, wie sich das Auslassen von Mahlzeiten – insbesondere des Frühstücks – auf das Übergewichtsrisiko auswirkt. Laska et al. [64] zeigten in ihrer Studie, dass Mädchen, die morgens frühstückten, häufiger einen niedrigeren BMI hatten als diejenigen ohne Frühstück.

Fazit
Wie viel jeder einzelne der genannten Faktoren zur Übergewichts- und Adipositasepidemie beiträgt, ist unklar, aber es steht fest, dass die Summe der Änderungen der Nahrungsgewohnheiten in den letzten Jahrzehnten wesentlich zur Adipositasepidemie weltweit beigetragen hat.

3.4 Änderung des Bewegungsverhaltens
Andreas Nieß, Ansgar Thiel

3.4.1 Grundlagen zu Adipositas und Bewegungsaktivität

Die Entwicklung von Übergewicht und Adipositas unterliegt einer über einen längeren Zeitraum bestehenden positiven Energiebilanz. Dabei wird der Bewegungsmangel als einer der wichtigsten Risikofaktoren angesehen. Grund hierfür ist, dass der Anteil der durch körperliche Aktivität umgesetzten Energie am Gesamtumsatz je nach Bewegungsumfang sehr stark variieren kann [65]. Mit zunehmend inaktivem Lebensstil kommt es somit rasch zu einer positiven Energiebilanz mit den Folgen einer Gewichtszunahme. Umgekehrt stellt ein ausreichender Umfang an körperlicher Aktivität mit Vermeidung eines sedenten Lebensstils eine zentrale Maßnahme sowohl in der Prävention als auch der Therapie der Adipositas dar.

Wesentliche Determinanten des muskulären Energieverbrauchs sind neben dem bewegten Körpergewicht, der Charakter, die Dauer und die Intensität der realisierten körperlichen Aktivität. Zur Einschätzung der für den Energieumsatz relevanten metabolischen Belastungsintensität kann die Angabe des metabolischen Äquivalents (MET) herangezogen werden [66]. Ein MET entspricht einer Sauerstoffaufnahme (VO_2) von 3,5 ml pro kg Körpergewicht (kg KG), wie sie im Sitzen zu erwarten ist. Vier MET entsprechen zügigem Gehen, acht MET sind beim Laufen mit einer Geschwindigkeit von 8 km/h zu erwarten (Tab. 3.2). Um die kumulative Dosis körperlicher Aktivität einzuschätzen, wird die in MET angegebene Belastungsintensität mit der Belastungsdauer (in Minuten oder Stunden) multipliziert. So entsprechen 60 min zügigen Gehens vier MET × 60 min = 240 MET-Minuten oder vier MET-Stunden. Hieraus kann dann in einem weiteren Schritt der zu erwartende Energieverbrauch errechnet werden.

Energieverbrauch (in kcal) = (MET-Minuten × kg KG) / 60 kg   [67]

Bei einer 80 kg schweren Person liegt der Energieverbrauch durch 240 MET-Minuten somit bei etwa 320 kcal [67]. Die Einordnung der individuellen Belastungsintensität in Relation zur maximalen Belastung ist mithilfe des subjektiven Belastungsempfindens und anhand objektiver Kriterien möglich [68]. Dabei ist zu beachten, dass Personen mit einer höheren körperlichen Fitness bei gleicher relativer Belastungsintensität einen höheren Energieumsatz pro Zeiteinheit erreichen können (Tab. 3.2).

3.4.2 Prävention von Übergewicht und Adipositas durch körperliche Aktivität

Wie Bewegungsmangel mit der Entwicklung eines erhöhten Körpergewichts in Zusammenhang steht, zeigt die prospektive Kohortenstudie von Hu et al. [69]. Es konnte an 50.277 Frauen gezeigt werden, dass pro 2 h Fernsehkonsum pro Tag sich das Risiko für die Entwicklung einer Adipositas um 23 % erhöht. Man geht davon aus, dass dabei ein von Bewegungsmangel geprägter Lebensstil die genetische Prädisposition für die Entwicklung einer Adipositas weiter akzentuiert [70]. Im Rahmen der EPIC-Studie fand sich auch bei Berücksichtigung einer Reihe an *Confoundern*, wie beispielsweise der Energiezufuhr, ein inverses Verhältnis zwischen dem Ausmaß an körperlicher Aktivität und der Entwicklung des BMI und Hüftumfangs [71].

Da sich auf der Grundlage solcher Querschnittsstudien eine Kausalitätsbeziehung nicht eindeutig herausarbeiten lässt, kommt longitudinal angelegten Interventionsstudien eine wichtige Bedeutung zu. Die dazu vorliegenden systematischen Reviews oder Metaanalysen favorisieren bei Kindern und Erwachsenen körperliche Aktivität als wirksames Instrument bei der Prävention von Übergewicht und Adipositas, weisen jedoch auch auf die große Heterogenität der zugrunde liegenden Studien und weiteren Forschungsbedarf hin [72, 73].

In den Empfehlungen der Fachgesellschaften ist regelmäßige körperliche Aktivität als Instrument der Prävention von Übergewicht und Adipositas mit dem Empfehlungsgrad A verankert [39, 67] und mit dem Hinweis versehen, vor allem Ausdauerbelastungen durchzuführen und sitzende Tätigkeiten zu begrenzen (Empfehlungsgrad B). Eine Metaanalyse [74] kommt zu dem Schluss, dass wöchentlich zusätzlich 1500–2000 kcal an Energie umgesetzt werden müssen, um einen stabilisierenden Effekt auf das Körpergewicht erwarten zu können. Dies entspricht bei einer 75 kg schweren Person etwa 5 h zügigerem Walking oder 3 h Joggen pro Woche.

In den Empfehlungen wird zumeist zu niedrig bis moderat intensiven Belastungsformen geraten, auch vor dem Hintergrund, dass diese eine längere Belastungsdauer ermöglichen. Allerdings fehlen valide Daten aus Studien, welche verschiedene Belastungsformen mit unterschiedlichen Intensitätscharakteristika in Hinblick auf ihre Effekte bei der Vermeidung von Übergewicht verglichen haben. Es kann jedoch angenommen werden, dass dynamische Belastungsformen über ein weites Intensitätsspektrum hinweg Übergewicht vorbeugen können, vorausgesetzt der empfohlene zusätzliche (wöchentliche) Energieumsatz wird erreicht. Dies bedeutet, dass ne-

Tab. 3.2: Relative Belastungsintensität und korrespondierender ungefährer Energieumsatz in Abhängigkeit der individuellen kardiorespiratorischen Fitness (VO_{2max}). Einordnung der relativen Belastungsintensität anhand des subjektiven Belastungsempfindens (*rate of perceived exertion* [RPE] nach BORG-Skala), in Bezug zur individuellen maximalen Herzfrequenz (%HF_{max}) und zur maximalen Sauerstoffaufnahme (%VO_{2max}) sowie in Relation zu den leistungsdiagnostischen Eckpunkten *lactate threshold* (LT, entspricht dem Beginn des Laktatanstiegs im ergometrischen Stufentest), individuelle anaerobe Schwelle (IAS) und maximale Sauerstoffaufnahme (VO_{2max}) (modifiziert und ergänzt nach [70]).

Relative Belastungsintensität					Energieumsatz (in kcal/kg KG/10 min) in Abhängigkeit der individuellen kardiorespiratorischen Fitness (VO_{2max})* VO_{2max} (ml/min/kg KG)		
Intensitätsstufe	Subjektives Belastungsempfinden (RPE, nach BORG-Skala, 6–20)	% HF_{max}	% VO_{2max}	Bezug zu leistungsdiagnostischen Eckpunkten	20	30	40
Very light (sehr leicht)	<10	<35	<20	<LT	<0,19	<0,29	<0,38
Light (leicht)	10–11	35–54	20–39	<LT	0,19–0,37	0,29–0,56	0,38–0,74
Moderate (moderat)	12–13	55–69	40–59	≤LT	0,37–0,56	0,56–0,85	0,74–1,12
Hard (anstrengend)	14–16	70–89	60–84	Zwischen LT und IAS	0,56–0,79	0,85–1,20	1,12–1,60
Very hard (sehr anstrengend)	17–19	≥90	85–99	≥IAS	0,79–0,95	1,20–1,43	1,60–1,90
Maximal	20	100	100	VO_{2max}	0,95	1,43	1,90

* VO_{2max} bezogen auf die jeweils herangezogene Bewegungsform bzw. Sportart.

ben niedrig bis moderat intensiven Belastungsformen auch höher intensive und inter-
vallartig betriebene Sportarten wie auch Spielsport als wirksame Instrumente genutzt
werden können.

Abzugrenzen von der beschriebenen willentlichen körperlichen und sportlichen
Aktivität sind nicht-willentliche Bewegungen, die aus spontanen Körperaktivitäten
z. B. im Rahmen von Alltagsverrichtungen resultieren. Diese Arten der Bewegung tragen im Rahmen der sogenannten *non exercise activity thermogenesis* (NEAT) zum Energieumsatz des Körpers bei. Dabei offenbart der Beitrag der NEAT zum Gesamtenergie-
umsatz eine große individuelle Variabilität und kann in einem Anteil zwischen 6–10 %
bei weitgehend sedentem Verhalten auf bis zu 50 % bei hoher Aktivität ansteigen [75].
Determiniert wird die NEAT zum einen von Umgebungsfaktoren wie Berufstätigkeit,
Zurücklegung von Wegstrecken oder weiteren externen Einflüssen, die spontane Aktivitäten begünstigen. Zum anderen gibt es wachsende Hinweise, dass spontane Aktivitäten und damit die NEAT auch über zentrale Prozesse und unter Vermittlung von
Neuropeptiden, wie beispielsweise Orexin, moduliert werden können [75]. Somit ist
die NEAT nicht nur eine relevante Größe, die einer positiven Energiebilanz entgegen-
wirkt, sondern auch ein potenzielles Target und nutzbares Instrument bei der Prävention und Therapie der Adipositas [76]. Verdeutlicht werden kann dies durch den
Vergleich mit willentlicher körperlicher Aktivität, die selbst bei einem umfangreichen
täglichen Walkingtraining über beispielsweise 90 min einen Anteil am Gesamtener-
gieumsatz von 30 % kaum übersteigt [75].

3.4.3 Reduktion des Krankheits- und Sterblichkeitsrisikos durch körperliche Aktivität

Zu beachten ist, dass günstige Effekte durch körperliche Aktivität in Hinblick auf das
Sterblichkeits- oder Erkrankungsrisiko bereits bei geringeren Bewegungsumfängen
zu erwarten sind, als diese für eine Gewichtsstabilisierung als notwendig erachtet
werden. So reduziert sich das Sterblichkeitsrisiko bei einem Bewegungsumfang von
bereits 7,5–10 MET-Stunden pro Woche um den Faktor 0,8 [77]. Dies entspricht etwa
150 min an moderat intensiver körperlicher Aktivität wie zügigem Gehen. Ähnliche
Umfänge sind bei gleicher Effektgröße zur Verringerung des Risikos für eine koronare
Herzerkrankung [78] oder eines T2DM [79] beschrieben. Demgegenüber ist zur Absenkung des Darm- und Brustkrebsrisikos wahrscheinlich ein etwas höheres Aktivitäts-
volumen erforderlich [80, 81]. Da diese Angaben zur Dosiswirkungsbeziehung körperlicher Aktivität in erster Linie auf Gruppeneffekten beruhen, muss von einer großen
individuellen Variabilität dieser Effekte ausgegangen werden. Gleiches gilt auch für
die Beeinflussung kardiovaskulärer und metabolischer Risikofaktoren.

3.4.4 Körperliche Fitness und Krankheits- und Sterblichkeitsrisiko

Neben Aktivitätsumfang stellt auch die körperliche Fitness einen bedeutsamen Einflussfaktor des Sterblichkeits- und Krankheitsrisikos dar. In diesem Kontext umschreibt der Begriff Fitness in erster Linie die aerobe oder kardiorespiratorische Fitness, die mittels einer spiroergometrischen Bestimmung der maximalen Sauerstoffaufnahme (VO_{2max}) objektiviert werden kann. Die VO_{2max} weist eine ausgeprägte individuelle Variabilität auf und korreliert negativ mit dem Sterblichkeitsrisiko [82, 83] sowie der Wahrscheinlichkeit des Auftretens einer koronaren Herzerkrankung und nicht fataler Herzkreislaufereignisse [83]. Dieser Zusammenhang bleibt auch bei Korrektur für Kovariable wie Alter, familiäre Disposition, Alkoholkonsum, Hypercholesterinämie, Bluthochdruck und Diabetes erhalten. Eine um ein MET höhere VO_2 geht dabei mit einem um 10–20 % geringeren Sterblichkeitsrisiko einher. Einen negativen Zusammenhang zeigt die kardiorespiratorische Fitness auch mit dem Risiko der Manifestation eines T2DM oder MetS [84] sowie mit der Krebssterblichkeit [85]. Diese Beziehung zeigt sich auch bei isolierter Betrachtung übergewichtiger Personen, was darauf hinweist, dass auch in der Gruppe Übergewichtiger oder Adipöser die kardiorespiratorische Fitness einen bedeutsamen, das Krankheits- und Sterblichkeitsrisiko modulierenden Faktor darstellt.

Dabei scheint die körperliche Fitness einen stärkeren Zusammenhang zum Sterblichkeitsrisiko aufzuweisen als der BMI. So konnte gezeigt werden, dass das Sterblichkeitsrisiko fitter Übergewichtiger geringer ist als das unfitter Normalgewichtiger. In einer longitudinal angelegten Beobachtungsstudie fanden Lee et al. [86], dass sich bei im Verlauf über sechs Jahre unverändertem Körpergewicht eine Abnahme der körperlichen Fitness das Sterblichkeitsrisiko mit einer *hazard ratio* von 1,77 erhöht, umgekehrt jedoch bei unveränderter Fitness, eine Gewichtszunahme dieses nur um den Faktor 1,29 ansteigen lässt. Unter einer präventiven Zielsetzung kommt somit dem Erhalt oder einer Steigerung der körperlichen Fitness eine zumindest gleiche, wenn nicht sogar noch größere Bedeutung zu, wie dem Vermeiden der Entwicklung eines Übergewichts oder einer Adipositas.

3.4.5 Bewegungsverhalten von Kindern und Erwachsenen

Regelmäßige körperliche Aktivität ist vor diesem Hintergrund von entscheidender Relevanz hinsichtlich der Gesunderhaltung der Bevölkerung. Allerdings zeigt sich recht schnell, dass sich noch längst nicht alle Bevölkerungsgruppen in einem Maß bewegen, das als gesundheitsförderlich angesehen wird. Definiert man Inaktivität als ein Merkmal von Personen, die „selbsteingeschätzt keine körperlichen Aktivitäten, bei denen man etwas außer Atem kommt, ausüben" [87], dann sind 22,4 % aller Deutschen als inaktiv einzustufen [88].

Tab. 3.3: Erreichen der Aktivitätsrichtlinien (WHO) von Kindern und Jugendlichen im Alter von 4–17 Jahren in Prozent; Kollektiv: Motorikmodul (MoMo) im Rahmen der KiGGS-Studie [92], aufgeteilt nach Geschlecht.

Alter in Jahren	4–6	7–10	11–13	14–17	Gesamt
Mädchen (n = 2034)	25,3	17,4	8,4	4,9	13,1
Jungen (n = 2057)	33,0	23,3	9,3	8,1	17,4
Gesamt (n = 4091)	29,2	20,4	8,9	6,6	15,3

In der Literatur dominiert allerdings eine weniger strenge Inaktivitätsdefinition. So wird von körperlicher Inaktivität gesprochen, wenn keines der drei folgenden Kriterien erfüllt wurde: 1) 30 min moderate körperliche Aktivität an mindestens fünf Tagen pro Woche, 2) 20 min höhere intensive körperliche Aktivität an mindestens drei Tagen pro Woche oder 3) eine entsprechende Kombination, sodass mindestens 600 MET-Minuten pro Woche erreicht werden [88]. Diese Definition zugrunde legend, sind weltweit 31 % der Menschen über 15 Jahre körperlich inaktiv. In den USA liegt die Inaktivitätsrate mit 41 % dabei höher als in Europa mit 35 % inaktiven Menschen, in Deutschland liegt die Inaktivitätsrate bei 28 % [89].

Bei den Jugendlichen erreichen weltweit sogar 80 % nicht die von der WHO empfohlene Stunde pro Tag an moderater bis höher intensiver körperlicher Aktivität [90]. In Deutschland zeigt der Kinder- und Jugendgesundheitssurvey (KiGGS) für den Zeitraum 2009–2012, dass 73 % der 3- bis 17-Jährigen die WHO-Empfehlungen nicht erreichten [91]. Dabei nimmt das Aktivitätsniveau mit zunehmendem Alter ab, und Mädchen erreichen altersunabhängig signifikant seltener den von der WHO empfohlenen Bewegungsumfang als Jungen [92]. Einschränkend ist anzumerken, dass körperliche Aktivität in den unterschiedlichen Studien auf verschiedene Weise gemessen wurde und somit die Zahlen nur bedingt miteinander vergleichbar sind (Tab. 3.3).

3.4.6 Determinanten/Modulatoren körperlicher Aktivität

In Querschnittsstudien ist körperliche Aktivität in der Regel invers mit dem BMI [92], Hüftumfang [70] und Adipositas [93] assoziiert. Die Kausalität der Beziehung ist jedoch noch nicht ausreichend untersucht [94]. Einer Querschnittsstudie mit übergewichtigen 187 Kindern zufolge scheinen die familiäre Bewegungsbiografie sowie die aktivitätsbezogene Selbstwirksamkeit eine wichtige Rolle hinsichtlich der regelmäßigen Aufnahme körperlicher Aktivität zu spielen. So nahmen in dieser Studie übergewichtige Kinder mit geringer aktivitätsbezogener Selbstwirksamkeit signifikant seltener an Veranstaltungen zur Förderung körperlicher Aktivität teil. Eine moderierende Rolle spielt dabei offenbar die Frage, ob die Väter regelmäßig körperlich aktiv sind oder nicht [95].

Die Ergebnisse einer Übersichtsarbeit unterstützen die Hypothese, dass höhere Umfänge körperlicher Aktivität bei Kindern zu weniger Übergewicht und Adipositas führen können [96]. Eine andere Übersichtsarbeit berichtet jedoch, dass für den Einfluss von sitzendem Verhalten auf die Entstehung von Adipositas nur eine schwache Evidenz feststellbar ist [40]. Umgekehrt gibt es Hinweise aus prospektiven Kohortenstudien, dass Adipositas einen starken Einfluss auf das Bewegungsverhalten hat [97, 98]. Erklärt wird dieser Zusammenhang u. a. damit, dass übermäßige Gewichtszunahme zu einem Teufelskreis von weiterer Gewichtszunahme und abnehmender körperlicher Aktivität führen kann [99].

An der Vermutung, dass Adipositas ein guter Prädiktor von körperlicher Aktivität sei, gibt es allerdings Zweifel, zumindest für Kinder und Jugendliche. So ermitteln sich weder im Quer- noch im Längsschnitt eine Beziehung zwischen körperlicher Aktivität und der Körperzusammensetzung [90]. Auch ist der BMI für sich genommen zumindest bei Kindern ebenfalls keine relevante Determinante körperlicher Aktivität. Im Kindes- und Jugendalter sind signifikante Determinanten körperlicher Aktivität unabhängig vom Körpergewicht die Selbstwirksamkeit, das männliche Geschlecht (Alter vier bis neun Jahre), die wahrgenommene Verhaltenskontrolle (Jugendliche) sowie generell die frühere körperliche Aktivität [100].

Auch für das Erwachsenenalter ist die Beziehung zwischen Adipositas und Bewegungsverhalten unklar. Für Erwachsene wurden der Gesundheitszustand und die Selbstwirksamkeit als eindeutigste Korrelate körperlicher Aktivität identifiziert, während die persönliche Vorgeschichte körperlicher Aktivität während des Erwachsenenalters sowie die Absicht, körperlich aktiv zu sein, sich nicht durchgängig als Einflussgrößen feststellen ließen. Alter und Übergewicht erweisen sich als inverse Korrelate, während männliches Geschlecht, Bildungsniveau und ethnische Herkunft positive Korrelate körperlicher Aktivität darstellen. Darüber hinaus wurde der wahrgenommene physische und psychische Nutzen als eine Determinante für das Aufrechterhalten körperlicher Aktivität und die Handlungsplanung für die Aufnahme körperlicher Aktivität identifiziert.

Bei Kindern und Jugendlichen erwiesen sich im Hinblick auf infrastrukturelle Faktoren in der genannten Metanalyse insbesondere kurze Distanzen zwischen Wohnraum, Schulen, Freizeitangeboten und Geschäften sowie eine hohe Wohndichte als Korrelate körperlicher Aktivität. Bei Erwachsenen hingegen korrelierten insbesondere die Infrastruktur für Fußgänger, die Nähe zu Freizeiteinrichtungen sowie die Attraktivität von potenziellen Bewegungsräumen positiv mit körperlicher Aktivität. Darüber hinaus scheinen der Ausbau der Fahrradinfrastruktur sowie der Ausbau von Parks körperliche Aktivität zu fördern, wobei allerdings kulturelle Faktoren, wie z. B. der Grad der Akzeptanz von Radfahren als einem erwünschten, gesundheitsförderlichen Verhalten, diesen Zusammenhang beeinflussen [100].

3.5 Sozioökonomische Faktoren
Nanette Ströbele-Benschop

3.5.1 Sozialstatus und Adipositas

Neben den bereits erwähnten genetischen und verhaltensbezogenen Ursachen, die bei der Entstehung von Adipositas eine Rolle spielen, ist auch der Einfluss von sozioökonomischen Faktoren zu berücksichtigen. Die Sozioökonomie stellt wirtschaftliche Aktivitäten in Zusammenhang mit gesellschaftlichen Prozessen. Darunter fällt auch die Untersuchung von Merkmalen menschlicher Lebensumstände wie beispielsweise Bildung oder Einkommen. Es ist wichtig, diese Merkmale auf ihre Bedeutung und den Einfluss auf die Entstehung von Krankheiten zu untersuchen, um Präventions- und Behandlungsprogramme zu optimieren.

Sowohl für Präventionsmaßnahmen als auch für die Behandlung von Adipositas und übergewichtsbedingten Erkrankungen ist zu bedenken, dass Übergewicht und Adipositas in der Bevölkerung sozial inhomogen verteilt sind. In Ländern mit westlichem Lebensstil, wie z. B. den Vereinigten Staaten von Amerika, Kanada, England, Frankreich und auch Deutschland, sind sozial benachteiligte Bevölkerungsgruppen häufiger von Übergewicht, Adipositas und anderen nicht-übertragbaren Krankheiten betroffen als Bevölkerungsgruppen mit höherem Sozialstatus [101–103]. Ergebnisse der Nationalen Verzehrsstudie II, einer repräsentativen Studie aus Deutschland, zeigen eine variabel steigende Prävalenz für Übergewicht und Adipositas bei Erwachsenen in Abhängigkeit vom Sozialstatus [104]. Je niedriger der Sozialstatus also, desto höher die Prävalenz für Übergewicht und Adipositas.

> Der Sozialstatus setzt sich aus Angaben zur Bildung, zur beruflichen Tätigkeit und zum Haushaltsnettoeinkommen zusammen [105].

Der Sozialstatus wird hauptsächlich nach der Definition von Lampert und Kroll ermittelt [105]. Jedoch gibt es auch Studien, in denen nur das Einkommen oder nur die Bildung als Indikator für den sozialen Status verwendet werden. Studien zufolge stehen alle drei Indikatoren im Zusammenhang mit der Adipositasprävalenz in Deutschland [104, 106]. Männer und Frauen aus niedrigen Bildungs-, Berufs-, und Einkommensgruppen sind häufiger adipös als Männer und Frauen aus bessergestellten Sozialstatusgruppen. So liegt in Deutschland die Adipositasprävalenz bei Frauen mit niedrigem Sozialstatus bei 36,2 %, mit mittlerem Sozialstatus bei 23,7 % und mit hohem Sozialstatus bei nur 10,5 %. Bei Männern betragen die Vergleichswerte 36,7 % in der niedrigen, 22,3 % in der mittleren und 14,2 % in der hohen Sozialstatusgruppe [107].

Bei genauerer Datenbetrachtung zeigt sich allerdings, dass es Geschlechterunterschiede bezüglich der drei Determinanten des Sozialstatus gibt (Abb. 3.2). So sind bei Männern Bildung und Berufsstatus, nicht aber das Einkommen, mit einem erhöhten Adipositasrisiko assoziiert; bei Frauen hingegen ist diese Assoziation bei allen drei Sozialstatusindikatoren zu beobachten (Abb. 3.2).

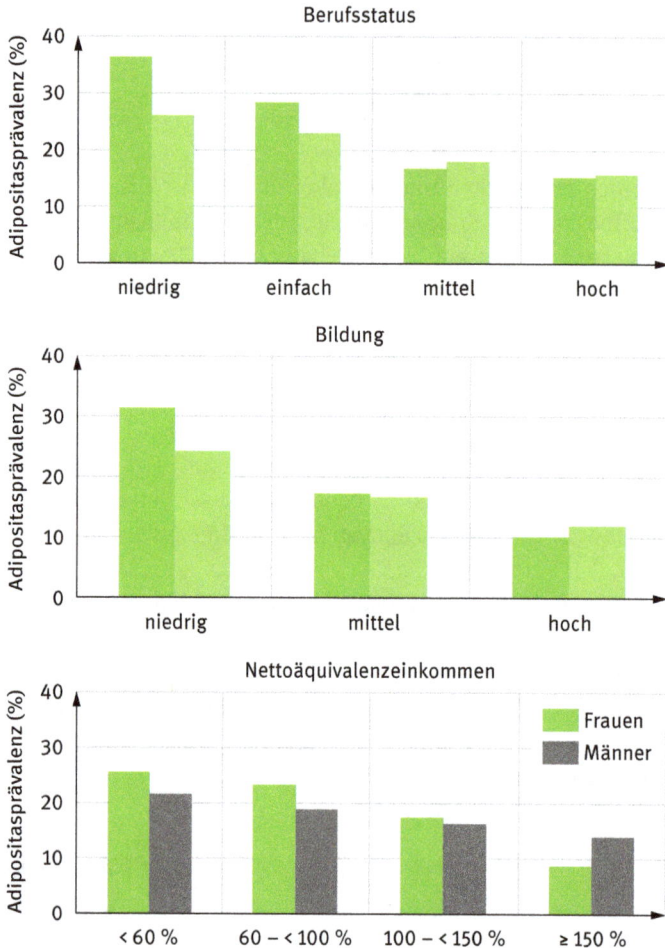

Abb. 3.2: Adipositasprävalenzen nach Geschlecht und sozioökonomischen Faktoren. Die Datenerhebung erfolgte mittels telefonischer repräsentativer Gesundheitssurvey an 8 318 Erwachsenen. Die Adipositasprävalenz wurde festgelegt nach WHO-Klassifikation mit BMI ≥ 30. Grafiken adaptiert aus Tab. 1 in [106].

Des Weiteren ist besonders bei Menschen mit Migrationshintergrund eine andere Bevölkerungsstruktur mit bestimmten, bildungsökonomischen Merkmalen zu beobachten. Im Jahr 2006 besuchten z. B. 90 % aller Drei- bis Fünfjährigen in Deutschland eine Kindertageseinrichtung, aber nur 64 % der Migrantenkinder. Ähnliche Trends lassen sich auch bis in die Schul- und universitäre Laufbahn verfolgen. Demnach entwickeln sich viele Kinder aus Familien mit Migrationshintergrund nach den oben genannten sozioökonomischen Variablen Einkommen, Bildung und Beruf unvorteilhaft und haben eine höhere Wahrscheinlichkeit, der Gruppe mit niedrigem Sozialstatus anzugehören. Basierend auf der Einkommensverteilung aus dem Jahre 2011 ist festzustellen, dass 12 % der Personen ohne Migrationshintergrund unter oder an der Armutsrisikoquote liegen; wohingegen bei Personen mit Migrationshintergrund der prozentuale Anteil bei 23 % liegt. Die Armutsrisikoquote ist definiert als Anteil der Personen in Haushalten, deren bedarfsgewichtetes Nettoäquivalenzeinkommen weniger als 60 % des Mittelwertes (Median) aller Einkommen der jeweiligen Gesamt- oder Teilpopulationen beträgt. Besonders stark betroffen sind türkischstämmige Personen; dort liegt die Armutsrisikoquote sogar bei 33 % [108]. Ähnliche Entwicklungen zeigen sich auch beim Bildungsniveau. Lediglich 15 % der Personen ohne Migrationshintergrund können keinen Abschluss aufweisen, bei Personen mit Migrationshintergrund sind es jedoch 35 % ohne Abschluss; bei türkischstämmigen Personen sogar 60 %.

In Bezug auf Übergewicht und Adipositas zeigt sich, dass ein deutlich höherer Anteil von nicht-deutschen im Vergleich zu deutschen Frauen im Alter von mindestens 65 Jahren adipös sind (28,1 % vs. 17,6 % im Jahr 2005) [107]. Bei Männern und jüngeren Altersklassen im Erwachsenenalter ist dieser Unterschied nicht vorhanden [107].

3.5.2 Erklärungsansätze zum Einfluss von sozioökonomischen Faktoren auf Übergewicht und Adipositas

Obwohl ein direkter Zusammenhang zwischen Gesundheit im Allgemeinem und Adipositas im Speziellen sowie dem Sozialstatus existiert, gestaltet sich die genaue Analyse der Ursachen sehr komplex. So stehen Lebensstilfaktoren wie Ernährung, Rauchverhalten und körperliche Aktivität ebenfalls im Zusammenhang mit dem Sozialstatus und tragen wesentlich zur Entwicklung von Übergewicht und Adipositas bei. Je niedriger der sozioökonomische Status, desto mehr körperliche Inaktivität ist zu beobachten und desto weniger Obst und Gemüse wird verzehrt [107, 109]. Doch auch unabhängig vom Sozialstatus ist bei einer Verschlechterung des Lebensstils, also einem Anstieg an ungünstigen Verhaltensmustern, ein Anstieg der Übergewichtsprävalenz zu beobachten [110]. Zwar zeigt sich der ungünstige Lebensstil häufiger in sozial schwächeren Gruppen, aber wer wenig körperlich aktiv ist und sich eher unausgewogen ernährt – wenig Obst und Gemüse, dafür viel Fett und Zucker – erhöht sein Übergewichtsrisiko, unabhängig vom sozialen Status. Auf der anderen Seite sind Personen mit niedrigerem sozialem Status unabhängig von ihrem Lebensstil, also auch bei günstigem Lebensstil, einem erhöhten Übergewichtsrisiko ausgesetzt. Diese Tatsache scheint sich schon in der Kindheit zu entwickeln. Das bedeutet, dass es wohl auch lebensstilunabhängige Einflüsse des sozialen Status gibt, welche die Entwicklung von Übergewicht und Adipositas begünstigen. Ein möglicher Einflussfaktor könnte die Persönlichkeitsentwicklung sein. Dazu gehört die Entwicklung der eigenen Selbstachtung, der Problemlösefähigkeit, der Kontrollüberzeugung (die Wahrnehmung von Kontrolle) oder auch der Selbstwirksamkeit (die persönliche Einschätzung eigener Kompetenzen). Zahlreiche Studien haben einen Zusammenhang von Persönlichkeitseigenschaften mit Essverhalten und Gesundheitsverhalten im Allgemeinen feststellen können [111–114]. Aber auch die generelle soziale Umwelt, der Einfluss von Bezugspersonen und Freunden sowie die sozial verfügbaren Möglichkeiten, wie der Zugang zu Sporteinrichtungen, könnten eine Rolle beim Zusammenhang von Sozialstatus und der Entwicklung von Übergewicht und Adipositas spielen [115–117].

Ein weiterer wesentlich offensichtlicherer Einflussfaktor sind die finanziellen Mittel. Personen mit höherem Sozialstatus tendieren dazu, sich gesünder – mit höherem Obst- und Gemüseverzehr, mit fettreduzierten Milchprodukten und geringerer Fettzufuhr – zu ernähren [118]. Gerade in den USA gibt es zahlreiche Studien, die einerseits zeigen, dass sozial benachteiligte Bevölkerungsgruppen häufig schlechteren Zugang zu gesunden Lebensmitteln haben – hauptsächlich durch geringere Auswahl und höhere Preise von gesunden Lebensmitteln in lokalen Supermärkten – und andererseits aber auch feststellen, dass Lebensmittel mit hoher Energiedichte günstiger sind als gesunde Lebensmittel mit niedriger Energiedichte [119–121]. Glücklicherweise scheint sich der Zugang zu gesunden Lebensmitteln dank der Supermarktdichte in Deutschland nicht zwischen den Sozialstatusgruppen zu unterscheiden [122]. Allerdings sind gesunde Lebensmittel auch in Deutschland generell teurer pro Kalorie als weniger gesunde Lebensmittel; so konnte z. B. in einer Studie gezeigt werden, dass die Energiekosten für Bananen im Vergleich zu Kartoffelchips fünfmal so hoch sind [122]. Dass diese Unterschiede auch einen Einfluss auf die Entstehung von Übergewicht und Adipositas haben, zeigen Untersuchungen zur materiellen Ernährungsarmut [123, 124]. Materielle Ernährungsarmut, vergleichbar mit dem Konzept der *Food Insecurity* [126], bezeichnet eine Ernährung, „die weder in ihrer Quantität noch in ihrer physiologischen und hygienischen Qualität bedarfsdeckend ist, sei es durch einen Mangel an Mitteln zum Erwerb von Nahrung (in Form von Geld oder anderen Zugangsberechtigungen) oder durch einen Mangel an Nahrung selbst (fehlende Lebensmittel, fehlende Distributionswege)" [127]. Während es in den USA, Kanada und Frankreich genaue Zahlen zur Prävalenz von materieller Ernährungsarmut gibt [128–130], liegen für Deutschland bisher keine Studien vor. In 2011/2012 waren 8 % der in Kanada lebenden Erwachsenen von materieller Ernährungsarmut betroffen; 14 % der Bevölkerung in den USA erlebte materielle Ernährungsarmut im Jahre 2014 und in Frankreich waren das 2007 11 % der Erwachsenen.

Die Untersuchungen zur materiellen Ernährungsarmut zeigen insbesondere bei Frauen die paradoxe Verbindung von Adipositas und materieller Ernährungsarmut [123, 124]. Die Datenlage spricht dafür, dass zwar genügend Lebensmittel gekauft werden können, es sich aber häufig nicht um hochwertige bzw. gesunde Lebensmittel handelt. Aber auch hier fehlen noch detaillierte Informationen und Untersuchungen für Deutschland.

Neben diesen finanziell bedingten Erklärungsansätzen sollen auch psychologische und kognitive Aspekte erwähnt werden. So beschäftigen sich Frauen mit höherem Sozialstatus gedanklich häufiger mit ihrem Körperbild, dem eigenen Ernährungsverhalten, ihrer Fitness und ihrem Körpergewicht als Frauen mit niedrigerem Sozialstatus [130, 131]. Interessanterweise steht dies auch in direktem Zusammenhang mit der Bildung bei Frauen, denn gerade bei Frauen mit hoher Bildung sind diese kognitiven Muster und Verhaltensweisen besonders ausgeprägt [131]. Möglich wäre es also, dass die individuellen Bedürfnisse und die eigene Leistungsmotivation insbesondere bei Frauen aus verschiedenen sozialen Schichten unterschiedlich ausgeprägt sind. Häufig ist allerdings auch zu beobachten, dass Frauen aus der unteren sozialen Schicht mit essenzielleren Themen wie Missbrauch, Gewalt oder Erkrankungen zu kämpfen haben und sich aus diesem Grund auch weniger Gedanken um die eigene Persönlichkeitsentwicklung oder Merkmale von Attraktivität machen.

3.6 Rolle von Familie, Freundeskreis und kulturellen Aspekten

Viele verschiedene Faktoren werden als ursächlich bei der Entstehung von Übergewicht und Adipositas beschrieben. Epidemiologische Studien zeigen deutlich den Zusammenhang zwischen elterlicher Adipositas und dem erhöhten Adipositasrisiko der Kinder. Neben genetischen und sozioökonomischen Determinanten hat auch der interpersonelle Rahmen einen Einfluss auf die Entwicklung von Übergewicht und Adipositas. Die Prägung durch das soziale Umfeld – wie Familie, Freunde, Kindergarten, Schule, Wohnort – ist gerade in der Kindheit von großer Bedeutung, aber auch im Erwachsenenalter beeinflusst die soziale Umgebung das Ernährungs- und Bewegungsverhalten und dadurch auch direkt die Entwicklung von Übergewicht und Adipositas. Wie die Familie und der Freundeskreis spielen darüber hinaus kulturelle Gegebenheiten, wie Gebräuche und Gewohnheiten, eine Rolle bei der Entstehung von Übergewicht und Adipositas.

3.6.1 Familie als Vorbild im Kindesalter

Die ersten Vorbilder im Bereich gesunder Lebensstil, Bewegung und Ernährung sind die Eltern. Kinder kopieren das Verhalten der Eltern [132]; das gilt für die Ernährung, wie auch für das Bewegungsverhalten [133]. Studien zeigen einen positiven Zusammenhang zwischen Obst- und Gemüseverzehr der Eltern und dem ihrer Kinder [134]. Der Lebensstil der Eltern spielt auch bei der Entwicklung von Vorlieben der Kinder eine entscheidende Rolle. In Familien, in denen viel Sport getrieben wird, ist es auch wahrscheinlicher, dass die Kinder in der Kindheit, aber auch im Erwachsenenalter, sportlich aktiv sind und Spaß daran entwickeln. Generell ist zu beobachten, dass Kinder häufig die Freizeitaktivitäten der Eltern übernehmen oder auch die Aktivitäten, die besonders von den Eltern gefördert werden. Legen die Eltern Wert auf gesunde Ernährung mit viel Obst und Gemüse sowie auf die Essenszubereitung im Allgemeinen, tendieren Kinder dazu, dies in ihr Leben zu integrieren [135] und sogar an die nächste Generation weiterzugeben. Der Verzehr von Obst und Gemüse steht im positiven Zusammenhang mit dem Stellenwert von Gesundheit und gesundem Lebensstil. Doch nicht nur die Gewohnheiten der Familienmitglieder an sich, sondern auch die Art der Beziehung zu den Eltern und die Art der Erziehung scheint eine wichtige Rolle bei der Entwicklung von Übergewicht und Adipositas zu spielen. So zeigten Studien, dass eine zu starke Verbundenheit zu den Eltern und der elterliche Versuch, die Ernährungsgewohnheiten der Kinder zu kontrollieren, das Risiko der Gewichtszunahme bei Jungen erhöhte. Bei Mädchen hingegen schien die empfundene Liebe der Eltern das Risiko zu senken [136]. Andere Studien zeigen ähnliche Ergebnisse und auch wenn nicht genau gesagt werden kann, welche Verhaltensweisen im Umgang mit den Kindern ausschlaggebend für eine übermäßige Gewichtszunahme sind, so scheint es doch so, dass der Erziehungsstil und das Miteinander innerhalb der Familie die Entwicklung von Übergewicht und Adipositas entscheidend beeinflussen können.

3.6.2 Freundeskreis als Vorbild im Kindesalter

Je älter die Kinder werden, desto stärker kommt der Einfluss von Gleichaltrigen zum Tragen. Schon im Alter von drei Jahren orientieren sich Kinder auch an der Lebensmittelwahl anderer Kinder [137]. Je älter das Kind wird, desto vermehrt wird das Ernährungs- und Bewegungsverhalten von Freunden und Klassenkameraden kopiert und nachgeahmt. Selbst die Vorstellung, dass es ein gleichaltriges Kind gibt, dem ein bestimmtes Lebensmittel schmeckt oder nicht, beeinflusst die Lebensmittelwahl von Kindern. Eine Studie konnte z. B. zeigen, dass ein fiktives Kind aus einer anderen Schule durch seine Präferenz für gesunde Lebensmittel die Wahrscheinlichkeit des Konsums von gesunden Lebensmitteln des tatsächlich teilnehmenden Kindes erhöhte [138]. Gerade auch in der Pubertät als Jugendlicher auf der Suche nach der eigenen Identität nimmt der Einfluss der Familie vorübergehend ab [139]. Wer letztendlich einen größeren Einfluss auf die Entwicklung von Gesundheitsverhalten wie Obst- und Gemüseverzehr hat, die Familie oder der Freundeskreis, ist noch unbeantwortet. Letztendlich scheinen sowohl die Eltern als auch die Freunde auf verschiedene Art und Weise das Gesundheitsverhalten bis ins Erwachsenenalter zu prägen [140].

3.6.3 Familiäre Determinanten im Erwachsenenalter

Im Erwachsenenalter beeinflusst der tägliche Umgang mit Menschen weiterhin unser Verhalten, also auch das Ernährungs- und Bewegungsverhalten. So spielen die Nahrungsmittelvorlieben der Familienangehörigen, ebenso wie die Freizeitaktivitäten, immer noch eine Rolle. Obwohl Verheiratete gesünder zu sein scheinen als Unverheiratete, was sich in dem geringeren Krebsrisiko und der Mortalität zeigt [141, 142], sind Verheiratete dennoch eher übergewichtig und adipös [143]. Verheiratete Partner scheinen sich in ihren Verhaltensweisen aneinander anzupassen und über die Jahre

zusammen an Gewicht zuzunehmen. Allerdings spielen dabei auch weitere sozioökonomische und demografische Faktoren des Ehepaares eine Rolle [144].

Somit kann die gesamte Familie durch ihre Gewohnheiten die Entwicklung von
Übergewicht innerhalb der Familie positiv oder auch negativ beeinflussen. Traditio-
nen wie der sonntägliche Besuch im Fast-Food-Restaurant fördern weniger die gesunde Ernährung innerhalb der Familie als der regelmäßige Besuch auf dem Wochen-
markt. Ein weiteres Beispiel dafür ist die Mahlzeitenstruktur, die u. a. die Häufigkeit
des Außer-Haus-Verzehrs beschreibt. So haben Mahlzeiten, die zu Hause verzehrt werden, mehr Ballaststoffe, Kalzium, Eisen und verfügen über weniger Fett, Cholesterin
und einen geringeren Salzgehalt als Mahlzeiten, die außer Haus verzehrt werden [145].
Auch hilft schon das Kochen an sich, denn die Anzahl von selbst zubereiteten Mahlzeiten steht im Zusammenhang mit Übergewicht; je höher die Anzahl an selbst zubereiteten Mahlzeiten, desto geringer die Übergewichtswahrscheinlichkeit [146].

Generell wird Mahlzeiten im Kreise der Familie eine positive Wirkung auf das Ernährungsverhalten und das Körpergewicht (von Kindern) nachgesagt. Neben der gemeinsamen Kommunikation am Tisch spielen auch die besprochenen Werte und Vorstellungen und generell die Stellung der sozialen Beziehung untereinander eine Rolle
bei Familienmahlzeiten [147]. Es gibt keine täglich wiederkehrende gemeinsame Aktivität mit ähnlicher Bedeutung im Kreise der Familie. Sie schafft ein Gefühl der Ge-
meinschaft durch die gemeinsam verbrachte Zeit und die Gespräche. Das regelmäßige
Abendessen im Kreise der Familie scheint sogar im Zusammenhang mit gesünderer Ernährung wie mehr Obst- und Gemüseverzehr, weniger frittiertem Essen, weniger Fett
und mehr Ballaststoffen zu stehen. Eine US-amerikanische Kohortenstudie zeigte einen direkten Zusammenhang des BMI bei 9- bis 14-jährigen Jungen und Mädchen und
der Häufigkeit von Mahlzeiten mit der Familie. Die Übergewichtsprävalenz stieg je seltener zusammen zu Abend gegessen wurde [148].

3.6.4 Social facilitation und soziale Unterstützung im Erwachsenenalter

Wie schon beschrieben, kann der Einfluss von Familienmitgliedern einen positiven
aber auch einen negativen Effekt bewirken. Dasselbe gilt auch für den Freundeskreis.
So kann das soziale Umfeld als positives Vorbild zwar gesunde Ernährungsweisen aufzeigen, allerdings ist wissenschaftlich bewiesen, dass wir im Allgemeinen mehr essen,
wenn wir unter Freunden und im Kreise der Familie sind, als wenn wir alleine oder mit
Fremden essen. Dieses Phänomen nennt man den *Social-Facilitation*-Effekt. Mahlzeiten in Gesellschaft fallen ca. 44 % größer aus als Mahlzeiten, die alleine konsumiert
werden [149]. Dabei spielt die Mahlzeitendauer eine Rolle, denn wir tendieren dazu,
mit Freunden und der Familie länger am Tisch zu sitzen als alleine oder mit weniger
nahestehenden Personen wie z. B. Arbeitskollegen.

Des Weiteren scheint es auch eine Verbindung zwischen dem eigenen Körpergewicht und dem der Freunde zu geben. Im Jahre 2007 veröffentlichten Christakis

und Fowler eine Berechnung, die zeigte, dass unser soziales Netzwerk direkt in Verbindung mit der Entwicklung von Adipositas steht [150]; allerdings wurden die Ergebnisse auch kritisch betrachtet [151]. Doch auch Leahey et al. [152] konnten zeigen, dass übergewichtige und adipöse Personen mehr übergewichtige beste Freunde, Partner und Familienmitglieder hatten als normalgewichtige Personen. Gerade auch jugendliche Freunde, insbesondere Mädchen, scheinen einen ähnlichen BMI zu haben [153, 154]. Basierend auf diesen Ergebnissen scheint es wahrscheinlich, dass ein aktiv orientierter Freundeskreis weniger die Entstehung von Übergewicht oder Adipositas fördert als ein Freundeskreis, der sich hauptsächlich zum Essen und für Kinobesuche trifft.

Es ist wichtig zu erwähnen, dass noch Uneinigkeit über die Richtung der Verbindung zwischen Übergewicht und sozialem Umfeld besteht. Denn empirisch ist es sehr schwierig festzustellen, ob sich Übergewichtige auch übergewichtige Freunde suchen oder ob sie übergewichtig geworden sind, weil sie übergewichtige Freunde haben. Somit ist zwar bekannt, dass Verhaltensweisen unter Freunden miteinander in Verbindung stehen, jedoch ist die Kausalität der Verbindung noch unklar [155].

3.6.5 Kulturelle Faktoren

Nicht zuletzt spielt auch der jeweilige kulturelle Kontext, in dem sich die Person befindet, eine Rolle für die Entstehung von Adipositas. Unsere Kultur beinhaltet unsere Gebräuche und Gewohnheiten und durch sie lernen wir, aufgestellten normativen und pragmatischen Verhaltensregeln zu folgen. Anthropologen fanden heraus, dass ein Großteil antiker Kulturen Übergewicht bei Frauen als das damalige Körperideal ansahen [156] und auch heute können die Unterschiede im Verständnis und im Umgang mit Übergewicht und Adipositas durch kulturelle Aspekte erklärt werden. Bei Afroamerikanern in den USA herrscht ein weniger dünnes Körperideal als bei weißen Amerikanern. Dies wiederum beeinflusst den Umgang mit Übergewicht und Adipositas. Ähnlich ist das auch mit gesundheitsbedingtem Verhalten wie Ernährung und Bewegung oder dem Freizeitverhalten. Wie viel Wert und Interesse auf solche Aktivitäten gelegt wird, richtet sich häufig nach dem kulturellen Kreis, in dem sich die Person befindet. Dieser kulturelle Rahmen ist einerseits erlernt und geprägt durch die Kindheit, andererseits können verschiedene Lebensveränderungen zu einer kulturellen Veränderung führen. Beispiele dafür sind die Globalisierung oder die Akkulturation durch Einwanderung. Ein gutes Beispiel sind Asiaten und Latinos aus erster Generation in den USA, die mehr Obst und Gemüse essen und auch weniger Softdrinks konsumieren als ihre Nachkommen der dritten Generation. In einigen Familien, wie z. B. solchen mit asiatischen Wurzeln, kann die traditionelle Nahrungszubereitung durch den hohen Gemüseanteil das Adipositasrisiko verringern, wohingegen in Familien mit anderen Kochtraditionen, wie z. B. Afroamerikanern, die traditionelle Küche das Adipositasrisiko eher erhöht [157]. Vergleichbare Unterschiede findet man auch beim Bewegungsverhalten. So sind türkischstämmige Mädchen und Frauen seltener körperlich aktiv als deutsche Mädchen und Frauen [158].

Neben unterschiedlichen Ess- und Bewegungsgewohnheiten als kulturspezifische Ursachen für die Entstehung von Übergewicht und Adipositas sind auch unterschiedliche Gesundheits- bzw. Krankheitsvorstellungen zu nennen. Das Körperbild kann sich ebenso unterscheiden, wie das Gesundheitskonzept oder die Inanspruchnahme des Gesundheitssystems. Ein gutes Beispiel dafür sind die kulturellen Unterschiede bei der Einschätzung des kindlichen Körpergewichtes durch die Eltern. Eltern aus arabisch-islamischen Ländern oder vielen osteuropäischen Ländern schätzen ihre übergewichtigen Kinder häufiger als normalgewichtig ein als Eltern aus anderen Ländern [159].

Zusammenfassend ist festzustellen, dass über die gesamte Lebensspanne die kulturelle Zugehörigkeit, die Familie und die Freunde Einfluss haben auf die Entstehung von Übergewicht und Adipositas – einerseits durch das eigene Verhalten, die Ansicht über und den Umgang mit Adipositas und andererseits durch die Meinung über gesundheitsbezogene Verhaltensweisen wie Ernährung und Bewegung.

Literatur

[1] Bischoff SC. Adipositas im Erwachsenenalter. Aktuel Ernaehrungsmed 2015;40:147–78.
[2] Misra A, Ganda OP. Migration and its impact on adiposity and type 2 diabetes. Nutrition. 2007;23:696–708.
[3] Swinburn BA, Sacks G, Hall KD, et al. The global obesity pandemic: shaped by global drivers and local environments. Lancet. 2011;378:804–14.
[4] Bray GA, Paeratakul S, Popkin BM. Dietary fat and obesity: a review of animal, clinical and epidemiological studies. Physiol Behav. 2004;83:549–55.
[5] Lustig RH, Schmidt LA, Brindis CD. Public health: The toxic truth about sugar. Nature. 2012;482:27–9.
[6] Patel SR, Hu FB. Short sleep duration and weight gain: a systematic review. Obesity (Silver Spring). 2008;16:643–53.
[7] Akabas S, Lederman SA, Moore BJ (Hrsg). Textbook of obesity. Wiley-Blackwell 2012.
[8] Hebebrand J, Hinney A, Knoll N, Volckmar AL, Scherag A. Molecular genetic aspects of weight regulation. Dtsch Arztebl Int. 2013;110:338–44.
[9] Hinney A, Volckmar AL, Knoll N. Melanocortin-4 receptor in energy homeostasis and obesity pathogenesis. Prog Mol Biol Transl Sci 2013;114:147–91.
[10] Moss A, Klenk J, Simon K, Thaiss H, Reinehr T, Wabitsch M. Declining prevalence rates for overweight and obesity in German children starting school. Eur J Pediatr 2012;171:289–99.
[11] Volckmar A-L, Hinney A. Genetik der Adipositas. Kinder- und Jugendmedizin 2015;15:255–9.
[12] Blüher S, Blüher M, Kiess W, et al. Genetik (3.1). In: Wirth A, Hauner H (eds): Adipositas. 4. Auflage. Springer Verlag Heidelberg 2013, 49–56.
[13] Blüher S, Sergeyev E, Moser A, et al. Syndromale Adipositas. Adipositas-Ursachen, Folgeerkrankungen, Therapie 2011;5:195–200.

[14] Hinney A, Herrfurth N, Schonnop L, Volckmar AL. Genetic and epigenetic mechanisms in obesity. Bundesgesundheitsblatt – Gesundheitsforschung – Gesundheitsschutz. 2015;58:154–8.
[15] Ramachandrappa S, Farooqi IS. Genetic approaches to understanding human obesity. J Clin Invest. 2011;121:2080–6.
[16] Wabitsch M, Funcke JB, Lennerz B, et al. Biologically inactive leptin and early-onset extreme obesity. N Engl J Med. 2015;372:48–54.
[17] Hinney A, Hohmann S, Geller F, et al. Melanocortin-4 receptor gene: case–control study and transmission disequilibrium test confirm that functionally relevant mutations are compatible with a major gene effect for extreme obesity. J Clin Endocrinol Metab. 2003;88:4258–67.
[18] Dempfle A, Hinney A, Heinzel-Gutenbrunner M, et al. Large quantitative effect of melanocortin-4 receptor gene mutations on body mass index. J Med Genet. 2004;41:795–800.
[19] Locke AE, Kahali B, Berndt SI, et al. Genetic studies of body mass index yield new insights for obesity biology. Nature. 2015;518:197–206.
[20] Speliotes EK, Willer CJ, Berndt SI, et al. Association analyses of 249,796 individuals reveal 18 new loci associated with body mass index. Nat Genet. 2010;42:937–48.
[21] Cecil JE, Tavendale R, Watt P, Hetherington MM, Palmer CN. An obesity-associated FTO gene variant and increased energy intake in children. N Engl J Med. 2008;359:2558–66.
[22] Wardle J, Carnell S, Haworth CM, et al. Obesity associated genetic variation in FTO is associated with diminished satiety. J Clin Endocrinol Metab. 2008;93:3640–3.
[23] Park SL, Cheng I, Pendergrass SA, et al. Association of the FTO obesity risk variant rs8050136 with percentage of energy intake from fat in multiple racial/ethnic populations: the PAGE study. Am J Epidemiol. 2013;178:780–90.
[24] Speakman JR, Rance KA, Johnstone AM. Polymorphisms of the FTO gene are associated with variation in energy intake, but not energy expenditure. Obesity (Silver Spring). 2008;16:1961–5.
[25] Church C, Moir L, McMurray F, et al. Overexpression of FTO leads to increased food intake and results in obesity. Nat Genet 2010;42:1086–92.
[26] Fischer J, Koch L, Emmerling C, et al. Inactivation of the FTO gene protects from obesity. Nature. 2009;458:894–8.
[27] Church C, Lee S, Bagg EA, et al. A mouse model for the metabolic effects of the human fat mass and obesity associated FTO gene. PLoS Genet. 2009;5:e1000599.
[28] Berulava T, Horsthemke B. The obesity-associated SNPs in intron 1 of the FTO gene affect primary transcript levels. Eur J Hum Genet. 2010;18:1054–6.
[29] Müller TD, Tschöp MH, Hofmann S. Emerging function of fat mass and obesity-associated protein (fto). PLoS Genet. 2013;9:e1003223.
[30] Frayling TM, Timpson NJ, Weedon MN et al. A common variant in the FTO gene is associated with body mass index and predisposes to childhood and adult obesity. Science. 2007;316:889–94. Epub 2007.
[31] Jia G, Yang CG, Yang S, et al. Oxidative demethylation of 3-methylthymine and 3-methyluracil in single-stranded DNA and RNA by mouse and human FTO. FEBS Lett. 2008;582:3313–9.
[32] Wahlen K, Sjölin E, Hoffstedt J. The common rs9939609 gene variant of the fat mass- and obesity-associated gene FTO is related to fat cell lipolysis. J Lipid Res. 2008;49:607–11.
[33] Smemo S, Tena JJ, Kim KH, et al. Obesity-associated variants within FTO form long-range functional connections with IRX3. Nature. 2014;507:371–5.
[34] Claussnitzer M, Dankel SN, Kim KH, et al. FTO obesity variant circuitry and adipocyte browning in humans. N Engl J Med. 2015;373:895–907.
[35] Jarick I, Vogel CI, Scherag S, et al. Novel common copy number variation for early onset extreme obesity on chromosome 11q11 identified by a genome-wide analysis. Hum Mol Genet. 2011;20:840–52.

[36] Walters RG, Coin LJ, Ruokonen A, et al. Rare genomic structural variants in complex disease: lessons from the replication of associations with obesity. PLoS One. 2013;8:e58048.

[37] Walters RG, Jacquemont S, Valsesia A, et al. A new highly penetrant form of obesity due to deletions on chromosome 16p11.2. Nature. 2010;463:671–5.

[38] Jacquemont S, Reymond A, Zufferey F, et al. Mirror extreme BMI phenotypes associated with gene dosage at the chromosome 16p11.2 locus. Nature. 2011;478:97–102.

[39] Hauner H, Berg A, Bischoff SC, et al. Interdisziplinäre Leitlinie der Qualität S3 zur „Prävention und Therapie der Adipositas". Version 2.0, 2014 (1. Aktualisierung, 2011–2013). www.awmf. org/leitlinien/detail/ll/050-001.html (aufgerufen am 18.12.2015).

[40] Lanfer A, Hebestreit A, Ahrens W. Einfluss der Ernährung und des Essverhaltens auf die Entwicklung der Adipositas bei Kindern und Jugendlichen. Bundesgesundheitsblatt. 2010;53:690–8.

[41] Popkin BM, Gordon-Larsen P. The nutrition transition: worldwide obesity dynamics and their determinants. Int J Obes Relat Metab Disord. 2004;28:S2–9.

[42] Rothenberger KH. Die Hungerjahre nach dem Zweiten Weltkrieg am Beispiel von Rheinland-Pfalz. In: Düwell K, Matheus M. Kriegsende und Neubeginn. Westdeutschland und Luxemburg zwischen 1944 und 1947. Band 46 der Reihe „Geschichtliche Landeskunde". http://www. regionalgeschichte.net/bibliothek/texte/aufsaetze/rothenberger-hungerjahre.html#c31853, letzter Zugriff 19.04.2017.

[43] Deutsche Gesellschaft für Ernährung e. V. (DGE). 12. Ernährungsbericht. DGE e. V., Bonn, 2012, 40–85.

[44] Robert Koch-Institut in Zusammenarbeit mit dem Statistischen Bundesamt. Gesundheits-berichterstattung des Bundes – Gesundheit in Deutschland. Juli 2006. http://www.rki.de/ DE/Content/Gesundheitsmonitoring/Gesundheitsberichterstattung/GesInDtld/GiD_2006/ gesundheitsbericht.pdf?__blob=publicationFile, letzter Zugriff 19.04.2017.

[45] Erbersdobler HF. Die Energiedichte, eine vernachlässigte Größe? Ernährungs-Umschau. 2005;52:136–9.

[46] Deutsche Gesellschaft für Ernährung e. V. Evidenzbasierte Leitlinie: Fettzufuhr und Prävention ausgewählter ernährungsmitbedingter Krankheiten. 2. Version 2015. https://www.dge.de/ uploads/media/Gesamt-DGE-Leitlinie-Fett-2015.pdf, letzter Zugriff 19.04.2017.

[47] Buckland G, Bach A, Serra-Majem L. Obesity and the Mediterranean diet: a systematic review of observational and intervention studies. Obes. Rev. 2008;9:582–93.

[48] World Health Organization. Sugars intake for adults and children Guideline. 2015. http: //apps.who.int/iris/bitstream/10665/149782/1/9789241549028_eng.pdf, letzter Zugriff 19.04.2017.

[49] Te Morenga L, Mallard S, Mann J. Dietary sugars and body weight: systematic review and meta-analyses of randomised controlled trials and cohort studies. BMJ. 2012;346:e7492.

[50] Deutsche Gesellschaft für Ernährung e. V. Position der Deutschen Gesellschaft für Ernährung WHO-Guideline (2015): Sugars intake for adults and children. 07. April 2015. https://www. dge.de/fileadmin/public/doc/ws/position/DGE-Position-WHO-Richtlinie-Zucker.pdf, letzter Zugriff 19.04.2017.

[51] Deutsche Gesellschaft für Ernährung e. V. Evidenzbasierte Leitlinie: Kohlenhydratzufuhr und Prävention ausgewählter ernährungsmitbedingter Krankheiten (2011). Version 2011. https: //www.dge.de/fileadmin/public/doc/ws/ll-kh/03-Adipositas-DGE-Leitlinie-KH.pdf, letzter Zugriff 19.04.2017.

[52] Fulgoni VL 3rd, Quann EE. National trends in beverage consumption in children from birth to 5 years: analysis of NHANES across three decades. Nutr J. 2012;11:92.

[53] Wang YC, Ludwig DS, Sonneville K, Gortmaker SL. Impact of change in sweetened caloric beverage consumption on energy intake among children and adolescents. Arch Pediatr Adolesc Med. 2009;163:336–43.

[54] Ferder L, Ferder MD, Inserra F. The role of high-fructose corn syrup in metabolic syndrome and hypertension. Curr Hypertens Rep. 2010;12:105–12.

[55] Mensink GBM, Heseker H. Richter A, Stahl A, Vohmann C. Forschungsbericht – Ernährungs-studie als KiGGS-Modul (EsKiMo). September 2007. https://www.bmel.de/SharedDocs/Downloads/Ernaehrung/EsKiMoStudie.pdf?__blob=publicationFile, letzter Zugriff 19.04.2017.

[56] Li F, Harmer P, Cardial BJ, Bosworth M, Johnson-Shelton D. Obesity and the built environment: does the density of neighborhood fast-food outlets matter? Am J Health Promot. 2009;23:203–9.

[57] Hickson DA, Diez Roux AV, Smith AE, et al. Associations of fast food restaurant availability with dietary intake and weight among African Americans in the Jackson heart study, 2000–2004. Am J Public Health. 2011;101:301–9.

[58] Poti JM, Popkin BM. Trends in energy intake among US children by eating location and food source, 1977–2006. J Am Diet Assoc. 2011;111:1156–64.

[59] Deutsche Gesellschaft für Ernährung e. V. (DGE). Ernährungsbericht 2004. DGE e. V., Bonn, 2004, 22–67.

[60] Bezerra IN, Curioni C, Sichieri R. Association between eating out of home and body weight. Nutr Rev. 2012;70:65–79.

[61] Nago ES, Lachat CK, Dossa RAM, Kolsteren PW. Association of out-of-home eating with anthropometric changes: a systematic review of prospective studies. Crit Rev Food Sci Nutr. 2014;54:1103–16.

[62] Fabry P, Hejl Z, Fodor J, Braun T, Zvolankova K. The frequency of meals. Its relation to overweight, hypercholesterolaemia, and decreased glucose-tolerance. Lancet. 1964;2:614–5.

[63] Deutsche Gesellschaft für Ernährung e. V. (DGE). Essenshäufigkeit und Gewichtsregulation bei Erwachsenen. DGEInfo 07 2012. https://www.dge.de/fileadmin/public/doc/ws/fachinfo/DGEinfo-07-2012-Essenshaeufigkeit-Gewichtsregulation.pdf, letzter Zugriff 19.04.2017.

[64] Laska MN, Murray DM, Lytle LA, Harnack LJ. Longitudinal associations between key dietary behaviors and weight gain over time: transitions through the adolescent years. Obesity. 2012;20:118–25.

[65] Hauner H, Berg A. Körperliche Bewegung zur Prävention und Behandlung der Adipositas. Dtsch Ärztebl. 2000;97:A-768–A-774.

[66] Ainsworth BE, Haskell WL, Herrmann SD et al. 2011 Compendium of physical activities: a second update of codes and MET values. Med Sci Sports Exerc. 2011;43:1575–81.

[67] Donnelly JE, Blair SN, Jakicic JM, Manore MM, Rankin JW, Smith BK; American College of Sports Medicine. Appropriate physical activity intervention strategies for weight loss and prevention of weight regain for adults. Med Sci Sports Exerc. 2009;41:459–71.

[68] ACSM Position Stand. The recommended quantity and quality of exercise for developing and maintaining cardiorespiratory and muscular fitness, and flexibility in healthy adults. Med Sci Sports Exerc. 1998;30:975–91.

[69] Hu FB, Li TY, Colditz GA, Willett WC, Manson JE. Television watching and other sedentary behaviors in relation to risk of obesity and type 2 diabetes mellitus in women. JAMA. 2003;289:1785–91.

[70] Qi Q, Li Y, Chomistek AK et al. Television watching, leisure time physical activity, and the genetic predisposition in relation to body mass index in women and men. Circulation. 2012;126:1821–7.

[71] Besson H, Ekelund U, Luan J et al. A cross-sectional analysis of physical activity and obesity indicators in European participants of the EPIC-PANACEA study. Int J Obes (Lond). 2009;33:497–506.

[72] Brown T, Avenell A, Edmunds LD et al. Systematic review of long-term lifestyle interventions to prevent weight gain and morbidity in adults. Obes Rev. 2009;10:627–38.

[73] Verweij LM, Coffeng J, van MW, Proper KI. Meta-analyses of workplace physical activity and dietary behaviour interventions on weight outcomes. Obes Rev. 2011;12:406–29.

[74] Fogelholm M, Kukkonen-Harjula K, Nenonen A, Pasanen M. Effects of walking training on weight maintenance after a very-low-energy diet in premenopausal obese women: a randomized controlled trial. Arch Intern Med. 2000;160:2177–84.

[75] Von Loeffelholz C. The role of non-exercise activity thermogenesis in human obesity. In: De Groot LJ, Beck-Peccoz P, Chrousos G et al. (Hrsg). Endotext [Internet]. MDText.com, Inc., South Dartmouth (MA) 2000, letzter Zugriff 14.03.2016.

[76] Villablance PA, Alegria JR, Mookadam F, Holmes DR, Wright RS, Levine JA. Nonexercise activity thermogenesis in obesity managent. Mayo Clin Proc. 2015;90:509–19.

[77] Wen CP, Wai JP, Tsai MK et al. Minimum amount of physical activity for reduced mortality and extended life expectancy: a prospective cohort study. Lancet. 2011;378:1244–53.

[78] Sattelmair J, Pertman J, Ding EL, Kohl HW 3rd, Haskell W, Lee IM. Dose response between physical activity and risk of coronary heart disease: a meta-analysis. Circulation. 2011;124:789–95.

[79] Hu FB, Manson JE, Stampfer MJ et al. Diet, lifestyle, and the risk of type 2 diabetes mellitus in women. N Engl J Med. 2001;345:790–7.

[80] Wolin KY, Yan Y, Colditz GA, Lee IM. Physical activity and colon cancer prevention: a meta-analysis. Br J Cancer. 2009;100:611–6.

[81] Friedenreich CM, Cust AE. Physical activity and breast cancer risk: impact of timing, type and dose of activity and population subgroup effects. Br J Sports Med. 2008;42:636–47.

[82] Myers J, Prakash M, Froelicher V, Do D, Partington S, Atwood JE. Exercise capacity and mortality among men referred for exercise testing. N Engl J Med. 2002;346:793–801.

[83] Artero EG, Jackson AS, Sui X et al. Longitudinal algorithms to estimate cardiorespiratory fitness: associations with nonfatal cardiovascular disease and disease-specific mortality. J Am Coll Cardiol. 2014;63:2289–96.

[84] Lee S, Kuk JL, Katzmarzyk PT, Blair SN, Church TS, Ross R. Cardiorespiratory fitness attenuates metabolic risk independent of abdominal subcutaneous and visceral fat in men. Diabetes Care. 2005;28:895–901.

[85] Farrell SW, Finley CE, McAuley PA, Frierson GM. Cardiorespiratory fitness, different measures of adiposity, and total cancer mortality in women. Obesity (Silver Spring). 2011;19:2261–7.

[86] Lee DC, Sui X, Artero EG et al. Long-term effects of changes in cardiorespiratory fitness and body mass index on all-cause and cardiovascular disease mortality in men: the Aerobics Center Longitudinal Study. Circulation. 201;124:2483–90.

[87] Rütten A, Abu-Omar K, Meierjürgen R, Lutz A, Adlwarth W. Was bewegt die Nicht-Beweger? Prävention und Gesundheitsförderung. 2009;4:245–50.

[88] Bundesministerium für Ernährung, Landwirtschaft und Verbraucherschutz, & Bundesministerium für Gesundheit. IN FORM – Deutschlands Initiative für gesunde Ernährung und mehr Bewegung. Nationaler Aktionsplan zur Prävention von Fehlernährung, Bewegungsmangel, Übergewicht und damit zusammenhängenden Krankheiten. Berlin: Bundesministerium für Ernährung, Landwirtschaft und Verbraucherschutz & Bundesministerium für Gesundheit, 2011.

[89] Hallal PC, Andersen LB, Bull FC et al. Global physical activity levels: surveillance progress, pitfalls, and prospects. Lancet. 2012;380:247–57.

[90] Hallal PC, Reichert FF, Ekelund U et al. Bidirectional cross-sectional and prospective associations between physical activity and body composition in adolescence: Birth cohort study. J Sports Sci. 2012;30:183–90.

[91] Manz K, Schlack R, Poethko-Müller C, Mensink G, Finger J, Lampert T. Körperlich-sportliche Aktivität und Nutzung elektronischer Medien im Kindes- und Jugendalter. Bundesgesundheitsblatt – Gesundheitsforschung – Gesundheitsschutz. 2014;57:840–8.

[92] Krug S, Jekauc D, Poethko-Müller C, Woll A, Schlaud M. Zum Zusammenhang zwischen körperlicher Aktivität und Gesundheit bei Kindern und Jugendlichen. Bundesgesundheitsblatt – Gesundheitsforschung – Gesundheitsschutz. 2012;55:111–20.

[93] Maher CA, Mire E, Harrington DM, Staiano AE, Katzmarzyk PT. The independent and combined associations of physical activity and sedentary behavior with obesity in adults: NHANES 2003–06. Obesity. 2013:21:E730–7.

[94] Tanaka C, Reilly J, Huang W. Longitudinal changes in objectively measured sedentary behaviour and their relationship with adiposity in children and adolescents: systematic review and evidence appraisal. Obesity Rev. 2014;15:791–803.

[95] Trost SG, Kerr L, Ward DS, Pate RR. Physical activity and determinants of physical activity in obese and non-obese children. Int J Obes Relat Metab Disord. 2001;25:822–9.

[96] Jiménez-Pavón D, Kelly J, Reilly JJ. Associations between objectively measured habitual physical activity and adiposity in children and adolescents: Systematic review. Int J Ped Obes. 2010;5:3–18.

[97] Pedisic Z, Grunseit A, Ding D et al. High sitting time or obesity: Which came first? Bidirectional association in a longitudinal study of 31,787 Australian adults. Obesity. 2014;22:2126–30.

[98] Preiss D, Thomas LE, Wojdyla DM et al. Prospective relationships between body weight and physical activity: an observational analysis from the NAVIGATOR study. BMJ Open. 2015;5:e007901.

[99] Drenowatz C, Cai B, Hand G, Katzmarzyk P, Shook R, Blair S. Prospective association between body composition, physical activity and energy intake in young adults. Eur J Clin Nutr. 2016;70:482–7.

[100] Bauman AE, Reis RS, Sallis JF et al. Correlates of physical activity: why are some people physically active and others not? Lancet. 2012;380:258–71.

[101] Mackenbach JP, Stirbu I, Roskam AJ, et al. European Union Working Group on Socioeconomic Inequalities in Health. Socioeconomic inequalities in health in 22 European countries. N Engl J Med. 2008;358:2468–81.

[102] McLaren L, Kuh D. Women's body dissatisfaction, social class, and social mobility. Soc Sci Med. 2004;58:1575–84.

[103] DiCesare, M, Khang YH, Asaria P, et al. Non-communicable diseases 3. Inequalities in non-communicable diseases and effective responses. Lancet. 2013;381:585–97.

[104] Max-Rubner-Institut. Die Nationale Verzehrsstudie II. Ergebnisbericht, Teil 1. 2016;70:482–7

[105] Lampert T, Kroll LE. Messung des sozioökonomischen Status in sozialepidemiologischen Studien. In: Richter M, Hurrelmann K (Hrsg) Gesundheitliche Ungleichheit Grundlagen, Probleme, Konzepte, 2. aktualisierte Aufl. VS Verlag für Sozialwissenschaften, Wiesbaden, 2006, 309–34.

[106] Kuntz B, Lampert T. Sozioökonomische Faktoren und Verbreitung von Adipositas. Dtsch Ärtzebl Int. 2010;107:517–52.

[107] Lampert T, Kroll LE, von der Lippe E, Müters S, Stolzenberg H. Sozioökonomischer Status und Gesundheit. Ergebnisse der Studie zur Gesundheit Erwachsener in Deutschland (DEGS1). Bundesgesundheitsblatt. 2013;56:814–21.

[108] Tucci I. Lebenssituation von Migranten und deren Nachkommen. In: Statistisches Bundesamt (Hrsg) Datenreport 2013. Ein Sozialbericht für die Bundesrepublik Deutschland. Bundeszentrale für politische Bildung. 2013, 198–211.

[109] Mensink GBM, Truthmann J, Rabenberg M, et al. Obst- und Gemüsekonsum in Deutschland. Ergebniise der Studie zur Gesundheit Erwachsener in Deutschland (DEGS1). Bundesgesundheitsblatt. 2013;56:779–85.

[110] Danielzik S, Müller MJ. Sozioökonomische Einflüsse auf Lebensstil und Gesundheit von Kindern. Deut Z Sportmed. 2006;57:214–9.

[111] Hampson SE, Vollrath ME, Juliuson PB. Personality and overweight in 6–12 year-old children. Ped Obes. 2014;10:e5–e7.

[112] Incollingo Belsky AC, Epel ES, Tomiyama AJ. Clues to maintaining calorie restriction? Psychosocial profiles of successful long-term restrictors. Appetite. 2014;79:106–12.

[113] Gerlach G, Herpertz S, Loeber S. Personality traits and obesity: a systematic review. Obes Rev. 2015;16:32–63. doi: 10.1111/obr.12235. Epub 2014.

[114] Lunn TE, Nowson CA, Worsley A, Torres SJ. Does personality affect dietary intake? Nutrition. 2014;30:403–9.

[115] Due P, Lynch J, Holstein B, Modvig J. Socioeconomic health inequalities among a nationally representative sample of Danish adolescents: the role of different types of social relations. J Epidemiol Com Health. 2003;57:692–8.

[116] Eime RM, Harvey JT, Craike MJ, Symons CM, Payne WR. Family support and ease of access link socio-economic status and sports club membership in adolescent girls: a mediation study. Int J Behav Nutr Phys Act. 2013;10:50.

[117] Zambon A, Lemma P, Borraccino A, Dalmasso P, Cavallo F. Socio-economic position and adolescents' health in Italy: the role of the quality of social relations. Eur J Public Health. 2006;16:627–32.

[118] Power EM. Determinants of healthy eating among low-income Canadians. Can J Public Health. 2005;96:S37–S38.

[119] Drewnowski A, Darmon N. The economics of obesity: dietary energy density and energy cost. Am J Clin Nutr. 2005;82(Suppl):S265–73.

[120] Drewnowski A, Specter SE. Poverty and obesity: The role of energy density and energy cost. Am J Clin Nutr. 2004;79:6–16.

[121] Ford PB, Dzewaltowski DA. Disparities in obesity prevalence due to variation in the retail food environment: three testable hypotheses. Nutr Rev. 2008;66:216–28.

[122] Stroebele N, Dietze P, Tinnemann P, Willich SN. Assessing variety and pricing of selected foods in socioeconomic disparate districts of Berlin, Germany. J Public Health. 2011;19:23–8.

[123] Dinour LM, Bergen D, Yeh, MC. The food insecurity-obesity paradox: a review of the literature and the role food stamps may play. J Am Diet Assoc. 2007;107:1952–61.

[124] Vozoris N, Tarasuk V, Mendelsohn R. Household food insufficiency is associated with poorer health. J Nutr. 2007;133:120–6.

[125] Campbell C. Food insecurity: a nutritional outcome or a predictor variable? J Nutr. 1991;121:408–15.

[126] Feichtinger E. Armut und Ernährung. Literaturanalyse unter besonderer Berücksichtigung der Konsequenzen für Ernährungs- und Gesundheitsstatus und der Ernährungsweise in der Armut. Discussion Paper P96-202. Berlin: Wissenschaftszentrum, 1996.

[127] Coleman-Jensen A, Gregory C, Singh A. Household Food Security in the United States in 2013, ERR-173, U.S. Department of Agriculture, Economic Research Service, 2014.

[128] Statistics Canada. Household food insecurity measures, by living arrangement, Canada, provinces and territories: Table 105-0545. Available at: http://www5.statcan.gc.ca/cansim/

a26?lang=eng&retrLang=eng&id=1050545&paSer=&pattern=&stByVal=1&p1=1&p2=49&
tabMode=dataTable&csid= Accessed March 11, 2015.

[129] Martin-Fernandez J, Grillo F, Parizot I, et al. Prevalence and socioeconomic and geographical
inequalities of household food insecurity in the Paris region, France, 2010. BMC Public Health.
2013;13:1.

[130] Wardle J, Griffith J. Socioeconomic status and weight control practices in British adults. J Epi
Com Health. 2001;55:185–90.

[131] McLaren L. Socioeconomic status and obesity. Epi Rev. 2007;29:29–48.

[132] Fox N, Worhol JG. The role of early experience in infant development, Skillman, NJ: Pediatric
Institute Publications, 1999.

[133] Xu H, Wen LM, Rissel C. Associations of parental influences with physical activity and screen
time among young children: a systematic review. J Obes. 2015;2015:546925.

[134] Pearson N, Biddle SJ, Gorely T. Family correlates of breakfast consumption among children
and adolescents. A systematic review. Appetite. 2009;52:1–7.

[135] Gross SM, Pollock ED, Braun B. Family influence: key to fruit and vegetable consumption
among fourth- and fifth-grade students. J Nutr Educ Behav. 2010;42:235–41.

[136] Crossman A, Sullivan A, Benin M. The family environment and American adolescents' risk of
obesity in young adults. Soc Sci Med. 2006;63(9)2255–67.

[137] Birch LL. Effects of peer models' food choices and eating behaviors on preschoolers' food
preferences. Child Dev. 1980;51:489–96.

[138] Bevelander KE, Anschütz DJ, Engels RCME. Social norms in food intake among normal-weight
and overweight children. Appetite. 2012;58:864–72.

[139] Salvy SJ, Elmo A, Nitecki LA, Kluczynski MA, Roemmic JN. Influence of parents and friends on
children's and adolescent's food intake and food selection. Am J Clin Nutr. 2011;93:87–92.

[140] Salvy SJ, Bowker JC, Germeroth L, Barkley J. Influence of peers and friends on overweight/
obese youths' physical activity. Exerc Sport Sci Rev. 2012;40:127–32.

[141] Datta GD, Neville BA, Kawachi I, Datta NS, Earle CC. Marital status and survival following blad-
der cancer. J Epi Com Health. 2009;63:807–13.

[142] Manzoli L, Villari P, Pirone GM, Boccia A. Marital status and mortality in the elderly: a systematic review and meta-analysis. Soc Sci Med. 2007;64:77–94.

[143] Dinour L, Leung MM, Tripicchio G, Khan S, Yeh MC. The association between marital transitions, body mass index, and weight: a review of the literature. J Obes. 2012;2012:294974.

[144] Chen HJ, Liu Y, Wang Y. Socioeconomic and demographic factors for spousal resemblance in
obesity status and habitual physical activity in the United States. J Obes. 2014;2014:703215.

[145] Stockmyer C. Remember when mom wanted you home for dinner? Nutr Rev. 2001;59:57–60.

[146] Kolodinsky J, DeSisto T. A household production approach to overweight: A model and preliminary estimates. In: Nitsch D (Hrsg): Consumer Interests Annual. American Council on Consumer Interests 53rd Annual Conference. St. Louis, MO, 2007, 53–4.

[147] Hayn D, Empacher C, Halbes S. Trends und Entwicklungen von Ernährung im Alltag. Ergebnisse einer Literaturrecherche. Materialienband 2. Frankfurt a.M, 2005.

[148] Taveras EM, et al. Family dinner and adolescent overweight. Obes Res. 2005;13:900–6.

[149] de Castro, JM. Social facilitation of food intake in humans. Appetite. 1995;24:260.

[150] Christakis NA, Fowler JH. The spread of obesity in a large social network over 32 years. N Engl J
Med. 2007;357:370–9.

[151] Cohen-Cole E, Fletcher JM. Is obesity contagious? Social networks vs. environmental factors in
the obesity epidemic. J Health Econ. 2008;27:1382–7.

[152] Leahey TM, Gokee LaRose J, Fava JL, Wing RR. Social influences are associated with BMI and
weight loss intentions in young adults. Obesity (Silver Spring) 2011;19:1157–62.

[153] Trogdon JG, Nonnemaker J, Pais J. Peer effects in adolescent overweight. J Health Econ 2008;27:1388–99.

[154] Renna F, Grafova IB, Thakur N. The effect of friends on adolescent body weight. Econ Hum Biol 2008;6:377–87.

[155] Fletcher JM. Peer effects and obesity. In: J. Cawley (Hrsg), The Oxford Handbook of the Social Science of obesity, Oxford University Press: New York, 2011.

[156] Anderson JC, Crawford J, Nadeau T, Lindberg T. Was the duchess of Windsor right? A cross-cultural review of the Socioecology of ideals of female body shape. Ethol Sociobio 1992;13:197–227.

[157] Caprio S, Daniels SR, Drewnowski A, et al. Influence of race, ethnicity, and culture on childhood obesity: implications for prevention and treatment. Obesity 2008;16:2566–77.

[158] Kleindienst-Cachay C. Mädchen und Frauen mit Migrationshintergrund im Sport – aktuelle Situation und Perspektiven für die Integration. In: Innenministerium des Landes Nordrhein-Westfalen (Hrsg.), „Wir sind dabei!" Mädchen und Frauen mit Zuwanderungsgeschichte im Sport. 2009, 8–21.

[159] Bau AM, Matteucci Gothe R, Borde T. Ernährungsverhalten von 3- bis 6-jährigen Kindern verschiedener Ethnien – Ergebnisse einer Kitastudie in Berlin. Ernährungs-Umschau 2003;50:214–8.

4 Frühkindliche Prägung der Adipositas

Berthold Koletzko

4.1 Konsequenzen der Ernährung in den ersten 1000 Tagen

Die wissenschaftliche Datenlage vor allem aus den letzten zwei Jahrzehnten weist auf sehr starke lebenslange Effekte von Stoffwechsel- und Ernährungsfaktoren zu Beginn des Lebens auf die spätere Physiologie, Funktionen des Organismus sowie auf die langfristige Leistungsfähigkeit, die Gesundheit und das Krankheitsrisiko hin. Eine besondere entwicklungsbiologische Plastizität und eine hohe Empfindlichkeit für langfristig prägende metabolische und nutritive Einflüsse besteht offenbar in den ersten 1000 Tagen des Lebens (270 Tage Schwangerschaft und 2×365 Tage der ersten zwei Lebensjahre) sowie in dem der Konzeption vorausgehenden Zeitraum [2–5]. Die ungeheuer rasche Gewichtszunahme von der Eizelle zum zweijährigen Kind, die einer etwa 2500-millionenfachen Massenvermehrung entspricht, und die damit einhergehende Zell- und Gewebedifferenzierung, sind unmittelbar von der mütterlichen bzw. kindlichen Nährstoffzufuhr und -versorgung und den damit induzierten metabolischen Variablen abhängig. Unter anderem werden die spätere Körpergröße und -zusammensetzung, die körperliche und geistige Leistungsfähigkeit, Gesundheit und die Risiken für nicht-übertragbare Störungen wie Übergewicht, Adipositas, viszerale Adipositas, Insulinresistenz, das MetS und Diabetes, kardiovaskuläre Erkrankungen, manche Malignome, Allergien und Asthma durch frühe, langfristig programmierende Einflüsse modifiziert.

Frühe Prägung oder Programmierung des späteren Risikos für Übergewicht, Adipositas und vermehrte Körperfettdeposition ist Schwerpunkt des europäischen Forschungsprojektes *Early Nutrition* (http://www.project-earlynutrition.eu/) mit Beteiligung von 36 wissenschaftlichen Arbeitsgruppen in Europa, den USA und in Australien. Grundlage für diese Schwerpunktsetzung ist, dass besonders starke Hinweise auf die Bedeutung frühkindlich programmierender Faktoren auf das spätere Adipositasrisiko vorliegen. Zudem ist die frühe Vorbeugung der Adipositas angesichts der epidemischen Ausbreitung und der schwerwiegenden Folgen dieser Volkskrankheit von besonders hoher Priorität. Die drastischen Folgen von Übergewicht und Adipositas bei jungen Erwachsenen im Alter von 20–39 Jahren belegen Daten des *National Nutrition and Examination Surveys* [6]: Übergewicht (BMI 25 bis $< 30\,\text{kg/m}^2$) führt zum Verlust von etwa sechs gesunden Lebensjahren, Adipositas (BMI 30 bis $< 35\,\text{kg/m}^2$) zum Verlust von 12–15 und schwere Adipositas (BMI $> 35\,\text{kg/m}^2$) zum Verlust von 19 gesunden Lebensjahren.

https://doi.org/10.1515/9783110412802-005

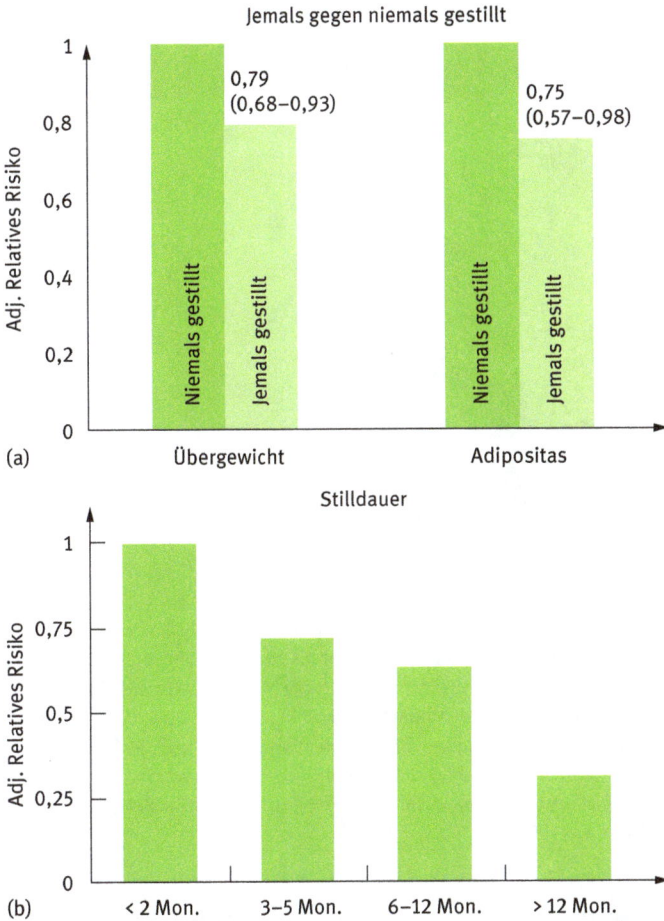

Abb. 4.1: Bei mehr als 9000 Kindern, die an der bayerischen Schuleingangsuntersuchung teilnahmen, ist das Risiko für Übergewicht und Adipositas im frühen Schulalter um etwa ein Fünftel bzw. ein Viertel geringer bei früher gestillten als bei früher nicht-gestillten Kindern (relatives Risiko, adjustiert für zahlreiche weitere Einflussfaktoren). Für einen möglichen kausal-protektiven Effekt spricht der Dosis-Wirkungs-Zusammenhang zwischen Stilldauer und Effektgröße der Reduktion des späteren Adipositasrisikos. Gezeichnet mit Daten aus [9, 10].

4.2 Rolle des Stillens für die Adipositasentwicklung

Ein eindrucksvolles Beispiel für die langfristig prägenden Wirkungen der Säuglingsernährung ist der protektive Effekt des Stillens auf späteres Übergewicht und Adipositas [7, 8]. In der ersten großen Studie zu dieser Fragestellung bei mehr als 9000 Kindern in Bayern fanden wir durch das Stillen eine Verminderung von Übergewicht vor der Einschulung um 21 % und von Adipositas um 25 %, jeweils adjustiert für weitere Einflussfaktoren (Abb. 4.1) [9, 10]. Dabei fand sich eine deutliche Dosis-Wirkungs-

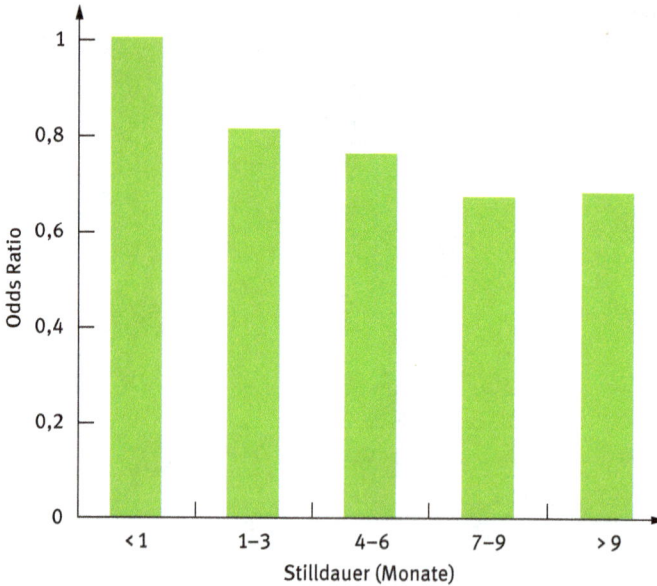

Abb. 4.2: Stilldauer und Effektstärke der Übergewichtsprävention: Die Metaanalyse von Daten aus 17 Beobachtungsstudien zeigt, dass eine zunehmende Stilldauer bis zu sieben bis neun Monaten invers mit dem späteren Risiko für Übergewicht assoziiert ist (Stillen < 1 Monat: *odds ratio* [OR] = 1,0, 95 % Konfidenzintervall (KI) 0,65, 1,55; ein bis drei Monate: OR = 0,81, 95 % KI: 0,74, 0,88; vier bis sechs Monate: OR = 0,76, 95 % KI: 0,67, 0,86; sieben bis neun Monate: OR = 0,67, 95 % KI: 0,55, 0,82; größer neun Monate: OR = 0,68, 95 % KI: 0,50, 0,91). Jeder Monat Stillen war mit einer mittleren Senkung des Übergewichtsrisikos um 4 % assoziiert (OR = 0,96/Monat Stilldauer, 95 % KI: 0,94, 0,98). Gezeichnet mit Daten aus [15].

Beziehung mit stärker ausgeprägtem Schutz bei längerer Stilldauer, was mit einem kausal-protektiven Effekt des Stillens vereinbar ist (Abb. 4.1). Inzwischen wurde die Wirkung des Stillens in vielen weiteren Kohortenstudien überprüft. Systematische Übersichten und Metaanalysen der publizierten Studien zeigen konsistent eine moderate Risikominderung der Adipositas im späteren Lebensalter durch das Stillen um 15 % [11], 22 % [12, 13] bzw. 12 % [14]. Harder und Mitarbeiter folgerten aus der Meta-analyse von Daten aus 17 Beobachtungsstudien, dass eine zunehmende Stilldauer bis zu sieben bis neun Monaten invers mit dem späteren Risiko für Übergewicht assoziiert ist (Abb. 4.2). Jeder Monat Stillen war mit einer zusätzlichen mittleren Senkung des Übergewichtsrisikos um 4 % assoziiert (OR = 0,96/Monat Stilldauer, 95 % KI: 0,94, 0,98) [15]. Die vorliegenden Daten zeigen keine deutlich unterschiedlichen Effekte für ausschließliches, überwiegendes oder partielles Stillen, d. h., jegliche Form des Stillens scheint zu schützen [16]. Eine Limitation der Evidenzbasis ist die Tatsache, dass nahezu alle vorliegenden Daten auf der Beobachtung von Gruppen gestillter und nicht-gestillter Kinder beruhen. Angesichts der universalen Bewertung des Stillens als natürlicher und bevorzugter Form der Säuglingsernährung wird es generell als unethisch angesehen, gesunde Säuglinge zu einer Ernährung durch Stillen oder durch eine Flaschenernährung zu randomisieren. Die Entscheidungen zum Stillen wie auch zur Dauer des gesamten und des ausschließlichen Stillens sind aber eng mit einer Vielzahl anderer, für gesundheitliche Endpunkte prädiktiver Variablen assoziiert wie Bildungsgrad, Einkommen, Lebensstilfaktoren wie z. B. Rauchen, körperliche Aktivität, Ernährungsgewohnheiten, Nutzung von Angeboten der präventiven Gesundheitsförderung und viele andere. Deshalb besteht ein Risiko, dass Effekte und Effektgrößen des Stillens überschätzt werden, wenn nicht sehr sorgfältig für konfundierende Störfaktoren adjustiert wird. Selbst dann kann eine residuale Konfundierung nicht ausgeschlossen werden, da nicht alle Störvariablen quantitativ erfasst werden können. Ip und Mitarbeiter publizierten eine sorgfältige Recherche und Analyse der hier bestehenden methodischen Herausforderungen und zeigten die erheblichen Unterschiede in der methodischen Qualität unterschiedlicher Studien zu den Effekten des Stillens auf [17]. Die Autoren folgerten, dass prospektiv-longitudinale Kohortenstudien zuverlässigere Aussagen ermöglichen als retrospektive oder Querschnittsstudien. Trotz der bestehenden restlichen Unsicherheit unterstützen die vorliegenden Daten jedoch einen ganz erheblichen Nutzen des Stillens für die bevölkerungsweite Adipositasprävention, sodass das Stillen konsequent gefördert, geschützt und aktiv unterstützt werden sollte [3, 18–20].

4.3 Die frühe Eiweißzufuhr reguliert Wachstum und spätere Adipositas

Als zugrunde liegender Mechanismus des protektiven Stilleffektes ist die Regulation des frühkindlichen Wachstums entscheidend. Seit langem ist bekannt, dass die Säuglingsernährung mit konventioneller Flaschennahrung eine höhere Gewichtszunahme induziert, als sie im Mittel bei gestillten Kindern auftritt. Gestillte und mit konventioneller Flaschenmilch ernährte Säuglinge zeigen in den ersten Lebensmonaten eine vergleichbare Gewichtsentwicklung, aber im Alter zwischen 6 und 24 Monaten sind nach der Geburt flaschenernährte Kinder signifikant schwerer (Abb. 4.3) [21–23]. Dieser Verlauf spricht für einen anhaltenden programmierenden Effekt der frühen Säuglingsernährung. Allerdings gibt es vereinzelt auch bei gestillten Säuglingen eine exzessive Gewichtsentwicklung, wie wir sie bei einem voll gestillten, fünf Monate alten Säugling mit einem Gewicht von 13 kg sahen [24]. Die eingehende Untersuchung dieses Kindes ergab keine Hinweise auf eine genetische, endokrine oder syndromale Ursache, sodass hier offensichtlich die Muttermilchfütterung ein extremes Wachstum induzierte. Hierfür spricht auch, dass sich bei diesem Kind die Wachstumsgeschwindigkeit nach dem Ende des Vollstillens vollständig normalisierte. Wir untersuchten die Zusammensetzung der Muttermilch und fanden einen normalen Gehalt an allen Nährstoffen, bis auf einen gegenüber dem Referenzwert um das 1,6- bis 1,75-fache er-

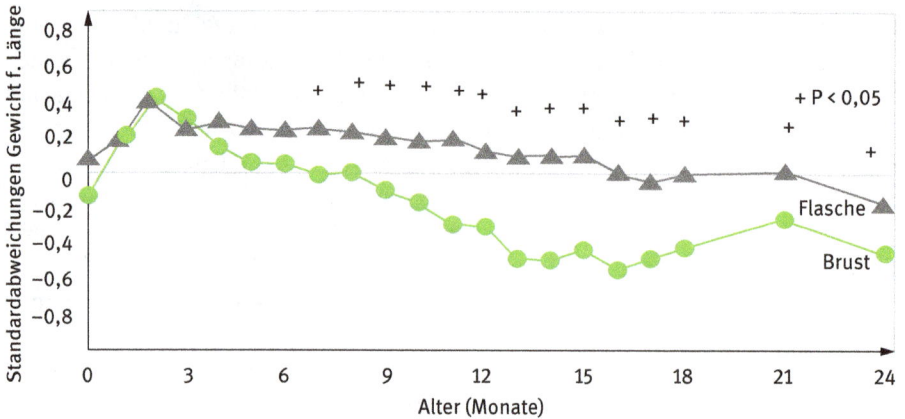

Abb. 4.3: Stillen und konventionelle Flaschenernährung führen zu einem anhaltend unterschiedlichen Wachstum. Das kindliche Gewicht (ausgedrückt in Standardabweichungen vom Median der Referenzwerte) ist in den ersten Monaten gleich, aber im Alter zwischen 6 und 24 Monaten sind nach der Geburt flaschenernährte Kinder signifikant schwerer, im Sinne eines anhaltenden programmierenden Effekts der frühen Säuglingsernährung. Gezeichnet aus Daten der Darling-Studie [21–23].

höhten Eiweißgehalt [24]. Diese Beobachtung wirft die Frage auf, ob interindividuelle Unterschiede in der Zusammensetzung der Muttermilch – insbesondere des Eiweißgehaltes – das Wachstum und das Adipositasrisiko voll gestillter Kinder modifizieren können.

Eine erhöhte Gewichtszunahme im Säuglingsalter und im zweiten Lebensjahr ist mit einem deutlich erhöhten Risiko für Adipositas im Kindesalter, in der Adoleszenz und im Erwachsenalter verbunden. Wenn die Gewichtszunahme um zwei Drittel einer Standardabweichung über dem Mittel liegt (entsprechend etwa einem Perzentilenkanal über dem 50. Perzentil) ist das Adipositasrisiko im späteren Lebensalter ohne Adjustierung für begleitende Faktoren fast verdreifacht, nach Adjustierung immer noch fast verdoppelt [25, 26] (Abb. 4.4).

Wesentlich für die beobachteten Unterschiede in der frühen Gewichtsentwicklung und späterer Adipositas zwischen gestillten und mit konventioneller Flaschennahrung aufgezogenen Säuglinge dürfte die dabei unterschiedliche Energie- und Nährstoffzufuhr sein. Bei konventioneller Flaschenernährung wird – im Vergleich zum Stillen – durchschnittlich etwa die 1,1-fache Menge an Energie und die 1,5- bis 1,8-fache Menge an Eiweiß zugeführt [27, 28]. Eine Regulierung der Energieaufnahme ist bei Säuglingen kaum möglich, denn sie regulieren die Trinkmenge selbst (trinken *ad libitum*) [20] und können bei der Fütterung einer energieärmeren Milchnahrung die Energiezufuhr durch eine kompensatorisch höhere Trinkmenge stabilisieren [29, 30]. Dagegen kann der Proteingehalt der Nahrung im Verhältnis zum Energiegehalt modifiziert werden.

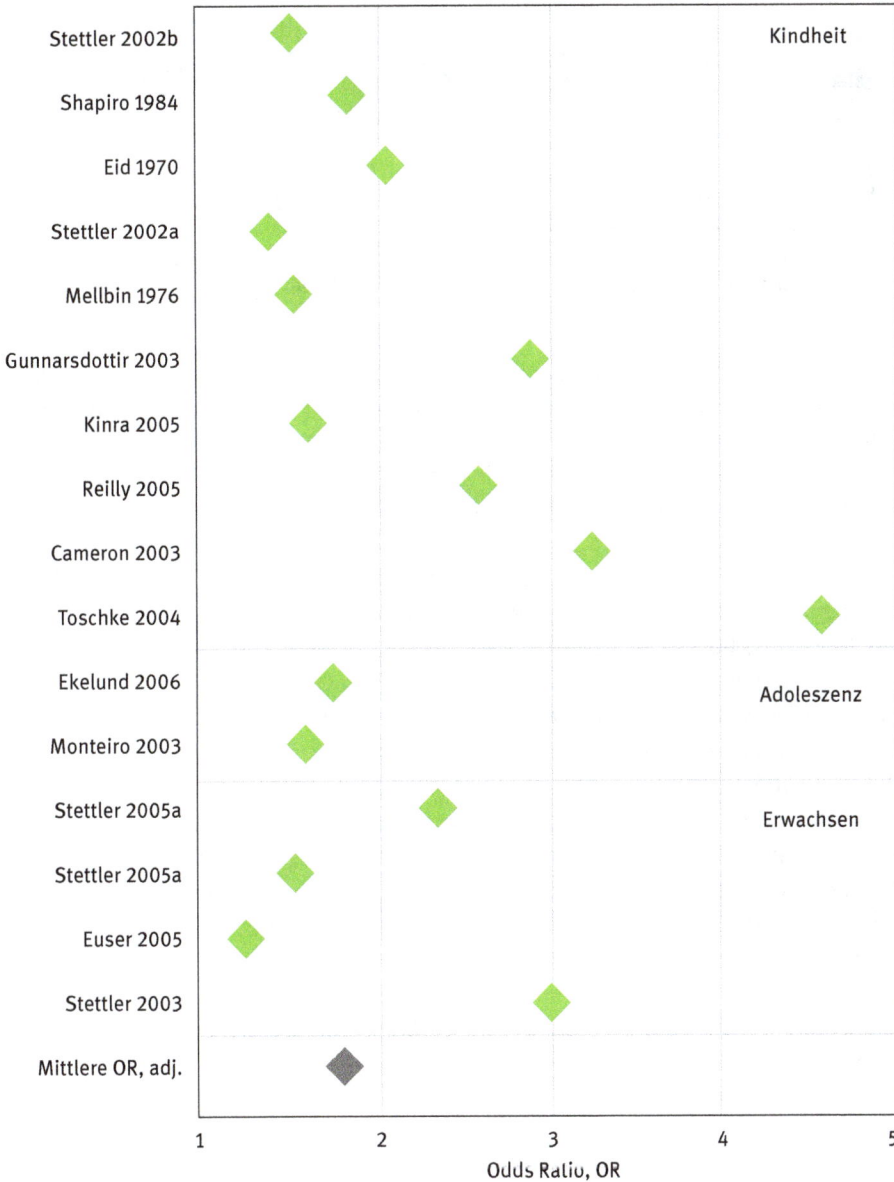

Abb. 4.4: Eine hohe Gewichtszunahme (> 2/3 Standardabweichungen über der medianen Gewichtszunahme) im Säuglingsalter und im zweiten Lebensjahr ist mit einem deutlich erhöhten Risiko für
Adipositas in der Kindheit, Adoleszenz und Erwachsenalter assoziiert. Im Mittel ist das Adipositasrisiko bei hoher Gewichtszunahme nach Adjustierung für konfundierende Störfaktoren fast verdoppelt. Modifiziert nach [1, 25].

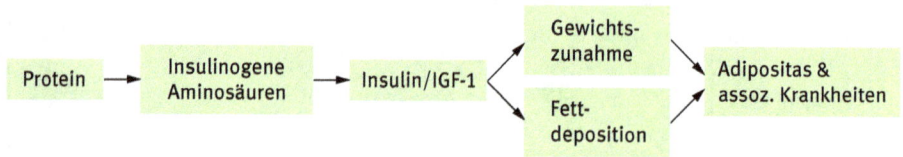

Abb. 4.5: „Frühe Protein-Hypothese": Eine hohe Eiweißzufuhr im Säuglingsalter führt zu erhöhten Konzentrationen von den die Insulinsekretion stimulierenden Aminosäuren sowie der Wachstumsfaktoren Insulin und insulinähnlicher Wachstumsfaktor 1 (IGF-1) und fördert damit eine erhöhte Gewichtszunahme und Fettdeposition sowie spätere Adipositas. Modifiziert nach [10, 45].

Wir gingen der Hypothese nach, dass eine hohe und deutlich über dem metabolischen Bedarf liegende Eiweißzufuhr bei Säuglingen die Plasma- und Gewebekonzentrationen von Aminosäuren, welche die Insulinsekretion stimulieren können, erhöhen und damit die Sekretion der Wachstumsfaktoren Insulin und insulinähnlicher Wachstumsfaktor 1 (IGF-1) stimulieren. Hierdurch könnten eine höhere Gewichtszunahme und Fettdeposition im Säuglingsalter und eine Risikoerhöhung für eine spätere Adipositas induziert werden („Frühe Protein-Hypothese") (Abb. 4.5) [7, 10, 31]. Zur Prüfung dieser Hypothese führten wir eine große, doppelblind randomisierte Interventionsstudie bei gesunden Säuglingen durch (*European Childhood Obesity Project [CHOP] Trial*), für die in fünf europäischen Ländern (Belgien, Deutschland, Italien, Polen und Spanien) insgesamt 1678 reifgeborene Säuglinge eingeschlossen wurden. Neugeborene, deren Eltern sich für eine Flaschenernährung entschieden hatten, wurden im mittleren Alter von zwei Wochen zu konventioneller Formelmilch mit dementsprechendem hohem Eiweißgehalt (Kontrollgruppe) oder aber zu einer isoenergetischen Formelmilch mit experimentell niedrigerem Eiweißgehalt randomisiert [32]. Die Kinder erhielten die entsprechenden Säuglings- bzw. später Folgenahrungen für die Dauer des ersten Lebensjahres. Der Eiweißgehalt betrug 1,77 g bzw. 2,9 g pro 100 kcal in der Säuglingsanfangsnahrung und 2,2 g bzw. 4,4 g pro 100 kcal in der Folgenahrung; der Energiegehalt der Nahrungen war durch eine Anpassung des Fettgehaltes in beiden Gruppen jeweils gleich. In eine nicht-randomisierte Vergleichsgruppe schlossen wir Säuglinge ein, die mindestens drei Monate lang ausschließlich gestillt wurden. Bei der Nachuntersuchung mit sechs Jahren konnten wir bei mehr als 60 % der ursprünglich eingeschlossenen Kinder die Körpergröße und das Gewicht erheben [33].

Die unterschiedlichen Flaschennahrungen führten zu einer in beiden Gruppen gleichen Energiezufuhr, aber zu einer zunächst um etwa 1 g pro kg Körpergewicht unterschiedlichen Proteinzufuhr, wobei dieser Unterschied nach Beikosteinführung allmählich geringer wurde [32]. Die Nährstoffzufuhr mit der experimentellen Säuglingsnahrung, die im Eiweißgehalt reduziert war und damit eher der Zusammensetzung von Muttermilch entsprach, war bedarfsdeckend und sicher. Dies zeigt sich u. a. durch ein normales, gleiches Längenwachstum in den beiden randomisierten Formelgruppen [32, 33] und durch im Referenzbereich liegende biochemische und endokrine Sicherheitsparameter [34]. Zur Prüfung der kindlichen Langzeitentwicklung untersuchten wir im Alter von acht Jahren mit sehr eingehenden und differenzierten Testungen visuelles und verbales Gedächtnis, visuelle, selektive fokussierte und anhaltende Aufmerksamkeit, visuelle Wahrnehmungsintegration, Verarbeitungsgeschwindigkeit, visuell-motorische Koordination, Wortflüssigkeit und Verstehen, Impulsivität/Inhibition, Flexibilität/Verschiebung, Arbeitsgedächtnis, Argumentation, und Entscheidungsfähigkeit [35]. Hier zeigten sich in keinem der vielen Tests Unterschiede zwischen den randomisierten Gruppen. Die verminderte Eiweißzufuhr im Säuglingsalter ermöglichte also eine völlig normale Entwicklung des Nervensystems und Gehirns.

Die unterschiedliche Eiweißzufuhr führte jedoch zu signifikanten Unterschieden bei Gewicht, Gewicht-für-Körperlänge und Body-Mass-Index (BMI) nicht nur im ersten Lebensjahr, sondern auch nach dem Ende der Intervention. Die höhere Proteinzufuhr mit konventioneller Formelmilch im ersten Lebensjahr führte zu einem um $0,51\,kg/m^2$ (P = 0,009) erhöhten BMI mit sechs Jahren, verglichen mit der Interventionsgruppe mit geringerem Proteingehalt der Nahrung [33]. Dagegen unterschied sich der BMI der experimentellen, proteinärmer ernährten Gruppe mit zwei Jahren und auch im frühen Schulalter (sechs Jahre) nicht vom BMI der zuvor gestillten Kinder [32, 33]. Besonders stark ausgeprägt war die unterschiedliche Auswirkung der Säuglingsernährung auf die oberen Perzentilen der BMI-Verteilung, sodass das Auftreten von Adipositas bis zum frühen Schulalter je nach früher Ernährung stark unterschiedlich war (Abb. 4.6). Mit sechs Jahren betrug nach konventioneller Säuglingsernährung die Adipositasprävalenz 10 %, nach experimenteller, eiweißreduzierter Säuglingsernährung jedoch nur 4,4 % und war damit deutlich näher an der Prävalenz gestillter Kinder (2,9 %) [33]. Somit wird das für Störfaktoren adjustierte Risiko für Adipositas mit sechs Jahren durch die eiweißarme Säuglingsnahrung auf das 0,35-fache reduziert (95 % Konfidenzintervall 0,15, 0,82, P = 0,016). Mit einer Optimierung der frühkindlichen Ernährung gelingt also eine weitaus effektivere Adipositasvorbeugung als mit allen anderen, für die Anwendung bei Gesunden verfügbaren präventiven Strategien. Eine Metaanalyse zu den Effekten von 55 Interventionsstudien zur Prävention kindlicher Adipositas fand eine mittlere Reduktion von lediglich $0,15\,kg/m^2$ [36], d. h., die mittlere präventive Absenkung des BMI durch die von uns eingesetzte Strategie der optimierten Säuglingsernährung ist 3,4-fach höher als der mittlere Vorteil anderer verwendeter Präventionsstrategien.

4.4 Zugrunde liegende Mechanismen: Aminosäurestoffwechsel und Wachstumsfaktoren

Zur Aufklärung der zugrunde liegenden Mechanismen untersuchten wir das kindliche Metabolitenprofil durch *targeted metabolomics* mit sensitiver Triple-Quadrupol-Massenspektrometrie [37–41]. Die konventionelle, eiweißreiche Säuglingsnahrung

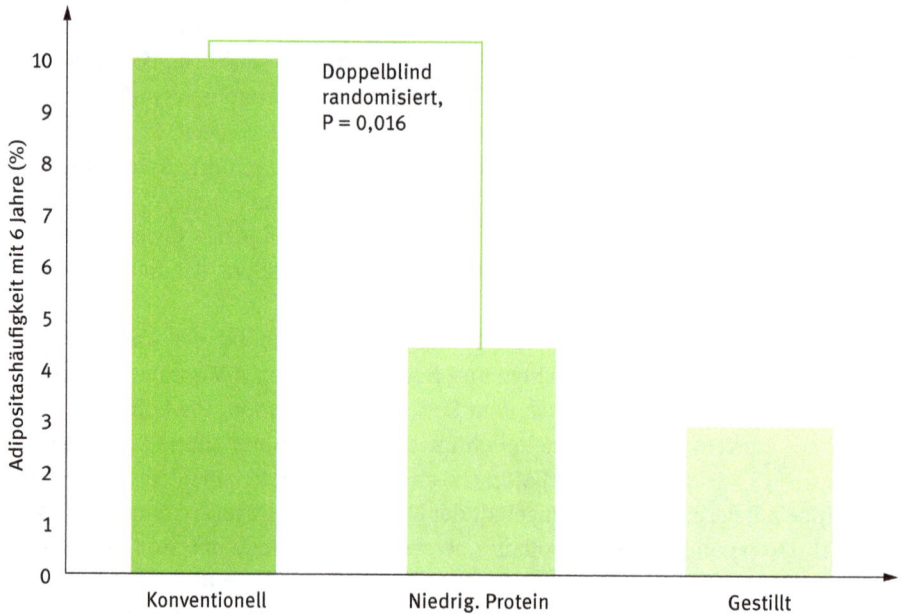

Abb. 4.6: Die Qualität der Säuglingsernährung hat sehr starke Auswirkungen auf die Adipositasprävalenz im frühen Schulalter (sechs Jahre). Gestillte Kinder aus fünf europäischen Ländern weisen eine mittlere Adipositashäufigkeit von 2,9 % auf. Bei Gabe konventioneller, eiweißreicher Säuglingsnahrung im ersten Lebensjahr liegt die Adipositasprävalenz mit sechs Jahren bei 10 %, während die doppelblind randomisiert zugeordnete Gabe einer eiweißreduzierten Säuglingsnahrung die Prävalenz auf nur 4,4 % senkt. Gezeichnet mit Daten aus [33].

bewirkt signifikant erhöhte Konzentrationen aller nicht-dispensiblen (essenziellen) Aminosäuren, mit besonders großen Unterschieden in den Plasmakonzentrationen der verzweigtkettigen Aminosäuren Valin, Leucin und Isoleucin, einhergehend mit einer Erhöhung kurzkettiger Acylcarnitine, die während des Abbaus der verzweigtkettigen Aminosäuren entstehen [42]. Dabei zeigt der Quotient zwischen den Plasmakonzentrationen der verzweigtkettigen Aminosäuren Leucin und Isoleucin und ihren Abbauprodukten (Acylcarnitine mit fünf Kohlenstoffatomen) einen etwa linearen Anstieg bis zu einem Plateau, ab dem die Abbauprodukte nicht mehr proportional ansteigen [42]. Diese Befunde deuten auf ein Überschreiten der kindlichen Kapazität des Aminosäureabbaus durch den verzweigtkettigen α-Ketosäuren-Dehydrogenase-Komplex bei hohen Plasmakonzentrationen von verzweigtkettigen Aminosäuren hin [42]. Danach sollte vermieden werden, mit der Säuglingsnahrung eine höhere Menge an Protein sowie einzelnen Aminosäuren zuzuführen, als Säuglinge metabolisieren können.

Mit den erhöhten Aminosäurespiegeln im Plasma geht eine vermehrte Sekretion von Wachstumsfaktoren einher. Deutlich erhöht sind IGF-1 im Plasma und die Urinausscheidung an C-Peptid, entsprechend einer vermehrten Insulinsekretion [34], was

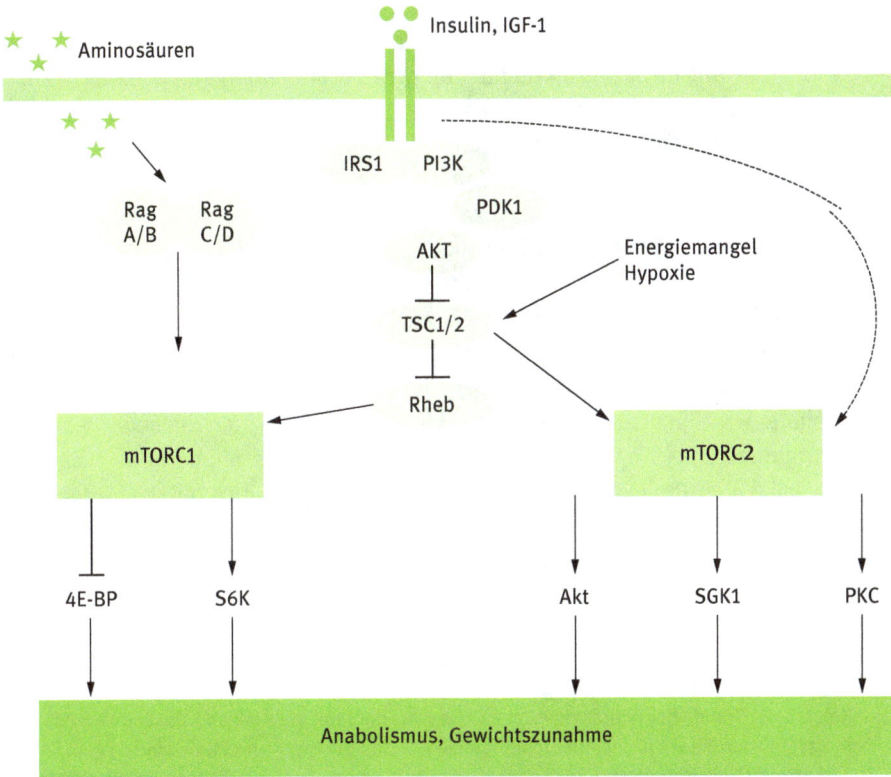

Abb. 4.7: Erhöhte Plasma- und Gewebekonzentrationen an verzweigtkettigen Aminosäuren stimulieren gemeinsam mit den Wachstumsfaktoren Insulin und IGF-1 den mTOR-Signalweg (*mammalian target of rapamycin*) und können damit eine erhöhte Gewichtszunahme stimulieren. Modifiziert nach [1, 2].

unsere Ausgangshypothese (Abb. 4.5) bestätigt. Die IGF-1-Plasmakonzentrationen im Alter von sechs Monaten sind signifikant positiv korreliert mit dem kindlichen Gewicht zu 6, 12 und 24 Monaten [34]. IGF-1 scheint also die Gewichtszunahme zu fördern. IGF-1 ist auch mit einer signifikant vermehrten Nierengröße verbunden, sodass Langzeiteffekte der Säuglingsernährung auf Nierenfunktion und Blutdruckregulation denkbar sind [43]. IGF-1 und Insulin haben wie die hohen Plasmakonzentrationen verzweigtkettiger Aminosäuren einen stimulierenden Effekt auf den mTOR-Signalweg (Abb. 4.7).

Für die Regulation des Wachstumsfaktors IGF-1 ist Ernährung von entscheidender Bedeutung. Bei den an dem CHOP-Trial teilnehmenden Kindern konnten wir bekannte Polymorphismen in der IGF-1-Achse sowie seiner Bindungsproteine analysieren, die für sich allein 3,8 % der Variation des IGF-1 im Plasma der Säuglinge erklären [44]. Dagegen erklärte die Säuglingsernährung einen weitaus größeren Anteil von 15 % der IGF-1 Variation.

Schlussfolgerungen

- Die Ernährung im Säuglingsalter hat nicht nur unmittelbare Auswirkungen auf das Wachstum, sondern auch sehr starke anhaltende Auswirkungen auf späteres Körpergewicht und Adipositashäufigkeit. Dies entspricht einer frühen metabolischen Programmierung der langfristigen Gesundheit
- Stillen bewirkt im Vergleich zu konventioneller Flaschennahrung eine geringere mittlere Gewichtszunahme im Säuglingsalter und ein um etwa 12 % geringeres Risiko für eine Adipositas im späteren Lebensalter.
- Das Stillen sollte auch wegen des adipositaspräventiven Effektes konsequent gefördert, geschützt und aktiv unterstützt werden.
- Eine Reduzierung des Eiweißgehaltes der Flaschennahrung für Säuglinge mit Gehalten, welche dem Eiweißgehalt der Muttermilch besser angenähert sind, normalisiert das Wachstum im Kleinkindesalter und vermindert das Adipositasrisiko im frühen Schulalter auf das 0,35-fache, verglichen mit der Fütterung konventionell eiweißreicher Säuglingsmilch.

Literatur

[1] Koletzko B, Demmelmair H, Grote V, et al. Langfristige Prägung der Gesundheit durch die Säuglingsernährung. Monatsschr Kinderheilkd. 2016;116:114–21.
[2] Koletzko B, Brands B, Chourdakis M, et al. The Power of Programming and The Early Nutrition Project: opportunities for health promotion by nutrition during the first thousand days of life and beyond. Ann Nutr Metab. 2014;64:141–50.
[3] Koletzko B, Bauer CP, Brönstrup A, et al. Säuglingsernährung und Ernährung der stillenden Mutter. Aktualisierte Handlungsempfehlungen des Netzwerks Junge Familie, ein Projekt von IN FORM. Monatsschr Kinderheilkd. 2013;161:237–46.
[4] Symonds ME, Mendez MA, Meltzer HM, et al. Early life nutritional programming of obesity: mother-child cohort studies. Ann Nutr Metab. 2013;62:137–45. PubMed PMID: 23392264. [Epub 09.02.2013, eng].
[5] Koletzko B, Brands B, Poston L, Godfrey K, Demmelmair H, Early Nutrition P. Early nutrition programming of long-term health. Proc Nutr Soc. 2012;71:371–8. PubMed PMID: 22703585.
[6] Grover SA, Kaouache M, Rempel P, et al. Years of life lost and healthy life-years lost from diabetes and cardiovascular disease in overweight and obese people: a modelling study. Lancet Diabetes Endocrinol. 2015;3:114–22. PubMed PMID: 25483220.
[7] Koletzko B, von Kries R, Monasterolo RC, et al. Infant feeding and later obesity risk. Adv Exp Med Biol. 2009;646:15–29. PubMed PMID: 19536659. [Epub 19.06.2009, eng].
[8] Oddy WH, Mori TA, Huang RC, et al. Early infant feeding and adiposity risk: from infancy to adulthood. Ann Nutr Metab. 2014;64:215–23.
[9] von Kries R, Koletzko B, Sauerwald T, et al. Breast feeding and obesity: cross sectional study. BMJ. 1999;319:147–50. PubMed PMID: 10406746. Pubmed Central PMCID: 28161. [Epub 16.07.1999, eng].
[10] Koletzko B, Chourdakis M, Grote H, et al. Regulation of early human growth: impact on long-term health. Ann Nutr Metab. 2014;64:141–50.

[11] Weng SF, Redsell SA, Swift JA, Yang M, Glazebrook CP. Systematic review and meta-analyses of risk factors for childhood overweight identifiable during infancy. Arch Dis Child. 2012;97:1019–26. PubMed PMID: 23109090. Pubmed Central PMCID: 3512440.

[12] Arenz S, Ruckerl R, Koletzko B, von Kries R. Breast-feeding and childhood obesity – a systematic review. Int J Obes Relat Metab Disord. 2004;28:1247–56. PubMed PMID: 15314625. [Epub 18.08.2004, eng].

[13] Yan J, Liu L, Zhu Y, Huang G, Wang PP. The association between breastfeeding and childhood obesity: a meta-analysis. BMC Public Health. 2014;14:1267. PubMed PMID: 25495402. Pubmed Central PMCID: 4301835.

[14] Horta BL, Victora CG. Long-term effects of breastfeeding. A systematic review. Geneva: World Health Organisation, 2013.

[15] Harder T, Bergmann R, Kallischnigg G, Plagemann A. Duration of breastfeeding and risk of overweight: a meta-analysis. Am J Epidemiol. 2005;162:397–403. PubMed PMID: 16076830. [Epub 04.08.2005, eng].

[16] Patro-Gołąb B, Zalewski BM, Kołodziej M, et al. Nutritional interventions or exposures in infants and children aged up to three years of age and their subsequent risk of overweight, obesity and body fat: a systematic review of systematic reviews. Obesity Rev. 2016;17:1245–57.

[17] Ip S, Chung M, Raman G, Trikalinos TA, Lau J. A summary of the Agency for Healthcare Research and Quality's evidence report on breastfeeding in developed countries. Breastfeed Med. 2009;4:S17–30. PubMed PMID: 19827919. [Epub 16.10.2009, eng].

[18] Ernährungskommission-der-Deutschen-Gesellschaft-für-Kinder-und-Jugendmedizin (DGKJ), Bührer C, Genzel-Boroviczény O, et al. Ernährung gesunder Säuglinge. Empfehlungen der Ernährungskommission der Deutschen Gesellschaft für Kinder- und Jugendmedizin. Monatsschr Kinderheilkd. 2014;162:527–38.

[19] ESPGHAN-Committee-on-Nutrition, Agostoni C, Braegger C, et al. Breast-feeding: A commentary by the ESPGHAN Committee on Nutrition. J Pediatr Gastroenterol Nutr. 2009;49:112–25. PubMed PMID: 19502997. [Epub 09.06.2009, eng].

[20] Prell C, Koletzko B. Breastfeeding and complementary feeding – recommendations on infant nutrition. Dtsch Arztebl Int. 2016;113:435–44.

[21] Dewey KG, Heinig MJ, Nommsen LA, Peerson JM, Lonnerdal B. Growth of breast-fed and formula-fed infants from 0 to 18 months: the DARLING Study. Pediatrics. 1992;89:1035–41. PubMed PMID: 1594343.

[22] Dewey KG. Growth characteristics of breast-fed compared to formula-fed infants. Biol Neonate. 1998;74:94–105. PubMed PMID: 9691152. [Epub 06.08.1998, eng].

[23] Dewey KG, Heinig MJ, Nommsen LA, Peerson JM, Lonnerdal B. Breast-fed infants are leaner than formula-fed infants at 1 y of age: the DARLING study. Am J Clin Nutr. 1993;57:140–5. PubMed PMID: 8424381.

[24] Grunewald M, Hellmuth C, Demmelmair H, Koletzko B. Excessive weight gain during full breast-feeding. Ann Nutr Metab. 2014;64:271–5. PubMed PMID: 25300270.

[25] Nettleton JA, Jebb S, Riserus U, Koletzko B, Fleming J. Role of dietary fats in the prevention and treatment of the metabolic syndrome. Ann Nutr Metab. 2014;64:167–78. PubMed PMID: 25139638.

[26] Monteiro PO, Victora CG. Rapid growth in infancy and childhood and obesity in later life – a systematic review. Obes Rev. 2005;6:143–54. PubMed PMID: 15836465. [Epub 20.04.2005, eng].

[27] Heinig MJ, Nommsen LA, Peerson JM, Lonnerdal B, Dewey KG. Energy and protein intakes of breast-fed and formula-fed infants during the first year of life and their association with growth velocity: the DARLING Study. Am J Clin Nutr. 1993;58:152–61. PubMed PMID: 8338041.

[28] Alexy U, Kersting M, Sichert-Hellert W, Manz F, Schoch G. Macronutrient intake of 3- to 36-month-old German infants and children: results of the DONALD Study. Dortmund Nutritional and Anthropometric Longitudinally Designed Study. Ann Nutr Metab. 1999;43:14–22. PubMed PMID: 10364626.

[29] Fomon SJ, Thomas LN, Filer LJ, Jr., Anderson TA, Nelson SE. Influence of fat and carbohydrate content of diet on food intake and growth of male infants. Acta Paediatr Scand. 1976;65:136–44. PubMed PMID: 1258629.

[30] Fomon SJ, Filmer LJ, Jr., Thomas LN, Anderson TA, Nelson SE. Influence of formula concentration on caloric intake and growth of normal infants. Acta Paediatr Scand. 1975;64:172–81. PubMed PMID: 1168981.

[31] Koletzko B, Broekaert I, Demmelmair H, et al. Protein intake in the first year of life: a risk factor for later obesity? The E.U. childhood obesity project. Adv Exp Med Biol. 2005;569:69–79. PubMed PMID: 16137110. [Epub 03.09.2005, eng].

[32] Koletzko B, von Kries R, Closa R, et al. Lower protein in infant formula is associated with lower weight up to age 2 y: a randomized clinical trial. Am J Clin Nutr. 2009;89:1836–45. PubMed PMID: 19386747. [Epub 24.04.2009, eng].

[33] Weber M, Grote V, Closa-Monasterolo R, et al. Lower protein content in infant formula reduces BMI and obesity risk at school age: follow-up of a randomized trial. Am J Clin Nutr. 2014;99:1041–51. PubMed PMID: 24622805.

[34] Socha P, Grote V, Gruszfeld D, et al. Milk protein intake, the metabolic-endocrine response, and growth in infancy: data from a randomized clinical trial. Am J Clin Nutr. 2011;94(6 Suppl):S1776–84. PubMed PMID: 21849603. [Epub 19.08.2011, eng].

[35] Escribano J, Luque V, Canals-Sans J, et al. Mental performance in 8 years-old children fed reduced protein content formula during the first year of life: safety analysis of a randomized clinical trial. Brit J Nutr. 2016. [Epub ahead of print].

[36] Waters E, de Silva-Sanigorski A, Hall BJ, et al. Interventions for preventing obesity in children. Cochrane Database Syst Rev. 2011;12:CD001871. PubMed PMID: 22161367.

[37] Hellmuth C, Weber M, Koletzko B, Peissner W. Nonesterified fatty acid determination for functional lipidomics: comprehensive ultrahigh performance liquid chromatography-tandem mass spectrometry quantitation, qualification, and parameter prediction. Anal Chem. 2012;84:1483–90. PubMed PMID: 22224852. [Epub 10.01.2012, eng].

[38] Hellmuth C, Demmelmair H, Schmitt I, Peissner W, Bluher M, Koletzko B. Association between plasma nonesterified fatty acids species and adipose tissue fatty acid composition. PLoS One. 2013;8:e74927. PubMed PMID: 24098359. Pubmed Central PMCID: 3788793. [Epub 08.10.2013, eng].

[39] Reinehr T, Wolters B, Knop C, et al. Changes in the serum metabolite profile in obese children with weight loss. Eur J Nutr. 2015;54:173–81.

[40] Uhl O, Demmelmair H, Klingler M, Koletzko B. Changes of molecular glycerophospholipid species in plasma and red blood cells during docosahexaenoic acid supplementation. Lipids. 2013;48:1103–13. PubMed PMID: 24043586. [Epub 18.09.2013, eng].

[41] Uhl O, Glaser C, Demmelmair H, Koletzko B. Reversed phase LC/MS/MS method for targeted quantification of glycerophospholipid molecular species in plasma. J Chromatogr B Analyt Technol Biomed Life Sci. 2011;879:3556–64. PubMed PMID: 22014895. [Epub 22.10.2011, eng].

[42] Kirchberg FF, Harder U, Weber M, et al. Dietary protein intake affects amino acid and acylcarnitine metabolism in infants aged 6 months. J Clin Endocrinol Metab. 2015;100:149–58. PubMed PMID: 25368978. [Epub 05.11.2014, eng].

[43] Escribano J, Luque V, Ferre N, et al. Increased protein intake augments kidney volume and function in healthy infants. Kidney Int. 2011;79:783–90. PubMed PMID: 21191362.

[44] Rzehak P, Thijs C, Standl M, et al. Variants of the FADS1 FADS2 gene cluster, blood levels of polyunsaturated fatty acids and eczema in children within the first 2 years of life. PLoS One. 2010;5:e13261. PubMed PMID: 20948998. Pubmed Central PMCID: 2952585.

[45] Koletzko B, Demmelmair H, Grote V, Prell C, Weber M. High protein intake in young children and increased weight gain and obesity risk. Am J Clin Nutr. 2016;103:303–4. PubMed PMID: 26791192.

5 Endogene Mechanismen

5.1 Rolle des Gastrointestinaltrakts und der Leber

Stephan C. Bischoff

Die Energie, welche unser Organismus aufnimmt, wird nahezu ausschließlich über die Nahrung aufgenommen. Die Aufnahme erfolgt über den Gastrointestinaltrakt (GI-Trakt). Die Rolle des GI-Trakts bei der Adipositasentwicklung beschränkt sich allerdings nicht auf die Aufnahme von Nahrungssubstraten. Vielmehr ist der GI-Trakt auch an der lokalen und zentralen Regulation der Nahrungsaufnahme beteiligt, letztere über direkte nutritive und indirekte nervale bzw. humorale Mechanismen. Außerdem bestimmt die Funktion der Darmbarriere über die Translokation von Bakterienbestandteilen, die Entzündungsreaktionen hervorrufen, die Entwicklung von metabolischen Folgeerkrankungen der Adipositas. Schließlich beherbergt der GI-Trakt im Dickdarm die kommensale Darmmikrobiota, die an der Regulation der Energieaufnahme aus der Nahrung und dadurch an der Entstehung von Adipositas beteiligt ist. Die vielfältigen Funktionen des GI-Trakts und der Leber in der Pathogenese der Adipositas und ihren Folgeerkrankungen (Tab. 5.1) sollen hier beschrieben werden.

5.1.1 Gastrointestinaltrakt und Nahrungsaufnahme

Hyperphagie führt zu morphologischen Veränderungen im GI-Trakt: Adipöse haben einen längeren Darm, vermehrt Enterozyten, größere Villi und eine erhöhte intestinale Permeabilität [1]. Dabei stellt sich die Frage, ob es die generelle Hyperphagie oder die Hyperphagie bestimmter Nahrungskomponenten ist, welche zu solchen morphologischen Veränderungen führt und welche funktionelle Konsequenzen diese morphologischen Veränderungen bewirken. Bislang konnten keine Nahrungsstoffe identifiziert werden, welche die intestinalen Stammzellen in den Krypten (Lgr5+) oder außerhalb der Krypten (Bmi1+) regulieren. Auch eine Regulation des *Wnt/β-catenin signaling* durch Nahrungsstoffe wurde bislang nicht gezeigt. Allerdings erhöhen Nahrungsstoffe die Induktion von Wnt-Proteinen in Nachbarzellen, wodurch der Wnt-Rezeptor auf Lgr5+-Zellen aktiviert und diese Zellen funktionell moduliert, d. h. zu erhöhter Proliferation angeregt werden könnten. Glukose kontrolliert beispielsweise β-Catenin, Fettsäuren erhöhen die Wnt-Sekretion, was erklären könnte, wie Hyperphagie zu morphologischen Veränderungen im Darm führt [1]. Darüber hinaus konnte gezeigt werden, dass eine *high-fat diet* (HFD) die Entwicklung von Stammzellen zu enteroendokrinen bzw. Goblet-Zellen hemmt, aber die Entwicklung zu Nahrung resorbierenden Enterozyten fördert [2].

https://doi.org/10.1515/9783110412802-006

Tab. 5.1: Funktionen des GI-Trakts in der Pathogenese der Adipositas.

Funktionen des GI-Trakts	Bedeutung für Adipositas
Digestion und Absorption von Nahrung	Voraussetzung für die Energieaufnahme, Modulation durch Adipositaschirurgie
Regulation der Nahrungsaufnahme durch GI-Hormone und nervale Signale	Steuerung der Energieaufnahme, Zielstruktur für Adipositastherapie
Sicherung der mukosalen Barriere	Barriereverlust bewirkt Entzündung und begünstigt Leberverfettung sowie Insulinresistenz
Wirt der intestinalen Mikrobiota	Steuerung der Energieaufnahme und der Darmbarriere, Translokation von Lipopolysaccharid (LPS)

Ob dadurch die Absorption von Nahrungskomponenten im GI-Trakt bei Adipösen erhöht wird, wurde nie klar gezeigt. Umgekehrt wurde immer wieder erwogen, ob eine (pharmakologische) Herunterregulierung von Nahrungsrezeptoren oder -transportern wie z. B. SGLT1 oder GLUT2 eine therapeutische Option sein könnte [3]. Im Tierexperiment konnte gezeigt werden, dass der Knock-out des Leptin-*Signalings* vor Gewichtszunahme nach HFD schützt, indem weniger Fett resorbiert wurde und der GLUT5-abhängige Fruktosetransport sowie der PepT1-abhängige Peptidtransport reduziert war [4]. Offensichtlich reguliert Leptin adipositasrelevante Nahrungstransporter im GI-Trakt, was das Leptin-*Signaling* zu einer potenziellen *Per-os*-Zielstruktur für Adipositasprävention macht.

Nicht nur Leptin, das vorwiegend in Fettzellen produziert wird, sondern auch GI-Hormone wie beispielsweise das *glucagon-like peptide 2* (GLP-2), das im Darm von enteroendokrinen L-Zellen produziert wird, reguliert die Nahrungsaufnahme und die Mukosafunktion im GI-Trakt und schützt gegen Glukoseintoleranz nach HFD im Tiermodell [5].

Viele Patienten mit Adipositas, vor allem Jugendliche und junge, weibliche Erwachsene, weisen einen Eisenmangel mit konsekutiver Anämie und Fatique-Syndrom auf. Auf der anderen Seite zeigen einige Patienten mit metabolischem Syndrom (MetS) oder *non-alcoholic fatty liver disease* (NAFLD), vor allem Männer und postmenopausale Frauen mit Insulinresistenz, hohe Ferritinwerte mit leicht erhöhter Transferrinsättigung, was für eine Eisenüberladung spricht. Der Eisenmangel ist eine Folge der metabolisch getriggerten Entzündung, welche zu einer reduzierten intestinalen Eisenresorption bei verminderter Expression des duodenalen Ferroproteins und erhöhten Konzentrationen von Hepcidin führt, welches Ferroprotein herunterreguliert. Adipositas führt zu einer vermehrten Freisetzung von Hepcidin in der Leber und zu einer Modulation der *iron-responsive elements* (IRE) und *iron-responsive proteins* (IRP), welche die zelluläre Eisenhomöostase regulieren [6, 7]. Sowohl Eisenmangel als auch Eisenüberladung haben negative Konsequenzen für die adipösen Patienten; deshalb sollte der Eisenstatus mittels Messung von Ferritin und Transferinsättigung regelmäßig kontrolliert werden. Der Eisenmangel bedarf der Eisensubstitution, die nicht selten aufgrund der gestörten intestinalen Resorption eine parenterale Substitution erfordert. Der Eisenüberschuss kann nur durch konsequente Behandlung der zugrunde liegenden Pathologien wie Insulinresistenz und Steatosis verbessert werden.

5.1.2 Regulation der Nahrungsaufnahme durch den Gastrointestinaltrakt

Die Regulation der Nahrungsaufnahme wird in erster Linie zentral gesteuert (Kap. 5.3). Die zentrale Steuerung ist allerdings von peripheren Signalen abhängig, welche vorwiegend von den Sinnesorganen sowie vom Fettgewebe und vom GI-Trakt kommen [8]. Während Magen-, Darm- und Pankreashormone vorwiegend für die kurzfristige Regulation von Hunger und Sättigung relevant sind, steuern Hormone des Fettgewebes die Langzeitregulation (Abb. 5.1). Demnach kann spekuliert werden, dass der Pathogenese der Adipositas und des MetS entweder eine Art Fehlregulation der peripheren Appetitsteuerung zugrunde liegt oder Folge eines gestörten ZNS-*Sensing* durch Hormone oder andere periphere Signale ist.

Der Darm spielt über die hormonproduzierenden enteroendokrinen Zellen und das enterische Nervensystem (ENS) eine Schlüsselrolle in der Regulation der Nahrungsaufnahme [9]. Neben seiner Aufgabe in der Digestion und Absorption von Nahrung ist die Regulation der Nahrungsaufnahme eine zweite zentrale Aufgabe des GI-Trakts. In den letzten wenigen Jahren konnten zahlreiche GI-Hormone identifiziert werden, von denen viele bei der Regulation von Hunger und Sättigung beteiligt sind (Tab. 5.2).

Nahrungsmittel, insbesondere Nahrungslipide, sind somit nicht nur Energieträger, sondern wichtige Regulatoren von GI-Signalelementen. Diese tragen zur Nahrungsdetektion und -wirkung bei und bewirken Änderungen in der Sensitivität gegenüber den Sättigungssignalen GLP-1, PYY, CCK usw., was für die Adipositasentwicklung und -behandlung von zentraler Bedeutung sein kann [10]. Der GI-Trakt trägt beispielsweise durch das *Sensing* mit Fettsäuren auch zur Erhöhung von Sättigung bei. Ein Beispiel ist die Konversion von Ölsäure im proximalen Dünndarm zu Oleoylethanolamid (OEA), einem potenten endogenen Agonisten des *peroxisome proliferator-activated receptor*-α (PPAR-α). Oleoylethanolamid ist ein einfach-ungesättigtes Analog des Endocannabinoids Anandamid, aber es wirkt unabhängig vom Cannabinoidweg und induziert über PPAR-α die Lipolyse. Vor allem versuchsacht es nachhaltige Sättigung und folglich reduzierte Mahlzeitenfrequenzen. Störungen des Systems könnten zur Adipositasentwicklung beitragen [11].

Nicht nur die Energieaufnahme wird über Nahrungsfaktoren gesteuert, sondern auch die Entwicklung adipositasassoziierter Erkrankungen. Ein eindrückliches Beispiel sind die freien Fettsäuren (FFA), denen eine Rolle bei der Entwicklung der Insulinresistenz zugeschrieben wird. In den letzten Jahren konnten mindestens vier FFA-Rezeptoren identifiziert werden, die zum Teil im Darm, zum Teil in anderen Orga-

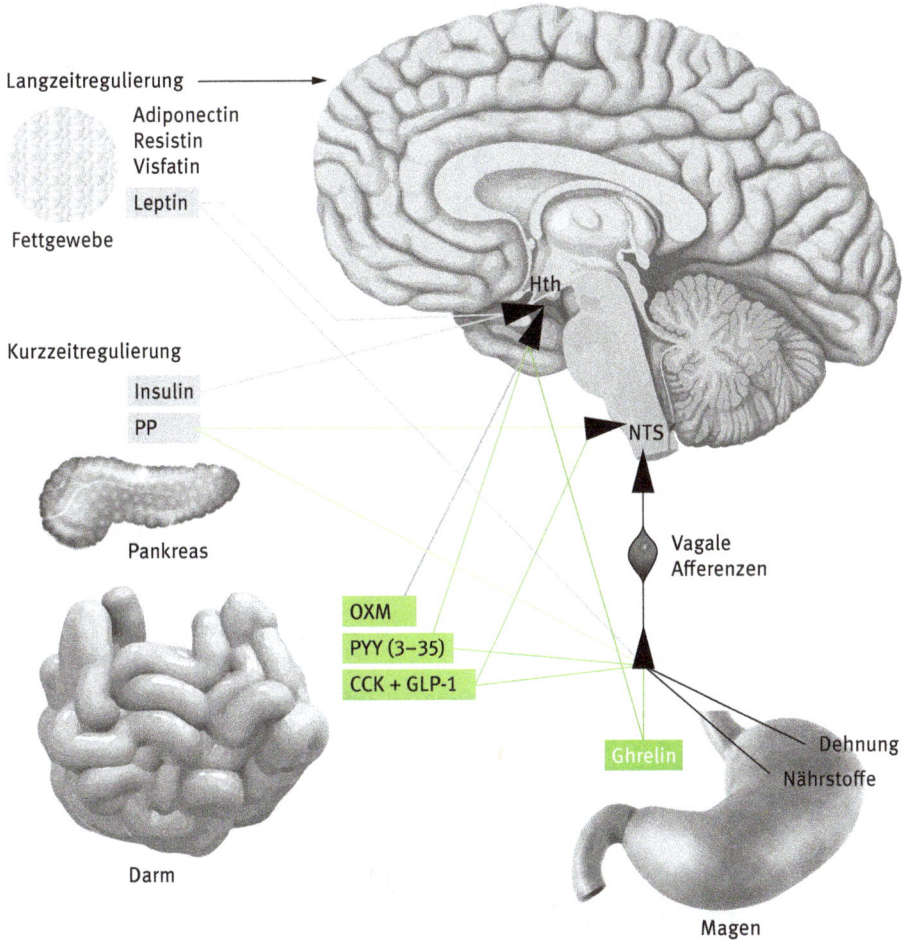

Abb. 5.1: Die Regulation der Nahrungsaufnahme ist von peripheren Signalen abhängig. Während Magen-, Darm- und Pankreashormone vorwiegend für die kurzfristige Regulation von Hunger und Sättigung relevant sind, steuern Hormone des Fettgewebes die Langzeitregulation. Abkürzungen: PP, pancreatic polypeptide; OXM, Oxyntomodulin; PYY, peptide YY; CCK, Cholecystokinin; Hth, Hypothalamus; NTS, *Nucleus* tractus solitarii. Modifiziert nach [8].

nen exprimiert werden. Deletion der Rezeptoren für lang- und kurzkettige Fettsäuren GPR40 und GPR41 (FFAR1 und FFAR3) schützt im Tiermodell gegen diätetisch induzierte Adipositas, während Deletion von GPR43 (FFAR2) und GPR84 die metabolische Inflammation fördert und Deletion der Rezeptoren für lang- und kurzkettige Fettsäuren GPR119 und GPR120 (FFAR4) die Glukosetoleranz reduziert [12]. Damit bieten sich diese Rezeptoren als neue Zielstrukturen für zukünftige diätetische oder pharmakologische Therapien an.

Tab. 5.2: Gastrointestinale Hormone, die Appetit und Nahrungsaufnahme regulieren.

Hormon	Zelluläre Quelle	Zelltyp	Haupteffekte	Trigger
Ghrelin	P/D1-Zellen	Magen	**Stimulation von Nahrungsaufnahme**	Fasten Inhibition durch KH und Lipide
Obestatin **Nesfatin**			**Sättigung** **Sättigung**, Hemmung Insulinsekretion	
Gastrin	G-Zellen	Antrum, Duodenum	Sekretion von Magensäure und Pepsinogen	Magendehnung, Alkohol, Kaffee (Inhibition durch Somatostatin, Sekretin, GIP, NT und Säure)
Somatostatin	D-Zellen	Magen, Darm	Hemmung von Gastrinfreisetzung u. a. GI-Hormonen, Gallensäurensekretion und exokrine Darm- und Pankreasfunktionen	
Cholecystokinin (CCK)	I-Zellen	Proximaler Dünndarm	**Sättigung**, Gallenblasenkontraktion, Hemmung exokriner Pankreasfunktionen	Lipide (besonders LCFA, nicht MCT), verdaute Proteine
Sekretin	S-Zellen	Duodenum	Hemmung Magensäure, Dickdarmmotilität, Sekretion von Insulin und Bikarbonat im Pankreas	Niedriger pH im Duodenum, verdaute Proteine
Motilin	M-Zellen	Proximaler Dünndarm	Förderung der Darmmotilität	Magendehnung, Lipide, Gallensäuren, niedriger pH im Duodenum, Serotonin

Tab. 5.2: Fortsetzung.

Hormon	Zelluläre Quelle	Zelltyp	Haupteffekte	Trigger
Gastrointestinales Peptid (GIP) Xenin	K-Zellen	Proximaler Dünndarm	**Sättigung,** Sekretion von Insulin, Hemmung Magensäure und -entleerung, Reduktion der LPL-Aktivität im Fettgewebe **Sättigung,** Glukosehomöostase	KH, Fettsäuren, Proteine
Neurotensin (NT)	N-Zellen	Distaler Dünndarm	**Sättigung?** Sekretion von Magensäure, Gallensäuren und Pankreasenzymen, Hemmung Magen-Darm-Motilität	Lipide
Glucagon-like peptide 1 (GLP-1)	L-Zellen	Distaler Dünndarm, Kolon	**Sättigung,** Hemmung Magensäure und -entleerung, β-Zellproliferation, Insulin- und GIP-Sekretion	KH, besonders Zucker und Lipide (MCFA), Sport
Glucagon-like peptide 2 (GLP-2)			**Sättigung,** Förderung des mukosalen Wachstums und des Zuckertransports	Gallensäuren
Glicetin			Förderung des mukosalen Wachstums, Hemmung Magenentleerung	Lipide (LCFA)
Peptid YY (PYY)			**Sättigung,** Hemmung Magenentleerung, Förderung Wasser- und Elektrolytabsorption	*Low carb diet*
Oxyntomodulin (OXM)			**Sättigung,** Insulinsekretion	Lipide
Serotonin (5-Hydroxytryptamin)	EC-Zellen	Magen, Darm	**Sättigung,** Insulinsekretion, Förderung exokrine Magen- und Pankreasfunktionen sowie Darmmotilität	Mechanische chemische und neuronale Stimulation, SCFA, Glukose, Gastrin

Für die fettgedruckten GI-Hormone konnte gezeigt werden, dass sie die Nahrungsaufnahme steuern, für die anderen wird es nicht ausgeschlossen. Abkürzungen: KH, Kohlenhydrate; LCFA, *long-chain fatty acid*; SCFA, *short-chain fatty acid*; MCT, *medium-chain triglyceride*. Modifiziert nach [9].

Neben den G-proteingekoppelten Fettsäurerezeptoren sind auch lipidbindende Proteine (*lipid-binding proteins*, LBP) zu erwähnen, die u. a. im Darm exprimiert werden, als *Scavenger* die Lipidaufnahme in die Zelle fördern und als Rezeptoren für langkettige Fettsäuren fungieren. Neuere Daten zeigen, dass die Fettabsorptionskapazität im Darm mittels LBPs dem Nahrungsfettangebot angepasst werden kann. Das LBP CD36 wirkt dabei als Lipidrezeptor, der die notwendige Signalkaskade initiiert, welche schließlich in eine Reduktion der postprandialen Hypertriglyzeridämie nach fettreicher Mahlzeit resultiert, die mit Adipositas, Insulinresistenz und kardiovaskulären Erkrankungen assoziiert ist [13].

5.1.3 Bedeutung der Darmbarriere für Adipositas und Folgeerkrankungen

Neben den viszeralen Fettzellen, die sich im Abdomen, in der Leber, im Skelett- und im Herzmuskel finden, wurde eine zweite Quelle der subklinischen Entzündung identifiziert. Es sind die kommensalen Bakterien des Darms bzw. das Lipopolysaccharid dieser Bakterien, welches bei Adipösen vermehrt vom Darm in die Pfortader transloziert und dann zunächst in der Leber Steatose und Entzündung induziert. Dies wurde zunächst tierexperimentell gezeigt [14] und konnte inzwischen am Menschen bestätigt werden [15]. Die vermehrte Translokation von bakteriellem Lipopolysaccharid in die Pfortader deutet auf eine Störung der Darmbarriere hin, die bei Adipösen auftritt und mit der Entwicklung des MetS assoziiert ist.

Die Ursachen und die Mechanismen der Darmbarrierestörungen bei Adipösen mit Fettlebererkrankung bzw. MetS sind derzeit Gegenstand von Forschungsarbeiten. Offensichtlich sind Hyperalimentation, und vor allem die *western-style diet* (WSD) mit wenig Ballaststoffen und reichlich gesättigten Fettsäuren und Zucker, besonders Fruchtzucker, relevante exogene Faktoren, welche die Barrierestörung bewirken [16]. Auch die bereits erwähnten morphologischen Änderungen des GI-Trakts sowie funktionelle Änderungen seiner Zellen (Stammzellen, Enterozyten, enteroendokrine Zellen, Immunzellen) können dazu beitragen.

Die pathophysiologische Bedeutung der Darmbarriere beschränkt sich nicht auf Adipositas und metabolische Erkrankungen, sondern betrifft auch Patienten mit Darmerkrankungen wie chronisch-entzündliche Darmerkrankungen (CED), Zöliakie, Nahrungsmittelallergie, Reizdarmsyndrom und den „Kritisch Kranken", der fast immer von einer Darmbarrierestörung gekennzeichnet ist [16]. Dabei werden die Begriffe „Darmbarriere" und „Darmpermeabilität" nicht immer klar separiert. Darmbarriere bezeichnet die komplexe Struktur, welche das interne Milieu vom Darmlumen trennt und sich aus mehreren Komponenten zusammensetzt wie Mukosa und ihre Sekretionsprodukte (Mukus, sIgA, Defensine etc.), Immunzellen, Gefäßen, Muskulatur und dem ENS. Darmpermeabilität ist dagegen eine messbare Eigenschaft der Darmbarriere, wobei zahlreiche Messverfahren verwendet werden, welche sehr unterschiedliche Resultate liefern. Die Darmpermeabilität des Adipösen wurde vielfach in klinischen

Studien mit dem Laktulose-Mannitol-Test gemessen. Auch die Translokation von bakteriellem LPS vom Darm in die Pfortader und das periphere Blut kann als Marker für die Darmpermeabilität verstanden werden. Zweifelsfrei sind Nahrungskomponenten wichtige Regulationsfaktoren der Darmbarriere und auf diese Weise an der Entwicklung adipositasassoziierter Erkrankungen, die mit Störung der Barriere einhergehen, beteiligt. Auch aufgrund dieser Beobachtungen kann die Darmbarriere als neue Zielstruktur für die Prävention und Behandlung metabolischer Erkrankungen erwogen werden [16, 17].

Die „subklinische Entzündung" bahnt die Entwicklung von metabolischen Folgeerkrankungen.

5.1.4 Adipositas und die intestinale Mikrobiota

Bis vor ca. zehn Jahren wurde nur wenig von den kommensalen Darmbakterien geredet. Man wusste, dass sie vorwiegend im Dickdarm existieren, dass sie irgendwie im Dünndarm nicht resorbierte Nahrungsreste verwerten und dass ihr Eindringen in die Blutbahn eine schwere gramnegative Sepsis verursachen kann. In der letzten Dekade ist unser Wissen zur intestinalen Mikrobiota, früher Darmflora genannt, schier explodiert. Dies wurde dadurch möglich, dass Bakterien nicht mehr nur mittels klassischer mikrobiologischer Kulturmethoden, welche für meist obligat anaerobe Bakterien mit speziellen Milieubedingungen nicht einfach anwendbar sind, sondern vorwiegend mittels molekularbiologischer Sequenziermethoden identifiziert und funktionell charakterisiert werden können. Die Sequenziermethoden basieren auf der Sequenzierung von 16S rRNA, das ist die Hauptfraktion der RNA im bakteriellen Ribosom, oder auf *full sequencing* der bakteriellen DNA (mit der Gefahr von humanen Kontaminationen). Die 16S-Technik, die bis heute verwendet wird, erlaubt eine differenzierte Taxonomie der Bakterien. Das *full sequencing*, das heute nicht mehr auf Kapillarsequenzierung oder PCR basiert, sondern mittels *next-generation sequencing* (NGS) auf der Basis von Multiplextechnologie erfolgt, erlaubt nicht nur die Taxonomie, d. h. die Bestimmung der Komposition der Bakterienpopulation, sondern auch die Identifizierung von Funktionsgenen (soweit sie bekannt sind), d. h. die zusätzliche Bestimmung der Funktionen der Bakterienpopulation. Man spricht von Mikrobiomanalysen (Tab. 5.3).

Wir wissen dadurch heute sehr viel genauer, wie sich die Darmmikrobiota zusammensetzt, welche Funktionen sie wahrnimmt und bei welchen Erkrankungen sie eine Rolle spielt (Tab. 5.4). Es würde den Rahmen des vorliegenden Buches sprengen, wollte man dieses neu entdeckte Organ halbwegs umfassend beschreiben. Man würde außerdem Gefahr laufen, dass die Beschreibung bereits bei Drucklegung veraltet ist, denn kaum ein Gebiet der Medizin entwickelt sich so rasant wie das der Mikrobiomforschung. Auf der anderen Seite gilt Adipositas als eine Erkrankung, bei der die Darmbakterien eine besonders wichtige Rolle spielen. Deshalb soll hier auf die Mi-

Tab. 5.3: Terminologie im Bereich Darmbakterien und therapeutische Bakterien.

Begriff	Bedeutung
Darmflora	Veralteter Begriff, entspricht der Darmmikrobiota oder der intestinalen Mikrobiota, kommt aus dem botanischen Vokabular (Bestand an Pflanzenarten einer bestimmten Region)
Mikrobiota	Set von Mikroorganismen (zumeist Bakterien), die gesundem Gewebe bzw. Organen (Haut, Schleimhäute etc.) zugeordnet sind
Mikrobiom	Gesamtheit aller Gene von Mikroorganismen (zumeist Bakterien)
Probiotika	Lebende Bakterien, die zugeführt werden und der Gesundheit förderlich sind
Präbiotika	Nahrungsbestandteile, die probiotische Eigenschaften haben
Synbiotika	Kombination aus Prä- und Probiotika

Tab. 5.4: Derzeit diskutierte physiologische und pathophysiologische Funktionen der intestinalen Mikrobiota.

Physiologische Funktionen	Immunabwehr	Entwicklung und Erhalt des Darmimmunsystems
		Abwehr von Pathogenen und Toxinen
	ZNS-Regulation	*Gut-brain axis*: bidirektionales *Signaling*
	Unterstützung der Verdauung	Erweiterung der enzymatischen Kapazität
		Optimierung der Energie- und Substratgewinnung
	Temperaturadaptation*	Erhöhung der Insulinsensitivität und des *browning* von weißem Fettgewebe
		Steigerung der intestinalen Absorptionskapazität durch Darmvergrößerung
Pathophysiologische Funktionen	Adipositas	Erhöhung der Energieaufnahme
	MetS	LPS-Translokation und subklinische Entzündung → Leberverfettung, Insulinresistenz
	Chronisch-entzündliche Darmerkrankungen	Immunologische Hypersensitivität gegen kommensale Bakterien
	Rheumatoide Arthritis	Immunologische Hypersensitivität gegen kommensale Bakterien
	Gastrointestinale Infektionen	Reduzierte Diversität der intestinalen Mikrobiota
	Parodontose	Reduzierte Diversität der bukkalen Mikrobiota
	Neurologisch-psychiatrische Krankheiten	Autismus, Depression, Angstzustände, chronischer Schmerz (Mechanismen unbekannt)
	Dermatosen	Mechanismus unbekannt (immunologische Hypersensitivität gegen Bakterien?)
	Gramnegative Sepsis	Plötzliche Schädigung der Darmbarriere, z. B. durch Ischämie

* Bislang nur im Mausmodell gezeigt.

krobiota im Allgemeinen und auf die Beziehung Mikrobiotaadipositas im Besonderen kurz eingegangen werden.

Schleimhäute sind generell mit Bakterien kolonisiert. Dies gilt für die Schleimhäute des Respirationstrakts (auch die Lunge ist nicht steril!), der Augen, der Genitalien und insbesondere des Verdauungstrakts von der Mundhöhle bis zum Rektum. Die meisten Bakterien sind im Dickdarm lokalisiert und weisen dort eine Dichte auf (10^{10}–10^{12} koloniebildende Einheiten [KBE] pro ml), die sonst nirgendwo in der Natur beobachtet wurde. Im Jejunum und Ileum ist die Bakteriendichte deutlich geringer (10^4–10^8 KBE/ml), im Magen und Duodenum kommen aufgrund des sauren Milieus nur vereinzelt Bakterien vor (10^1–10^3 KBE/ml). Insgesamt beherbergt der Darm ca. 4×10^{13} Bakterien, das sind ähnlich viele Zellen wie alle Zellen des menschlichen Organismus [18]. Die Bauhinsche Klappe grenzt das Areal hoher Bakteriendichte im Kolon gegenüber dem Dünndarm ab. Hohe Konzentrationen an Defensinen u. a. Millieubedingungen bewirken, dass die Bakteriendichte im Dünndarm relativ gering ist. Saurer bzw. alkalischer pH bewirken, dass im Magen und Duodenum nur wenige Bakterien kolonisieren. Die lebenden Bakterien befinden sich schleimhautnah, aber beim Gesunden nie direkt in Berührung mit der Schleimhaut, denn der Schleim, der zur Schleimhaut hin zunehmend viskös wird, verhindert das Vordringen der kommensalen Bakterien bis zur Enterozytenmembran.

Inzwischen konnten mehr als 1000 verschiedene Bakterienspezies im Darm identifiziert werden, die insgesamt mehr als zehn Millionen mikrobielle Gene exprimieren [19–21]. Das sind ca. 400-mal mehr Gene als alle menschlichen Gene zusammen! Die Funktion vieler dieser Gene ist bis heute nicht geklärt. Ein Großteil der mikrobiellen Gene finden sind trotz aller interindiviuellen Variabilität der Mikrobiotazusammensetzung bei allen Menschen und werden *core microbiom* genannt. Einige der mikrobiellen Gene variieren von Mensch zu Mensch und könnten Ausdruck der interindividuellen Variabilität sein oder eine krankheitsassoziierte Variabilität bedeuten. Die Bakterienspezies werden in *genera* (Gattungen), diese in *families* (Familien), diese in *orders* (Ordnungen), diese in *classes* (Klassen) und diese in *phyla* (Abteilungen) gruppiert. Im Darm dominieren zwei *phyla*, die Firmicutes (ca. 60 % aller Bakterien) und die Bacteroidetes (ca. 30 %). In anderen Mikrobiota kann dieses Verhältnis völlig anders sein. Trotz der Variabilität an Bakterien variieren die mikrobiellen Gene, die sich im Darm befinden, relativ wenig; dieses Phänomen wird funktionelle Redundanz genannt [22]. Kommensale Darmbakterien wurden in drei Gruppen eingeteilt, auch Enterotypen genannt, die in verschiedenen Populationen der Erde identifiziert wurden [20], wobei auch Mischformen vorkommen. Die Gruppen unterscheiden sich in ihrer Mikrobiota durch die Prädominanz bestimmter Bakteriengruppen, welche unterschiedliche Funktionen haben. Dies lässt vermuten, dass die Gruppen sich hinsichtlich ihrer Verdauung und möglicherweise anderer funktioneller Eigenschaften unterscheiden.

- *Enterotyp 1 – Bacteroides*:
  v. a. an der Spaltung von Kohlenhydraten beteiligt (machen rund 12 % der Bakterien aus)
- *Enterotyp 2 – Prevotella*:
  v. a. an der Verstoffwechselung von Proteinen beteiligt
- *Enterotyp 3 – Ruminococcus*:
  v. a. an der Spaltung von Muzinen und Zucker beteiligt

Die Betrachtung der funktionellen Unterschiede der Enterotypen zeigt eine der zentralen Funktionen der intestinalen Mikrobiota: Die Unterstützung der Verdauung durch Erweiterung der enzymatischen Kapazität, indem die Darmbakterien Gene liefern, die für zusätzliche Verdauungsenzyme kodieren, welche dem menschlichen Organismus *per se* nicht zur Verfügung stehen. Dadurch wird eine Optimierung der Energie- und Substratgewinnung mit unterschiedlichen Gewichtungen möglich, die v. a. in Phasen des Hungerns überlebenswichtig sein kann. Hier liegt möglicherweise auch ein evolutionärer Grund dafür, warum der menschliche Organismus – trotz potenzieller Bedrohung durch die Darmbakterien, sobald die Darmbarriere beeinträchtigt ist – diese Symbiose eingegangen ist. Da der Mensch über Jahrtausende sehr viel öfter von Hunger und Verhungern bedroht war, als von Hyperalimentation, erscheint diese evolutionäre Entwicklung sinnvoll und plausibel. In heutigen Zeiten des alimentären Überflusses in Kombination mit weniger Energieverbrauch wird diese „Optimierung der Energie- und Substratgewinnung" dem Menschen zum Verhängnis, denn sie begünstigt die Entwicklung von Übergewicht und Adipositas.

Auf dieses Phänomen haben tierexperimentelle Studien aufmerksam gemacht, welche zeigten, dass keimfrei, d. h. ohne intestinale Mikrobiota, aufgewachsene Tiere trotz höherer Nahrungsaufnahme 40 % weniger Körperfett und eine geringere Insulinresistenz als konventionelle Tiere entwickeln, u. a. aufgrund einer gestörten Fettsäureoxidation und einer reduzierten Kapazität Kohlenhydrate verdauen zu können [23, 24]. Letzteres wird plausibel, wenn man sich vergegenwärtigt, dass ein einziges Bakterium, *Bacteroides thetaiotaomicron*, 226 Glykosidasen enthält – deshalb können keimfreie Mäuse Zellulose nicht verdauen. Wenn unverdauliche Kohlenhydrate (Ballaststoffe) dank der intestinalen Mikrobiota doch verdaut werden, dann werden sie zu kurzkettigen Fettsäuren (SCFA) metabolisiert, die nicht nur Energielieferanten, sondern auch Signalmoleküle sind. Im Kolon werden zwei SCFA-Rezeptoren exprimiert, die bereits erwähnten FFAR2 (GPR43) und FFAR3 (GPR41). Sowohl der Konsum von Ballaststoffen als auch die Applikation von SCFA wurden mit zahlreichen klinischen Vorteilen assoziiert wie Verbesserung der Körperzusammensetzung, der Glukosetoleranz und dem Lipidprofil sowie Reduktion des Risikos für Adipositas und Kolonkarzinom [25]. Die zugrunde liegenden Mechanismen sind wenig geklärt. Eine Dysfunktion dieser Rezeptoren könnte zu metabolischen Störungen, die mit Adipositas assoziiert sind, und anderen Konsequenzen führen [26].

Die Optimierung der Energie- und Substratgewinnung ist ein höchst dynamischer Prozess, denn die Darmbakterien passen sich in kürzester Zeit an das Substrat, d. h. die aktuelle Nahrungszufuhr, an mit der Intention, deren Verdauung umgehend zu optimieren. Dies erklärt, warum die Nahrung der wichtigste Regulator der intestinalen Mikrobiota ist und warum bereits wenige Stunden nach Nahrungsaufnahme eine Adaptation der Darmbakterien auf der Ebene der Diversität nachweisbar ist [27]. Die Diversität, d. h. die bakterielle Vielfalt eines Mikrobioms, gilt als Qualitätsmarker, denn je höher die Diversität, desto robuster scheint das mikrobielle Milieu im Darm und desto effektiver werden die Funktionen wie Immunabwehr und Unterstützung der Verdauung ausgeübt. Neben dieser „Kurzzeitregulation" der Mikrobiota durch die Nahrung gibt es auch eine „Langzeitregulation", wie der Vergleich der Mikrobiota von Menschen aus verschiedenen Esskulturen zeigt: Beispielsweise weisen Kinder aus Burkina Faso, wo man vorwiegend eine archaische Ernährung auf der Basis von Körnern, Gemüse und gelegentlich Fleisch praktiziert, einen Bacteroidetesanteil von 73 % auf, während bei Kindern aus Europa mit einem relativ geringen Anteil an komplexen Kohlenhydraten, auch *microbiota-accessible carbohydrates* (MAC) genannt, dieser Anteil nur 27 % beträgt. Dagegen haben europäische Kinder 51 % Firmicutes, Kinder aus Burkina Faso dagegen nur 12 % [28]. Diese dramatischen Unterschiede in der Zusammensetzung und in der Diversität der intestinalen Mikrobiota sind assoziiert mit funktionellen Eigenschaften wie potentiellen Infektionsraten, die bei europäischen Kindern trotz besserem Hygienestatus deutlich höher sind als bei den Kindern aus Burkina Faso.

Im Mausmodell konnte gezeigt werden, dass ein Verlust der Bakteriendiversität durch eine MAC-arme Diät zunächst reversibel ist, wenn auf MAC-reiche Diät umgestellt wird. Allerdings wird dieser Verlust der Bakteriendiversität irreversibel durch Ernährungsumstellung, wenn sich die Phase der MAC-armen Diät über mehrere Generationen erstreckt hat. Offensichtlich besteht eine Art „bakteriologisches Langzeitgedächtnis" für Ernährungsgewohnheiten, das langanhaltende Veränderungen schwerer beeinflussbar macht. Interessanterweise kann die Bakteriendiversität auch nach MAC-armer Diät über Generationen wieder normalisiert werden, wenn zusätzlich zur Ernährungsumstellung auch eine bakterielle Therapie mittels Stuhltransfer von Mäusen unter MAC-reicher Diät erfolgt [29]. Ob ein solches synbiotisches Konzept auch beim Menschen nach Diätfehlern über lange Zeiträume praktikabel ist, muss noch gezeigt werden.

Adipositas geht, zumindest in der Entstehungsphase, mit Hyperalimentation einher. Diese bewirkt eine Anpassung der Darmbakterien dahingehend, dass solche Bakterien proliferieren, die zur optimalen Verdauung des vermehrten Substratangebots benötigt werden. Die Anpassung der Darmbakterien wird also unterschiedlich sein, je nachdem, ob die Adipositas sich vorwiegend durch Naschen von Süßem oder durch viele Steaks entwickelt hat, aber in beiden Fällen wird die Anpassung bestrebt sein, das zusätzliche Substratangebot optimal zu bewerten. Diese Überlegung ist bereits hinreichend, um zu verstehen, dass, wie bereits 2006 gezeigt werden konnte,

```
┌─────────────────────┐        ┌──────────────────────────┐
│  Nahrungsaufnahme   │  ──▶   │ Optimierte Digestion durch│
│                     │        │ Anpassung der Mikrobiota  │
│                     │        │ an das angebotene Substrat│
└─────────────────────┘        └──────────────────────────┘

┌─────────────────────┐        ┌──────────────────────────┐
│ Zentrale und peri-  │  ◀──   │ Optimierung von Nahrungs- │
│ phere Appetit-      │        │ zustand und Körperfunktion│
│ regulation          │        │                           │
└─────────────────────┘        └──────────────────────────┘
```

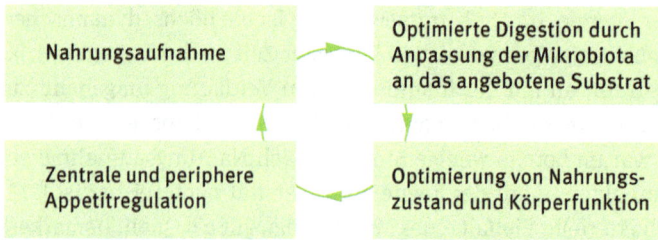

Abb. 5.2: Zusammenhang zwischen Essverhalten, Mikrobiota und Gewichtsentwicklung (zur Erläuterung siehe Text).

sich die Zusammensetzung der Mikrobiota bei Adipösen deutlich von der Mikrobiota schlanker Menschen unterscheidet [30]. Ein solcher Unterschied ist zunächst noch kein Beweis dafür, dass es Menschen gibt, die *per se* eine besondere Mikrobiota aufweisen, welche sie übergewichtig werden lässt. Andererseits kann dies auch nicht ausgeschlossen werden und würde eine Erklärung dafür bieten, warum einige Menschen schneller zunehmen als andere (bei gleicher Ernährungsweise) und warum einige bessere „Futterverwerter" sind als andere. Die Reaktion der Mikrobiota auf Hyperalimentation mit der Konsequenz, dass nicht nur mehr Kalorien zugeführt, sondern zusätzlich noch mehr aufgenommen werden, konnte in tierexperimentellen und in kleinen Humanstudien [31] nachgewiesen werden. Die primäre Aktion der Mikrobiota, d. h. die besondere Mikrobiota als primäre Ursache der Adipositas, das ist bislang nicht belegt. Im Kern geht es um die in der Medizin oft gestellte „Henne-Ei-Frage": Bestimmt das Essverhalten die Mikrobiota und damit die Energieaufnahme oder bestimmt die Mikrobiota Energieaufnahme und Essverhalten (und damit z. B. Adipositas)? Diese Frage kann hier nicht abschließend beantwortet werden, aber der Zusammenhang zwischen intestinaler Mikrobiota und Adipositasentstehung steht außer Frage (Abb. 5.2). Die Optimierungskapazität der Darmmikrobiota was die Energiegewinnung anbetrifft, wurde auf etwa 5–10 % geschätzt [32].

Trotz der Bedeutung der Nahrung als Regulator der Darmmikrobiota sollte nicht übersehen werden, dass es auch andere exogene und endogene Regulatoren gibt. Unter den exogenen Faktoren sind v. a. Probiotika, Präbiotika und Antibiotika zu nennen, unter den endogenen die Genetik des Menschen und das mukosale Immunsystem. Kürzlich konnte gezeigt werden, dass das Phylum Bacteriodetes vorwiegend durch Ernährung und andere Umweltfaktoren reguliert wird, während das Phylum Firmicutes in erster Linie durch das genetische Make-up des Menschen reguliert wird. Christensenellaceae, eine Bakterienfamilie, die zu den Firmicutes gehört, ist unabhängig von den Nahrungsgewohnheiten mit einem schlanken Phänotyp assoziiert. In Mäusen konnte gezeigt werden, dass die Zugabe von *Christensenella minuta* in ein Donor-Stuhltransplantat bei dem Empfänger eine Gewichtsreduktion auslöst [33]. Dieses Experiment spricht dafür, dass die Mikrobiota vielleicht doch nicht nur das Ei, sondern auch die Henne bei der Adipositasentstehung sein kann. Es zeigt auch, dass zukünftig eine Art von probiotischer Therapie der Adipositas mit Keimen wie *Christensenella minuta* zumindest vorstellbar ist. Bisherige Versuche, Adipositas mittel Probiotika zu reduzieren, sind möglicherweise deshalb wenig erfolgreich gewesen, weil marktübliche Probiotika für völlig andere Zielsetzungen wie Behandlung von Diarrhöen entwickelt wurden. Neuartige Probiotika, die auf der Basis von adipositasassoziierten pathophysiologischen Konzepten, wie dem in der *Christensenella*-Arbeit beschriebenen, könnten zu erfolgreicheren Bakterientherapien bei Adipositas bzw. MetS führen.

Ein erst kürzlich identifizierter exogener Regulator ist die Umgebungstemperatur. In Mausexperimenten konnte gezeigt werden, dass diese die Komposition der Mikrobiota nach Kälte- bzw. Wärmeexposition verändert. Eine „Kältemikrobiota" führt zu einer Transformation von weißem in braunes Fettgewebe (*browning*) und einer Erhöhung der Insulinsensitivität. Außerdem induziert die Kältemikrobiota, wie Stuhltransferexperimente zeigten, eine Steigerung der intestinalen Absorptionskapazität durch Vergrößerung der Darmzirkumferenz und -länge [34]. Dadurch kann sich der Organismus der Kälte metabolisch und nutritiv anpassen, wobei diese Effekte nur passager nach Beginn der Kälteexposition nachweisbar sind.

Die Rolle der Mikrobiota des Adipösen beschränkt sich nicht auf eine Adaptation an erhöhte Substratzufuhr mit dem Ziel, dieses erhöhte nutritive Angebot möglichst effektiv zu metabolisieren. Dieser Mechanismus, der evolutionär betrachtet wohl der Verhinderung einer Malnutrition bei knapper Nahrungszufuhr dienen soll, wird allein unter der Bedingung von Überangebot und Hyperalimentation zum unerwünschten Effekt einer übermäßigen Gewichtszunahme bis hin zur Adipositas. Adipositas in der Überflussgesellschaft wird durch energiedichte, fett- und zuckerreiche Ernährung getriggert, die zu Änderungen in der Darmmikrobiota führt, welche oft als *western-style microbiome* bezeichnet wird. Dieses *western-style microbiome* begünstigt nicht nur die Entwicklung von Adipositas, sondern auch von metabolischen Folgeerkrankungen wie NAFLD, Diabetes und kardiovaskulären Erkrankungen. Kürzlich konnte gezeigt werden, dass das Mikrobiom das Serummetabolom bei Patienten mit Diabetes beeinflusst. Diese haben eine erhöhte Konzentration von verzweigtkettigen Aminosäuren (*branched-chain amino acids*, BCAA), die mit Mikrobiomveränderungen korreliert, welche durch ein erhöhtes biosynthetisches Potential für BCAA-Synthese gekennzeichnet ist. *Prevotella copri* und *Bacteroides vulgatus* sind die hauptverantwortlichen Bakterienspezies für diesen Zusammenhang zwischen BCAA-Synthese und Insulinresistenz [35]. Die Ursache der Vermehrung dieser Spezies ist allerdings noch unklar.

Kürzlich konnte auch gezeigt werden, dass hierbei die Interaktion von Gallensäuren und Mikrobiota, welche primäre Gallensäuren aus der Leber zu sekundären Gallensäuren metabolisiert, eine wichtige Rolle spielt. Gallensäuren haben somit nicht nur eine Funktion bei der Nahrungslipidverdauung, sondern spielen auch bei der Regulation metabolischer Prozesse durch Aktivierung von Rezeptoren wie den nukleären Farnesoid-X-Rezeptor oder den zytoplasmischen G-proteingekoppelten TGR5-Rezeptor, die in vielen Geweben exprimiert werden, eine Rolle [36]. Man nimmt an, dass die erwünschten Effekte der Adipositaschirurgie, u.a. durch Modulation der Gallensäuren, zustande kommen.

Tierexperimentelle Studien belegen, dass die durch fettreiche Diät reduzierte bakterielle Gallensäurenhydrolase (GSH)-Aktivität eine Anreicherung von Tauro-β-Muricholsäure zur Folge hat, die als potenter Antagonist des Farnesoid-X-Rezeptors bekannt ist. Deletion des Rezeptors reduziert die Serum-Ceramid-Konzentration und verhindert die Entwicklung von Adipositas, Diabetes und NAFLD nach fettreicher Ernährung [37]. Diese Mikrobiota kann in keimfreie Tiere transferiert werden und führt dort diätunabhängig zu Adipositas und metabolischen Erkrankungen, wenn der Farnesoid-X-Rezeptor vorhanden ist [38]. GSH-resistente Farnesoid-X-Rezeptor-Antagonisten könnten somit ein neues therapeutisches Konzept zur Verhinderung von metabolischen Folgeerkrankungen bei Adipösen sein.

Oft wird gefragt, wie man die Mikrobiota analysieren, den „gesunden Darm" monitoren kann. Vielfach werden Stuhlanalysen angeboten, die derartiges suggerieren, aber nicht leisten. Eine erste hilfreiche Orientierung bietet die Anamnese: insbesondere die Stuhlanamnese und vor allem die Frage nach Blähungen können erste Hinweise auf eine gestörte Darm-Mikrobiota sein. Die zweite Möglichkeit ist die Untersuchung der mukosalen Immunität und der Darmbarriere, wobei auch hierfür nur wenige etablierte Marker existieren. Bei der Mikrobiotaanalyse muss zwischen Analyse der Komposition (qPCR- oder 16S-Sequenzierung, Kosten < 100 € pro Probe), der Funktion (Vollsequenzierung, Kosten ca. 500–1000 € pro Probe), der Diversität (mit der Kompositionsanalyse abgedeckt) und von Biomarkern der Mikrobiota (analog zur Kompositionsanalyse) unterschieden werden. Die Analysen sind technisch machbar, aber die derzeit noch völlig unzureichende klinische Interpretation der Daten rechtfertigt nach dem aktuellen Stand keine dieser Analysen als Routineuntersuchungen. Ferner wird die erhebliche Variabilität der Ergebnisse, die sich aus der enormen genetischen Variabilität der Bakterien und der Vielfalt der Einflussfaktoren ergibt, diese Art von Untersuchungen auch in Zukunft kaum als Routineuntersuchung etablieren lassen. Am ehesten könnte man sich zukünftig Markerbakterien zur Messung für die Routine vorstellen, wie beispielsweise *Akkermansia muciniphila*, eine Bakterienspezies, die mit einem gesunden Darm assoziiert wird und z. B. bei CED deutlich reduziert ist [39]. Auch bei Adipösen mit abdomineller Adipositas, Insulinresistenz oder Fettlebererkrankung findet sich eine reduzierte Häufigkeit von Akkermansia. Nach erfolgreicher Gewichtsreduktion steigt die Häufigkeit von Akkermansia bei Adipösen wieder an [40].

Die Mikrobiota des Adipösen unterscheidet sich von der des Gesunden und diese Unterschiede reduzieren sich durch Gewichtsabnahme, aber das sind nicht die einzigen Hinweise für eine Bedeutung der Darmbakterien für Adipositas. Kürzlich konnte gezeigt werden, dass die Mikrobiotakomposition des Adipösen auch prognostische Bedeutung hat. Adipöse, die nach entsprechender Lebenstilintervention langfristig Erfolg haben, unterscheiden sich hinsichtlich ihrer Mikrobiotazusammensetzung vor Beginn der Intervention von Adipösen, welche nach derselben Intervention nicht nachhaltig abgenommen haben [40]. In einer anderen Studie an 38 Adipösen und elf Übergewichtigen konnte gezeigt werden, dass Individuen mit einer reduzierten Vielfalt (*richness*) an mikrobiellen Genen häufiger subklinische Entzündung und metabolische Komplikationen aufweisen und dass diätetische Intervention die genetische Vielfalt als auch die metabolischen Parameter verbessert. Dies ist allerdings weniger effektiv bei solchen, die eine besonders niedrige genetische Vielfalt aufweisen, was dafür spricht, dass auch die mikrobielle genetische Vielfalt eine prognostische Bedeutung haben könnte [41].

Diese mögliche prognostische Aussagekraft der Mikrobiotaanalyse könnte therapeutisch genutzt werden, um genau die Adipösen, die von einer Lebenstilintervention tatsächlich profitieren, dieser aufwendigen Therapie zuzuführen. Die Mikrobiotaanalyse in Kombination mit der Analyse anderer Umweltvariablen wie Ernährungsgewohnheiten, körperlicher Aktivität, Anthropometrie und ausgewählten Routinelaborwerten erlaubt bei Individuen mit gestörter Glukosetoleranz, die häufig adipös sind, eine sehr viel erfolgreichere und von Fachpersonal weitgehend unabhängige, weil allein auf Algorithmen basierende, Ernährungsberatung, wie kürzlich gezeigt werden konnte [42]. Solche Daten unterstreichen die enge Verflechtung von Ernährung und intestinalem Mikrobiom und deuten das klinische Potential dieses Zusammenhangs an.

5.1.5 Rolle der Leber

Die Leber ist an der Adipositaskrankheit nahezu immer beteiligt, in den meisten Fällen (ca. 90 %) in Form einer mehr oder weniger ausgeprägten Leberverfettung (Steatosis), die – wenn Alkohol als Ursache weitgehend ausgeschlossen werden kann, auch *nonalcoholic fatty liver disease* (NAFLD) genannt wird. Diese kann sich zu einer Leberentzündung (*non-alcoholic steatohepatitis*, NASH) weiterentwickeln [43, 44]. Adipöse mit NASH haben ein erhöhtes Risiko, eine Leberfibrose, eine Zirrhose und ein hepatozelluläres Karzinom (HCC) zu entwickeln (Abb. 5.3). Etwa 20 % der Adipösen entwickeln eine NASH [45], und 5–10 % der Patienten mit NASH entwickeln ein HCC [46]. Es wird vermutet, dass es in Zukunft mehr Fälle von Leberkrebs wegen Adipositas als wegen Virushepatitis geben wird.

Die Leberverfettung beim adipösen Patienten wird als Frühindikator für Adipositas-assoziierte metabolische Erkrankungen angesehen [47]. Tatsächlich geht die Leberverfettung der Hyperinsulinämie und dem T2DM als auch der Arteriosklerose und der myokardialen Dysfunktion voraus (Abb. 5.4). Die Assoziation zwischen NAFLD und metabolischen Erkrankungen wirft die Frage auf, ob die Leber auch eine kausale Rolle bei der Entwicklung der metabolischen Folgeerkrankungen spielt. Für eine kausale Rolle spricht die Beobachtung, dass Adipöse mit metabolischen Folgeerkrankungen, das sind etwa zwei Drittel aller Adipösen, nahezu immer eine NAFLD

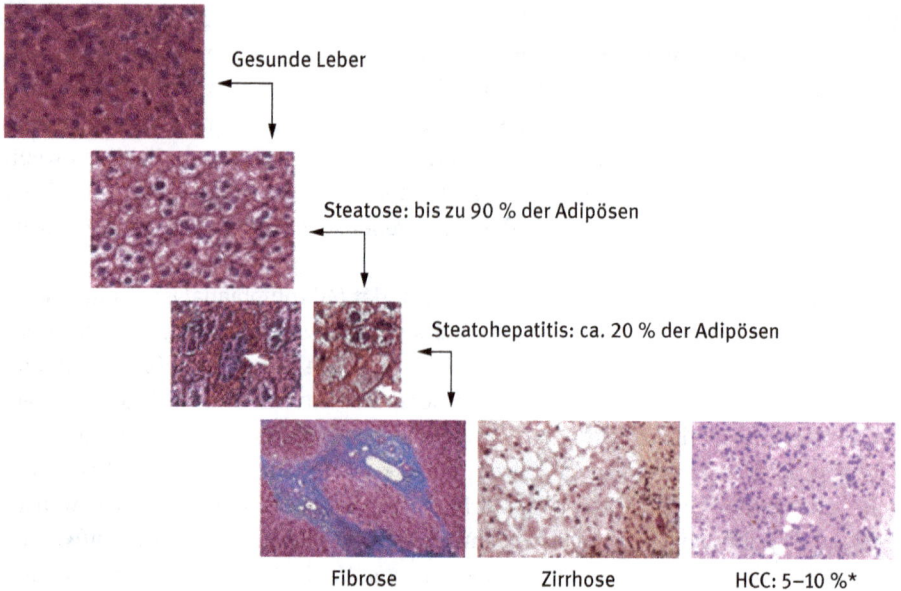

Abb. 5.3: Kaskade der Leberpathologien bei metabolischer Lebererkrankung. Modifiziert nach Ota et al. [45]. *Etwa 5–10 % der Patienten mit Steatohepatitis (NASH) entwickeln ein hepatozelluläres Karzinom (HCC) laut Seitz & Stickel [46].

haben, während Adipöse ohne metabolische Folgeerkrankungen, das ist das verbleibende Drittel, die auch als *healthy obese* bezeichnet werden, keine wesentliche Leberpathologie aufweisen [48, 49]. Offensichtlich prädestiniert die Steatose der Leber und anderer viszeraler Organe wie Herz- und Skelettmuskel für die Entwicklung metabolischer und kardiovaskulärer Begleiterkrankungen inklusive Arrhythmien wie Vorhofflimmern [50].

Die Pathophysiologie der NAFLD ist nicht vollständig klar. Ob Hyperalimentation im Allgemeinen oder eher spezielle Nahrungsinhaltsstoffe die Leberverfettung begünstigen und welche Rolle dabei die Darmmikrobiota und andere endogene Faktoren spielen, sind Gegenstand aktueller Forschung. Die fett- und zuckerreiche, sogenannte *western-style diet* (WSD) und insbesondere Fruktose [14] wurden als wesentliche Trigger für die Entwicklung der NAFLD identifiziert. In Tiermodellen konnte gezeigt werden, dass der Verfettungseffekt weitgehend unabhängig von der Energiezufuhr auftritt, was tatsächlich vermuten lässt, dass die Nahrungsqualität ebenso eine Rolle für die NAFLD-Entstehung spielt wie die Nahrungsmenge, die aufgenommen wird.

Tierexperimentelle Daten [14, 51, 52] als auch Humanstudien [15, 53] weisen darauf hin, dass die Translokation von Bakterienprodukten wie Endotoxin bzw. LPS aus dem Darm über die Pfortader in die Leber die Leberentzündung und Steatose triggert. Dies deutet darauf hin, dass die o. g. Nahrungsfaktoren eine Darmbarrierestörung induzieren könnten, welche dann die Translokation möglich macht (siehe Kap. 5.1.3).

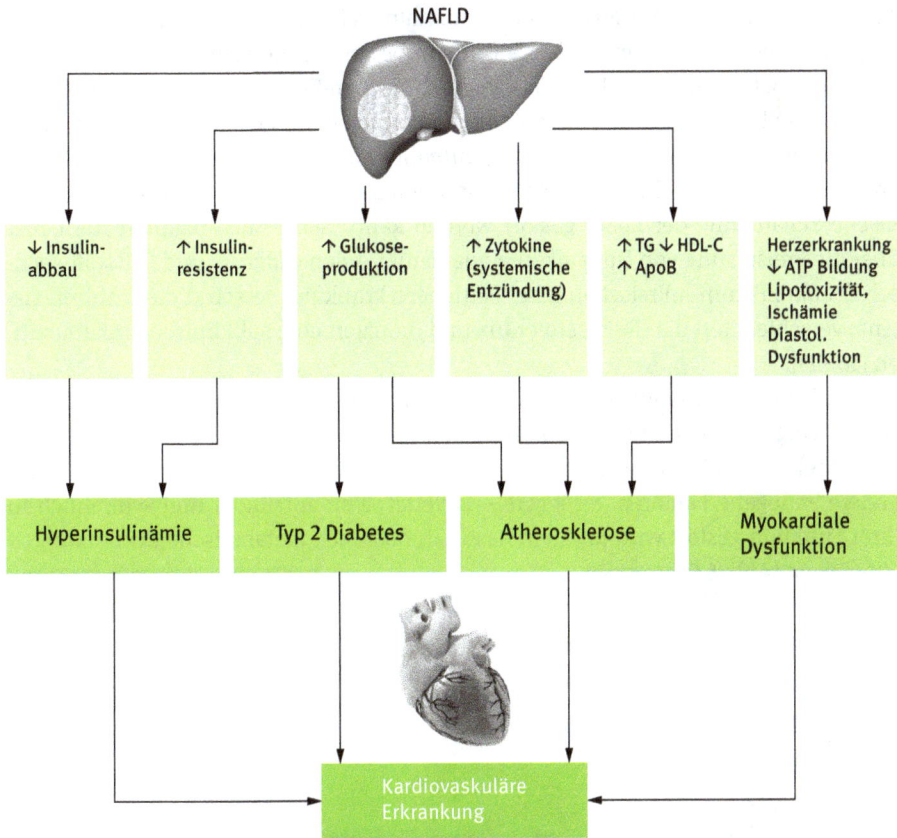

Abb. 5.4: Die nicht-alkoholische Fettlebererkrankung (*non-alcoholic fatty liver disease*, NAFLD) ist ein Frühindikator für metabolische und kardiovaskuläre Folgeerkrankungen. Abkürzungen: TG, Triglyzeride; HDL-C, High-density lipoprotein-Cholesterin; Apo B, Apolipoprotein B; ATP, Adenosintriphosphat. Modifiziert nach Cusi et al. [47].

Aber auch andere Mechanismen sind vorstellbar. Beispielsweise könnten die o. g. Nahrungsstoffe eine Veränderung der Darmmikrobiota bewirken (*western-style microbiome*, siehe Kap. 5.1.4), welche die Darmbarrierestörung und die darauffolgende LPS-Translokation bewirkt. Sicherlich spielt die Darm-Leber-Achse eine bislang unterschätze Rolle in der Pathophysiologie der metabolischen Lebererkrankungen und wahrscheinlich auch anderer metabolischer Folgeerkrankungen der Adipositas.

Die erhöhte Darmpermeabilität (*leaky gut*), induziert durch selektive oder globale Hyperalimentation und konsekutive Translokation von LPS, ist ein Mechanismus, wie es zur *low-grade inflammation* kommen kann, die metabolische Erkrankungen kennzeichnet und Insulinresistenz sowie andere Pathologien befördert [54, 55]. Es werden auch andere Mechanismen diskutiert, die im Folgenden aufgezeigt werden sollen. Das Fettgewebe, insbesondere das viszerale Fettgewebe, kann eine relevante Quelle von Entzündungsmediatoren und proinflammatorischen Zytokinen sein, die vermehrt ausgeschüttet werden, wenn sich das Fettgewebe vergrößert (siehe Kap. 5.2).

Die Hepatozyten selbst können zur subklinischen Entzündung und zur Entwicklung von metabolischen Folgeerkrankungen beitragen. Einerseits werden Nahrungssubstrate wie Fruktose in der Leber insulinunabhängig zu Triglyzeriden metabolisiert, andererseits reguliert die Leber den Lipoproteinmetabolismus, was durch eine chronische Schädigung der Leber gestört werden kann. Schließlich reguliert die Leber über die Freisetzung von Hepatokinen wie Fetuin-A den Glukose- und Fettstoffwechsel. Erhöhte Fetuin-A-Freisetzung bei Fettleberkrankung verstärkt die Insulinresistenz, verschlechtert die Glukosetoleranz und induziert eine subklinische Inflammation [56–59].

Die Leber spielt somit eine zentrale Rolle in der Pathophysiologie adipositasassoziierter Folgeerkrankungen wie Diabetes und kardiovaskuläre Erkrankungen, indem sie – direkt durch Nahrungsfaktoren oder indirekt durch intestinales Endotoxin oder andere endogene Faktoren getriggert – verfettet, sich entzündet und schließlich in ihrer Funktion gestört wird mit dem Resultat, dass sich metabolische Erkrankungen entwickeln (Abb. 5.5).

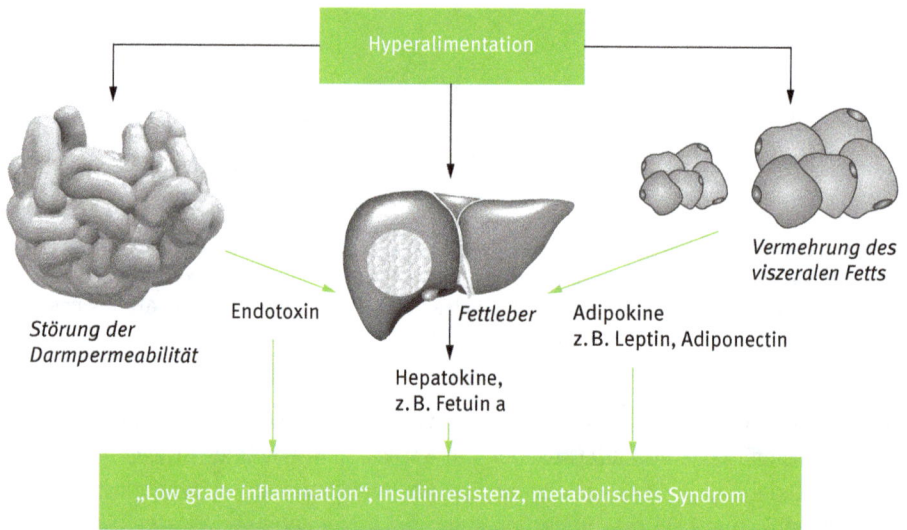

Abb. 5.5: Multifaktorielle Genese der nicht-alkoholischen Fettleberkrankung (*non-alcoholic fatty liver disease*, NAFLD). Ernährungsfaktoren (Hyperalimentation, Fruktose, *western-style diet*) spielen ebenso eine Rolle wie endogene Faktoren (Endotoxin aus dem *leaky gut*, vermehrte Freisetzung von Adipokinen aus viszeralen Fettzellen, vermehrte Freisetzung von Hepatokinen aus der Fettleber, vermehrte Freisetzung von Myokinen aus verfettetem Muskelgewebe, letzteres hier nicht gezeigt). Modifiziert nach Stefan und Häring [56].

5.2 Rolle des Fettgewebes
Stephan Jacob, Stephan C. Bischoff

Lange Zeit wurde das Fettgewebe als ein reiner Energiespeicher gesehen, der, wenn er expandiert, nicht nur kosmetisch unliebsam wird, sondern auch medizinische Probleme verursacht. Dazu gehören Wirbelsäulen- und Gelenksbeschwerden, Hypertonie und Diabetes mellitus, aber auch psychische Veränderungen wie Isolation, kognitive Einschränkungen und Depression. Neuere Daten zeigen, dass die pathophysiologische Bedeutung der Vermehrung von Fettgewebe nicht auf unliebsame Optik und mechanische Belastung der Gelenke beschränkt ist, sondern auch zahlreiche komplexe metabolische Veränderungen im Gesamtorganismus bewirkt [60].

5.2.1 Funktionen des Fettgewebes

- *Energiespeicherung.* Eine wichtige Funktion der Fettzelle ist die zelluläre Speicherung von hochkonzentrierter Energie in Form von Fetten (Lipogenese) und die bedarfsgerechte Abgabe von Fettsäuren, d. h. Bereitstellung von Energie (Lipolyse). Diese Prozesse sind kontrolliert durch hormonelle und nervale Regulatoren, vor allem durch Insulin, Leptin und das sympathische Nervensystem [60].

  > Bedeutung für die Praxis:
  > Durch die regulierende Funktion des Insulins (Hemmung der Lipolyse, Förderung der Lipogenese) kann eine Hyperinsulinämie (auch die durch Insulingabe induzierte Hyperinsulinämie) die Gewichtszunahme fördern bzw. eine Gewichtsabnahme erschweren.

- *Regulation von metabolischen Prozessen.* Besteht eine chronische Hyperalimentation von Glukose und Fetten sowie eine genügende endogene Insulinproduktion, kommt es zu einer Volumenvergrößerung der bestehenden Fettzellen (Zellhypertrophie) oder zu einer Vermehrung der Anzahl der Adipozyten (Zellhyperplasie, v. a. im Kleinkindalter). Während die Fettzellhyperplasie mit Proliferation und Differenzierung von Adipozyten als eher mit metabolischem Benefit in Zusammenhang gebracht wird [61], bewirkt die Fettzellhyperplasie Zelldysfunktion und Entzündung durch Makrophagenaktivierung [62]. Die Regulation solcher Prozesse durch endogene Mechanismen oder Nahrungsstoffe ist noch weitgehend unbekannt.
  Die hypertrophen Adipozyten werden zunehmend insulinresistent und sezernieren vermehrt Adipozytokine, auch Adipokine genannt, die für die Entwicklung von adipositasassoziierten Komorbiditäten wie Fettleber, T2DM und kardiovaskulären Erkrankungen eine bedeutsame Rolle spielen. Abgesehen von der Regulation metabolischer Aktivitäten steuern Adipokine auch immunologische und entzündliche Prozesse. Diese Sekretionsprodukte der Adipozyten sind mitverant-

wortlich für die Induktion der „subklinischen Entzündung", die metabolische Erkrankungen kennzeichnet, wie im Kap. 5.1.5 dargelegt wurde [63, 64].

Die Entdeckung des „Schlankmacherhormons" Leptin war ein Meilenstein für die Erforschung der metabolischen Aktivität von Fettgewebe [65]. Seither wurden zahlreiche weitere Adipokine charakterisiert, welche in der Regulation von Appetit und Energiehomöostase sowie von Entzündung, Leberverfettung, Insulinresistenz und kardiovaskulären Funktionen beteiligt sind [65]. Oxidativer Stress im Fettgewebe könnte eine Störung metabolischer Prozesse durch veränderte Adipokinfreisetzung bewirken [66]. Nahrungsfaktoren wie Vitamin D, Harnsäure und Omega-3-Fettsäuren wurde als wichtige Regulatoren der Adipokine identifiziert [67].

– *Regulation der Körpertemperatur.* Die Thermogenese erfolgt vor allem durch das braune Fettgewebe, das durch Fettsäureoxidation Wärme bilden kann. Es konnte gezeigt werden, dass nicht nur Säuglinge, sondern auch erwachsene Menschen braunes Fettgewebe aufweisen (z. B. am Hals und Brust), das u. a. durch längere Kältereize stimuliert werden kann [62, 68]. Die Forschung sucht derzeit nach Möglichkeiten, das braune Fett zu stimulieren bzw. weißes Fettgewebe in braunes zu transferieren (*browning of adipose tissue*, um eine Gewichtsabnahme durch Fettoxidation zur Wärmebildung zu fördern. Neben pharmakologischen Ansätzen kommen auch metabolische Stimuli wie Kälteexposition oder körperliche Aktivität oder möglicherweise auch diätetische Faktoren hierfür infrage [60].

5.2.2 Pathophysiologische Bedeutung der Fettverteilung

– *Viszerales Fett.* Während das subkutane Fett relativ stoffwechselneutral ist, hat das stoffwechselaktive viszerale Fett, welches nicht nur im Abdomen, sondern auch in inneren Organen wie Leber, Muskel und Perikard vorkommt, eine besondere metabolische, endokrine und auch vaskuläre Bedeutung [69]. Epidemiologische Untersuchungen zeigten, dass nicht nur der BMI, d. h. die Gesamtkörperfettmasse, mit dem Auftreten kardiometabolischer Risikofaktoren korreliert, sondern auch die Fettverteilung mit dem kardiometabolischen Risiko assoziiert ist. Je mehr viszerales Fett vorhanden ist – klinisch einfach abschätzbar durch Messung des Bauchumfangs – desto höher ist das kardiometabolische Risiko [70]. Epidemiologische Studien wie die „Interheart Studie" unterstreichen sehr deutlich die Relevanz des Risikofaktors Bauchumfang für die Entwicklung von kardiovaskulären Folgeerkrankungen [71]. Dieser Zusammenhang ist besonders ausgeprägt bei Übergewicht und Adipositas Grad I, während ab Adipositas Grad II dem Bauchumfang keine gesonderte Bedeutung mehr zukommt.

Faktoren, welche die Fettverteilung bzw. die Hyperplasie von viszeralen Fettzellen bewirken, sind wenig bekannt. Östrogene und Kortisol spielen hier eine Rolle, aber ob bestimmte Ernährungs- oder andere Umweltfaktoren hier auch relevant sind, ist derzeit unklar.

– *Subkutanes Fett.* Sumo-Ringer sind bekanntermaßen sehr übergewichtig und weisen eine erhebliche Fettmasse auf. Doch solange sie körperlich aktiv sind, finden sich bei ihnen keine kardiometabolischen Auffälligkeiten und das vermehrte Fettgewebe ist hauptsächlich subkutan lokalisiert. Beenden die Ringer ihre Karriere und reduzieren ihre körperliche Aktivität, findet sich deutlich vermehrtes viszerales Fett und es entwickelt sich oft ein MetS [63]. Dieses Beispiel macht deutlich, dass die Menge an Fettgewebe weniger relevant ist als die Fettverteilung und das individuelle Verhalten, insbesondere die körperliche Aktivität.

Der pathophysiologische Zusammenhang zwischen Bauchumfang bzw. viszeralem Fett und kardiometabolischem Risiko belegt, dass das Fettgewebe, insbesondere das viszerale Fettgewebe, ein endokrines Organ ist, das metabolische Erkrankungen induzieren kann (Abb. 5.6).

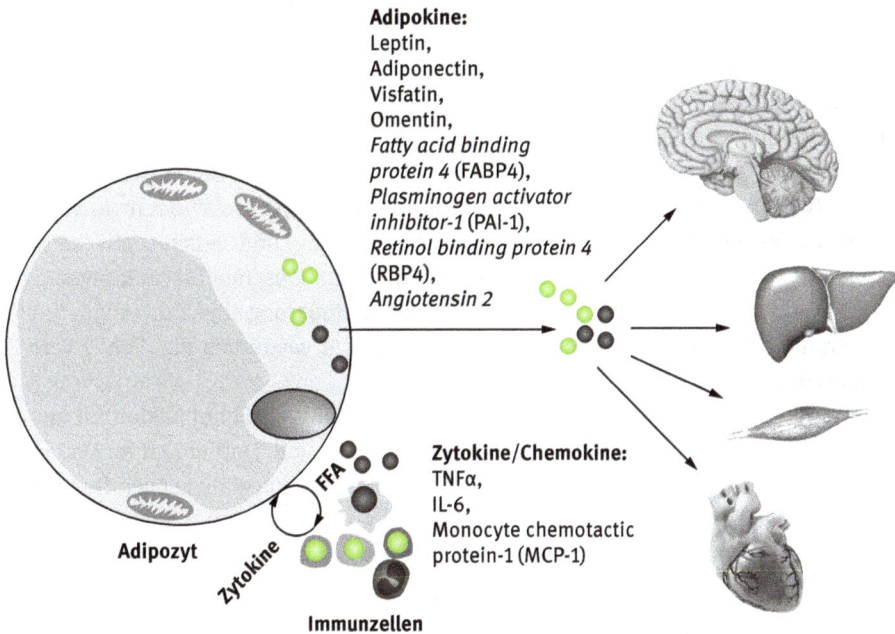

Abb. 5.6: Adipokine und metabolische Entzündung im Fettgewebe. Die Freisetzung von Adipokinen (Leptin, Adiponectin, Resistin u. a.) sowie proinflammatorischen Zytokinen (TNFα, IL-6 u. a.) aus Fettzellen wird durch Zellhyperplasie und Interaktion mit Immunzellen induziert. Dadurch werden zahlreiche Organfunktionen verändert. Bei Adipösen werden solche Botenstoffe vermehrt freigesetzt, wodurch die Entwicklung von metabolischen Folgeerkrankungen (Fettstoffwechselstörung, Hyperkoagulabilität, endotheliale Dysfunktion, Hypertonie, Diabetes) begünstigt wird. Modifiziert nach Cao [64].

Bedeutung für die Praxis:
Die Bestimmung des Bauchumfangs sollte zur Routine bei der körperlichen Untersuchung von (mäßig) Adipösen gehören. Der Bauchumfang wird in der Mitte zwischen unterem Rippenbogen und Oberrand des Beckens am besten nach „tiefem
Ein- und dann Ausatmen" gemessen, denn häufig ziehen die Patienten bei der Untersuchung den Bauch ein (Vgl. Abb. 7.2).

5.2.3 Wie verursacht viszerales Fett metabolische Folgeerkrankungen?

Zu den Mechanismen, die an der Entwicklung der Arteriosklerose beteiligt sind, gehören die subklinische Entzündung, die Stimulation des Renin-Angiotensin-Aldoste-
ron (RAS)-Systems, die Aktivierung des Sympathikus, die endotheliale Dysfunktion
und der erhöhte Blutdruck, die Störungen des Gerinnungssystems mit konsekutiver
Koagulopathie, der oxidative Stress, vor allem aber Fett- und Glukosestoffwechselstö-
rungen.

Bei der Entwicklung dieser Pathologien spielen Adipokine eine wichtige Rolle.
Dies trifft insbesondere für die Entwicklung des T2DM zu, denn Adipokine sind für
die Entwicklung und Verstärkung sowohl der Insulinresistenz als auch der Insulin-
sekretionsstörung verantwortlich. Außerdem sind Adipokine an der Entwicklung von
Fettstoffwechselstörungen und an der Pathogenese der Hypertonie über reaktive Sau-
erstoffspecies (ROS) und Sympathikusaktivierung beteiligt und stellen somit das Bin-
deglied zwischen dem Fettgewebe und den kardiometabolischen Erkrankungen dar.
Darüber hinaus beeinflussen Adipokine Sättigungssteuerung und Essverhalten, sie
fördern die chronische, subklinische Entzündung und verstärken die (Fehl-) Verteilung des Fettgewebes.

Eines der Adipokine, das Adiponektin, gilt allerdings als Schutzfaktor mit antia-
therogenen und antiinflammatorischen Wirkungen. Es schützt außerdem vor Diabetes
mellitus, da es die Insulinsensitivität und die Insulinsekretion günstig beeinflusst. Bei
Adipositas ist Adiponektin eines der wenigen Adipokine, das deutlich erniedrigt ist.
Erfolgreiche Lebensstiländerungen und körperliche Aktivität, welche zur Gewichtsreduktion führen, bewirken, dass sich die Adiponektinspiegel normalisieren.

Bedeutung für die Praxis:
Eine Bestimmung der Adipozytokine in der Praxis ist derzeit weder nötig noch sinnvoll. Allerdings kann C-reaktives Protein (CRP) mittels sensitiver Assays bestimmt
werden, das die subklinische Entzündung spiegelt und mit Bauchumfang als auch
mit kardiometabolischem Risiko korreliert.

Fazit

Das Fettgewebe ist ein dynamisches Organ, welches nicht nur der Energiespeicherung dient, sondern auch durch Freisetzung biologisch aktiver Adipokine und Zytokine aktiv an der Energieregulation und dem Ernährungsstatus beteiligt ist. Das Fettgewebe reagiert auf Lebensstilfaktoren wie Ernährung und Bewegung und expandiert bei positiver Energiebilanz. Dabei kommen unterschiedliche Fettgewebstypen vor, die entweder vorwiegend der Energiespeicherung dienen (subkutanes weißes Fettgewebe) oder endokrine Aktivität entfalten (viszerales weißes Fettgewebe) oder zur Thermogenese fähig sind (braunes Fettgewebe, welches vorwiegend bei Neugeborenen, aber auch bei Erwachsenen vorkommt). Bei Adipositas kommt es zu einer Hyperplasie des weißen Fettgewebes, was mit der Entwicklung metabolischer Erkrankungen assoziiert ist.

5.3 Zentrale Appetitregulation/Rolle des Gehirns
Sebastian M. Schmid

In den vergangenen Jahrzehnten hat die Forschung zur Regulation des menschlichen Essverhaltens zu einem deutlich verbesserten Verständnis für Pathogenese und Pathophysiologie der Adipositas geführt. Das menschliche Körpergewicht und die Energiebalance werden durch ein komplexes System aus multiplen, primär homöostatisch interagierenden Feedbacksignalen aufrechterhalten. Diese Signalwege beinhalten Informationen zu den endogenen Glukose- und Fettspeichern, kurzfristigen nahrungsassoziierten Signalen, der Aktivität der Hypothalamus-Hypophysen-Nebennierenrinden-Achse (HPA-Achse) sowie spezifische zentralnervöse Kerngebiete und die Nervenbahnen von Hirnstamm und Rückenmark [72]. Unter physiologischen Bedingungen kann so das Körpergewicht trotz des immensen und variablen Energieumsatzes über ein Menschenleben erstaunlich konstant gehalten werden. Die Signale aus diesem klassisch-homöostatischen System werden zudem durch „nicht-homöostatische" Einflüsse wie Genuss, Geruch, soziale Interaktion etc. moduliert. Dies findet in Hirngebieten statt, welche primär mit emotionaler Bewertung, Belohnung und Handlungssteuerung assoziiert sind (Abb. 5.7).

Das „klassisch homöostatisch-metabolische Gehirn" und das „nicht-homöostatische, kognitiv-emotionale Gehirn" als komplementäre und eng verknüpfte Systeme regulieren dabei unser Gefühl von Hunger bzw. Sattheit und steuern konsekutiv die Initiierung bzw. Terminierung unseres Essverhaltens [73].

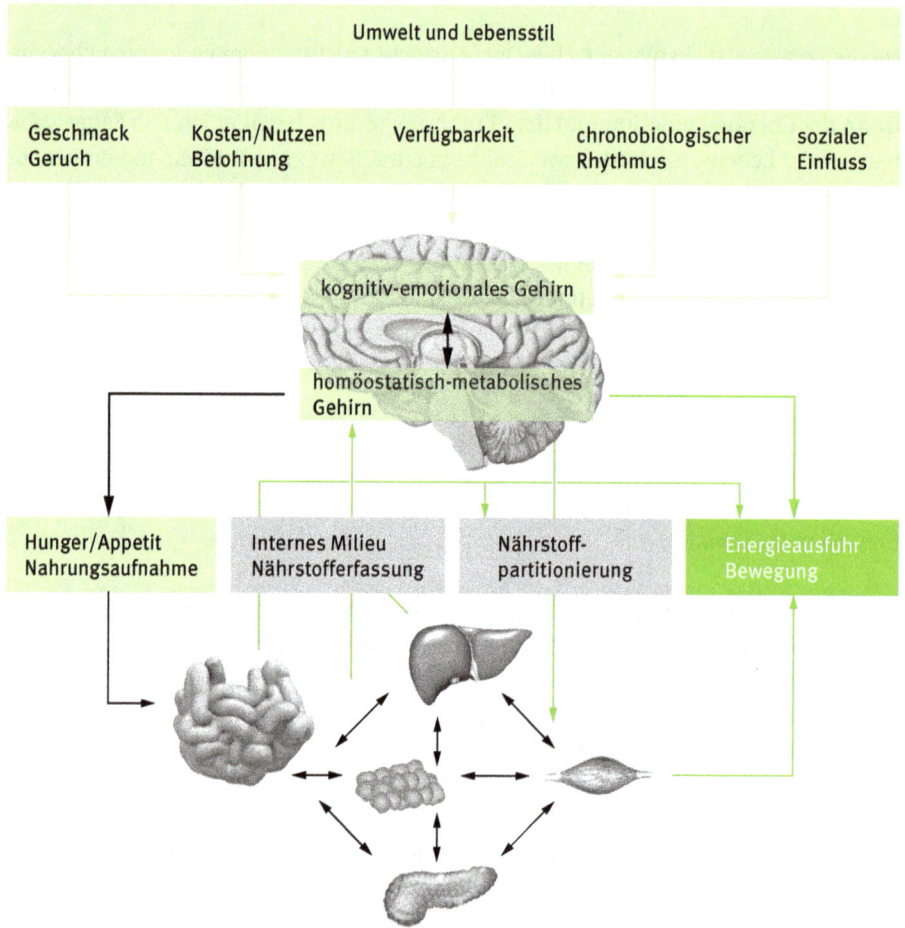

Abb. 5.7: Schematische Darstellung zur zentralnervösen Regulation von Hunger, Appetit und Nahrungsaufnahmeverhalten. Das zentrale Nervensystem erhält über multiple hormonelle und neuronale Signale Information über die Energiereserven des Körpers. Diese im Hypothalamus integrierten, homöostatischen Signale werden durch Efferenzen aus dem kortikolimbischen System moduliert und generieren eine endokrin/autonome sowie behaviorale Antwort zur Aufrechterhaltung der Energiebalance (modifiziert nach [73]).

5.3.1 Das klassisch-homöostatische System der menschlichen Energiehomöostase

Der Nucleus arcuatus des Hypothalamus spielt eine entscheidende Rolle in der Integration von metabolischen Signalen aus peripheren Körperorganen wie Fettgewebe, Leber, Magen-Darm-Trakt, Pankreas und Muskel (vgl. Abb. 5.1). Zudem werden im Nucleus arcuatus aber auch Signale aus Kerngebieten des Hirnstamms integriert. Spezifische, POMC/CART- bzw. NPY/AgRP-positive Neuronenpopulationen des Nucleus arcuatus werden beispielsweise durch anorexigen wirkende Signale wie die Adipokine

Leptin, Nesfatin-1 und Adiponectin, das β-Zell-Produkt Insulin bzw. orexigen wirkende Hormone wie das gastrointestinale Hormon Ghrelin adressiert [74, 75]. Das Feedback zum aktuellen Energiestatus der Körperperipherie wird zudem durch weitere Informationen zum internen und externen Milieu (z. B. sensorische, immunologische, zirkadiane Signale) ergänzt [76].

Leptin als bisher am besten charakterisiertes Adipokin stimuliert die Aktivität von POMC-Neuronen und hemmt andererseits die Expression von AgRP/NPY. Stimulierte POMC-Neurone setzen α-MSH frei was durch Bindung an Melanocortin-3 (MC3R) und Melanocortin-4 (MC4R) Rezeptoren auf nachgeschalteten Neuronen im paraventrikulären Nucleus (PVN) und dorsomedialen Hypothalamus (DMH) zu Sättigungsgefühl und einer Verminderung der Nahrungsaufnahme führt. Neben dem Nucleus arcuatus kommen insbesondere den nachgeschalteten Neuronen des PVN und lateralen Hypothalamus (LH) eine wichtige Bedeutung in der Regulation von anabolen und katabolen Prozessen zu. So projizieren beispielsweise Orexinneurone aus dem LH über die Expression von Orexin A und Orexin B in unterschiedlichste Gehirnregionen und modulieren Ess- und Bewegungsverhalten. Über Rückprojektionen auf die POMC/CART- bzw. NPY/AgRP-Neurone des Nucleus arcuatus kommt es zudem zu einer Modulation der jeweiligen neuronalen Aktivität. Vor dem Hintergrund, dass AgRP-Neurone zudem inhibitorisch auf Oxytocinneurone wirken, liegt eine mögliche Verbindung zwischen orexinergen Signalen und Störungen in der homöostatischen Appetitregulation nahe. So kommt es bei Patienten mit Prader-Willi-Syndrom selektiv zu einem Verlust dieser Oxytocinneurone, was klinisch mit einem fehlenden Sättigungsgefühl und Hyperphagie einhergeht [77]. Oxytocin spielt jedoch nicht nur als anorexigenes Signal auf hypothalamer Ebene, sondern insbesondere auch bei der Verarbeitung affektiver und sozialer Stimuli in belohnungsassoziierten Hirnarealen, wie z. B. dem limbischen System, eine Rolle. Hier zeigt sich eine klare Schnittstelle zwischen klassisch homöostatischem System und nicht-homöostatisch, kognitiv-emotional reguliertem Nahrungsaufnahmeverhalten.

Im Rahmen von Adipositas kommt es analog zur gesteigerten Fettmasse zu einem drastischen Anstieg der Leptinkonzentrationen im Serum. Im Gegensatz zu physiologischen Bedingungen führt diese Hyperleptinämie jedoch nicht über die zuvor genannten Mechanismen zu einer Reduktion von Hunger und Appetit, was für einen reduzierten Transport über die Blut-Hirn-Schranke und/oder verminderte zentralnervöse Wirkung auf Ebene des Hypothalamus spricht [78]. Bei Adipositas kommt es zudem zu einer chronischen subklinischen Entzündungsreaktion mit konsekutiver Insulinresistenz, endothelialer und mikrovaskulärer Dysfunktion. Komplementär zu Leptin bedienen in diesem Kontext vermehrt zirkulierende proinflammatorische Zytokine die o. g. Signalkaskaden hypothalamer Kerngebiete [79].

5.3.2 Das nicht-homöostatisch, kognitiv-emotional regulierte System

Während das homöostatische System unseren Hunger und Essverhalten primär in Relation zu Veränderungen der endogenen Energiespeicher reguliert, können nicht-homöostatische belohnungs- und motivationsassoziierte Signale diese homöostatische Kontrolle überstimmen [80, 81]. Ein praktisches Beispiel ist das verlockende Dessert das wir nach einer opulenten Mahlzeit trotz bestens gefüllter Energiespeicher essen wollen und werden. Besonders ausgeprägt ist dieser Belohnungsaspekt für das Verlangen nach kalorienreicher und sehr schmackhafter Nahrung. Belohnungsassoziierte Signalkaskaden stabilisieren den Impuls weiter zu essen und begünstigen einen Überkonsum entgegen des tatsächlich vorhandenen biologischen Bedarfs. Belohnungsassoziierte Kerngebiete finden sich insbesondere im präfrontalen Kortex und daran angrenzend im ventromedialen präfrontalen Kortex, der Inselregion, dem Hippokampus und der Amygdala sowie dem ventralen Striatum und Nucleus accumbens.

Die Integration von belohnungsassoziiertem Verhalten in diesen unterschiedlichen Kerngebieten beinhaltet dabei vielfältige kognitive und emotionale Aspekte wie Lernen, Motivation, Entscheidungsfindung, Freude und Genuss.

In Bezug auf nahrungsassoziierte Belohnungsreaktionen ist insbesondere das dopaminerge System von Bedeutung [82]. Schmackhafte Nahrung kann – molekular ähnlich zu Substanzmissbrauch – zu einem Anstieg der Dopaminkonzentrationen in Gehirnregionen wie dem Nucleus accumbens führen, was über eine Aktivierung postsynaptischer Dopaminrezeptoren und Verstärkung der Verknüpfung von Nahrungsstimulus und Belohnungsempfinden die Initiierung eines motivierten Verhaltensmusters festigt. Das in diesem Kontext vielfach diskutierte Paradigma von kompulsivem Essverhalten als eindimensionales Suchtverhalten in Analogie zu anderweitigem Substanzmissbrauch hält jedoch der Diskussion nicht stand [83]. Kompulsives Essverhalten ist ein weitaus vielschichtigeres Geschehen, wobei neben Schmackhaftigkeit und Verfügbarkeit auch soziale, chronobiologische sowie sensorische Aspekte eine Rolle spielen. Zudem kommt es im Rahmen der Adipositas zu einer Verminderung der Dopaminrezeptordichte in den genannten Hirnregionen [84]. Mittels funktioneller Magnetresonanztomografie (fMRI) konnte gezeigt werden, dass bei Adipositas diese belohnungsassoziierten Hirnregionen durch akute Essensaufnahme weniger aktiviert werden können als bei normgewichtigen Kontrollpersonen [85]. Im Gegensatz dazu führt hingegen allein die Antizipation einer schmackhaften Nahrungsaufnahme bei Adipositas bereits zu einer verstärkten Aktivierung somatosensorischer kortikaler Areale. Ob diese vermehrte Aktivierung letztlich zu einem Überkonsum an Nahrung führt, um das reduzierte Dopaminsignal bei tatsächlicher Nahrungsaufnahme zu kompensieren, ist derzeit noch nicht abschließend geklärt.

Unter physiologischen Bedingungen interagieren und konvergieren die Signale aus dem klassisch-homöostatischen System und dem nicht-homöostatisch, kognitiv-emotional regulierten System optimal, um den Energiehaushalt und das Körpergewicht unter Berücksichtigung des internen und externen Milieus aufrechtzuerhalten.

Kommt es bei dieser Interaktion zu Störungen, beispielsweise einer Dominanz von belohnungsassoziierten Prozessen über homöostatische Signale im Kontext von besonders energiedichten Diäten, wird dies unweigerlich zu einer akuten Veränderung des Essverhaltens und mittelfristig einer Störung der Energiebalance mit Entwicklung von Übergewicht und Adipositas führen.

Literatur

[1]   Dailey MJ. Nutrient-induced intestinal adaption and its effect in obesity. Physiol Behav. 2014;136:74–8.
[2]   Yang W, Bancroft L, Nicholas C, Lozonschi I, Augenlicht LH. Targeted inactivation of p27kip1 is sufficient for large and small intestinal tumorigenesis in the mouse, which can be augmented by a western-style high-risk diet. Cancer Res. 2003;63:4990–6.
[3]   Chen L, Tuo B, Dong H. Regulation of intestinal glucose absorption by ion channels and transporters. Nutrients. 2016;8: E43.
[4]   Tavernier A, Cavin JB, Le Gall M, et al. Intestinal deletion of leptin signaling alters activity of nutrient transporters and delayed the onset of obesity in mice. FASEB J. 2014;28:4100–10.
[5]   Amato A, Baldassano S, Mulè F. GLP2: an underestimated signal for improving glycaemic control and insulin sensitivity. J Endocrinol. 2016;229:R57–66.
[6]   Aigner E, Feldman A, Datz C. Obesity as an emerging risk factor for iron deficiency. Nutrients. 2014;6:3587–600.
[7]   Becker C, Orozco M, Solomons NW, Schümann K. Iron metabolism in obesity: how interaction between homoeostatic mechanisms can interfere with their original purpose. Part I: underlying homoeostatic mechanisms of energy storage and iron metabolisms and their interaction. J Trace Elem Med Biol. 2015;30:195–201.
[8]   Wren AM, Bloom SR. Gut hormones and appetite control. Gastroenterology. 2007;132:2116–30.
[9]   Posovszky C, Wabitsch M. Regulation of appetite, satiation, and body weight by enteroendocrine cells. Part 1: characteristics of enteroendocrine cells and their capability of weight regulation. Horm Res Paediatr. 2015;83:1–10.
[10] Duca FA, Sakar Y, Covasa M. The modulatory role of high fat feeding on gastrointestinal signals in obesity. J Nutr Biochem. 2013;24:1663–77.
[11] Piomelli D. A fatty gut feeling. Trends Endocrinol Metab. 2013;24:332–41.
[12] Oh DY, Lagakos WS. The role of G-protein-coupled receptors in mediating the effect of fatty acids on inflammation and insulin sensitivity. Curr Opin Clin Nutr Metab Care. 2011;14:322–7.
[13] Buttet M, Traynard V, Tran TT, Besnard P, Poirier H, Niot I. From fatty-acid sensing to chylomicron synthesis: role of intestinal lipid-binding proteins. Biochimie. 2014;96:37–47.
[14] Spruss A, Kanuri G, Wagnerberger S, Haub S, Bischoff SC, Bergheim I. Toll-like receptor 4 is involved in the development of fructose-induced hepatic steatosis in mice. Hepatology. 2009;50:1094–104.
[15] Volynets V, Küper MA, Strahl S, et al. Nutrition, intestinal permeability, and blood ethanol levels are altered in patients with nonalcoholic fatty liver disease (NAFLD). Dig Dis Sci. 2012;57:1932–41.
[16] Bischoff SC, Barbara G, Buurman W, et al. Intestinal permeability–a new target for disease prevention and therapy. BMC Gastroenterol. 2014;14:189.
[17] Teixeira TF, Collado MC, Ferreira CL, Bressan J, Peluzio Mdo C. Potential mechanisms for the emerging link between obesity and increased intestinal permeability. Nutr Res. 2012;32:637–47.

[18] Sender R, Fuchs S, Milo R. Revised estimates for the number of human and bacteria cells in the body. PLoS Biol. 2016;14:e1002533.

[19] Qin J, Li R, Raes J, Arumugam M, Burgdorf KS, Manichanh C et al., MetaHIT Consortium, Bork P, Ehrlich SD, Wang J. A human gut microbial gene catalogue established by metagenomic sequencing. Nature. 2010;464:59–65.

[20] Arumugam M, Raes J, Pelletier E, Le Paslier D, Yamada T, et al. Enterotypes of the human gut microbiome. Nature. 2011;473:174–80.

[21] Schloissnig S, Arumugam M, Sunagawa S, et al. Genomic variation landscape of the human gut microbiome. Nature. 2013;493:45–50.

[22] Lozupone CA, Stombaugh JI, Gordon JI, Jansson JK, Knight R. Diversity, stability and resilience of the human gut microbiota. Nature. 2012;489:220–30.

[23] Bäckhed F, Ding H, Wang T, et al. The gut microbiota as an environmental factor that regulates fat storage. Proc Natl Acad Sci U S A. 2004;101:15718–23.

[24] Bäckhed F, Manchester JK, Semenkovich CF, Gordon JI. Mechanisms underlying the resistance to diet-induced obesity in germ-free mice. Proc Natl Acad Sci U S A. 2007;104:979–84.

[25] Byrne CS, Chambers ES, Morrison DJ, Frost G. The role of short chain fatty acids in appetite regulation and energy homeostasis. Int J Obes. 2015;39:1331–8.

[26] Bindels LB, Dewulf EM, Delzenne NM. GPR43/FFA2: physiopathological relevance and therapeutic prospects. Trends Pharmacol Sci. 2013;34:226–32.

[27] David LA, Maurice CF, Carmody RN, et al. Diet rapidly and reproducibly alters the human gut microbiome. Nature. 2014;505:559–63.

[28] De Filippo C, Cavalieri D, Di Paola M, et al. Impact of diet in shaping gut microbiota revealed by a comparative study in children from Europe and rural Africa. Proc Natl Acad Sci U S A. 2010;107:14691–6.

[29] Sonnenburg ED, Smits SA, Tikhonov M, Higginbottom SK, Wingreen NS, Sonnenburg JL. Diet-induced extinctions in the gut microbiota compound over generations. Nature. 2016;529:212–5.

[30] Ley RE, Turnbaugh PJ, Klein S, Gordon JI. Microbial ecology: human gut microbes associated with obesity. Nature. 2006;444:1022–3.

[31] Jumpertz R, Le DS, Turnbaugh PJ, et al. Energy-balance studies reveal associations between gut microbes, caloric load, and nutrient absorption in humans. Am J Clin Nutr. 2011;94:58–65.

[32] Tremaroli V, Bäckhed F. Functional interactions between the gut microbiota and host metabolism. Nature. 2012;489:242–9.

[33] Goodrich JK, Waters JL, Poole AC, et al. Human genetics shape the gut microbiome. Cell. 2014;159:789–99.

[34] Chevalier C, Stojanovifá O, Colin DJ, et al. Gut microbiota orchestrates energy homeostasis during cold. Cell. 2015;163:1360–74.

[35] Pedersen HK, Gudmundsdottir V, Nielsen HB, et al. Human gut microbes impact host serum metabolome and insulin sensitivity. Nature. 2016;535:376–81.

[36] Vítek L, Haluzík M. The role of bile acids in metabolic regulation. J Endocrinol. 2016;228:R85–96.

[37] Gonzalez FJ, Jiang C, Patterson AD. An intestinal microbiota-farnesoid X receptor axis modulates metabolic disease. Gastroenterology. 2016;151:845–59.

[38] Parséus A, Sommer N, Sommer F, et al. Microbiota-induced obesity requires farnesoid X receptor. Gut. 2017;66:429–37.

[39] Belzer C, de Vos WM. Microbes inside–from diversity to function: the case of Akkermansia. ISME J. 2012;6:1449–58.

[40] Louis S, Tappu RM, Damms-Machado A, Huson DH, Bischoff SC. Characterization of the gut microbial community of obese patients following a weight-loss intervention using whole meta-genome shotgun sequencing. PLoS One. 2016;11:e0149564.

[41] Cotillard A, Kennedy SP, Kong LC, et al. Dietary intervention impact on gut microbial gene richness. Nature. 2013;500:585–8.

[42] Zeevi D, Korem T, Zmora N, et al. Personalized nutrition by nrediction of glycemic responses. Cell. 2015;163:1079–94.

[43] Marchesini G, Petta S, dale Grave R. Diet, weight loss, and liver health in NAFLD: pathophysiology, evidence and practice. Hepatology. 2016;63:2032–43.

[44] Yeh MM, Brunt EM. Pathological features of fatty liver disease. Gastroenterology. 2014;147:754–64.

[45] Ota T, Takamura T, Kurita S, et al. Insulin resistance accelerates a dietary rat model of nonalcoholic steatohepatitis. Gastroenterology. 2007;132:282–93.

[46] Seitz HK, Stickel F. Risk factors and mechanisms of hepatocarcinogenesis with special emphasis on alcohol and oxidative stress. Biol Chem. 2006;387:349–60.

[47] Cusi K. Role of obesity and lipotoxicity in the development of nonalcoholic steatohepatitis: pathophysiology and clinical implications. Gastroenterology. 2012;142:711–25.

[48] Pischon T, Boeing H, Hoffmann K, et al. General and abdominal adiposity and risk of death in europe. New Engl J Med. 2008;359:2105–20.

[49] Stefan N. Identification and characterization of metabolically benign obesity in humans. Arch Intern Med. 2008;168:1609.

[50] Després J-P, Lemieux I. Abdominal obesity and metabolic syndrome. Nature. 2006;444:881–7.

[51] Ritze Y, Bárdos G, Claus A, et al. Lactobacillus rhamnosus GG Protects against non-alcoholic fatty liver disease in mice. PLoS ONE. 2014;9:e80169.

[52] Spruss A, Kanuri G, Stahl C, Bischoff SC, Bergheim I. Metformin protects against the development of fructose-induced steatosis in mice: role of the intestinal barrier function. Lab Invest. 2012;92:1020–32.

[53] Volynets V, Machann J, Küper MA, et al. A moderate weight reduction through dietary intervention decreases hepatic fat content in patients with non-alcoholic fatty liver disease (NAFLD): a pilot study. Eur J Nutr. 2012;52:527–35.

[54] Glass CK, Olefsky JM. Inflammation and lipid signaling in the etiology of insulin resistance. Cell Metab. 2012;15:635–45.

[55] Bischoff SC, Boirie Y, Cederholm T, et al. Towards a multidisciplinary approach to understand and manage obesity and related diseases. Clin Nutr. 2016, *im Druck* (DOI: http://dx.doi.org/10.1016/j.clnu.2016.11.007).

[56] Stefan N, Häring HU. The role of hepatokines in metabolism. Nat Rev Endocrinol. 2013;9:144–52.

[57] Stefan N, Sun Q, Fritsche A, et al. Impact of the adipokine adiponectin and the hepatokine fetuin-A on the development of type 2 diabetes: prospective cohort- and cross-sectional phenotyping studies. PLoS One. 2014;9:e92238.

[58] Trepanowski JF, Mey J, Varady KA. Fetuin-A: a novel link between obesity and related complications. Int J Obes (Lond). 2015;39:734–41.

[59] Iroz A, Couty JP, Postic C. Hepatokines: unlocking the multi-organ network in metabolic diseases. Diabetologia. 2015;58:1699–703.

[60] Blüher M. Das Fettgewebe- ein endokrines Organ. Internist (Berl). 2014;55:687–97.

[61] Gustafson B, Hedjazifar S, Gogg S, Hammarstedt A, Smith U. Insulin resistance and impaired adipogenesis. Trends Endocrinol Metab. 2015;26:193–200.

[62] Giordano A, Smorlesi A, Frontini A, Barbatelli G, Cinti S. Mechanisms in endocrinology: White, brown and pink adipocytes: the extraordinary plasticity of the adipose organ. Eur J Endocrinol. 2014;170:R159-R71.

[63] Fasshauer M, Blüher M. Adipokines in health and disease. Trends Pharmacol Sci. 2015;36:461–70.
[64] Cao H. Adipocytokines in obesity and metabolic disease. J Endocrinol. 2014;220:T47–T59.
[65] Blüher M, Mantzoros CS. From leptin to other adipokines in health and disease: Facts and expectations at the beginning of the 21st century. Metabolism. 2015;64:131–45.
[66] Furukawa S, Fujita T, Shimabukuro M, et al. Increased oxidative stress in obesity and its impact on metabolic syndrome. J Clin Invest. 2004;114:1752–61.
[67] Wu JHY, Cahill LE, Mozaffarian D. Effect of fish oil on circulating adiponectin: A systematic review and meta-analysis of randomized controlled trials. J Clin Endocrinol Metab. 2013;98:2451–9.
[68] Cohen P, Spiegelman BM. Brown and beige fat: molecular parts of a thermogenic machine. Diabetes. 2015;64:2346–51.
[69] Matsuzawa Y. The role of fat topology in the risk of disease. Int J Obesity. 2008;32:S83–S92.
[70] Hocking S, Samocha-Bonet D, Milner K-L, Greenfield JR, Chisholm DJ. Adiposity and insulin resistance in humans: The role of the different tissue and cellular lipid depots. Endocr Rev. 2013;34:463–500.
[71] Yusuf S, Hawken S, Ounpuu S, etal.; INTERHEART Study Investigators. Obesity and the risk of myocardial infarction in 27,000 participants from 52 countries: a case-control study. Lancet. 2005;366:1640–9.
[72] Morton GJ, Cummings DE, Baskin DG, Barsh GS, Schwartz MW. Central nervous system control of food intake and body weight. Nature. 2006;443:289–95.
[73] Zheng H, Lenard NR, Shin AC, Berthoud H-R. Appetite control and energy balance regulation in the modern world: reward-driven brain overrides repletion signals. Int. J. Obes. 2009;33:S8–S13.
[74] Ahima RS, Lazar MA. Adipokines and the Peripheral and Neural Control of Energy Balance. Mol. Endocrinol. 2008;22:1023–31.
[75] Yi C-X, Heppner K, Tschöp MH. Ghrelin in eating disorders. Mol Cell Endocrinol. 2011;340:29–34.
[76] Angeles-Castellanos M, Salgado-Delgado R, Rodríguez K, Buijs RM, Escobar C. Expectancy for food or expectancy for chocolate reveals timing systems for metabolism and reward. Neuroscience. 2008;155:297–307.
[77] Atasoy D, Betley JN, Su HH, Sternson SM. Deconstruction of a neural circuit for hunger. Nature. 2012;488:172–7.
[78] Gautron L, Elmquist JK. Sixteen years and counting: an update on leptin in energy balance. J. Clin. Invest. 2011;121:2087–93.
[79] Odegaard JI, Chawla A. Pleiotropic actions of insulin resistance and inflammation in metabolic homeostasis. Science. 2013;339:172–7.
[80] Berthoud H-R, Morrison C. The brain, appetite, and obesity. Annu Rev Psychol. 2008;59:55–92.
[81] Lutter M, Nestler EJ. Homeostatic and hedonic signals interact in the regulation of food intake. J Nutr. 2009;139:629–32.
[82] Berridge KC, Robinson TE. What is the role of dopamine in reward: hedonic impact, reward learning, or incentive salience? Brain Res Brain Res Rev. 1998;28:309–69.
[83] Ziauddeen H, Farooqi IS, Fletcher PC. Obesity and the brain: how convincing is the addiction model? Nat Rev Neurosci. 2012;13:279–86.
[84] Volkow ND, Wang G-J, Tomasi D, Baler RD. Obesity and addiction: neurobiological overlaps: Overlaps between drug and food addiction. Obes Rev. 2013;14:2–18.
[85] Stice E, Spoor S, Bohon C, Veldhuizen MG, Small DM. Relation of reward from food intake and anticipated food intake to obesity: A functional magnetic resonance imaging study. J Abnorm Psychol. 2008;117:924–35.

6 Pathophysiologie der Folgeerkrankungen

6.1 Adipositas ist eine Systemerkrankung

Stephan C. Bischoff

Adipositas bewirkt funktionell relevante Veränderungen in zahlreichen Organsystemen des menschlichen Organismus (Tab. 6.1). Auf die Veränderungen innerhalb des GI-Trakts, der Darmbakterien sowie der Leber in Form von NAFLD und NASH (Kap. 5.1) wurde bereits eingegangen. Im Folgenden soll auf die extraintestinalen Begleiterkrankungen wie Diabetes, Fettstoffwechselerkrankungen und Herz-Kreislauf-Erkrankungen eingegangen werden, die vor allem bei Adipösen mit MetS auftreten (Abb. 6.1). Schließlich werden Begleiterkrankungen mechanischer Ursache wie Gelenkerkrankungen sowie psychiatrische und psychosoziale Folgeerkrankungen hier besprochen. Auch auf Tumorerkrankungen, deren Assoziation mit Adipositas in den letzten Jahren klar belegt wurde, wird hier eingegangen.

Die Beteiligung zahlreicher Organsysteme und das Spektrum der Folgeerkrankungen machen deutlich, dass Adipositas eine Systemerkrankung ist, die multidisziplinär behandelt werden muss. Neben Hausärzten und Internisten werden Fachärzte für Gastroenterologie, Endokrinologie/Diabetologie, Kardiologie/Pulmonologie und Nephrologie, Orthopädie/Sportmedizin, Neurologie/Psychiatrie und ggf. auch Onkologie benötigt. Wenn es um die Therapie geht, werden zunehmend auch Chirurgen benötigt, die sich auf dem Gebiet der Adipositaschirurgie spezialisiert haben (siehe Kap. 9). Wenn es um Kinder und Jugendliche geht, werden Pädiater benötigt. Vielfach ist auch die Intensivmedizin mit einem adäquaten Ernährungsmanagement bei Adipositas gefordert.

Das metabolische Syndrom (MetS)

Der Begriff MetS kennzeichnet eine Risikokonstellation, nicht eine Erkrankung. Bestimmte Kriterien wurden definiert, die das Risiko adipöser Menschen erhöhen, metabolische Folgeerkrankungen zu entwickeln. Dem liegt eine sogenannte metabolische Belastung zugrunde, die dadurch zustande kommt, dass Nahrungssubstrate wie Triglyzeride oder Glukose unzureichend metabolisiert werden und deren Konzentrationen im Blut ansteigen. Eine wesentliche Folge ist die Entwicklung der Insulinresistenz, die eng mit den metabolischen Störungen assoziiert ist. Auch der Anstieg von freien Fettsäuren und von Insulin sind Frühzeichen dieser metabolischen Belastung. Schließlich korreliert der Bauchumfang, d. h. die Menge des viszeralen Fetts mit der metabolischen Belastung. Aus dieser Erkenntnis wurde in den 1990er-Jahren der Terminus „metabolisches Syndrom" entwickelt. Adipöse mit MetS haben eine deutlich

https://doi.org/10.1515/9783110412802-007

Tab. 6.1: Organbeteiligung bei Adipositas.

Organsystem	Morphologische Veränderungen	Funktionelle Konsequenzen
Magen-Darm-Trakt (Kap. 5.1.1-3)	Darmverlängerung, Schleimhautvermehrung, erhöhte intestinale Permeabilität	Modulation der GI-Hormon-Expression, Reduktion der intestinalen Eisenresorption, vermehrte LPS-Translokation und subklinische Entzündung
Mikrobiota (Kap. 5.1.4)	Reduktion der Bacteroidetes u. a. Veränderungen der Zusammensetzung	Erhöhung der Energieaufnahme, LPS-Translokation
Leber (Kap. 5.1.5)	Verfettung (NAFLD), Entzündung (NASH)	Insulinresistenz, Entzündung, Fibrose, Zirrhose, Leberkrebs
Fettgewebe (Kap. 5.2)	Hyperplasie (Gewichtszunahme), Entzündung (viszerale Adipositas)	Insulinresistenz, Entzündung, eingeschränkte Beweglichkeit
Gehirn (Kap. 5.3)	?	Modulation der zentralen Appetitsteuerung, zentrale Insulinresistenz, kognitive und psychische Veränderungen
Endokrinologie (Kap. 6.2)	Hyperplasie der β-Zellen, polyzystisches Ovarsyndrom (PCOS)	Insulinresistenz, T2DM, Hypogonadismus, Virilisierung, Amenorrhoe, Infertilität, erektile Dysfunktion
Fettstoffwechsel (Kap. 6.3)	Anstieg von Triglyzeriden und LDL-Cholesterin, Reduktion von HDL-Cholesterin	Gefäßerkrankungen, Pankreatitis
Purinstoffwechsel	Kristallablagerungen in Gelenken u. a. Geweben, Nephropathie	Gicht (Gelenkentzündung, Einschränkung der Beweglichkeit, Nephropathie)
Gefäße (Kap. 6.4)	Arteriosklerose (Makro- und Mikroangiopathie)	Herzinfarkt, Schlaganfall, Hypertonie, Niereninsuffizienz, pAVK, Varikosis, Sehstörungen
Herz (Kap. 6.4)	Verfettung	Kardiomyopathie, Arrhythmien
Muskel (Kap. 6.5)	Verfettung	Insulinresistenz, Einschränkungen der physischen Leistungsfähigkeit
Gelenke (Kap. 6.5)	Knorpelschwund durch Überlastung und subklinische Entzündung	Arthrose der großen Gelenke und der Wirbelsäule, eingeschränkte Beweglichkeit
Epithelien u. a. Gewebe (Kap. 6.6)	Maligne Transformation	Erhöhte Tumorrate, v. a. für GI-Tumoren
Psyche (Kap. 6.7)	?	Isolation, Depression, Stigmatisierung

Abkürzungen: GI, gastrointestinal; LPS, Lipopolysaccharid; pAVK, periphere arterielle Verschlusskrankheit.

Tab. 6.2: Definitionen des metabolischen Syndroms (nach [2]).

	WHO (1998) 3/6 Kriterien (IR obligat)	IDF (2005) 3/5 Kriterien (BUF obligat)	NCEP/ATP III (2009) 3/5 Kriterien
Körpergewicht/ Bauchumfang (BUF)	BMI > 30 kg/m² oder *waist-to-hip ratio* > 0,9 (Männer) oder > 0,85 (Frauen)	BUF: Männer > 94 cm Frauen > 80 cm (obligat)	BUF: Männer > 102 cm Frauen > 89 cm
Insulinresistenz (IR)	Nachweis durch IGT, IFG, T2DM (obligat)	Nüchternglukose > 100 mg/dl oder antidiabetische Behandlung	Nüchternglukose > 100 mg/dl oder antidiabetische Behandlung
Dyslipidämie, 1. Kriterium	TG ≥ 150 mg/dl	TG ≥ 150 mg/dl oder Behandlung der Hypertriglyzeridämie	TG ≥ 150 mg/dl oder Behandlung der Hypertriglyzeridämie
Dyslipidämie, 2. Kriterium	HDL-C < 35 mg/dl (Männer) bzw. < 39 mg/dl (Frauen)	HDL-C < 40 mg/dl (Männer) bzw. < 50 mg/dl (Frauen) oder Therapie des HDL	HDL-C < 40 mg/dl (Männer) bzw. < 50 mg/dl (Frauen) oder Therapie des HDL
Blutdruck	≥ 140/90 mmHg	> 130 systolisch oder > 85 diastolisch oder antihypertensive Therapie	> 130 systolisch oder > 85 diastolisch oder antihypertensive Therapie
Sonstiges	Mikroalbuminurie (≥ 20 µg/min oder Albumin/Kreatinin- Ratio ≥ 30 mg/g)		

Abkürzungen: WHO, Weltgesundheitsorganisation; NCEP/ATP, *National Cholesterol Education Program: Third Report of the Expert Panel on Detection, Evaluation, and Treatment of High Blood Cholesterol in Adults (ATP III Final Report)*; NIH Publication No. 02-5215, September 2002 IDF, International Diabetes Federation; BMI, *body mass index*; HDL, *high-density lipoprotein*; IGT, *impaired glucose tolerance*; IFG, *impaired fasting glucose*; T2DM, Typ2 Diabetes mellitus; IR, Insulinresistenz; TG, Triglyzeride.

höhere Wahrscheinlichkeit, metabolische Folgeerkrankungen zu entwickeln (wie sie in Tab. 6.1 aufgeführt sind), als Adipöse ohne MetS, die auch „gesunde Dicke" genannt werden.

Das MetS wurde als Begriff von Ratzmann [1] eingeführt. Es wird unterschiedlich definiert, wobei die Kriterien der verschiedenen Definitionen durchaus ähnlich sind (Tab. 6.2). Nahezu alle vorgeschlagenen Definitionen umfassen die Kriterien erhöhter Bauchumfang, Insulinresistenz, Veränderung von Fettstoffwechselparametern sowie Anstieg von Blutzucker und Blutdruck [2]. Das MetS wird bei etwa 10–15 % der Normalgewichtigen, 35–40 % der Übergewichtigen und 65 % der Adipösen beobachtet,

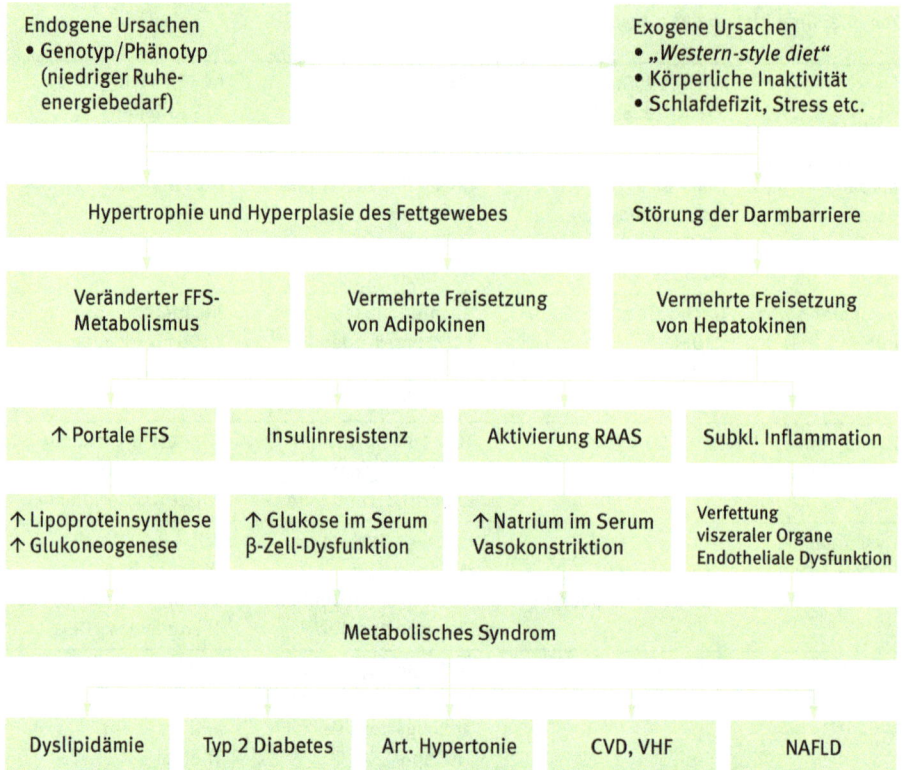

Endogene Ursachen	Exogene Ursachen
• Genotyp/Phänotyp (niedriger Ruhe-energiebedarf)	• „Western-style diet" • Körperliche Inaktivität • Schlafdefizit, Stress etc.

Hypertrophie und Hyperplasie des Fettgewebes	Störung der Darmbarriere

Veränderter FFS-Metabolismus	Vermehrte Freisetzung von Adipokinen	Vermehrte Freisetzung von Hepatokinen

↑ Portale FFS	Insulinresistenz	Aktivierung RAAS	Subkl. Inflammation
↑ Lipoproteinsynthese ↑ Glukoneogenese	↑ Glukose im Serum β-Zell-Dysfunktion	↑ Natrium im Serum Vasokonstriktion	Verfettung viszeraler Organe Endotheliale Dysfunktion

Metabolisches Syndrom

Dyslipidämie	Typ 2 Diabetes	Art. Hypertonie	CVD, VHF	NAFLD

Abb. 6.1: Pathophysiologie der metabolischen und kardiovaskulären Folgeerkrankungen der Adipositas. Induziert durch endogene und exogene Ursachen entwickeln sich metabolische Veränderungen („metabolisches Syndrom"), die zu den Folgeerkrankungen führen, die in der untersten Zeile der Abbildung aufgeführt sind. Abkürzungen: FFS, freie Fettsäuren; RAAS, *renin-angiotensin-aldosteron-system*; CVD, *cardiovascular disease*; VHF, Vorhofflimmern; NAFLD, *non-alcoholic liver disease* (modifiziert nach [6]).

je nachdem, welche Definition zugrunde gelegt wird [3]. Warum offensichtlich etwa ein Drittel der Adipösen vom MetS „verschont" bleibt, sei es vorübergehend oder dauerhaft, ist derzeit nicht klar. Möglicherweise hängt dies mit der genetischen Konstellation, der Nahrungsqualität, der körperlichen Bewegung oder auch mit dem individuellen Immunsystem zusammen. Diese „gesunden Dicken" zeigen keine wesentliche Vermehrung des viszeralen Fetts, keine Insulinresistenz und erfüllen nicht die Kriterien des MetS. Wie lange dieses Stadium anhält, ob und ggf. wann diese Menschen dann doch ein MetS entwickeln, ist derzeit unklar. Adipöse ohne MetS entwickeln selten metabolische oder kardiovaskuläre Folgeerkrankungen und müssen weniger dringlich mit dem Ziel Gewichtsreduktion behandelt werden als Adipöse mit MetS.

Adipöse mit MetS entwickeln doppelt so häufig kardiovaskuläre Erkrankungen und fünfmal so häufig einen T2DM im Vergleich zu Adipösen ohne MetS [4]. Als Ursache für die Entwicklung der metabolischen Veränderungen wird eine durch die genetische Konstellation begünstigte und durch Hyperalimentation und Bewegungsmangel induzierte subklinische Entzündung vermutet (Abb. 6.1). Diese Entzündung wird durch vermehrte Freisetzung von proinflammatorischen Zytokinen (IL-1, IL-6, TNFα, Chemokine), Adipokinen (Leptin, PAI-1, Adiponektin, RBP4) und Hepatokinen (Fetuin A, IGF-1/2, FGF-22) aus viszeralen Fettzellen und Hepatozyten generiert [5, 6]. Es handelt sich um eine systemische Entzündung, die eine vermehrte Verfettung viszeraler Organe wie die Leber und das Herz bewirkt, woraus sich die NASH, T2DM und am Herzen Vorhofflimmern, koronare Herzerkrankung und Herzinsuffizienz entwickeln [7, 8].

6.2 Typ-2-Diabetes mellitus (T2DM)
Stephan C. Bischoff

Laut WHO leiden 9 % aller Erwachsenen weltweit an Diabetes [9]. Dabei überwiegt der T2DM mit 90–95 % aller diagnostizierter Diabetesfälle; der Rest sind Fälle von Typ-1-Diabetes (T1DM), die im Erwachsenenalter manifest (oder diagnostiziert) werden. Die meisten Fälle von T2DM sind assoziiert mit genetischem Risiko, Überernährung und mangelnder Bewegung, einige Fälle treten in der Schwangerschaft als Gestationsdiabetes auf.

In Deutschland leben laut Schätzungen etwa sechs Millionen Menschen mit Diabetes. Bis zum Jahr 2030 wird die Zahl der von Diabetes Betroffenen auf acht Millionen Menschen steigen, lautet die Schätzung der IDF; das entspricht einer Prävalenz von 10 %. Das relative Risiko, ein T2DM als Übergewichtiger (RR [95 % CI]; Männer 2,40 [2,12–2,72], Frauen 3,92 [3,10–4,97]) oder Adipöser (Männer 6,74 [5,55–8,19], Frauen 12,41 [9,03–17,06]) zu entwickeln, ist deutlich erhöht [10].

Warum entwickeln viele Menschen mit Adipositas einen T2DM? Die Pathogenese des T2DM beginnt mit der Entwicklung einer Insulinresistenz an glukoseabhängigen Organen (Abb. 6.2). Die Folge der Insulinresistenz ist, dass weniger Glukose in die Zelle aufgenommen werden kann und – bei unveränderter Glukosezufuhr – der Glukosespiegel im Serum ansteigt. Diese Reaktion bleibt jedoch zunächst aus, wenn die β-Zellen des Pankreas, getriggert durch die steigenden Blutglukosespiegel und den intrazellulären Glukosemangel, vermehrt Insulin ausschütten und so die Folgen der Insulinresistenz kompensieren. Aufgrund der vermehrten Insulinausschüttung aus dem Pankreas bleibt der Blutzuckerspiegel und die Zuckerversorgung der glukoseabhängigen Zellen weitgehend normal. Allerdings führt in dieser Phase eine erhöhte Zuckerzufuhr schneller zu einer Hyperglykämie, weil das Pankreas auf Glukosebelastung nur noch eingeschränkt reagieren kann [11]. Diese Phase der Erkrankung wird oft Prädiabetes genannt. Sie ist gekennzeichnet durch einen normalen Nüchternblutzu-

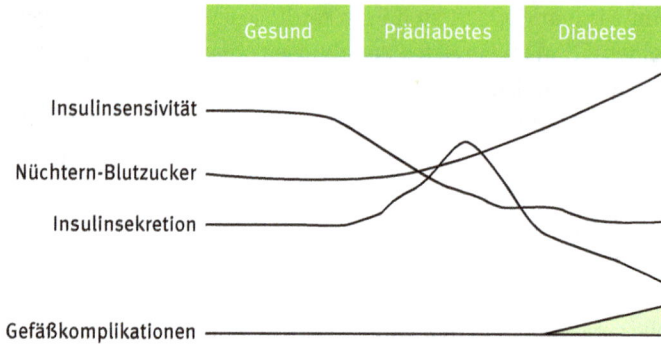

Abb. 6.2: Stadien des Typ-2-Diabetes mellitus (T2DM). In der Phase des Prädiabetes nimmt die Insulinsensitivität ab und die Insulinsekretion zu. In der Phase des manifesten Diabetes nimmt die Insulinsensitivität weiter ab und die Insulinsekretion lässt nach, weshalb der Nüchternblutzuckerspiegel im Serum und später die Gefäßkomplikationen deutlich zunehmen.

ckerspiegel, aber einen erhöhten Blutzuckeranstieg nach oraler Belastung, d. h. einen pathologischen oralen Glukosebelastungstest (OGT). Weil es bei erhöhter Glukosezufuhr vermehrt zu Hyperglykämien kommt, wird nicht selten in dieser Phase bereits ein leicht erhöhter HbA1c-Wert gemessen, der die mittleren Blutzuckerspiegel der letzten ein bis zwei Wochen vor Blutentnahme reflektiert.

In der zweiten Phase der Erkrankung versagt der Kompensationsmechanismus durch die vermehrte Insulinausschüttung aus der β-Zelle. Die β-Zellen sind nicht mehr in der Lage, die zunehmende Insulinresistenz, d. h. den steigenden Bedarf an Insulinausschüttung, zu leisten. Stattdessen nimmt die Insulinausschüttung ab und kann im Endstadium nahezu vollständig versiegen, wie es beim T1DM der Fall ist. In dieser Phase steigen der Nüchternglukosespiegel und der HbA1c-Wert aufgrund der zunehmenden β-Zell-Dysfunktion und schließlich β-Zell-Verlust bei weiterhin bestehender oder sogar zunehmender Insulinresistenz kontinuierlich an. Der β-Zellverlust kann nicht kompensiert werden, da nach dem 30. Lebensjahr keine β-Zellen mehr nachgebildet werden können [12]. Gleichzeitig wird eine Dysfunktion der α-Zellen im Pankreas beobachtet, die im Nüchternzustand vermehrt Glukagon produzieren und postprandial die Glukagonproduktion unzureichend supprimieren, was die Hyperglykämie weiter verstärkt [13]. Diese Phase der Erkrankung wird manifester T2DM genannt und ist durch Nüchternhyperglykämie gekennzeichnet. Wenn mittels Diät und oralen Antidiabetika im Nüchternzustand keine Normoglykämie mehr erzielt werden kann, spricht man vom insulinpflichtigen T2DM.

Das insulinsensitive Gewebe (Leber, Muskel, Fettgewebe), das durch die Insulinresistenz mit weniger Glukose versorgt wird, steht in Wechselwirkung mit der β-Zelle im Pankreas, die im Sinne einer *feedback regulation* zunächst mit Steigerung der Insulinausschüttung reagiert. Dadurch wird die Aufnahme von Nahrungssubstraten wie Glukose, Aminosäuren und Fettsäuren in die insulinsensitiven Gewebe zunächst

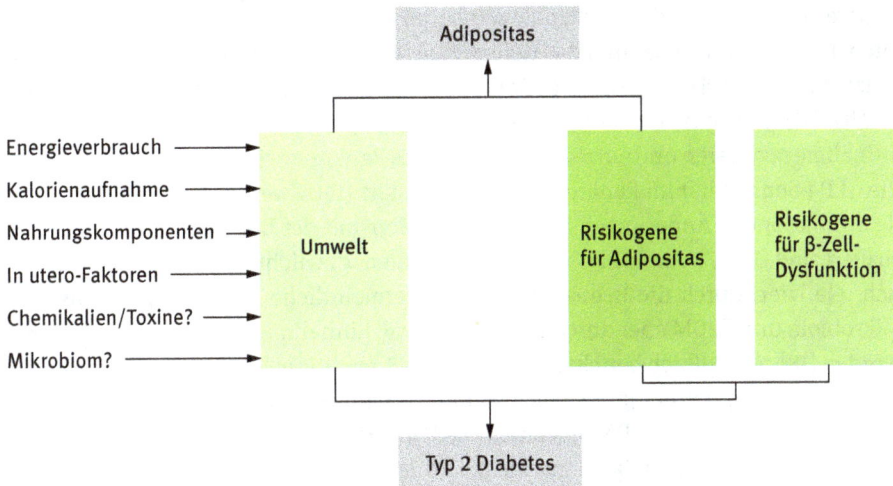

Abb. 6.3: Rolle genetischer und Umweltfaktoren in der Entstehung des adipositasassoziierten
Typ-2-Diabetes mellitus (T2DM). Neben Umweltfaktoren und genetischer Prädisposition für Adipo-
sitas sind spezifische genetische Faktoren für β-Zell-Dysfunktion erforderlich, damit der manifeste
T2DM entsteht. Nach Kahn et al. [11].

wieder ausreichend ermöglicht. Die vermehrte Insulinausschüttung induziert aber
gleichzeitig neue Pathologien wie zentrale Insulinresistenz im Gehirn und Hyperplasie der Fettzellen sowie Verfettung der Leber, des Muskels u. a. innerer Organe.

Die entscheidenden pathophysiologischen Ereignisse, erstens die Insulinresistenz, zweitens die β-Zell-Dysfunktion, werden durch Umweltfaktoren ausgelöst und
durch genetische Faktoren begünstigt (Abb. 6.3). Da sich die genetischen Faktoren in
den letzten Jahrzehnten kaum verändert haben, ist die Diabetesepidemie auf Umweltfaktoren zurückzuführen, welche auch für die Adipositasepidemie diskutiert werden.
Die Umweltfaktoren umfassen Nahrungsfaktoren (hohe Mengen an Zucker, besonders
Fruktose, sowie Aminosäuren und Fettsäuren), meist in Kombination mit Hyperalimentation und Bewegungsmangel, wodurch ein Energieüberschuss entsteht, der zur
Fettzellhyperplasie, zur Insulinresistenz und zur β-Zelldysfunktion führt. Darüber
hinaus wird vermutet, dass auch Veränderungen im intestinalen Mikrobiom eine
Rolle bei dieser Pathophysiologie spielen (vgl. Kap. 5.1.4).

Eine hohe Zufuhr an Fruktose könnte eine besondere Rolle spielen, weil Fruktose
(anders als andere Zucker) intrazelluläre ATP-Depletion sowie Nukleotidabbau und
konsekutive Harnsäureproduktion induzieren und insbesondere die Entwicklung
von metabolischen Erkrankungen wie T2DM befördern kann. Es konnte gezeigt
werden, dass die fruktoseinduzierte Harnsäure mitochondrialen Stress hervorruft,
der Gewebeverfettung unabhängig von der Energieaufnahme stimuliert [14].

Neuere Daten zeigen, dass neben dem insulinsensitiven Gewebe und dem Pankreas auch der Darm, die Leber und das Gehirn eine wichtige pathogenetische Rolle für die Entstehung des T2DM spielen. Der Darm produziert Inkretine wie *glucagon-like peptide 1* (GLP-1) und *glucose-dependent insulinotropic peptide* (GIP), welche die Nahrungsaufnahme regulieren und auf α- bzw. β-Zellen des Pankreas wirken. Möglicherweise ist die GLP-1-Sensitivität im Pankreas bei T2DM gestört [15]. Zwei Studien haben gezeigt, dass funktionelle Änderungen im Darmmikrobiom mit der Entstehung von T2DM assoziiert sind [16, 17]. Allerdings wurden diese Daten, die nicht kongruent waren, deutlich relativiert durch die Beobachtung, dass vermeintliche Assoziationen zwischen Mikrobiota und T2DM eher durch Kovariablen wie Einnahme von Metformin definiert wurden [18]. Schließlich berichtete das MetaHit-Konsortium, das die Metforminstudie 2015 publizierte, nur ein Jahr später Befunde, die für eine Rolle der Darmmikrobiota für die Entstehung des T2DM sprechen. Die Forschergruppe konnte zeigen, dass Veränderungen im Serummetabolom, die bei Patienten mit Insulinresistenz (ohne Metformintherapie) auftreten, mit Veränderungen im Mikrobiom einhergehen, die diese Metabolomveränderungen wahrscheinlich hervorrufen. Beispielsweise gehen die erhöhten Konzentrationen an verzweigtkettigen Aminosäuren im Serum einher mit Mikrobiomveränderungen, die durch ein gesteigertes Biosynthesepotenzial für verzweigtkettige Aminosäuren gekennzeichnet sind. *Prevotella copri* und *Bacteroides vulgatus* konnten als Hauptbakterienspezies identifiziert werden, die für die Assoziation zwischen erhöhter BCCA-Synthese und Insulinresistenz verantwortlich sind [19]. Solche Befunde lassen vermuten, dass mikrobielle Targets geeignet sein könnten, um zukünftig Insulinresistenz und Inzidenz kardiometabolischer Erkrankungen zu senken. Erste Daten deuten darauf hin, dass durch Stuhltransfer als auch durch probiotische Therapie die Insulinsensitivität verbessern und somit die Entstehung des T2DM bei Adipösen verzögern kann [20, 21].

Gallensäuren aus der Leber regulieren (ebenso wie Nahrungsstoffe) die Freisetzung von GLP-1 über den TGR5-Rezeptor auf L-Zellen im Darm [22]. Außerdem sind Gallensäuren Liganden für den Farnesoid-X-Rezeptor, über den die Freisetzung von FGF19 (FGF für *fibroblast growth factor*) induziert wird, das insulinartige Effekte hat [23]. Schließlich wird die Glukosehomöostase durch das sympathische und parasympathische Nervensystem kontrolliert [24]. Der Hypothalamus reguliert nicht nur β-Zell-Funktion und hepatische Glukoseproduktion, sondern auch – kontrolliert durch eine zentrale Insulinwirkung – das Körpergewicht [25, 26]. *western-style diet* (WSD) mit hoher Fett- und Zuckerzufuhr führt zu einer zentralen Neuropathie im Hypothalamus mit konsekutiver Störung der metabolischen Kontrolle [27]. Auch Änderungen im Schlaf-Wach-Rhythmus und Reduktion der Schlafqualität kann eine Störung der metabolischen Kontrolle zur Folge haben [28].

Die „subklinische Entzündung", die die Adipositas kennzeichnet (vgl. Kap. 5), trägt auch zur Entwicklung der Insulinresistenz und zur β-Zell-Dysfunktion bei. Marker der subklinischen Entzündung sind die Steatosis der Leber (Kap. 5.1.5), das CRP (Kap. 7.4) im Serum sowie erhöhte Spiegel proinflammatorischer Zytokine wie IL-6 und

TNFα, die aus Makrophagen in der Leber bzw. im Fettgewebe (Kap. 5.2) freigesetzt werden. Neben der systemischen Entzündung kommt es durch den Exzess von Glukose und Fettsäuren auch zu einer lokalen Entzündung in den β-Zellen mit vermehrter Produktion von IL-1β und IL-1 Rezeptorantagonist [29, 30]. Eine hypothalamische Entzündung verstärkt die zentrale Insulin- und Leptinresistenz und trägt so zur Entwicklung des T2DM bei.

Die Wechselwirkungen zwischen genetischen Veränderungen, epigenetischen Effekten und Umweltfaktoren bei der Entstehung des T2DM müssen weiter untersucht werden [31]. Zunehmend werden auch „omics"-Daten zur Erklärung der Pathophysiologie des T2DM herangezogen wie *genomics, transcriptomics proteomics* und *metabolomics* – sowohl auf der Ebene des adipösen Menschen als auch auf der Ebene dessen Darmmikrobiota [32]. Mittels *human metabolomics* und *lipidomics* konnten Assoziationen zwischen Adipositas und Diabetes einerseits und Nahrungskomponenten andererseits (z. B. vermehrt verzweigtkettige und aromatische Aminosäuren, Zucker und Fette) gezeigt werden [33].

> Die exogenen Ursachen der „subklinischen Entzündung", die der vielleicht wichtigste Schritt von der Adipositas zu metabolischen Erkrankungen wie T2DM ist, sind bis heute nicht klar. Die Entstehung der Entzündung wird durch genetische und Umweltfaktoren (v. a. nutritive Faktoren) unterstützt, aber der entscheidende Trigger ist nicht bekannt.

Da sowohl Komponenten des angeborenen (z. B. TNFα aus Makrophagen) als auch des erworbenen Immunsystems (z. B. autoreaktive T- und B-Zellen gegen veränderte Fettgewebszellen oder gegen intestinale Bakterienkomponenten) beteiligt sind, wird diskutiert, dass es sich nicht nur beim T1DM, sondern auch beim T2DM um eine Autoimmunerkrankung handeln könnte [34]. Die Folgen des T2DM für den adipösen Menschen sind dagegen weitestgehend bekannt. Durch den T2DM erhöht sich nicht nur das Risiko für zahlreiche kardiovaskuläre Erkrankungen, sondern auch für eingeschränkte Kognition und Alzheimer Demenz [35, 36].

6.3 Fettstoffwechselerkrankungen
Stephan C. Bischoff

> Bei Patienten mit Adipositas mit oder ohne Diabetes kommt es häufig zu einer typischen Fettstoffwechselstörung, die durch eine Trias gekennzeichnet ist:
> – erhöhte Triglyzeride im Serum (> 150 mg/dl)
> – erniedrigtes HDL-Cholesterin (< 40 mg/dl)
> – erhöhtes LDL-Cholesterin (> 160 mg/dl) oder Nachweis von *small dense* LDL-Partikel

Diese Fettstoffwechselerkrankung ist sekundär, d. h. nicht primär genetisch bzw. monogenetisch bedingt, sondern Folge eines adipogenen Lebensstils vor dem Hintergrund einer polygenetischen Risikokonstellation [37].

Die Triglyzeride im Serum spiegeln die Fettaufnahme durch die Nahrung wider. Erhöhte Triglyzeride kommen bei Hyperalimentation und Adipositas, bei hohem Alkoholkonsum und bei Diabetes mellitus vor. Die Hypertriglyzeridämie gilt als unabhängiger Risikofaktor für die Entstehung von kardiovaskulären Erkrankungen [38].

Das LDL-Cholesterin ist der Anteil des Cholesterins, der in Lipoproteinen geringer Dichte (*low density lipoproteins*, LDL) von der Leber zur Körperperipherie transportiert wird, um die Zellen mit Cholesterin, Fettsäuren, Phospholipiden und fettlöslichen Vitaminen zu versorgen. Ein erhöhtes LDL-Cholesterin im Blut (> 160 mg/dl) ist ein unabhängiger Risikofaktor für die Entstehung von kardiovaskulären Erkrankungen. Die Veränderung der LDL-Partikel zu sogenannten *small dense* LDL ist assoziiert mit einer weiteren Steigerung der Atherogenität und damit des Risikos für kardiovaskuläre Erkrankungen [39, 40]. Die Ursache der erniedrigten HDL-Cholesterinspiegel ist nicht klar. Auch ein erniedrigter HDL-Cholesterinspiegel wird als unabhängiger Risikofaktor für die Entstehung von kardiovaskulären Erkrankungen angesehen [41].

Anders als bei primären Fettstoffwechselerkrankungen, die in erster Linie medikamentös behandelt werden, steht bei sekundären Fettstoffwechselerkrankungen die Lebensstiländerung mit Gewichtsreduktion, Alkoholabstinenz und Steigerung der körperlichen Aktivität im Vordergrund. Medikamente werden allenfalls supplementär eingesetzt. Dazu brauchen die Patienten eine individuelle, auf ihr persönliches Risikoprofil abgestimmte Ernährungsberatung.

Warum ist die Dyslipidämie des Adipösen mit metabolischen und kardiovaskulären Komplikationen assoziiert? Welcher molekulare Mechanismus liegt dem zugrunde? Oxidativer Stress, der beim Adipösen aufgrund der subklinischen Entzündung vermehrt beobachtet wird, führt zu einer Vermehrung von Lipidperoxiden in den LDL-Partikeln, insbesondere in den *small dense* LDL. Oxidiertes LDL (ox-LDL) ist als Risikofaktor für kardiometabolischen Erkrankungen identifiziert worden und korreliert mit dem Bauchumfang und der subklinischen Entzündung [42].

In einer kürzlich stattgefundenen klinischen Studie an fast 4000 Personen konnte anhand von ox-LDL-Messungen bestätigt werden, dass oxidativer Stress tatsächlich mit dem MetS assoziiert ist und dass Insulinresistenz für diese Assoziation verantwortlich ist. Die ox-LDL-Spiegel erklären 14 % der Assoziation zwischen Bauchumfang und Triglyzeridspiegel, aber nur 1–3 % der Assoziation zwischen Bauchumfang und HDL-Cholesterin, Blutdruck und Insulinkonzentration. Die Assoziation zwischen ox-LDL und MetS war unabhängig vom HOMA-Index oder von der abdominellen Adipositas. Somit könnte ox-LDL ein neuer Marker neben der Insulinresistenz für die Entwicklung des MetS und der kardiometabolischen Folgeerkrankungen sein [43]. Darüber hinaus wird aufgrund präklinischer Daten vermutet, dass OLR1, der lektinartige Rezeptor für ox-LDL, ein Onkogen sein könnte, das via NFκB-Zellproliferation, -Migration und -Apoptoseinhibition induziert und somit die erhöhte Inzidenz von Tumorerkrankungen bei Adipositas erklären könnte [44].

6.4 Herz-Kreislauf- und pulmonale Erkrankungen
Maryam Basrai

Adipositas mit MetS ist mit einem hohen Risiko für kardiovaskuläre Erkrankungen assoziiert [47]. Die Assoziation des MetS mit koronarer Herzkrankheit (KHK) wurde durch das *Adult Treatment Panel Board* unterstrichen, das bereits 2004 das MetS unter die vier Hochrisikofaktoren für kardiovaskuläre Erkrankungen (*cardiovascular disease*, CVD) einstufte, die eine besonders aggressive Reduktion des LDL-Cholesterins unter 70 mg/dl erfordern [46]. Eine wichtige Rolle spielt dabei die Stoffwechselfunktion des viszeralen Fettgewebes, die zur subklinischen Entzündung beiträgt. Auch die Bedeutung von perivaskulärem Fett als vasoaktives Gewebe wird zunehmend erkannt [47, 48].

> Adipozyten sowie ins Fettgewebe eingewanderte Makrophagen produzieren Mediatoren und Hormone, die auf systemisch endokrinem und auch auf lokal parakrinem Weg Einfluss auf den Gefäßstoffwechsel, inflammatorische Prozesse, die Endothelfunktion und Blutgerinnung nehmen [47]. Die Veränderungen, die dabei im Gefäßsystem eintreten, tragen maßgeblich zur Entwicklung kardiovaskulärer Erkrankungen wie arterieller Hypertonie, KHK, Herzinsuffizienz oder Thromboembolieneigung bei [45].

Insbesondere eine fortschreitende endotheliale Dysfunktion, die chronisch subklinische Entzündung sowie eine Dyslipidämie bedingen die Atherogenese [49]. Insulinresistenz bzw. T2DM potenzieren das kardiovaskuläre Risiko ebenso wie genetische Prädisposition, Begleiterkrankungen (z. B. das obstruktive Schlafapnoe-Syndrom), Lebensstilfaktoren und Nikotinkonsum. Die bisher bekannten pathophysiologischen Mechanismen sind multikausal zu verstehen.

Arterielle Hypertonie, Arteriosklerose und koronare Herzkrankheit

> Die deutsche Hochdruckliga e. V. berichtet, dass nahezu jeder zweite Adipöse hyperton ist, ab einem BMI von 35 kg/m^2 sogar 80 %. Mittlerweile wird die adipositas-assoziierte Hypertonie als eigenständige hypertensive Erkrankung betrachtet [45].

Zunächst steigt bei vermehrter Körpermasse der periphere Sauerstoffbedarf, ein erhöhtes Blut- und Schlagvolumen sind die Folge [50]. Aber nicht nur die veränderte Hämodynamik beeinträchtigt den Blutdruck. Eine gesteigerte Freisetzung freier Fettsäuren und proinflammatorischer Zytokine, wie TNFα und IL-6, führen unter anderem zur Inhibierung der endothelialen Stickstoffmonoxid-Synthase (eNOS)-Aktivität, welche über das gefäßerweiternde Stickstoffmonoxid den Gefäßtonus reguliert. Die gesteigerte Produktion reaktiver Sauerstoffspezies führt zu oxidativem Stress. Eine vaskuläre Inflammation und schließlich eine gestörte Endothelfunktion resultieren daraus [45, 47].

Die Produktion von Adiponektin ist vermindert. Dieses wirkt als wichtiges Stimulans der eNOS protektiv, zudem hemmt es die Bildung proinflammatorischer Zytokine in Endothelzellen [47]. Der Adipozytenstoffwechsel induziert außerdem, über erhöhte Leptin- und Insulinspiegel, die Aktivierung des sympathischen Nervensystems. Dies führt zu einer verringerten Natriurese, zu einer peripheren Vasokonstriktion und damit zur Erhöhung des Blutdrucks [47]. Durch Adipozytokine wird aber vor allem das den Blutdruck regulierende RAAS angestoßen [45]: die Freisetzung der Komponenten Renin, Angiotensin, *angiotensin converting enzyme* und Aldosteron sowie die Aktivität der *zugehörigen* Rezeptoren wird durch Insulin, freie Fettsäuren und Glukokortikoidhormone stimuliert. Das Haupteffektorhormon Angiotensin II ist ein potenter Vasokonstriktor und führt einerseits zu einer gesteigerten renalen Natriumresorption sowie zu einer vaskulären Hypertrophie. Zudem stimuliert Angiotensin II die Freisetzung reaktiver Sauerstoffspezies [45]. Die genauen Wirkungsweisen verschiedener Adipokine auf die vaskuläre Homöostase sind letztlich noch zu klären. Einige Mechanismen sind schematisch in Abb. 6.4 zusammengefasst.

An der Gefäßwand einwirkender Scherstress, z. B. verursacht durch Bluthochdruck, verändert die Gefäßpermeabilität. *Small dense* LDL-Partikel gelangen leichter durch das Endothel und akkumulieren, insbesondere bei erhöhten LDL-Spiegeln, im Subendothel. Über oxidative Modifizierung durch reaktive Sauerstoffspezies entstehen daraus ox-LDL-Partikel. Angelockte Makrophagen nehmen diese Partikel auf und werden zu Schaumzellen. In der Folge entstehen eine atherosklerotische Plaque und eine Inflammation. Das Endstadium wird schließlich als Atherosklerose bezeich-

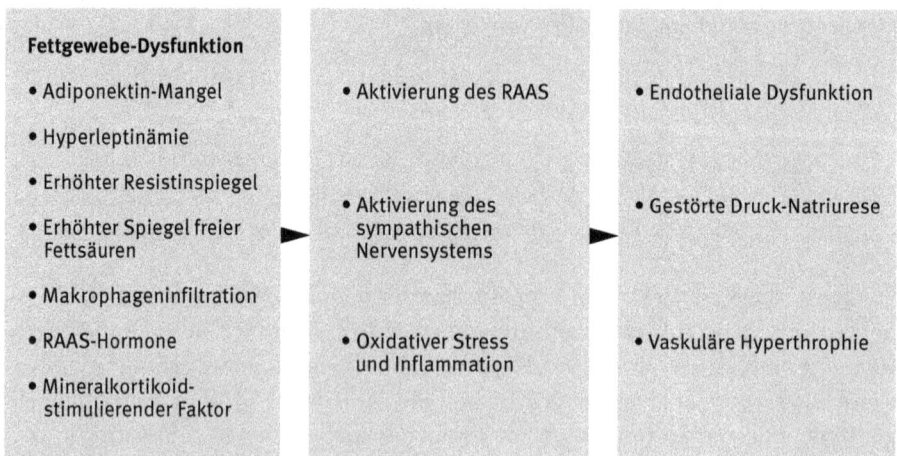

Fettgewebe-Dysfunktion

- Adiponektin-Mangel
- Hyperleptinämie
- Erhöhter Resistinspiegel
- Erhöhter Spiegel freier Fettsäuren
- Makrophageninfiltration
- RAAS-Hormone
- Mineralkortikoid- stimulierender Faktor

- Aktivierung des RAAS
- Aktivierung des sympathischen Nervensystems
- Oxidativer Stress und Inflammation

- Endotheliale Dysfunktion
- Gestörte Druck-Natriurese
- Vaskuläre Hyperthrophie

Abb. 6.4: Mechanismen, die für die Assoziation zwischen Adipositas und arterieller Hypertonie verantwortlich gemacht werden. Nach [45].

net [47, 51]. Die KHK stellt die Manifestation der Atherosklerose an den Herzkranzarterien dar. Bei einer adipositasbedingten Dyslipidämie ist der antiatherogene Effekt des HDL-Cholesterins vermindert und die ungünstige Wirkung erhöhter LDL-Cholesterinspiegel verstärkt [45, 51]. Neben systemischen Veränderungen scheint auch lokal vermehrtes parakardiales bzw. epikardiales Fettgewebe eine eigene Wirkung in der Entstehung der KHK zu entfalten [52].

Linksventrikuläre Hypertrophie, Herzinsuffizienz und Vorhofflimmern

Adipositas ist mit strukturellen und funktionalen Veränderungen des Herzens assoziiert [53]. Die Zunahme des Blut- und Schlagvolumens verursacht eine Adaption des linken Herzmuskels an die chronisch erhöhte Belastung [54]. Diese linksventrikuläre Hypertrophie sowie eine dauerhaft gesteigerte Ruheherzfrequenz stellen die entscheidenden Pathomechanismen zur Entwicklung einer Herzinsuffizienz dar [52]. Dabei scheint eine adipositasassoziierte Hypertrophie auch unabhängig vom Vorliegen einer arteriellen Hypertonie aufzutreten. Neurohormonell kann die dauerhafte Überaktivität des RAAS und die adrenerge Aktivierung die Entwicklung einer Herzinsuffizienz fördern [52]. Die erhöhte Prävalenz von Vorhofflimmern bei Adipositas ist neben der hämodynamischen Last und einer beeinträchtigten Endothelfunktion der Herzkranzgefäße auch auf strukturelle Veränderungen des linksventrikulären Herzmuskelgewebes und des Kalziumflux der Zellen, sowie auf lokal eingewandertes ektopes Fettgewebe zurückzuführen, welches die Reizleitung und damit die Herzrhythmuskontrolle beeinflusst [52].

Thromboembolien und zerebrovaskuläre Erkrankungen

Für Leptin wurde ein prothrombotischer Effekt am Endothel durch Aktivierung der Thrombozytenaggregation nachgewiesen, welcher durch eine endotheliale Insulinresistenz und Inflammation verstärkt wird [51]. Aktivierte Thrombozyten sezernieren vermehrt Plasminogenaktivatorinhibitor Typ 1 (PAI-1), einen irreversiblen Gegenspieler der plasmininduzierten Fibrinolyse und damit eines Kontrollmechanismus der Blutgerinnung. Die Expression von PAI-1 ist im viszeralen Fettgewebe, das hyperplasiert, hochreguliert [47]. Fehlt zunehmend die fibrinolytische Wirkung, erhöht sich folglich das Risiko einer Gerinnselbildung im arteriellen sowie im venösen System und damit das Risiko einer venösen Thrombose-Krankheit, eines Myokardinfarktes oder eines ischämischen Schlaganfalles [49]. Jedoch steigt auch das Risiko für die Entwicklung eines hämorrhagischen Schlaganfalls [50, 55].

Atherosklerose gilt neben der gesteigerten Prävalenz von Hypertonie oder Herzinsuffizienz, prothrombotischen Gefäßprozessen und Vorhofflimmern als die Hauptursache für das Auftreten eines Schlaganfalls [50]. Schließlich steigt auch die Lebenszeitprävalenz vaskulärer und anderer demenzieller Erkrankungen, wobei die wesentlichen Pathomechanismen nicht hinreichend erforscht sind [56]. Lediglich eine Studie [53] konnte in einer Metaanalyse [10] zum Stichwort „pulmonale Embolie" identifiziert werden, nach der das relative Risiko einer pulmonalen Embolie bei Adipositas um den Faktor 3,51 höher liegt als bei Normalgewicht.

Der metabolisch „gesunde" Dicke und das „Adipositas-Paradox"

Bei Adipösen scheint es eine Untergruppe zu geben, für die die beschriebenen Risiken kardiovaskulärer Erkrankungen nicht uneingeschränkt zutreffen. Dementsprechend kann man zwischen *metabolically healthy obese* („gesunde Dicke") und Adipösen mit hohem Risikoprofil, d. h. mit MetS, unterscheiden. Bei alleiniger Betrachtung des BMI [49] werden wichtige Indikatoren für das Risiko kardiovaskulärer Erkrankungen, z. B. das Verhältnis von viszeralem zu subkutanem Fett, übersehen [48, 51]. Deshalb ist der erhöhte Bauchumfang ein zentrales Kriterium des MetS (vgl. Kap. 6.1). Die Bedeutung von genetischer Prädisposition, Lebensstilfaktoren wie Bewegungsverhalten und Ernährung sowie anderen Einflüssen auf das individuelle Risikoprofil sind ebenso zu berücksichtigen.

Im Zusammenhang mit kardiovaskulären Erkrankungen oder Schlaganfall ist bisweilen vom sogenannten *obesity paradox* die Rede. Es besagt, dass moderat adipöse Patienten zum Zeitpunkt der Diagnosestellung einer kardiovaskulären Erkrankung eine bessere Prognose haben, als deren normalgewichtige Vergleichspersonen [54]. Eine mögliche Erklärung ist, dass durch zusätzliche Energiereserven ein krankheitsbedingter Katabolismus besser überwunden werden kann. Ein anderer Erklärungsansatz besteht in gesteigerter ärztlicher Aufmerksamkeit, wodurch eine Krankheit schneller erkannt und somit früher behandelt werde [53]. Insgesamt gilt das Phänomen des *obesity paradox* v. a. für die Adipositas Grad I (BMI 30–35 kg/m^2) als für die höhergradigen Adipositasformen [50]. Zudem tritt das *obesity paradox* offensichtlich besonders in der Altersgruppe der über 75-Jährigen auf, die generell eine bessere Prognose bei Übergewicht als bei Normalgewicht aufweisen. In jüngerem Lebensalter überwiegt offensichtlich die Bedeutung von Übergewicht und Adipositas als Risikofaktor für Morbidität und Mortalität [53].

Sowohl hämodynamische als auch metabolische, systemische wie auch lokale vaskuläre Veränderungen tragen bei Adipositas zur verstärkten Entwicklung einer Atherosklerose und den damit verbundenen Folgen bei.

Schlafapnoe und andere pulmonale Erkrankungen

Das Phänomen der Schlafapnoe bei adipösen Menschen, das zu vermehrter Müdigkeit und Sekundenschlaf über Tag sowie heftigem Schnarchen in der Nacht führt (Pickwick-Syndrom), wurde erstmals 1994 wissenschaftlich analysiert. Es zeigte sich, dass 70 % der Adipösen mit BMI > 35 kg/m^2 und T2DM eine obstruktive Schlafapnoe (OSA) aufweisen [57]. In derselben Studie konnte bereits gezeigt werden, dass die Behandlung mittels nasaler *continuous positive airway pressure* (CPAP) Therapie eine Besserung der klinischen Symptomatik und des Ansprechens auf antidiabetische Therapie bewirkt [57]. Die OSA ist ein weiteres, bislang in den Definitionskriterien noch kaum berücksichtigtes Kriterium des MetS. Die OSA korreliert mit viszeraler Adipositas, Insulinresistenz und subklinischer Entzündung [58]. Außerdem führt sie zu einer Störung der endothelialen Funktion und kann deshalb die Entwicklung von arterieller Hypertonie und CVD befördern [59]. Lebenstilintervention mit Gewichtsreduktion wird als kausale Therapie erster Wahl zur Behandlung der OSA angesehen [60, 61]. Die Kombinationstherapie aus Gewichtsreduktion und CPAP ist hinsichtlich Reduktion von Insulinresistenz, Triglyzeridspiegel und Blutdruck effektiver als jede der beiden Maßnahmen für sich allein [62]. Auch die Adipositaschirurgie kann als Therapieoption des OSA erwogen werden [63].

Adipositas ist auch mit einer erhöhten Prävalenz von Asthma [64], besonders bei Kindern, Jugendlichen und Frauen, und von chronisch-obstruktiven Lungenerkrankungen (*chronic obstructive pulmonary disease*, COPD) [65] assoziiert. Die zugrunde liegenden Mechanismen sind weitgehend unklar. Möglicherweise sind diese Risiken auf eine veränderte Lungenfunktion bei Adipösen zurückzuführen sowie auf ein reduziertes Lungenvolumen, gestörte Ventilation und Perfusion und eine eingeschränkte Atemmuskulatur. Dadurch kommt es auch zu verlängerten Liegezeiten auf Intensivstation mit prolongierten Beatmungszeiten [66].

6.5 Muskel- und Gelenkerkrankungen
Maryam Basrai

> Adipositas erhöht das Risiko für eine Reihe degenerativer Erkrankungen des Muskel-Skelett-Systems. Vor allem für das Kniegelenk ist ein positiver Zusammenhang zwischen erhöhtem BMI und dem Auftreten einer Arthrose belegt, die Zusammenhänge mit anderen degenerativen Veränderungen sind oftmals weniger eindeutig.

Arthrose (Synonym: Osteoarthrose, engl. *osteoarthritis*) gilt als weltweit häufigste Erkrankung des Bewegungsapparates und ist durch fortschreitende degenerative Veränderungen einzelner oder mehrerer Gelenke charakterisiert, die deren Struktur und mechanische Eigenschaften betreffen. Es kommt zu Beeinträchtigungen der Synovialflüssigkeit, d. h. der Gleit- und Nährstoffschicht im Gelenkspalt, zum Verschleiß des Gelenkknorpels sowie zur Schädigung der umliegenden Knochenstrukturen, Kapsel, Bänder und Muskeln. Die Entstehung ist multikausal und hängt von der Lokalisation des Gelenks ab. Risikofaktoren können in genetische, biomechanische und systemische Einflüsse unterteilt werden. Neben wiederholten beruflichen oder sportlichen Belastungen, Verletzungen, Alter, Geschlecht und Genetik zählen auch Übergewicht bzw. Adipositas dazu. Die Lebenszeitprävalenz einer Arthrose liegt laut der

GEDA 2010-Studie für Personen mit BMI-Werten über 30 kg/m^2 bei > 25 % (Männer) bzw. > 40 % (Frauen), dagegen bei normalgewichtigen Personen mit BMI < 25 kg/m^2 jeweils nur etwa halb so hoch [67]. Zu hohes Körpergewicht ist aber nicht nur eng mit der Entstehung, sondern auch mit einer beschleunigten Progression einer bestehenden Arthrose verbunden [68].

Das Risiko einer Hüftgelenkarthrose sowie für degenerative Wirbelsäulenerkrankungen steigt bei Adipositas ebenfalls [69, 70]. Auch Sprunggelenksarthrose und Fersenspornbildung, eine oft schmerzhafte Knochenwucherung, werden mit einer chronischen mechanischen Überbelastung assoziiert. Eindeutige Belege, dass bei Adipositas ein höheres Risiko für Deformitäten des Skelett- und Muskelsystems des Fußes wie Plattfuß oder Großzehenschiefstellung (Hallux valgus) bestehe, gibt es dagegen nicht. Die Behandlungserfolge eines Hallux valgus können bei Adipositas jedoch beeinträchtigt sein. Für die meisten Gelenkserkrankungen existieren Nachweise, dass Gewichtsreduktion das Risiko mindert, den Krankheitsfortschritt bremst oder die Behandlungserfolge verbessert [71].

Die genauen Pathomechanismen, die die Assoziation zwischen Adipositas und Arthrose fördern, sind noch unklar, werden aber vor allem in der Kombination aus erhöhter mechanischer Belastung der Gelenke mit systemisch-metabolischen Faktoren gesehen, die den Gelenksstoffwechsel zunehmend beeinträchtigen. Die bei Gewebeschäden anlaufenden Reparaturmechanismen münden in einem Circulus vitiosus. Der angrenzende Knochen verhärtet zunehmend und büßt mit der Zeit seine stoßdämpfenden Eigenschaften ein [67].

Leptin, das von hyperplasierten Fettgewebszellen gebildet und im Plasma adipöser Patienten gewöhnlich erhöht ist, wird eine Schlüsselrolle in der Pathogenese der Arthrose zugesprochen. Leptin und sein Rezeptor werden auch in Knorpelzellen (Chondrozyten), Knochenzellen unterhalb des Knorpels (Osteophyten), in der empfindlichen Gelenkshaut (der Synovia) und in gelenksnahen Fettkörperchen (z. B. unter der Kniescheibe) exprimiert. Es findet sich bei Adipositas in erhöhter Konzentration auch in der Synovialflüssigkeit und im Knorpel. Dabei ist die Expression direkt mit der Schwere des Knorpelschadens assoziiert. Es fördert die Produktion von proinflammatorischen Mediatoren, wie IL-1β, IL-6 und IL-8, Stickstoffmonoxid und Prostaglandin E2. Die Synthese von Matrixmetalloproteinasen (MMP-9, MMP-13) wird durch Leptin verstärkt. Dies lässt vermuten, dass Leptin katabol auf den Knorpelmetabolismus wirkt und die Degeneration vorantreibt. In kultivierten humanen Chondrozyten zeigte Leptin dagegen anabole Effekte. Die Datenlage über seinen Einfluss an der Entstehung einer Arthrose ist somit kontrovers [72, 73]. Ebenso werden veränderte Spiegel der Adipokine Resistin und Adiponektin im Serum ebenso wie in der Gelenksflüssigkeit von adipösen Arthrosepatienten nachgewiesen; die Bedeutung ist jedoch ebenso unklar. Adiponektion scheint sowohl proinflammatorische als auch protektive Signalwege zu stimulieren [74].

Neben Adipokinen beeinflussen andere metabolische und vaskuläre Risikofaktoren die Genese und den Verlauf einer Arthrose durch Beeinträchtigung des Gelenkstoffwechsels. Die Entstehung von Glykierungsendprodukten (*advanced glycation end products*, AGEs) könnte zum Voranschreiten des Knorpelgewebeschadens führen. AGEs sollen über Versteifung des Kollagens, Veränderungen der mechanischen Eigenschaften der extrazellulären Matrix und durch Reduktion der Proteoglykansynthese zur Knorpelschädigung beitragen. Zusätzlich können sowohl die Beeinträchtigung der Mikrozirkulation, die bei chronischer Hyperglykämie, Dyslipidämie und Hypertriglyzeridämie auftritt, als auch systemische Entzündungsprozesse und arterielle Hypertonie zur Entstehung von Arthrose bei Adipositas beitragen, wobei veränderte Fettverteilungsmuster und Körperzusammensetzung als Marker für das Risiko einer Gelenksarthrose angesehen werden [72, 73].

Pathogenese der Kniegelenksarthrose (Gonarthrose) bei Adipositas

Bei Adipositas ist der Gelenkknorpel im Knie einer überhöhten mechanischen Last ausgesetzt, die die Degeneration vorantreibt. Als möglicherweise primäre Determinante für die Verteilung der Belastung über das Knie wird die Muskelkraft angesehen. Womöglich resultiert Adipositas in einer Kraftreduktion des Oberschenkelmuskels relativ zum BMI. Infolge eines veränderten Belastungsmusters werden Stöße inadäquat abgedämpft, es entsteht eine Schädigung der Knorpeloberfläche. Eine weitere Hypothese besagt, dass eine überhöhte Belastung der Kniegelenke durch Mechanorezeptoren auf der Oberfläche von Chondrozyten detektiert wird. Die Aktivierung der Rezeptoren stimuliere die Sekretion von Zytokinen, Wachstumsfaktoren und Metalloproteinasen. Dies könnte lokal zu oxidativem Stress und Entzündungsprozessen führen [72]. Die möglichen Zusammenhänge sind in Abb. 6.5 veranschaulicht [75].

Pathogenese der Hüftgelenksarthrose (Coxarthrose) bei Adipositas

Ein Zusammenhang zwischen erhöhten BMI-Werten und Hüftgelenksarthrose besteht möglicherweise, die Datenlage ist jedoch inkonsistent. Auch hier können eine veränderte mechanische Belastung und die Wirkung von Leptin die Entstehung beeinflussen. Ein hoher BMI in jungen Jahren scheint ein zusätzlicher Risikofaktor zu sein [69]. Während jedoch das Kniegelenk als ein sogenanntes Scharniergelenk stark von Fehlbelastungen beeinträchtigt wird, gehört das Hüftgelenk zum Typ der Kugelgelenke, die weniger anfällig für Probleme durch belastungsbedingte Fehlstellungen sind. Somit wirken sich offensichtlich durch Fehlstellungen veränderte Achsenkräfte stärker auf Assoziationen zwischen Adipositas und Kniearthrose als auf eine Hüftgelenksarthrose aus [68].

Pathogenese der degenerativen Wirbelsäulenerkrankung bei Adipositas

Studien belegen, dass Rückenleiden, die bei Adipositas gehäuft auftreten, durch Gewichtsreduktion gebessert werden können. Zugrunde liegende Mechanismen, die zur degenerativen Wirbelsäulenerkrankung beitragen, könnten mechanische, struktu-

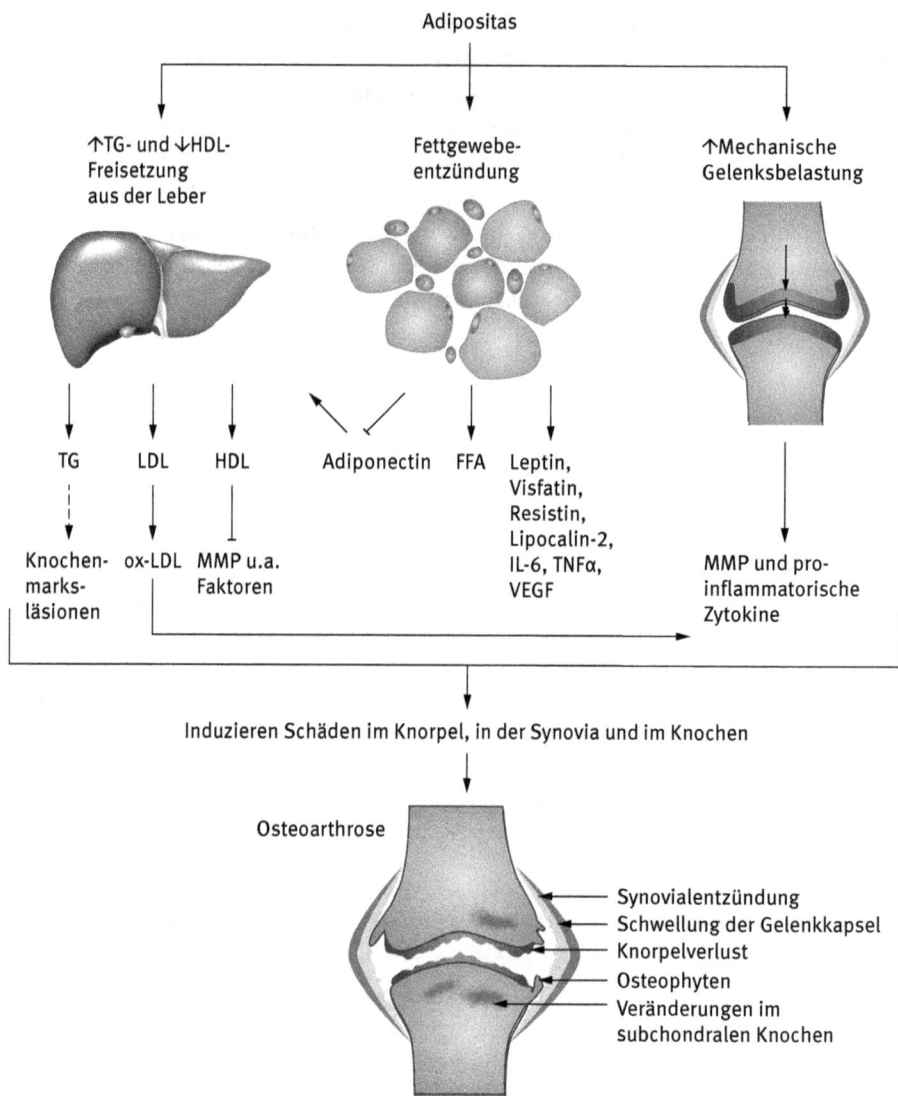

Abb. 6.5: Assoziation zwischen Adipositas und Osteoarthrose (modifiziert nach [75]). Abkürzungen: TG, Triglyzeride; HDL, *high density lipoprotein*; LDL, *low density lipoprotein*; ROS = RSS, reaktive Sauerstoffspezies; FFA = FFS, freie Fettsäuren; ox-LDL, oxidiertes LDL; MMP, Matrixmetalloproteasen.

relle, physiologische und verhaltensassoziierte Faktoren beinhalten. Übergewicht ist neben einer höheren Beanspruchung der Wirbelsäule mit einer Bandscheibendegeneration assoziiert. Vermutlich trägt neben der biomechanischen Belastung wiederum die systemische Entzündung zur Entstehung bei, indem die dauerhaft aktivierten proinflammatorischen Signalwege eine schmerzhafte Degeneration hervorrufen. Eine durch Arteriosklerose ausgelöste insuffiziente vaskuläre Versorgung der Wirbelkörper und Bandscheiben könnte einen weiteren Mechanismus darstellen. Zusätzlich scheinen wie bei der Gonarthrose, AGEs an der Entstehung von Rückenbeschwerden beteiligt zu sein, da Bandscheiben anfällig für deren Ablagerung sind [70, 76].

Zusammenfassend besteht zwischen Adipositas und Arthrose ein klarer Zusammenhang, der nicht nur die Mobilität und die Lebensqualität der Betroffenen deutlich einschränkt, sondern auch die Therapiemöglichkeiten, v. a. die Bewegungstherapie, limitieren kann [77, 78]. Die WHO-Initiative gegen Adipositas erkennt Arthrose als Folge der Adipositas [79] an, insbesondere, weil das Risiko eine Kniearthrose zu erleiden bereits bei Personen mit Adipositas Grad I gegenüber Normalgewichtigen vier- bis fünffach erhöht ist [80].

6.6 Tumorerkrankungen
Maryam Basrai

Epidemiologische Daten zeigen, dass Adipositas das Risiko, an bestimmten Krebsarten zu erkranken, erhöht (Tab. 6.3). Etwa 20 % aller Krebsneuerkrankungen werden auf Adipositas zurückgeführt [81]. So können z. B. Adenokarzinome des Ösophagus, postmenopausale Mammakarzinome, Ovarial-, Kolon-, Nierenzell-, Endometriums- und Gallenblasenkarzinome mit großer Wahrscheinlichkeit zu den adipositasassoziierten Tumoren gezählt werden [82, 83]. Das Risiko hängt jedoch auch von Geschlecht und ethnischer Zugehörigkeit, von geografischen und individuellen Lebensstilfaktoren, der Tumorlokalisation, dem histologischen Sub- und dem molekularen Phänotyp ab [84].

Tab. 6.3: Tumorentitäten, die bei Adipositas vermehrt vorkommen.

Tumorentität	Mechanismus
Distales Ösophaguskarzinom	Refluxösophagitis
Frauen: Postmenopausales Mammakarzinom, Ovarialkarzinom, Endometriumskarzinom	Endogenes Östrogen
Männer: Prostatakarzinom	Steroidale Geschlechtshormone
Pankreaskarzinom, Kolonkarzinom	*Insulinsignalweg, Männer:* Entzündung
Gallenblasenkarzinom	Chronische Sekretion, Gallensteine
Nierenzellkarzinom	Renale Hypertonie
Schilddrüsenkarzinom	Unbekannt

Kohortenstudien zeigen bei adipösen Brustkrebspatientinnen im Vergleich zu normalgewichtigen Patientinnen schlechtere Behandlungserfolge und ein höheres Mortalitätsrisiko, ähnliches gilt für Prostatakarzinompatienten. Die krebsassoziierte Mortalität ist bei Patienten mit hochnormalem BMI (22,5–25 kg/m2) am niedrigsten und steigt um etwa 10 % mit jeder Zunahme des BMI um 5 kg/m^2 an [85]. Die Bedeutung einer Adipositas bei Diagnosestellung für verschiedene andere Krebsarten wird noch untersucht, ebenso wie mögliche nachteilige Effekte einer starken Gewichtszunahme nach Erstdiagnose [81]. Bislang unzureichend berücksichtigt wurden auch mögliche Unterdosierungen oder Toxizitätseffekte, bei gewichts- oder körperoberflächenbezogener Dosierung der zytostatischen Therapie bei Adipösen.

Die pathophysiologischen Zusammenhänge zwischen Adipositas und der erhöhten Inzidenz maligner Erkrankungen sind auf molekularer Ebene partiell geklärt (Abb. 6.6). Wie bei der Entstehung von Herz-Kreislauf-Erkrankungen sind die Zusammenhänge multifaktoriell zu sehen. Um präventive und therapeutische Strategien für eine Reduktion der adipositasassoziierten Inzidenz und Mortalität maligner Erkrankungen entwickeln zu können, bedarf es eines besseren Verständnisses der zugrunde liegenden Mechanismen [86]. Derzeit werden drei Moleküle bzw. Mechanismen besonders untersucht [87]:

– Insulin und *insulin-like growth factor 1* (IGF-1)
– Leptin und Adiponektin aus Fettzellen
– Geschlechtshormone

Der wahrscheinlich wichtigste Signalweg, der eine Verbindung zwischen Adipositas und Krebs darstellt, ist der onkogene *phosphoinositol-3-kinase (PI3K)/Akt/mTOR pathway*, der durch die Einwirkung von adipositasassoziierten Faktoren die Zellproliferation und das Zellüberleben reguliert und der den am häufigsten mutierten Signalweg bei malignen Erkrankungen darstellt. Hier wirken zum einen Insulin und Wachstumsfaktoren, zum anderen Adiponektin und Leptin [86].

Die Insulin-/IGF-Hypothese

Adipositas ist häufig mit einer Insulinresistenz und dadurch deutlich erhöhten Insulinspiegeln im Blut verbunden. Die Aktivierung des Insulinrezeptors löst auf direktem Wege den PI3K-Signalweg aus. Insulin wirkt aber auch indirekt, indem es bei hohen Konzentrationen endogene Wachstumsfaktoren stimuliert, die im normalen physiologischen Zustand nur durch Wachstumshormone aktiviert werden. Die Aktivierung führt zu einer erhöhten Synthese von IGF-1 und IGF-2 und zu einer verminderten Synthese von IGF-bindenden Proteinen (IGF-BPs). Eine große Zahl frei verfügbarer IGF-1 und IGF-2-Moleküle bindet an ihre Rezeptoren und führt zu einer Aktivierung der MAPK- und PI3K-Signalwege. Über diese Signalwege werden Zell-

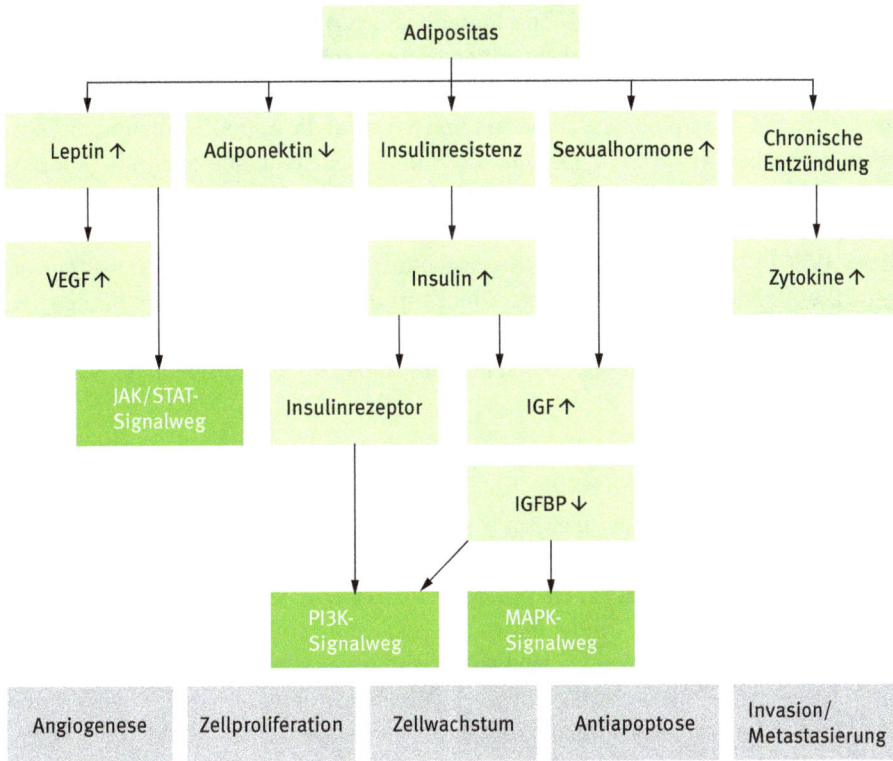

Abb. 6.6: Mechanismen der adipositasassoziierten Tumorgenese.

proliferation, Zellwachstum und Zellapoptose kontrolliert, sie gelten als onkogen. In einigen Tumorentitäten kann eine verstärkte Aktivierung des mTOR, einem Molekül des PI3K-Signalwegs, gefunden werden, was wiederum zu erhöhter Zellproliferation führt [82, 87, 88]. Evidenz für den Insulin/IGF-Mechanismus als Pathomechanismus liegt besonders für Karzinome des Kolons und des Pankreas vor [81].

Die Adipokinhypothese

Das Fettgewebe ist ein endokrines Organ, welches Polypeptidhormone produziert, die auch Adipokine genannt werden. Von diesen sind Adiponektin und Leptin hinsichtlich ihrer Wirkungsweise am besten untersucht.

Adiponektin wird hauptsächlich von viszeralem Fettgewebe produziert und korreliert negativ mit der Körperfettmasse, dem Insulinspiegel und Zeichen der subklinischen Entzündung. Es erhöht die Fettsäurenoxidation und die Insulinsensitivität und senkt die Produktion proinflammatorischer Zytokine. Einigen Untersuchungen zufolge wirkt Adiponektin der Zellproliferation entgegen und inhibiert Zellwachstum und -migration. Außerdem wird ein antiangiogenetisches Potenzial diskutiert.

Leptin wird von Adipozyten aller Fettgewebe gebildet und korreliert positiv mit der Fettmasse. Es funktioniert als Sensor und wirkt auf die Appetitregulation. Bei adipösen Menschen wird Leptin überproduziert und es entsteht eine zerebrale Leptinresistenz. Die Ausschüttung von Leptin wird durch Insulin, Glukokortikoide, TNFα und Östrogene gefördert. Leptin bewirkt eine Expression von *vascular endothelial growth factor* (VEGF), der durch seine proangiogenetische Wirkung das Zellwachstum steigert. Die Aktivierung des Leptinrezeptors kann den *JAK/STAT pathway* induzieren. Dieser Signalweg ist in maligne entarteten Zellen häufig gestört. Schließlich kann Leptin in den Insulinsignalweg eingreifen und über die PI3K- und MAPK- Signalwege das Zellwachstum fördern [85, 87, 88].

Die Geschlechtshormonhypothese

Durch Adipositas kommt es zu einem gestörten Gleichgewicht von Steroidhormonen wie Östrogenen, Androgenen und Progesteron. Fettgewebshyperplasie führt zu einem Überschuss an Aromatase, ein Enzym, dessen Wirkung zu einer erhöhten Konzentration an Östrogenen führt. Bindet dieses an den Östrogenrezeptor (*estrogen receptor*, ER) und aktiviert intrazelluläre Signalwege, wird die Progression von Tumoren initiiert, indem die Zellteilung stimuliert wird. Östrogen in seiner freien Form hat durch die Aktivierung von intrazellulären Signalwegen vermehrt DNA-Schäden zur Folge. Zusätzlich kann Östrogen mit IGF interagieren und somit in den Insulinsignalweg eingreifen, der das Tumorwachstum fördert und die Zellapoptose inhibiert. Durch die Störung des Insulin/IGF-Haushaltes kommt es zu einer verminderten Konzentration an *sex hormone binding globulins* (SHBG), was die Konzentration an bioverfügbarem Östrogen und Androgen steigert. Höhere Spiegel von Leptin, Insulin und inflammatorischen Zytokinen resultieren in einer Stimulation der Östrogenproduktion [87, 89]. Brustkrebs hängt direkt mit den Östrogenspiegeln bei postmenopausalen adipösen Patientinnen zusammen. Außerdem sind Ovarial-, Endometriums- und Prostatakarzinome mit diesen Mechanismen in Verbindung gebracht worden [81].

Weitere Mechanismen für onkogene Effekte der Adipositas

Bei Adipositas kann eine chronische, subklinische Entzündung mit erhöhten Konzentrationen proinflammatorischer Zytokine beobachtet werden. Es kommt zu einer erhöhten Ausschüttung von Prostaglandin E2, TNFα, IL-6, IL-8 und IL-10. TNFα und IL-6 können Angiogenese und Metastasierung und somit die Entstehung und Ausbreitung maligner Zellen fördern. Proinflammatorische Zytokine können den Transkriptionsfaktor NF-κB aktivieren, welcher Zellproliferation, Apoptose, Entzündung, Metastasierung und Angiogenese beeinflusst [88].

Die arterielle Hypertonie, welche mit Adipositas assoziiert wird, gilt als eigenständiger Risikofaktor für Nierenzellkarzinome.

Mit steigendem BMI steigt auch das Risiko für gastroösophagealen Säurereflux. Damit steigt das Risiko für die Bildung einer squamösen Metaplasie bzw. einer Barrett- Metaplasie im distalen Ösophagus. Ein Barrett-Ösophagus ist eine Präkanzerose, d. h. die Vorstufe des Ösophaguskarzinoms, dessen Inzidenz mit Adipositas deutlich steigt [87].

6.7 Psychische und psychosoziale Folgen
Martin Teufel, Stephan Zipfel

6.7.1 Depression und Angst bei Adipositas

Adipositas und depressive Störungen weisen Gemeinsamkeiten auf, wie z. B. Bewegungsarmut, reduzierter Antrieb, maladaptives kalorienreiches Essverhalten, Übergewicht und schließlich eine erhöhte Morbidität und Mortalität im Rahmen von kardiovaskulären Erkrankungen und T2DM [90–93]. Aktuelle Übersichtsarbeiten zeigen, dass Adipositas einen Risikofaktor für die Entwicklung affektiver Störungen darstellt. Dies gilt für mittelgradige/schwere depressive Störungen und Dysthymie sowohl bei Männern wie Frauen [94, 95]. Die Metaanalyse von Luppino et al. [96] konnte einen bidirektionalen Zusammenhang zwischen Depression und Adipositas aufzeigen. Demzufolge haben adipöse Menschen ein höheres Risiko, an einer Depression zu erkranken (*odds ratio* 1,55) und depressive Menschen ein höheres Risiko, adipös zu werden (*odds ratio* 1,58). Das Risiko adipös zu werden, verteilte sich hier auf Männer und Frauen etwa gleich [96]. Darüber hinaus legen Metaanalysen nahe, dass Angststörungen – wenngleich weniger ausgeprägt als die Depression – mit Adipositas assoziiert sind [97].

In Patienten-Kollektiven, die Hilfe im Umgang mit der eigenen Adipositas aufsuchen, wurden Punktprävalenzraten von bis zu 50 % an mindestens leichtgradig depressiven Störungen gefunden. Dabei korreliert das Ausmaß des Übergewichts mit der Depressivität [98–100].

6.7.2 Negative Stigmatisierung und Diskriminierung

Adipositas ist kein rein medizinisches oder körperliches Problem, sondern hat zahlreiche psychosoziale Auswirkungen. Besonders hervorgehoben wird in den letzten Jahren die mit Adipositas verbundene Stigmatisierung und Diskriminierung [101].

Die negative Bewertung übergewichtiger und adipöser Personen ist in Industrienationen weit verbreitet. Eine Abwertung der Adipositas konnte in populationsbasierten Untersuchungen auch für Deutschland gezeigt werden. Dabei scheinen Überzeugungen, dass Adipöse aufgrund von Faulheit, Willensschwäche oder Disziplinlosigkeit allein verantwortlich für ihr Gewicht sind, weit verbreitet. Wird Betroffenen von Adipositas eine Gleichbehandlung verweigert, spricht man von Diskriminierung. Gewichtsbezogene Diskriminierung ist in den meisten Lebensbereichen (private Beziehungen, Gesundheitswesen, Beruf und Bildung) eine relevante Variable und nimmt mit dem Ausmaß der Adipositas zu [92, 102, 103]. Besonders belastend scheinen für Betroffene derartige Erfahrungen in nahen Beziehungsverhältnissen wie Familie, Freundschaft und Partnerschaft zu sein. Adipositas stellt eine Barriere für den beruflichen Erfolg dar. So trauen Personalverantwortliche adipösen Menschen – im Besonderen adipösen Frauen – im Vergleich zu Normalgewichtigen deutlich weniger zu, halten diese für weniger belastbar und schlechter qualifiziert. Darüber hinaus gibt es deutliche Hinweise für eine Diskriminierung Adipöser durch das Gesundheitssystem. Evident ist eine Stigmatisierung durch Medien, vor allem durch Fernsehen und Filme, aber auch in sogenannten neuen Medien. Stigmatisierungserfahrungen und „Selbststigmatisierung" führen zu einer erhöhten Vulnerabilität für depressive Störungen, zu Verlust von Selbstvertrauen und zu einem negativen Körperbild. Im Besonderen tragen Stigmatisierungserfahrungen zu einer Zunahme maladaptiven Essverhaltens bei – mit dem Ergebnis eines Circulus vitiosus. Ob Diskriminierungserfahrungen bei Erwachsenen das psychische Funktionsniveau tatsächlich beeinträchtigen oder aufgrund einer im Krankheitsverlauf veränderten selektiven Wahrnehmung subjektiv anders wahrgenommen werden und dadurch zu Belastungen führen, ist unklar [92, 104, 105].

Kinder mit Adipositas werden mit größerer Wahrscheinlichkeit von anderen gleichaltrigen Kindern oder auch Angehörigen gehänselt. Erfahrungen mit Hänseleien aufgrund des Gewichts führen häufig zu einem geringeren Selbstwert und einer Einschränkung der Lebensqualität. Die Unzufriedenheit mit dem eigenen Körper, konsekutives Diätieren mit nachfolgenden Kontrollverlusten mit vermehrter Nahrungsaufnahme können die Adipositas aufrechterhalten oder in eine Essstörung münden [92, 104, 105].

Literatur

[1]   Ratzmann KP. Das metabolische Syndrom. Z Arztl Fortbild (Jena). 1991;85:651–6.
[2]   Huang PL. A comprehensive definition for metabolic syndrome. Dis Model Mech. 2009;2:231–7.
[3]   Ford ES. Prevalence of the metabolic syndrome defined by the International Diabetes Federation among adults in the U.S. Diabetes Care. 2005;28:2745–9.
[4]   Grundy SM. Drug therapy of the metabolic syndrome: minimizing the emerging crisis in polypharmacy. Nat Rev Drug Discov. 2006;5:295–309.
[5]   Donath MY, Shoelson SE. Type 2 diabetes as an inflammatory disease. Nat Rev Immunol. 2011;11:98–107.
[6]   Kaur J. A comprehensive review on metabolic syndrome. Cardiol Res Pract. 2014;2014:943162.

[7]   Després JP, Lemieux I. Abdominal obesity and metabolic syndrome. Nature. 2006;444:881–7.

[8]   Dublin S, French B, Glazer NL, et al. Risk of new-onset atrial fibrillation in relation to body mass index. Arch Intern Med. 2006;166:2322–8.

[9]   Global status report on noncommunicable diseases 2014. Geneva, World Health Organization, 2012.

[10] Guh DP, Zhang W, Bansback N, Amarsi Z, Birmingham CL, Anis AH. The incidence of co-morbidities related to obesity and overweight: a systematic review and meta-analysis. BMC Public Health. 2009;9:88.

[11] Kahn SE, Cooper ME, Del Prato S. Pathophysiology and treatment of type 2 diabetes: perspectives on the past, present, and future. Lancet. 2014 Mar 22;383:1068–83.

[12] Perl S, Kushner JA, Buchholz BA, et al. Significant human beta-cell turnover is limited to the first three decades of life as determined by in vivo thymidine analog incorporation and radiocarbon dating. J Clin Endocrinol Metab. 2010;95:E234–E239.

[13] Dunning BE, Gerich JE. The role of α-cell dysregulation in fasting and postprandial hyperglycemia in type 2 diabetes and therapeutic implications. Endocr Rev. 2007;28:253–83.

[14] Johnson RJ, Nakagawa T, Sanchez-Lozada LG, et al. Sugar, uric acid, and the etiology of diabetes and obesity. Diabetes. 2013;62:3307–15.

[15] Quddusi S, Vahl TP, Hanson K, Prigeon RL, D'Alessio DA. Differential effects of acute and extended infusions of glucagon-like peptide-1 on first- and second-phase insulin secretion in diabetic and nondiabetic humans. Diabetes Care. 2003;26:791–8.

[16] Qin J, Li Y, Cai Z, et al. A metagenome-wide association study of gut microbiota in type 2 diabetes. Nature. 2012;490:55–60.

[17] Karlsson FH, Tremaroli V, Nookaew I, et al. Gut metagenome in European women with normal, impaired and diabetic glucose control. Nature. 2013;498:99–103.

[18] Forslund K, Hildebrand F, Nielsen T, et al. Disentangling type 2 diabetes and metformin treatment signatures in the human gut microbiota. Nature. 2015;528:262–6.

[19] Pedersen HK, Gudmundsdottir V, Nielsen HB, et al. Human gut microbes impact host serum metabolome and insulin sensitivity. Nature. 2016;535:376–81.

[20] Vrieze A, Van Nood E, Holleman F, et al. Transfer of intestinal microbiota from lean donors increases insulin sensitivity in individuals with metabolic syndrome. Gastroenterology. 2012;143:913–6. e7.

[21] Sun J, Buys NJ. Glucose- and glycaemic factor-lowering effects of probiotics on diabetes: a meta-analysis of randomised placebo-controlled trials. Br J Nutr. 2016;115:1167–77.

[22] Pols TW, Noriega LG, Nomura M, Auwerx J, Schoonjans K. The bile acid membrane receptor TGR5: a valuable metabolic target. Dig Dis. 2011;29:37–44.

[23] Potthoff MJ, Kliewer SA, Mangelsdorf DJ. Endocrine fibroblast growth factors 15/19 and 21: from feast to famine. Genes Dev. 2012;26:312–24.

[24] Nonogaki K. New insights into sympathetic regulation of glucose and fat metabolism. Diabetologia. 2000;43:533–49. [PubMed: 10855527].

[25] Obici S, Zhang BB, Karkanias G, Rossetti L. Hypothalamic insulin signaling is required for inhibition of glucose production. Nat Med. 2002;8:1376–82. [PubMed: 12426561].

[26] Lam TK, Pocai A, Gutierrez-Juarez R, et al. Hypothalamic sensing of circulating fatty acids is required for glucose homeostasis. Nat Med. 2005;11:320–7. [PubMed: 15735652].

[27] Thaler JP, Yi CX, Schur EA, et al. Obesity is associated with hypothalamic injury in rodents and humans. J Clin Invest. 2012;122:153–62. [PubMed: 22201683].

[28] Hanlon EC, Van Cauter E. Quantification of sleep behavior and of its impact on the cross-talk between the brain and peripheral metabolism. Proc Natl Acad Sci U S A. 2011;108:15609–16. [PubMed: 21852576].

[29] Boni-Schnetzler M, Boller S, Debray S, et al. Free fatty acids induce a proinflammatory response in islets via the abundantly expressed interleukin-1 receptor I. Endocrinology. 2009;150:5218–29.

[30] Maedler K, Sergeev P, Ris F, et al. Glucose-induced β cell production of IL-1β contributes to glucotoxicity in human pancreatic islets. J Clin Invest. 2002;110:851–60.

[31] Keating S, El-Osta A. Epigenetic changes in diabetes. Clin Genet. 2013;84:1–10.

[32] Würtz P, Mäkinen VP, Soininen P, et al. Metabolic signatures of insulin resistance in 7,098 young adults. Diabetes. 2012;61:1372–80.

[33] Floegel A, Stefan N, Yu Z, et al. Identification of serum metabolites associated with risk of type 2 diabetes using a targeted metabolomic approach. Diabetes. 2013;62:639–48.

[34] Tsai S, Clemente-Casares X, Revelo XS, Winer S, Winer DA. Are obesity-related insulin resistance and type 2 diabetes autoimmune diseases? Diabetes. 2015;64:1886–97.

[35] De Felice FG, Ferreira ST. Inflammation, defective insulin signaling, and mitochondrial dysfunction as common molecular denominators connecting type 2 diabetes to Alzheimer disease. Diabetes. 2014;63:2262–72.

[36] McCrimmon RJ, Ryan CM, Frier BM. Diabetes and cognitive dysfunction. Lancet. 2012;379:2291–9.

[37] Klop B, Elte JW, Cabezas MC. Dyslipidemia in obesity: mechanisms and potential targets. Nutrients. 2013;5:1218–40.

[38] van Wijk JP, Halkes CJ, Erkelens DW, Castro Cabezas M. Fasting and daylong triglycerides in obesity with and without type 2 diabetes. Metabolism. 2003;52:1043–9.

[39] Tchernof A, Lamarche B, Prud'Homme D, et al. The dense LDL phenotype. Association with plasma lipoprotein levels, visceral obesity, and hyperinsulinemia in men. Diabetes Care. 1996;19:629–37.

[40] Zambon A, Hokanson JE, Brown BG, Brunzell JD. Evidence for a new pathophysiological mechanism for coronary artery disease regression: hepatic lipase-mediated changes in LDL density. Circulation 1999;99:1959–64.

[41] Mooradian AD, Haas MJ, Wehmeier KR, Wong NC. Obesity-related changes in high-density lipoprotein metabolism. Obesity (Silver Spring). 2008;16:1152–60.

[42] Weinbrenner T, Schröder H, Escurriol V, et al. Circulating oxidized LDL is associated with increased waist circumference independent of body mass index in men and women. Am J Clin Nutr. 2006;83:30–5.

[43] Hurtado-Roca Y, Bueno H, Fernandez-Ortiz A, et al. Oxidized LDL is associated with metabolic syndrome traits independently of central obesity and insulin resistance. Diabetes. 2017;66:474–82.

[44] Khaidakov M, Mitra S, Kang BY, et al. Oxidized LDL receptor 1 (OLR1) as a possible link between obesity, dyslipidemia and cancer. PLoS One. 2011;6:e20277.

[45] Dorresteijn JA, Visseren FL, Spiering W. Mechanisms linking obesity to hypertension. Obes Rev. 2012;13:17–26.

[46] Grundy SM, Cleeman JI, Merz CN, et al. Implications of recent clinical trials for the National Cholesterol Education Program Adult Treatment Panel III guidelines. Circulation. 2004;110:227–39.

[47] Van Gaal LF, Mertens IL, De Block CE. Mechanisms linking obesity with cardiovascular disease. Nature. 2006;444:875–80.

[48] Bastien M, Poirier P, Lemieux I, Despres JP. Overview of epidemiology and contribution of obesity to cardiovascular disease. Prog Cardiovasc Dis. 2014;56:369–81.

[49] De Schutter A, Lavie CJ, Milani RV. The impact of obesity on risk factors and prevalence and prognosis of coronary heart disease-the obesity paradox. Prog Cardiovasc Dis. 2014;56:401–8.

[50] Lavie CJ, McAuley PA, Church TS, Milani RV, Blair SN. Obesity and cardiovascular diseases: implications regarding fitness, fatness, and severity in the obesity paradox. J Am Coll Cardiol. 2014;63:1345–54.

[51] Blokhin IO, Lentz SR. Mechanisms of thrombosis in obesity. Curr Opin Hematol. 2013;20:437–44.

[52] Ferreira JP, Santos M. Heart failure and atrial fibrillation: from basic science to clinical practice. Int J Mol Sci. 2015;16:3133–47.

[53] Gupta PP, Fonarow GC, Horwich TB. Obesity and the obesity paradox in heart failure. Can J Cardiol. 2015;31:195–202.

[54] Obesity: preventing and managing the global epidemic. Report of a WHO consultation. World Health Organ Tech Rep Ser. 2000;894:i–xii, 1–253.

[55] Strazzullo P, D'Elia L, Cairella G, Garbagnati F, Cappuccio FP, Scalfi L. Excess body weight and incidence of stroke: meta-analysis of prospective studies with 2 million participants. Stroke. 2010;41:e418–26.

[56] Kiliaan AJ, Arnoldussen IA, Gustafson DR. Adipokines: a link between obesity and dementia? Lancet Neurol. 2014;13:913–23.

[57] Brooks B, Cistulli PA, Borkman M, et al. Obstructive sleep apnea in obese noninsulin-dependent diabetic patients: effect of continuous positive airway pressure treatment on insulin responsiveness. J Clin Endocrinol Metab. 1994;79:1681–5.

[58] Vgontzas AN, Papanicolaou DA, Bixler EO, et al. Sleep apnea and daytime sleepiness and fatigue: relation to visceral obesity, insulin resistance, and hypercytokinemia. J Clin Endocrinol Metab. 2000;85:1151–8.

[59] Kato M, Roberts-Thomson P, Phillips BG, et al. Impairment of endothelium-dependent vasodilation of resistance vessels in patients with obstructive sleep apnea. Circulation. 2000;102:2607–10.

[60] Tuomilehto HP, Seppä JM, Partinen MM, et al. Lifestyle intervention with weight reduction: first-line treatment in mild obstructive sleep apnea. Am J Respir Crit Care Med. 2009;179:320–7.

[61] Foster GD, Borradaile KE, Sanders MH, Millman R, et al. A randomized study on the effect of weight loss on obstructive sleep apnea among obese patients with type 2 diabetes: the Sleep AHEAD study. Arch Intern Med. 2009;169:1619–26.

[62] Chirinos JA, Gurubhagavatula I, Teff K, et al. CPAP, weight loss, or both for obstructive sleep apnea. N Engl J Med. 2014;370:2265–75.

[63] Dixon JB, Schachter LM, O'Brien PE, et al. Surgical vs conventional therapy for weight loss treatment of obstructive sleep apnea: a randomized controlled trial. JAMA. 2012;308:1142–9.

[64] Boulet LP. Asthma and obesity. Clin Exp Allergy. 2013;43:8–21.

[65] Hanson C, Rutten EP, Wouters EF, Rennard S. Influence of diet and obesity on COPD development and outcomes. Int J Chron Obstruct Pulmon Dis. 2014;9:723–33.

[66] Ashburn DD, DeAntonio A, Reed MJ. Pulmonary system and obesity. Crit Care Clin. 2010;26:597–602.

[67] Robert-Koch-Institut. Arthrose (Heft 54). Gesundheitsberichterstattung des Bundes. RKI 2013.

[68] Reijman M, Pols HA, Bergink AP, et al. Body mass index associated with onset and progression of osteoarthritis of the knee but not of the hip: the Rotterdam Study. Ann Rheum Dis. 2007;66:158–62.

[69] Jiang L, Rong J, Wang Y, et al. The relationship between body mass index and hip osteoarthritis: a systematic review and meta-analysis. Joint Bone Spine. 2011;78:150–5.

[70] Heuch I, Heuch I, Hagen K, Zwart JA. Body mass index as a risk factor for developing chronic low back pain: a follow-up in the Nord-Trondelag Health Study. Spine. (Phila Pa 1976) 2013;38:133–9.

[71]   Butterworth PA, Landorf KB, Smith SE, Menz HB. The association between body mass index and musculoskeletal foot disorders: a systematic review. Obes Rev. 2012;13:630–42.
[72]   Lee R, Kean WF. Obesity and knee osteoarthritis. Inflammopharmacology 2012;20:53–8.
[73]   Sowers MR, Karvonen-Gutierrez CA. The evolving role of obesity in knee osteoarthritis. Curr Opin Rheumatol. 2010;22:533–7.
[74]   Scotece M, Conde J, Vuolteenaho K, et al. Adipokines as drug targets in joint and bone disease. Drug Discov Today.2014;19:241–58.
[75]   Thijssen E, van Caam A, van der Kraan PM. Obesity and osteoarthritis, more than just wear and tear: pivotal roles for inflamed adipose tissue and dyslipidaemia in obesity-induced osteoarthritis. Rheumatology (Oxford). 2015;54:588–600.
[76]   Samartzis D, Karppinen J, Cheung JP, Lotz J. Disk degeneration and low back pain: are they fat-related conditions? Global Spine J. 2013;3:133–44.
[77]   Losina E, Walensky RP, Reichmann WM, et al. Impact of obesity and knee osteoarthritis on morbidity and mortality in older americans. Ann Int Med. 2011;154:217.
[78]   Rosemann T, Grol R, Herman K, Wensing M, Szecsenyi J. Association between obesity, quality of life, physical activity and health service utilization in primary care patients with osteoarthritis. Int J Behav Nutr Phys Act. 2008;5:4.
[79]   Woolf AD, Breedveld F, Kvien TK. Controlling the obesity epidemic is important for maintaining musculoskeletal health. Ann Rheum Dis. 2006;65:1401–2.
[80]   Anderson JJ, Felson DT. Factors associated with osteoarthritis of the knee in the first national Health and Nutrition Examination Survey (HANES I). Evidence for an association with overweight, race, and physical demands of work. Am J Epidemiol. 1988;128:179–89.
[81]   Wolin KY, Carson K, Colditz GA. Obesity and cancer. The Oncologist. 2010;15:556–65.
[82]   Khandekar MJ, Cohen P, Spiegelman BM. Molecular mechanisms of cancer development in obesity. Nat Rev Cancer. 2011;11:886–95.
[83]   Renehan AG, Tyson M, Egger M, Heller RF, Zwahlen M. Body-mass index and incidence of cancer: a systematic review and meta-analysis of prospective observational studies. Lancet. 2008;371:569–78.
[84]   Renehan AG, Zwahlen M, Egger M. Adiposity and cancer risk: new mechanistic insights from epidemiology. Nat Rev Cancer. 2015;15:484–98.
[85]   Basen-Engquist K, Chang M. Obesity and cancer risk: recent review and evidence. Curr Oncol Rep. 2011;13:71–6.
[86]   Vucenik I, Stains JP. Obesity and cancer risk: evidence, mechanisms, and recommendations. Ann N Y Acad Sci. 2012;1271:37–43.
[87]   Roberts DL, Dive C, Renehan AG. Biological mechanisms linking obesity and cancer risk: new perspectives. Annu Rev Med. 2010;61:301–16.
[88]   Hursting SD, Dunlap SM. Obesity, metabolic dysregulation, and cancer: a growing concern and an inflammatory (and microenvironmental) issue. Ann N Y Acad Sci. 2012;1271:82–7.
[89]   Parekh N, Chandran U, Bandera EV. Obesity in Cancer Survival. Annu Rev Nutr. 2012;32:311–42.
[90]   Becker S, Zipfel S, Teufel M. Psychotherapie der Adipositas: Interdisziplinäre Diagnostik und differenzielle Therapie; Reihe Störungsspezifische Therapie. Kohlhammer Stuttgart; 1. Auflage 2015; ISBN 978-3-17-023062-0.
[91]   Hauner H, Berg A, Bischoff SC, et al. Interdisziplinäre Leitlinie der Qualität S3 zur „Prävention und Therapie der Adipositas". Version 2.0, 2014 (1. Aktualisierung, 2011–2013). www.awmf. org/leitlinien/detail/ll/050-001.html (aufgerufen am 18.02.2017).
[92]   Herpertz S, Zipfel S, de Zwaan M (Hrsg). Handbuch Essstörungen und Adipositas. Springer, Heidelberg; 2. Auflage; ISBN 978-3642545726, 2015.

[93]   Thormann J, Chittka T, Minkwitz J, Kluge M, Himmerich H. Adipositas und Depression:eine
       Übersicht über die vielschichtigen Zusammenhänge zweier Volkserkrankungen. Fortschr Neu-
       rol Psychiatr. 2013;81:145–53.
[94]   Legenbauer T, De Zwaan M, Benecke A, Muhlhans B, Petrak F, Herpertz S. Depression
       and anxiety: their predictive function for weight loss in obese individuals. Obes Facts.
       2009;2:227–34.
[95]   McElroy SL, Kotwal R, Malhotra S, Nelson EB, Keck PE, Nemeroff CB. Are mood disor-
       ders and obesity related? A review for the mental health professional. J Clin Psychiatry.
       2004;65:634–51.
[96]   Luppino FS, de Wit LM, Bouvy PF, et al. Overweight, obesity, and depression: a systematic
       review and meta-analysis of longitudinal studies. Arch Gen Psychiatry. 2010;67:220–9.
[97]   Gariepy G, Nitka D, Schmitz N. The association between obesity and anxiety disorders in the
       population: a systematic review and meta-analysis. Int J Obes (Lond). 2010;34:407–19.
[98]   DSM-5 – The American Psychiatric Association. http://www.dsm5.org.
[99]   Larsson U, Karlsson J, Sullivan M. Impact of overweight and obesity on health-related quality
       of life–a Swedish population study. Int J Obes Relat Metab Disord. 2002;26:417–24.
[100] Treasure J, Claudino AM, Zucker N. Eating disorders. Lancet. 2010;375:583–93.
[101] Hilbert A, Rief W, Braehler E. Stigmatizing attitudes toward obesity in a representative popula-
       tion-based sample. Obesity (Silver Spring). 2008;16:1529–34.
[102] Giel KE, Thiel A, Teufel M, Mayer J, Zipfel S. Weight bias in work settings – a qualitative re-
       view. Obes Facts. 2010;3:33–40.
[103] Teufel M. Aktualisierung der nationalen S3-Leitlinie zur Prävention und Therapie der Adiposi-
       tas: Rolle der Verhaltenstherapie. Psychotherapeut. 2014;59:1–2.
[104] Puhl RM, Heuer CA. The stigma of obesity: a review and update. Obesity (Silver Spring).
       2009;17:941–64.
[105] Sikorski C, Luppa M, Kaiser M, et al. The stigma of obesity in the general public and its impli-
       cations for public health – a systematic review. BMC Public Health. 2011;11:661.

Teil II: **Klinische Praxis**

7 Klinische Präsentation, Diagnostik und Differenzialdiagnostik

7.1 Der adipöse Erwachsene
Stephan C. Bischoff

Adipositas ist eine chronische, systemische Erkrankung, die einen multidisziplinären Behandlungsansatz sowohl auf der Ebene der Diagnostik als auch der Therapie braucht [1]. Sie ist selten spontan reversibel und mit einer erhöhten Morbidität, Mortalität und einer reduzierten Lebensqualität assoziiert [2, 3].

Die Diagnostik ist einerseits einfach, denn die Diagnose Adipositas ist in den meisten Fällen bereits mittels Blickdiagnose oder mit einfachen Instrumenten (Körpergröße, Gewicht, BMI) zu stellen. Adipositas ist definiert als gesundheitsgefährdende Vermehrung der Fettmasse. In Grenzfällen kann eine Körperzusammensetzungsanalyse mittels *body impedance analysis* (BIA) oder *dual energy X-ray absorptiometry* (DXA) notwendig sein, um die Fettmasse quantitativ zu bestimmen. Im Allgemeinen ist dies aber nur in Einzelfällen mit moderater Adipositas, zur Verlaufsbeobachtung und im Rahmen von Studien notwendig.

Die Diagnostik ist andererseits aufwendig, wenn man mögliche Komorbiditäten oder Risikokonstellationen erfassen möchte. Die Liste der Komorbiditäten, deren pathophysiologische Grundlagen bereits großenteils dargestellt wurden (Kap. 5 und 6), ist lang und erfordert eine umfassende und zugleich rationelle Diagnostik. Viele unterschiedliche Organsysteme können betroffen sein, was nicht selten eine multidisziplinäre Diagnostik erforderlich macht. Darüber hinaus sind unterschiedliche Lebensstilfaktoren und individuelle Risikofaktoren zu beachten, die ebenfalls eine differenzierte Anamnes bzw. Diagnostik erfordern. Es gibt kaum ein Fachgebiet der Medizin, was nicht mit der Krankheit Adipositas konfrontiert wird.

7.1.1 Anamnese

Die allgemeine Anamnese von Patienten mit Übergewicht und Adipositas sollte detaillierte Informationen zum Gewichtsverlauf, Ernährungsgewohnheiten und Bewegungsverhalten liefern. Zur Unterstützung kann ein Ernährungstagebuch über sieben Tage durchgeführt und von einer Fachkraft ausgewertet werden. Der Patient sollte nach seiner familiären Situation (Übergewicht in der Familie? Wer kauft ein, wer kocht? etc.), nach der beruflichen und sozialen Situation und nach den Medikamenten gefragt werden.

Die Medikamentenanamnese hat bei Adipösen eine besondere Bedeutung, weil sie nicht nur Hinweise für bereits vorliegende Komorbiditäten liefert, sondern auch

https://doi.org/10.1515/9783110412802-008

Tab. 7.1: Medikamente, die Gewichtsanstieg bewirken können. Modifiziert nach [4].

Substanzgruppe	Beispiele	Alternative
Antidepressiva	Amitryptilin, Nortryptilin, Mirtazapin, Paroxetin	Bupropion, Nefazodon
Antipsychotika	Lithium	Topiramat, Zonisamid, Lamotrigin,
Antiepileptika	Valproat	Ziprasidon
	Gabapentin	
Neuroleptika	Clozapin	
	Olanzepin	
Antidiabetika	Sulfonylharnstoffe, Glitazone	Methformin, Acarbose, Liraglutid
	Insulin	Gewichtsreduktion (multimodale konservative Therapie, Adipositaschirurgie)
Antihypertensiva	β-Blocker	Carvedilol, ACE-Hemmer, Ca-Antagonisten
Kontrazeptiva	Gestagene	Kominationspräparate
Und andere Hormone	Kortikosteroide	NSAID

auf Ursachen der Adipositas aufmerksam machen kann, weil es zahlreiche Medikamente gibt, die einen Gewichtsanstieg bewirken oder unterstützen können [4] (Tab. 7.1).

7.1.2 Basisdiagnostik bei Adipositas

Die Diagnostik des Adipösen gliedert sich in drei Bereiche
- Basisdiagnostik (Tab. 7.2)
- Ausschlussdiagnostik, v. a. von Endokrinopathien, die zu Gewichtsanstieg führen können, wobei TSH immer und andere Tests bei klinischem Verdacht durchgeführt werden sollten (Tab. 7.3)
- Anthropometrie und Körperzusammensetzung (Kap. 7.1.3)
- Diagnostik von Komorbiditäten (Kap. 7.3 und 7.4)

Einzelheiten zur obligaten und fakultativen Initialdiagnostik sind in Abb. 7.1 zusammengefasst [5]. Einige Parameter sollten im Verlauf wiederholt werden, um Therapieerfolg und Therapiebedarf im Verlauf beurteilen zu können. Dazu gehören:
- Anamnese
- Anthropometrie (Körpergewicht und -größe, Bauchumfang, ggf. Köperzusammensetzungsanalyse)
- Blutdruckmessung
- Basislabor (ohne Lipoprotein a)

Tab. 7.2: Basisdiagnostik bei Adipositas des Erwachsenen.

Bereich	Untersuchung*
Anamnese	Gewichtsverlauf und körperliche Aktivität
	Frühere Bemühungen zur Gewichtsreduktion
	Essgewohnheiten (z. B. Sieben-Tage-Ernährungsprotokoll)
	Hinweis auf Essstörungen (validierte Testbögen)?
	Hinweise auf Depression (z. B. mittels Depressionsskala)?
	Psychosoziale Leistungsfähigkeit
	Familienanamnese, Medikamentenanamnese
Körperliche Untersuchung inklusive Anthropometrie	Momentanes Körpergewicht, Körpergröße, BMI
	Bauchumfang (wenn BMI < 35 kg/m^2)
	Blutdruck systolisch/diastolisch
	Körperzusammensetzungsanalyse mittels BIA (body impedance analysis) oder DXA (dual energy X-ray absorptiometry), Handkraftmessung
	Sonografie Abdomen (Leberverfettung? Gallensteine?), Elastografie (Leberfibrose?), MRI, Kalorimetrie
Laboruntersuchungen	Nüchternglukose, HbA1c, *oraler Glukosetoleranztest (OGT) mit 75 g Glukosebelastung*, Lipide (Triglyzeride, Gesamt/HDL/LDL Cholesterin, *freie Fettsäuren, small dense LDL, Lipoprotein a*)
	Transaminasen (GPT, GOT, GGT), alkalische Phosphastase
	Harnsäure, Kreatinin, Mikroalbuminurie, C-reaktives Protein, TSH, *Kortisol, Geschlechtshormone*
	Blutbild, Ferritin, *Transferrinsättigung*
	Mikronährstoffe: Vitamine (*Vitamin D, Folsäure etc.*), Elektrolyte (*Kalzium, Kalium*), Spurenelemente (*Zink, Selen, Jod*)
Schlafapnoediagnostik	*Validierte Fragebögen (z. B. Epworth Sleepiness Scale und der Berlinfragebogen), Polysomnografie*
Erfassung des kardiometabolischen Risikos	Kriterien des MetS (siehe Tab. 6.2)
	Risiko-Scores wie der ESC-SCORE oder der PROCAM-Score für das kardiovaskuläre Risiko, Risko-Scores wie Deutscher Diabetes Risiko Test des DifE für das Diabetesrisiko
Kriterien für *sarcopenic obesity* (Adipositas mit Muskelschwund)	*Messung der Muskelmasse, der Körperzellmasse (BCM) bzw. der fettfreien Masse (FFM) mittels DXA oder BIA, Berechnung des fettfreien Massenidex (fat-free mass index, FFMI) nach der Formel*
	FFMI = fettfreie Masse (FFM)/Körpergröße^2
	Messung der Muskelkraft und der Muskelfunktion (Schrittgröße und -geschwindigkeit, Sitz-Aufsteh-Test, Handkraftmessung)
	Muskelkraftabschätzung mittels validierter Scores (z. B. activities of Daily living (ADL) score oder short physical performance battery (SPPB)
Kriterien für Fitness und Beweglichkeit	*Körperzusammensetzungsanalyse mittels BIA oder DXA (s. o.)*
	Handkraftmessung, Muskelkraftmessung (s. o.)
	sit and reach test oder V-Sitz-Beweglichkeitstest, Goniometrie
	maximaler Sauerstoffverbrauch (peak VO$_2$)

* Untersuchungen in kursiver Schrift sind nur bei entsprechendem klinischem Verdacht durchzuführen.

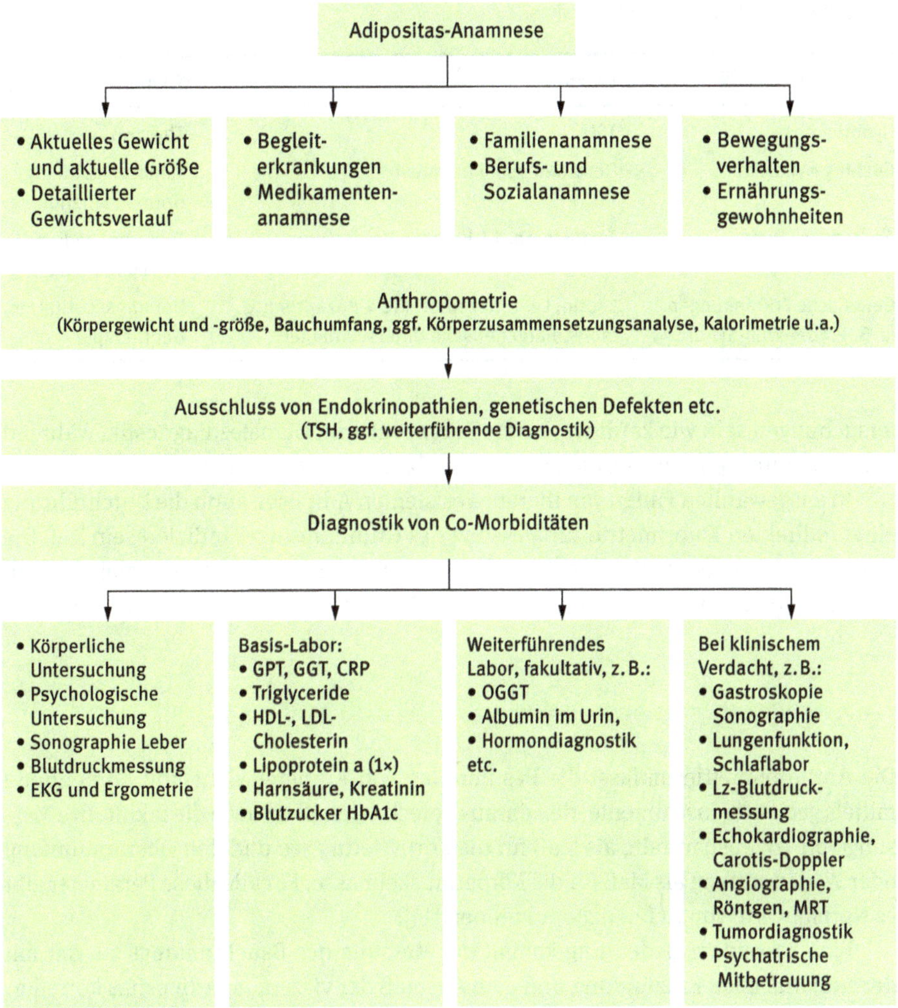

Abb. 7.1: Algorithmus zur Initialdiagnostik bei Adipositas (nach [5]). Ein solcher Algorithmus sollte vor jeder Adipositastherapie angewandt werden. Ausgewählte Parameter sollten regelmäßig im Therapieverlauf erneut bestimmt werden (Details siehe Text).

Bei allen Patienten mit Adipositas sollte eine Basisdiagnostik erfolgen. Diese umfasst die in Tab. 7.2 genannten Kriterien, die nicht kursiv gedruckt sind. Weitere Untersuchungen, die in Tab. 7.2 kursiv gedruckt sind, wären bei klinischem Verdacht oder auffälligen Befunden indiziert. Diese Empfehlungen basieren auf aktuellen nationalen und internationalen Leitlinien [6–11].

Beispielsweise sollten ein erhöhter Bauchumfang oder ein erhöhtes CRP bei mäßig Übergewichtigen oder Adipösen BMI 25–35 kg/m^2) Anlass für weitergehende Un-

Tab. 7.3: Differenzialdiagnose Adipositas.

Erkrankung	Diagnostik	Therapie
Hypothyreose	TSH	Thyroxin
Cushing-Syndrom	Dexamethasonhemmtest	Tumorbehandlung/ Hormonbehandlung
Androgener Tumor	Testosteron, 17-Hydroxy-Progesteron	Tumorbehandlung/ Hormonbehandlung
Genetische Erkrankungen (z. B. Prader-Willi-Syndrom)	Leptin, Leptinrezeptor, MC 4-Rezeptor u. a. molekulargenetische Untersuchungen	Hormonsubstitution, Gentherapie

tersuchungen sein wie kardiovaskuläre Diagnostik und Diabetesdiagnostik, während bei stark Adipösen solche Untersuchungen obligat erfolgen sollten.

In ausgewählten Fällen von therapieresistenten Adipösen kann die Durchführung einer indirekten Kalorimetrie zur Messung des Grundumsatzes indiziert sein [12]. Die indirekte Kalorimetrie erlaubt außerdem die genauere Berechnung der metabolischen Äquivalente (MET) bei adipösen Menschen [13].

7.1.3 Anthropometrie, Körperzusammensetzung, Beweglichkeit und Fitness

Die Anthropometrie umfasst die Bestimmung von Körpergewicht und Körpergröße mittels geeichter Instrumente, den daraus berechneten BMI sowie die fakultative Messung von Trizepshautfalte als Maß für die Körperfettmasse und den Oberarmumfang oder Wadenumfang als Maß für die Körpermuskelmasse. Für alle diese Parameter gibt es Normalwerte von Referenzpopulationen [14].

Eine besondere Bedeutung kommt der Messung des Bauchumfangs zu, der mit der subklinischen Entzündung und dem Ausmaß der viszeralen Adipositas korreliert und ein wichtiges Kriterium des MetS darstellt (vgl. Kap. 2.3 und 6.1). Wichtig ist, dass der Baumumfang korrekt gemessen wird, indem man sich an festen anatomischen Strukturen orientiert (Abb. 7.2). Gerade bei Adipösen ist das notwendig, denn die abdominelle Adipositas erschwert die korrekte Messung des Bauchumfangs. Die *International Diabetes Federation* hat 2005 den erhöhten Bauchumfang als Hauptkriterium für das MetS definiert. In den europäischen Adipositasleitlinien [11] wurden folgende Grenzwerte festgelegt.

	Deutlich erhöhtes Risiko	Erhöhtes Risiko
Bauchumfang Männer	> 102 cm	> 94 cm
Bauchumfang Frauen	> 88 cm	> 80 cm

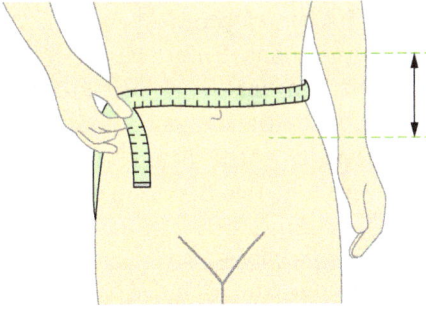

Abb. 7.2: Messung des Bauchumfangs. Der Bauchumfang wird in Höhe „halbe Strecke zwischen Unterrand Rippenbogen und Oberrand Beckenschaufel" in Expiration gemessen.

Aus Körpergewicht und Körpergröße sowie Hüft- und Bauchumfang lassen sich außer dem bereits erwähnten BMI weitere Größen ableiten (*waist-to-height ratio, waist-to-hip ratio*), denen in der klinischen Praxis allerdings keine zentrale Bedeutung zukommt (vgl. Kap. 1).

Zunehmend verbreitet ist die *body impedance analysis* (BIA) zur Messung der Körperzusammensetzung, insbesondere zur Messung von Muskelmasse bzw. *lean body mass* (LBM), bei Adipositas. Außerdem kann die Fettmasse (FM) bzw. fettfreie Masse (FFM) in kg oder %Körpergewicht oder ausgedrückt als Index (FMI, FFMI) bezogen auf die Körpergröße zum Quadrat angegeben werden [15].

Körperfett, Fettverteilung und Muskelmasse charakterisieren den adipösen Phänotyp und bestimmen das gesundheitliche Risiko, wobei v. a. ektopes Fett in Organen wie Leber, Pankreas, Muskel und Herzmuskel mit Insulinresistenz und MetS assoziiert sind [16]. Die Analyse der Körperzusammensetzung erlaubt auch eine Abschätzung des Gewichtsverlaufs, denn Patienten mit hoher Ausgangsfettmasse werden bei gleichem Energiedefizit langsamer abnehmen als Patienten mit höherem Magermasseanteil. Das Energieäquivalent des Gewichtsverlusts ist außerdem abhängig von Geschlecht und Alter sowie von der Dauer der Therapie. Ein Kilogramm Gewichtsverlust benötigt im Mittel 6800–7250 kcal bei Frauen bzw. 6000–6500 kcal bei Männern [15]. Deshalb sollte die Erfassung der Körperzusammensetzung Teil der Initialdiagnostik und des Monitorings bei Adipositastherapie sein. Bei älteren Patienten kommt die sarkopene Adipositas, d. h. ein durch die Adipositas maskierter Verlust von Muskelmasse, vor. Dieses Phänomen kann ebenfalls nur mittels Körperzusammensetzungsanalyse erfasst werden.

> Körpersammensetzungsanalysen sind bei Adipositas hilfreich für (1) eine bessere Risikoabschätzung bei mäßig Adipösen, (2) eine Abschätzung des Gewichtsverlaufs unter Reduktionsdiät und (3) eine Kontrolle des Muskelschwunds im Verlauf von Therapiemaßnahmen.

Aufgrund der begrenzten Präzision der BIA-Messung insbesondere beim Adipösen werden für wissenschaftliche Fragestellungen andere Verfahren wie Densitometrie, *dual energy X-ray absorptiometry* (DXA) und Magnetresonanztomografie (MRT) für die

Körperzusammensetzungsanalyse bevorzugt. Die BIA ist weniger exakt als die DXA, aber sie kommt ohne Strahlenbelastung aus, ist günstiger und deutlich besser verfügbar [17]. Gerade für Verlaufsuntersuchungen im Rahmen eines Gewichtsreduktionsprogramms kann die BIA zur Dokumentation der Reduktion der Gesamtfettmasse und zur Kontrolle der Muskelmasse erfolgreich einsetzt werden [18]. Nicht nur der Arzt und die Ernährungsfachkraft bekommen wichtige Informationen zur Beurteilung und ggf. Anpassung der Therapiemaßnahme, auch der Patient kann durch solche Messungen sehr gut motiviert werden. Für die selektive Erfassung der viszeralen Fettmasse eignet sich die BIA allerdings nicht. Hierfür wäre die DXA-Messung oder ein MRT erforderlich [19].

Das Verhältnis von Muskel- und Fettmasse variiert bei Adipösen erheblich und bestimmt Lebensqualität und Prognose. Ausgepräge abdominelle Adipositas ist nicht nur mit einem erhöhten kardiometabolischen Risiko assoziiert, sondern auch mit einer eingeschränkten körperlichen Aktivität [20]. Auf der anderen Seite ist eine (mäßige) Erhöhung des BMI und der Gesamtfettmasse mit einer besseren Prognose assoziiert als Normal- und Untergewicht, insbesondere bei Patienten mit Herzkreislauferkrankungen, COPD, T2DM, Tumorleiden, HIV-Infektion und fortgeschrittener Niereninsuffizienz [21]. Dieses Phänomen wird auch *obesity paradox* genannt.

Die Kombination von hoher Körperfettmasse und niedriger Skelettmuskelmasse ist besonders ungünstig. Personen mit dieser Konstellation haben ein hohes Risiko funktioneller Einschränkungen und eine erhöhte Gesamtmortalität [22, 23]. Allerdings ist die Skelettmuskelmasse kein gutes Maß für die Muskelkraft, die bei älteren Menschen schneller schwindet als die Muskelmasse, wahrscheinlich bedingt durch veränderte neurologische Funktionen und intrinsische Muskelfunktionen. Die periphere Muskelkraft bezogen auf die fettfreie Masse ist bei Adipösen mindestens 6 % geringer als bei Normalgewichtigen [24]. Die periphere Muskelkraft korreliert mit der Mortalität [25]. Die kardiorespiratoische Fitness korreliert ebenfalls mit der Mortalität [26] und ist offensichtlich ein noch besserer Prädiktor der Prognose als die Körperzusammensetzung [27, 28]. Eine Kohortenstudie zeigte, dass die Mortalität eines fitten adipösen Menschen sich kaum unterscheidet von der eines fitten Normalgewichtigen, aber sechsmal höher ist bei unfitten Übergewichtigen und neunmal höher bei unfitten Normalgewichtigen [29]. Solche Daten zeigen, dass die Erfassung der kardiorespiratorischen Fitness sinnvoll und relevant ist und bei therapeutischen Überlegungen berücksichtigt werden sollte.

7.1.4 Diagnostische Kriterien für die „sarcopenic obesity"

Unter Sarkopenie versteht man ein Syndrom, das durch einen fortschreitenden und generalisierten Verlust von Skelettmuskelmasse, Kraft und Funktion (Leistung) mit der daraus resultierenden Morbidität gekennzeichnet ist [30–32]. Sie kann als primäre Sarkopenie im Verlauf des Alterns auftreten oder als sekundäre Sarkopenie durch pathogene Mechanismen verursacht werden, wie beispielsweise durch Krankheit, körperliche Inaktivität oder durch Proteinmangel. Sarkopenie wird auch bei Adipösen beobachtet, v. a. bei älteren Menschen mit Adipositas oder bei Adipösen mit T2DM, mit COPD, Tumoren u. a. konsumierenden Erkrankungen. Auch unter Adipositastherapie kann sich eine Sarkopenie entwickeln, z. B. unter Reduktionsdiäten mit unzureichender Proteinzufuhr oder nach Adipositaschirurgie [18, 33].

Es gibt keine allgemein akzeptieren Kriterien für die durch Muskelschwund gekennzeichnete Form der Adipositas, die *sarcopenic obesity* genannt wird. An dieser Stelle sei auf die von der europäischen Fachgesellschaft ESPEN übernommenen Kriterien hingewiesen [34, 35].

1. Reduzierte Muskelmasse:
   - *Appendicular skeletal muscle mass index* < 7,26 kg/m^2 (Männer) und < 5,5 kg/m^2 (Frauen) [30]
2. Reduzierte Muskelkraft:
   - Handkraftmessung < 20 kg für Frauen und < 30 kg für Männer; oder
   - pathologie Ergebnisse in Scores wie *activities of daily living* (ADL) score oder *short physical performance battery* (SPPB) [36]
3. Reduzierte Muskelfunktion:
   - Reduzierte Schrittgeschwindigkeit (*gait speed*) < 0,8 m/s (Frauen) oder < 1,0 m/s (Männer) [31].

7.1.5 Erfassung von Mikronährstoffmangel bei Adipositas

Vitaminmangel tritt bei Adipösen häufiger auf als bei Normalgewichtigen. Zur Diagnostik bietet sich die körperliche Untersuchung (klinische Zeichen eines Mikronährstoffmangels) und die Messung ausgewählter Mikronährstoffe im Serum oder Plasma an. Es konnte gezeigt werden, dass es bei Adipositas vermehrt zu einem Mangel an Vitamin D [37], Vitamin A [38] und Folsäure [39] kommt. Neuere Studien an Patienten mit ausgeprägter Adipositas, die sich einem multimodalen konservativen Gewichtsreduktionsprogramm oder einer Adipositaschirurgie unterziehen, zeigten, dass bereits vor Intervention ein Mangel an Vitamin D, aber auch an Retinol, β-Karotin, Vitamin B6, Vitamin C, Vitamin E und Folsäure besteht [40, 41]. Auch eine Verminderung von Mineralien wie Eisen, Kalzium und Jod ist bei Adipösen im Vergleich zu Normalgewichtigen zu beobachten [40–42]. Diese Defizienzen werden zum Teil noch ausgeprägter nach Beginn der Intervention, insbesondere nach malabsorptiver variatrischer Chirurgie. Deshalb sollten die Betroffenen zumindest für folgende Mikronährstoffe mindestens einmal pro Jahr untersucht werden:
- Eisen mittels Ferritin und Transferrinsättigung sowie Blutbild;
- Kalzium und Vitamin D, ggf. auch Knochendichtemessung;
- ein gemüseassoziierter Mikronährstoff wie Retinol, β-Karotin oder Folsäure.

Andere Mikronährstoffe können im Fall von klinischen Komplikationen, die einen Mikronährstoffmangel vermuten lassen, oder bei Subgruppen mit erhöhtem Risiko für Mikronähstoffmangel wie Schwangere oder Patienten nach Adipositaschirurgie bestimmt werden. Nachgewiesener Mikronährstoffmangel sollte mittels angepasster Ernährung und/oder geeigneten Supplementen behandelt werden [43, 44].

7.2 Das adipöse Kind
Reinhard Holl

Eine umfassende medizinische Untersuchung adipöser Kinder und Jugendlicher verfolgt folgende Ziele
- das Ausmaß der Adipositas zu bestimmen;
- sekundäre/syndromale Adipositasformen zu erkennen;
- somatische und psychische Auswirkungen der vermehrten Fettmasse zu erkennen um frühzeitig eine Behandlung (kausal oder symptomatisch) einleiten zu können (Abb. 7.3)

7.2.1 Anamnese

Die Anamnese bei Kindern und Jugendlichen mit der Fragestellung Adipositas sollte den Beginn der Gewichtszunahme eruieren (möglichst Messwerte aus dem Vorsorgeheft). Aufgrund der hohen erblichen Komponente müssen Gewicht und Körpergröße sowie kardiovaskuläre Erkrankungen und Risikofaktoren der Eltern, Geschwistern und weiterer Angehörigen erfragt werden. Erkrankungen der Mutter während der Schwangerschaft (z. B. Gestationsdiabetes), Geburtsanamnese und Vorerkrankungen des Patienten (Hirntumor, Kraniopharyngeom etc.) oder Medikamente wie systemische Kortisongabe, Psychopharmaka, Antiepileptika oder orale Antikonzeption sind ebenso wichtig zu erfragen wie die psychischen und sozialen Hintergründe als Ursache oder Auswirkung der Adipositas. Dies betrifft nicht nur das Kind selbst, sondern schließt das familiäre Umfeld, den Freundeskreis, die Schule und Freizeitaktivitäten ein. Die Lebensumstände des Kindes oder Jugendlichen (häusliches Umfeld, Schulbesuch, Zubereitung und Einnahme der Mahlzeiten, Schul- und Vereinssport sowie Medienkonsum) geben wichtige Hinweise für die Beratung und Planung einer Intervention.

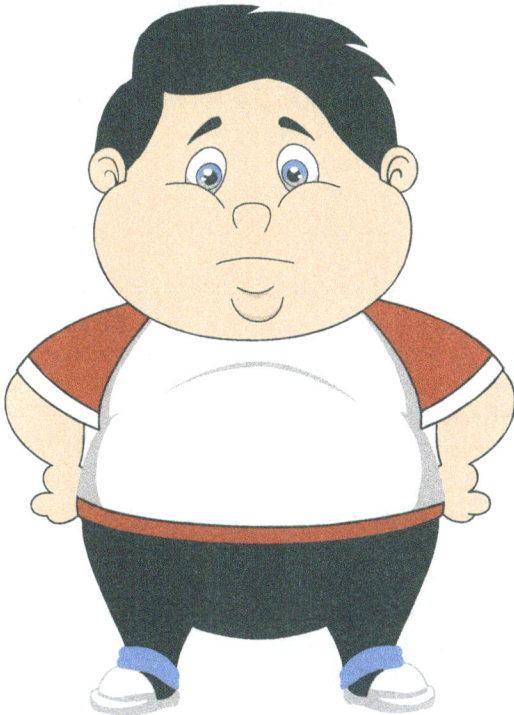

Zentral
Schlaf-Apnoe-Syndrom

Kardiovaskulär
Hypertonie
Pulmonal
Asthma

Metabolisch
Dyslipidämie
Fettleber (NAFLD/NASH)
Gallensteine

Endokrinologisch/anthropometrisch
Beschleunigtes Längenwachstum
Frühe Pubertät
Pseudogynäkomastie
Pseudohypogonadismus
Insulinresistenz, gestörte Nüchtern-
glukose/gestörte Glukosetoleranz/
Typ-2-Diabetes
Hyperurikämie
PCO-Syndrom

Orthopädisch
X-Beine
Rückenschmerzen

Psychologisch/Psychosozial
Diskriminierung/Mobbing
Isolation
Essstörung
Depressivität
Verminderte LQ

Abb. 7.3: Adipositasassoziierte Erkrankungen und Komplikationen bei Kindern und Jugendlichen.

7.2.2 Körperliche Untersuchung

Bei der körperlichen Untersuchung wird anhand der Messwerte von Gewicht und Größe die Diagnose Übergewicht bzw. Adipositas gestellt. Bei Jugendlichen ist die Messung des Bauchumfangs sinnvoll (Frage „abdominelle Adipositas"?). Adipöse Kinder
und Jugendliche sind häufig relativ groß für ihr Alter und die Familie, außerdem kommen sie früh in die Pubertät. Adipositas kombiniert mit Kleinwuchs deutet auf eine
endokrine oder syndromale Adipositasform hin [45]. Für die Diagnose „Kleinwuchs"
ist die „Zielgröße" zu berücksichtigen, also die korrigierte mittlere Elterngröße. Auch
eine psychomotorische Retardierung deutet auf eine endokrine oder syndromale Adipositasform hin (Tab. 7.4).

Eine Pseudogynäkomastie sowie ein Pseudohypogenitalismus (Fettschürze ver-
deckt Teil des Penis) ist bei adipösen Jungen häufig, ebenso sowie Striae meist an

Tab. 7.4: Sekundäre und syndromale Adipositasformen (nach [45]).

Krankheit	Erläuterung
Hypothyreose	Unbehandelte schwere Hypothyreose kann zu Adipositas und Wachstumsstillstand führen. Leicht erhöhte TSH-Werte (bis ca. 10 µU/ml) bei normalen peripheren SD-Werten werden dagegen bei adipösen Jugendlichen häufig gefunden und sind nicht behandlungsbedürftig.
Wachstumshormonmangel	Nicht familiärer Kleinwuchs kombiniert mit abdomineller Adipositas (Panniculus adiposus), kindliches, rundes Gesicht, Knochenalterretardierung; für das Alter erniedrigter IGF-1-Wert
Cushing-Syndrom oder Morbus Cushing	Exogene Steroidgabe meist bekannt, hypophysärer Morbus Cushing sehr selten; klassischerweise bei Kindern Wachstumsretardierung, außerdem stammbetonte Adipositas, Striae, Gefäßbrüchigkeit
Kraniopharyngeom, hypothalamische Tumoren, andere ZNS-Störungen	Isolierte oder kombinierte hypophysäre Ausfälle, Sehfeld eingeschränkt/Sehstörungen, Kopfschmerzen, neurologische Auffälligkeiten
Leptinmangel/ Leptinresistenz/ bioinaktives Leptin	Beginn Adipositas sehr früh/1. Lebensjahr
MC4R-Mutation/ POMC-Mutation, Prohormonkonvertase-Defekt, GHrelin-Mutation	POMC-Defekt: blasse Haut, rote Haare, NNR-Insuffizienz. MC4R-Defekt am häufigsten, 1–2 % der schwer adipösen Kinder, vor allem bei früh beginnender massiver Adipositas
Prader-Willi-Syndrom	Muskuläre Hypotonie in den ersten Monaten, Trinkschwäche, häufig Sondenernährung notwendig, ab zweitem Lebensjahr Polyphagie; Mikropenis, Kryptorchismus, kleine Hände, kurze Finger, Kleinwuchs, oft entwicklungsretardiert; meist paternale uniparentale Disomie Chromosom 15, 1:5.000 bis 1:10.000
Bardet-Biedl-Syndrom, auch als Laurence-Moon-Bardet-Biedl-Syndrom bezeichnet	Hexadaktylie (z. T. nur an den Zehen), Mikropenis, Kryptorchismus, Retinitis pigmentosa, Nierenanomalien, Ataxie, Lernschwierigkeiten. mehrere Genorte bekannt (BBS 1–19 – Proteine der Zilienfunktion), ca. 1:150.000
Alström-Syndrom	Retinale Dystrophie, Nystagmus, Nieren- und Leberbeteiligung, Herzinsuffizienz, Kleinwuchs, Diabetes mellitus; autosomal-rezessiv, ALMS1-Gen, 1:500.000,
Cohen-Syndrom	Gesichtsdysmorphie, antimongoloide Lidachse, offener Mund, Mikrozephalie, Klinodaktylie, Hypogenitalismus, Kleinwuchs, verminderter IQ; autosomal-Rezessiv, COH1-Gen

Weitere Patientengruppen, bei denen Übergewicht und Adipositas gehäuft auftritt:
Ullrich-Turner-Syndrom, Trisomie 21, Pseudohypoparathyreoidismus, Kinder im Rollstuhl

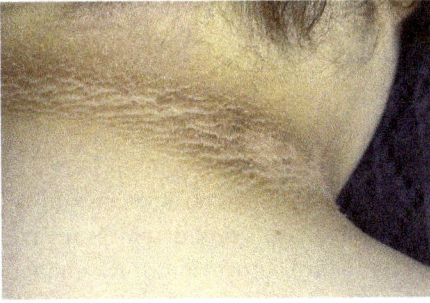

Abb. 7.4: Acanthosis nigricans. Aus [45].

Oberschenkeln und Gesäß bei beiden Geschlechtern. Viele adipöse Mädchen und junge Frauen klagen über Hirsutismus, oft in Verbindung mit Zyklusstörungen, was auf ein polyzystisches Ovarsyndrom (PCOS) hindeutet. Eine Acanthosis nigricans zeigt sich vor allem in Hautfalten wie Hals, Achselhöhlen und inguinal [46]. Bei hellhäutigen Patienten steht die dunkle Verfärbung im Vordergrund („Hals nicht gewaschen"), bei südländischen/pigmentierten ist eher die Vergröberung des Hautreliefs zu sehen (Abb. 7.4).

Außerdem müssen die Beinachsen (X-Beine, O-Beine), die Füße (Knickfuß, Spreizfuß) und die Wirbelsäule (Skoliose, Hyperkyphose) inspiziert werden und auf Hinweise für syndromale Adipositasformen geachtet werden (Prader-Willi, Bardet-Biedl-Syndrom etc.).

7.2.3 Messung des Blutdrucks

Bei allen pädiatrischen Patienten, die mit der Frage „Adipositas?" vorgestellt werden, muss der Blutdruck im Sitzen in Ruhe (5 min) gemessen werden, wobei die korrekte Manschettenbreite wichtig ist (zu schmale Manschette liefert falsch-hohe Blutdruckwerte!). Für die alters- und geschlechtsabhängige Bewertung der Ruheblutdruckwerte stehen die deutschen Referenzwerte aus der KiGGS-Studie [47] oder die US-amerikanischen Werte des Fourth Reports [48] zur Verfügung. Da die Körpergröße enger mit dem Blutdruck korreliert, geht diese zusätzlich in die Bewertung ein, was die Berechnung nicht ganz einfach macht.

Bei grenzwertigen Befunden oder Verdacht auf situativ erhöhte Blutdruckwerte (Praxishypertonie, *white-coat hypertension*) ist eine häusliche Blutdruckselbstmessung oder eine ambulante 24-Stunden-Blutdruckmessung indiziert, für die ebenfalls pädiatrische, größenabhängige Normwerte vorliegen [49]. Der Blutdruck wird in die Kategorien

- normaler Blutdruck: < 90. Perzentile
- hochnormaler Blutdruck: 90.–94. Perzentile
- Hypertonie Grad 1:   95.–99. Perzentile (+ 5 mmHg)
- Hypertonie Grad 2:   > 99. Perzentile (+ 5 mmHg)

eingeteilt. Für die Diagnose einer Hypertonie sind mindestens drei Einzelmessungen und – speziell im Grenzbereich – die Überprüfung in einer 24-Stunden-Messung notwendig, da Jugendliche häufiger als Erwachsene situativ bedingte Blutdruckerhöhungen aufweisen. Beurteilt werden das 24-Stunden-Mittel (Ausschluss Praxishypertonie) sowie die mittleren Werte tags und nachts (*dipping* = nächtlicher Blutdruckabfall um mindestens 10 %, fehlendes nächtliches *dipping* ist ein Hinweis auf sekundäre Hypertonie und mit einer erhöhten kardiovaskulären Morbidität assoziiert). Auch wenn eine Hypertonie bei übergewichtigen und adipösen Kindern und Jugendlichen meist Folge der Adipositas ist, so sind doch auch sekundäre Hypertonieursachen (z. B. renal, Aortenisthmusstenose) möglich und die empfohlene Basisdiagnostik sollte nach Leitlinien durchgeführt werden [50]: Bei Hypertonie Grad 1 werden Blutbild, Kreatinin, Elektrolyte, SD-Werte, Urinstix, Albuminurie, Sonografie der Nieren und ableitenden Harnwege, Echokardiografie und Funduskopie empfohlen. Bei Hypertonie Grad 2 sollen zusätzlich endokrine Hypertonieursachen ausgeschlossen werden. Patienten mit obstruktivem Schlafapnoesyndrom haben häufig eine Hypertonie, die sich unter Gewichtsabnahme, eventuell unter nächtlicher nasaler CPAP-Behandlung, bessert.

Die Wahrscheinlichkeit einer Hypertonie steigt auch bei Kindern und Jugendlichen mit der BMI-Kategorie an [51, 52] (Abb. 7.5). Die Therapie der adipositasassoziierten Hypertonie wird in Kap. 8 besprochen.

7.2.4 Labordiagnostik

Eine weiterführende Diagnostik einschließlich Labor ist bei allen adipösen Kindern und Jugendlichen indiziert, aber auch bei Patienten mit rascher Gewichtszunahme, deren BMI noch im Bereich „Übergewicht" oder auch im oberen Bereich des Normalgewichtes liegt. Auch eine familiäre Belastung oder der Nachweis weiterer Komorbiditäten können Anlass zu Laboruntersuchungen sein. Um Ursachen und Folgen der Adipositas auszuschließen, ist das im Folgenden dargestellte Standardprogramm sinnvoll:

▶ Serumlipidwerte: Gesamtcholesterin, HDL-/LDL-Cholesterin (Triglyzeridbestimmung nur sinnvoll, wenn Nüchternblutentnahme möglich), evtl. Lipoprotein a. Bei allen pädiatrischen Patienten, die wegen Übergewicht oder Adipositas vorgestellt werden, sollte eine Lipidbestimmung erfolgen. Bei auffälligen Werten ist eine Nüchternkontrolle indiziert [53].

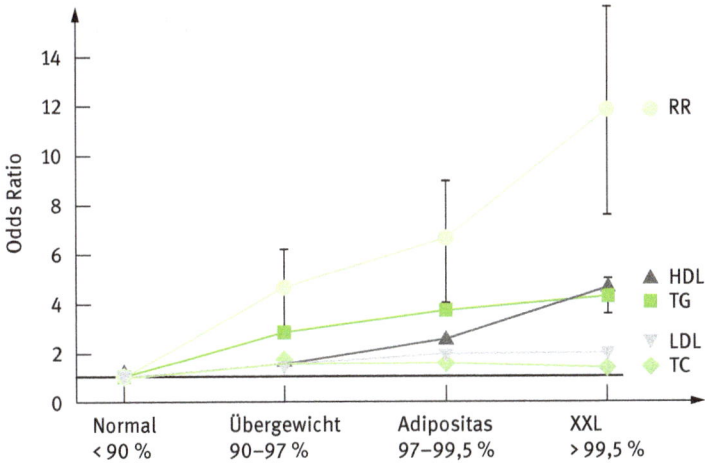

Abb. 7.5: Relatives Risiko für kardiovaskuläre Risikofaktoren (Hypertonie, Dyslipidämie) basierend auf den Daten der KiGGS-Studie (nur normalgewichtige Patienten unter der 90. Perzentile) und Kindern und Jugendlichen aus der APV-Datenbank [51, 52].

▸ Leberenzyme (GOT/GPT/GGT). Erhöhte Werte gelten als Hinweis auf das Vorliegen einer Fettlebererkrankung (NAFLD/NASH). Allgemein etablierte Grenzwerte gibt es nicht. Neben der oberen Normgrenze wird zum Teil auch die doppelte oder dreifache obere Normgrenze des Labors verwendet, wodurch sich die berichteten Prävalenzen deutlich unterscheiden. Ein typischer sonografischer Leberbefund stützt die Diagnose, andere Ursachen einer Transaminasenerhöhung (Hepatitis, Medikamente, Morbus Wilson, Zöliakie) müssen ausgeschlossen werden [54]. Insbesondere Cholestase oder Splenomegalie, aber auch Palmarerythem und Spider naevi, sprechen für eine progrediente Lebererkrankung und damit für eine frühzeitige diagnostische Klärung. Ansonsten soll zunächst sechs Monate unter Lifestylemaßnahmen zugewartet werden. Bei Persistenz ist nach Leitlinien die Bestimmung von Blutbild, Quick, Albumin und Cholinesterase indiziert. Außerdem sollten eine Autoimmunhepatitis (Autoantikörpern, Immunglobulinen, und Komplementfaktoren), eine Zöliakie (durch Bestimmung der Transglutaminaseantikörper), ein Morbus Wilson (Kupfer im 24-Stunden-Urin vor und nach Penicillamingabe, Coeruloplasmin), ein α1-Antitrypsinmangel (mittels Genotypisierung) und eine Mukoviszidose (Schweißtest) ausgeschlossen werden. Weiterhin empfohlen wird eine Bestimmung der Gallensäuren, der Aminosäuren im Plasma und der organischen Säuren im Urin, der Virusserologie, des Eisenstatus und der Schilddrüsenfunktion. Wenn hierdurch keine Ursache nachgewiesen werden kann und die Transaminasenerhöhung weiter persistiert, muss zusammen mit einem pädiatrischen Gastroenterologen die Frage der Leberbiopsie diskutiert werden, um die Diagnose NAFLD definitiv zu sichern und den Fibrosegrad festzustellen.

Von einer NAFLD sind adipöse Jungen häufiger betroffen als Mädchen, die Wahrscheinlichkeit steigt sowohl mit dem BMI als auch mit dem Bauchumfang. Wie häufig in dieser Altersgruppe eine entzündliche Komponente (NASH) oder eine Fibrose auftritt, ist unklar. Für eine medikamentöse Intervention besteht in der Pädiatrie keine Evidenz.

▸ Nüchternglukose und HbA1c-Wert, evtl. OGT-Test. Die Untersuchung des Kohlenhydratstoffwechsels anhand des Nüchternglukosespiegels ist unter praktischen Gesichtspunkten (Sprechstundentermine am Nachmittag) nicht ganz einfach umzusetzen, sodass ein HbA1c-Wert als Screening hilfreich sein kann. Allerdings liegen bei Kindern und Jugendlichen noch keine großen Untersuchungen zu Sensitivität und Spezifität des HbA1c-Wertes zur Diabetesdiagnose vor. Bei Erwachsenen ist das HbA1c zur Diabetesdiagnose dagegen in allen Leitlinien anerkannt, auch wenn die Sensitivität der HbA1c-Bestimmung niedriger als diejenige des OGT-Testes ist. Bei Patienten mit HbA1c-Werten im Graubereich (5,7–6.5 % entsprechend 39–47 mmol/mol), bei familiärer Belastung (T2DM oder Gestationsdiabetes) oder bei allen Patienten mit extremer Adipositas sollte deshalb ein oraler Glukosetoleranztest, möglichst mit Insulinbestimmung, durchgeführt werden.

Erstes Zeichen eines gestörten Glukosestoffwechsels ist eine Insulinresistenz, welche sich als erhöhte Nüchternwerte für Insulin und C-Peptid sowie als pathologischer HOMA-Wert bzw. HOMA-Index zeigt:

- HOMA-Wert = Insulin (nüchtern, µU/ml) × Glukose (nüchtern, mmol/l) / 22,5
- HOMA-Index = Insulin (nüchtern, µU/ml) × Glukose (nüchtern, mg/dl) / 405

Für die Bewertung ist zu beachten, dass in der Pubertät physiologischerweise eine Insulinresistenz besteht und somit alle drei Werte auch bei schlanken, stoffwechselgesunden Jugendlichen erhöht sind. Bei Jugendlichen ist erst ein HOMA-Wert > 3, 5 als auffällig einzustufen. Die Messung von Peptidhormonen ist zudem laborabhängig, sodass Referenzwerte des jeweils verwendeten Assaysystems herangezogen werden müssen – dies schränkt den Wert der Untersuchungen in der Routine ein. Die definitive Diagnostik mit hyperinsulinämischem Clamp ist dagegen nur in wenigen Forschungslaboren verfügbar.

Insulinmessungen während des oralen Glukosetoleranztests erlauben die Bestimmung von weiteren Indizes der Insulinsekretion sowie der Insulinresistenz bzw. Insulinsensitivität [55–57]. Wegen des Aufwandes, der Kosten und der schwierigen Interpretierbarkeit hat sich diese Diagnostik bisher nicht allgemein etabliert.

Für Jugendliche mit pathologischer Insulinresistenz, gestörter Nüchternglukose oder gestörter Glukosetoleranz ist eine Lifestyleintervention die Behandlung der Wahl. Oft bessert sich der Glukosestoffwechsel mit Steigerung der Fitness, Gewichtsstabilisierung/-abnahme, aber auch mit Ende der Pubertät. Regelmäßige Kontrollen (HbA1c-Messung, evtl. gelegentliche Blutzuckerselbstmessungen der Patienten) sind aber langfristig indiziert, es ist davon auszugehen, dass das Risiko für T2DM lebenslang erhöht ist. Dieser Tatsache widerspricht nicht, dass sich die Glukosetoleranz vieler Jugendlicher mit Adipositas unter Lifestyleintervention, auch bei fehlender Gewichtsreduktion, zunächst verbessert [58].

Gestörte Glukosetoleranz und T2DM sind häufig Folge der Adipositas, aber andere Ursachen, wie z. B. der im Kindesalter viel häufigere T1DM (bei dem sich positive β-Zellantikörpertiter finden) oder ein MODY-Diabetes (niedere C-Peptidkonzentration, autosomal-rezessiver Erbgang) oder andere, seltene Diabetesformen sollten auch bedacht werden.

Die diagnostischen Kriterien des Diabetes mellitus bei Kindern, Jugendlichen und Erwachsenen sind in Kap. 7.3 genannt [59].

▶ TSH-Wert als Screening auf Hypothyreose. Leicht erhöhte TSH-Werte (5–10 µU/ml) werden bei adipösen Patienten häufig gefunden und sind meist nicht Zeichen einer Hypothyreose, insbesondere nicht einer schweren Hypothyreose als Ursache der Adipositas. Bei normalen peripheren Schilddrüsenwerten und normaler Schilddrüsengröße (Ultraschall) sind diese TSH-Werte nicht therapiebedürftig. Betroffene Patienten und Familien drängen häufig auf die Diagnose einer endokrin bedingten Adipositas, sodass häufig Patienten mit einer bereits eingeleiteten Schilddrüsenhormontherapie vorgestellt werden. Ohne Vorbefunde ist es dann schwierig zu entscheiden, ob tatsächlich eine Hypothyreose vorliegt.

▶ Harnsäure als Komponente des MetS. Gering erhöhte Serumharnsäurewerte sind bei adipösen Jugendlichen nicht selten und stellen eine Teilkomponente des MetS dar. Gewichtsreduktion und purinarme Ernährung (wenig Innereien, wenig Fleisch, wenig Fisch, keine Fisch- oder Geflügelhaut, wenig Bohnen und Linsen, gekochte Speisen statt gebratenen, kein Bier) wird empfohlen. Hungerkuren lassen durch den Zellzerfall vorübergehend die Harnsäurewerte ansteigen. Wenn trotz Ernährungsumstellung dauerhaft die Harnsäurewerte > 9 mg/dl liegen, sollte eine medikamentöse Therapie erwogen werden. Dies ist bei pädiatrischen Patienten – mit Ausnahme der genetischen Formen – nur selten notwendig.

Abb. 7.6 fasst die essentiellen Untersuchungen auf kardiovaskuläre und metabolische Komorbiditäten zusammen.

7.2.5 Psychologische Diagnostik

Psychische Probleme und Erkrankungen können häufig die Adipositas mit verursachen, oder aber als Folge auftreten. Essstörungen und Depressionen stehen an erster Stelle.

Bei Patienten mit Bulimia nervosa oder *binge eating disorder* soll nicht primär eine Adipositasschulungsmaßnahme begonnen werden, sondern zunächst kinderpsychologisch/-psychiatrisch beraten werden. Entscheidend ist der Nachweis eines Kontrollverlustes bei der Nahrungsaufnahme, nicht nur das anfallsartige Essen großer Nahrungsmengen.

kein Anhalt für ursächliche Grunderkrankung

↓

Erkennen des Gesundheitsrisikos und der Komorbidität

↓

immer: RR, Cholesterin, HDL-/LDL-Cholesterin, Triglyzeride (nüchtern), Leberenzym (GPT/ALAT), Glucose (nüchtern)***

↓

in Abhängigkeit von Familienanamnese

Hirsutismus Prämature Adrenarche	bei Risiko für Glucosetoleranzstörungen (s. Kriterien nach Kapitel 4.1.1)	Hyperurikämie in der Familie	Hypercholesterinämie und/ oder frühe Arteriosklerose u. Folgen bei 1. und 2.-gradig Verwandten (Herzinfarkt oder Schlaganfall < 55 Jahre)	Schnarchen, Schläfrigkeit tagsüber, Konzentrationsstörung, Enuresis nocturna	Hüft-, Kniegelenkschmerzen, Genu valgum, Knick-, Senk-, Spreizfuß, Wirbelsäulenfehlstellung
↓	↓	↓	↓	↓	↓
Ausschluss androgenisierender Tumore* und AGS	Oraler Glucose-Toleranztest	Harnsäure im Serum	Screening: Lipidstatus, Homozystein im Serum, Lipoprotein (a), u.a. im Serum, evtl. DNA-Analyse	Schlaf-Apnoe-Screening, Polysomnographie im Schlaflabor	orthopädisches Konsil
↓	↓	↓	↓	↓	↓
Adrenale oder ovarielle Hyperandrogenämie PCOS**	path. Glucosetoleranz, Typ 2 DM***, Insulinresistenz	Hyperurikämie	Erhöhtes Risiko für frühzeitige Arterioskleroseentwicklung und deren Folgen	Schlaf-Apnoe-Syndrom, nächtliche Hypoventilation, Ronchopathie	z.B. Epiphyseolysis capitis femoris

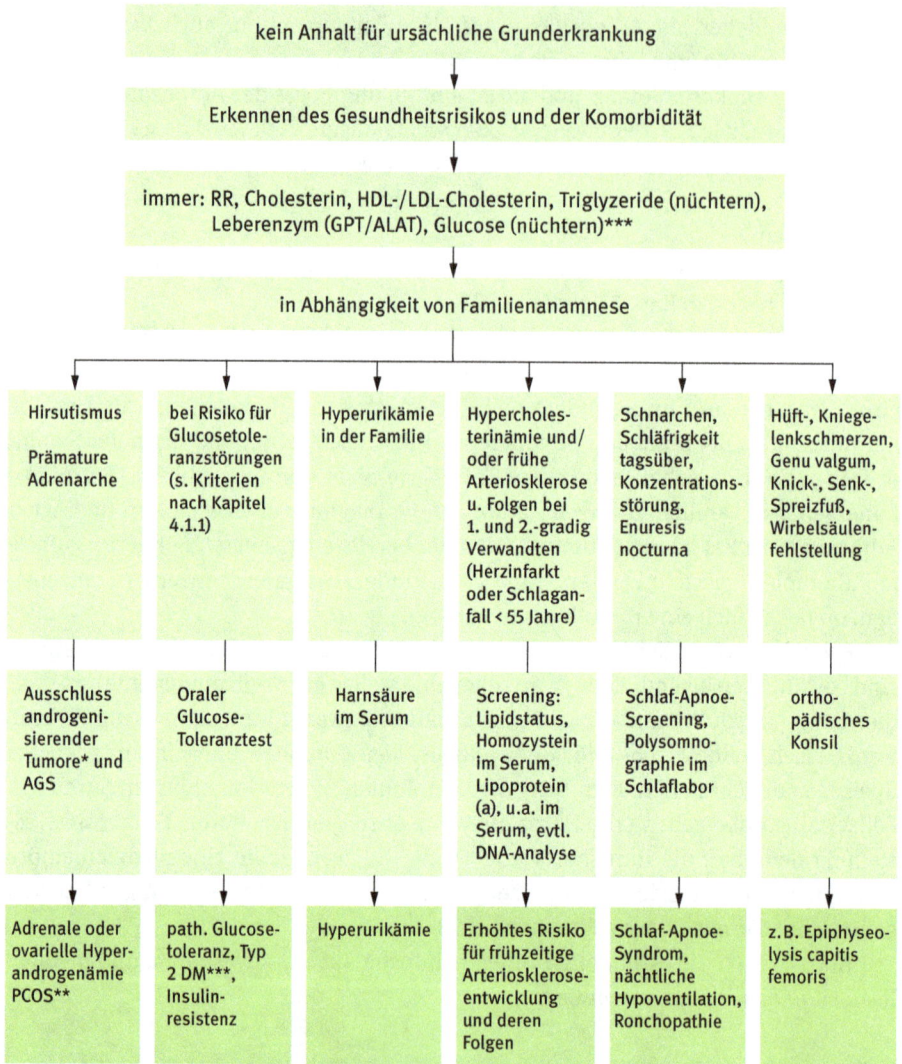

Abb. 7.6: Empfehlung für diagnostisches Vorgehen zum Nachweis/Ausschluss von Komorbidität bei adipösen Jugendlichen oder bei übergewichtigen Jugendlichen mit positiver Familienanamnese (kardiovaskuläre Risikofaktoren oder frühe kardiovaskuläre Ereignisse) bei rascher Gewichtszunahme oder bei Besorgnis in der Familie.

Ein etabliertes Instrument zum Screening ist der *SCOFF-Fragebogen* mit fünf Fragen. Dieser Test ist ab dem Alter von zehn Jahren einsetzbar. Ein auffälliger Fragebogen (SCOFF-positiv) erlaubt es nicht, die Diagnose einer Essstörung zu stellen oder eine Differenzierung der Formen durchzuführen. Die deutsche Version des *child eating disorder examination* wäre ein weiterführendes Instrument für Kinder ab acht Jahren.

Affektive oder emotionale Verhaltensstörungen sind bei Jugendlichen mit Adipositas häufig und im Gespräch nicht immer leicht erkennbar. Ein häufig eingesetztes Instrument ist der SDQ-Fragebogen (*strengths and difficulties questionnaire*) oder die *child-behavior checklist*. Beide Instrumente liegen in deutscher Übersetzung vor.

Hyperaktivität, mangelndes Selbstwertgefühl oder schlechte Lebensqualität, ungünstiges Essverhalten oder fehlende Motivation zur Veränderung, fehlende soziale Kompetenz oder mangelhafte Stressbewältigung sind weitere Aspekte, die eine erfolgreichen Adipositastherapie behindern können und die mit standardisierten Fragebogeninstrumenten, aber auch in psychologischen Interviews, erfasst werden können.

7.3 Diabetologische Diagnostik
Stephan Jacob

MetS und Diabetesrisiko
Unabhängig vom Alter ist das Risiko für kardiometabolische Störungen bei Menschen mit Übergewicht oder Adipositas deutlich erhöht [60]. Besonders bei Vorliegen einer viszeral betonten Fettverteilung steigt das Risiko erheblich an. Daher sollte bei allen Patienten mit einem Übergewicht und androider Fettverteilung dringend nach dem Vorliegen weiterer Charakteristika des MetS suchen. Es gibt verschiedene Defintionen des MetS. Verbreitet sind die ATP-III-Kriterien des *National Cholesterol Education Program's Adult Treatment Panel III Report* (ATP III), aber auch die Definition der *International Diabetes Federation* (IDF), die 2005 publiziert wurden (vgl. Tab. 6.2).

Vor allem bei Menschen ohne bisher bekannten Diabetes mellitus sollte bei Vorliegen eines MetS an eine – möglicherweise noch unerkannte – Glukosestoffwechselstörung gedacht werden. Die WOSCOP Studie macht deutlich, dass bereits beim Vorliegen eines MetS das Risiko für T2DM fast vierfach höher ist als in der Allgemeinbevölkerung; liegen sogar vier statt drei der Kriterien des MetS vor (nach ATP III), dann steigt das Risiko um das 25-fache an [61].

Abklärung einer Glukosestoffwechselstörung in der Praxis
Es gibt verschiedene Szenarien in der Praxis, die mit einer Störung der Glukosetoleranz einhergehen können und bei Adipösen bedacht werden sollten. Im Rahmen der Diagnostik des übergewichtigen oder adipösen Patienten sollte zumindest einmalig der Glukosestoffwechsel abgeklärt werden [62] (Tab. 7.5).
Die *Amerikanische Diabetes Association* (ADA) hat Kriterien zur Diagnostik und zum Screenen für Diabetes mellitus erstellt, die pragmatisch sind [63]. (Tab. 7.6) Die Deutsche Diabetes Gesellschaft empfiehlt dagegen ein etwas aufwendigeres Vorgehen [64]: Ist der HbA1c komplett unauffällig (>5,7 %), dann ist ein Diabetes mellitus sehr unwahrscheinlich. Liegt der HbA1c-Wert jedoch im Graubereich zwischen 5,7 und 6,4 %,

Tab. 7.5: Abklärung Diabetes bei Übergewicht und Adipositas – Praktisches Vorgehen (nach [62]).

Situation	Zusatzinformation	Empfehlung zur Diagnostik
1. Diabetes mellitus nicht bekannt	Mit und ohne familiäres Risiko	Nüchtern und ggf. postprandialer Blutzucker, HbA1c, ggf. oGTT
2. Störungen der Glukosetoleranz in der Vorgeschichte, bekannt	Gestationsdiabetes, erhöhte Glukose im Rahmen von OP, Infekten, Kortisontherapie	Nüchtern und ggf. postprandialer Blutzucker, HbA1c, oGTT
3. T2DM bekannt		Nüchtern und ggf. postprandialer Blutzucker, HbA1c, zuverlässige Einordnung als T2DM oder sonstige Diabetesform

Abkürzungen: oGTT, oraler Glukosetoleranztest; T2DM, Typ2 Diabetes mellitus.

Tab. 7.6: Diagnostische Kriterien des Diabetes mellitus (Kinder, Jugendliche und Erwachsene) nach der *American Diabetes Association* 2015 [63].

Parameter	Kriterium
Spontan-BZ	> 200 mg/dl (11,1 mmol/l) und hypgerglykämische Symptome (Polyurie, Polydipsie, Nykturie, Gewichtsabnahme, Ketoazidose)
Nüchtern-BZ	> 126 mg/dl (7.0 mmol/l) im Plasma
oGTT (75 g Gluc)	2 h postprandialer BZ > 200 mg/dl (11,1 mmol/l)
HbA1c	≥ 6,5 %

Anmerkung: Bei asymptomatischen Patienten welche die Kriterien 2, 3 oder 4 erfüllen, muss die Diagnostik nach ca. vier Wochen wiederholt werden, um die Diagnose Diabetes mellitus zu stellen. Abkürzungen: BZ, Blutzuckerspiegel; oGTT, oraler Glukosetoleranztest mit 75 g Glukose.

dann sollte der Nüchternglukosewert und ggf. ein standarisierter oGTT durchgeführt werden (Abb. 7.7).

Eine Patientengruppe, die eine besonders dringende diabetologische Abklärung benötigt, sind Menschen mit bestehenden kardiovaskulären Erkrankungen (nach der EASD /ESC Task force 2013), da sie sehr häufig einen manifesten – aber eben noch unerkannten – Diabetes mellitus aufweisen [65].

Neu entdeckter Diabetes – welche Diabetesformen sind wichtig?

Die weitaus überwiegende Zahl der Adipösen werden, vor allem bei vorwiegend viszeraler Fettverteilung, eine Insulinresistenz und eine konsekutive β-Zell-Dysfunktion aufweisen, d. h. an einem T2DM leiden. Dies trifft vor allem dann zu, wenn weitere

Symptome des Diabetes
(d.h. Gewichtsverlust, Polyurie, Polydipsie)
und/oder erhöhtes Diabetes-Risiko
(Bestimmung mit Diabetes-Risiko-Test, DRT, siehe Text)

HbA1c */**

| ≥ 6,5 % | ≥ 5,7–6,4 % | ≥ 5,7 % |
| ≥ 48 mmol/mol | ≥ 39–47 mmol/mol | ≥ 39 mmol/mol |

Nüchternglukose
oder oGTT

NPG ≥ 126 und/oder
2h-oGTT-PG ≥ 200

NPG 100–125 und/oder
2h-oGTT-PG 140–199

NPG < 100 und/oder im oGTT
NPG < 100 und 2h-PG < 140

≥ 6,5 %
≥ 48 mmol/mol

Aufklärung über Diabetesrisiko,
Lifestyle-Intervention, Behandlung
von Risikofaktoren. Erneute Risiko-
bestimmung und HbA1c nach 1 Jahr.

Diagnose:
kein Diabetes

Therapie
gemäß Leitlinie

* bei Diabetes Symptomen zusätzlich, sofortige Glukosemessung
** wenn eine Verfälschung des HbA1c-Wertes zu erwarten ist (siehe Text),
primär Diagnose durch Glukosemessung

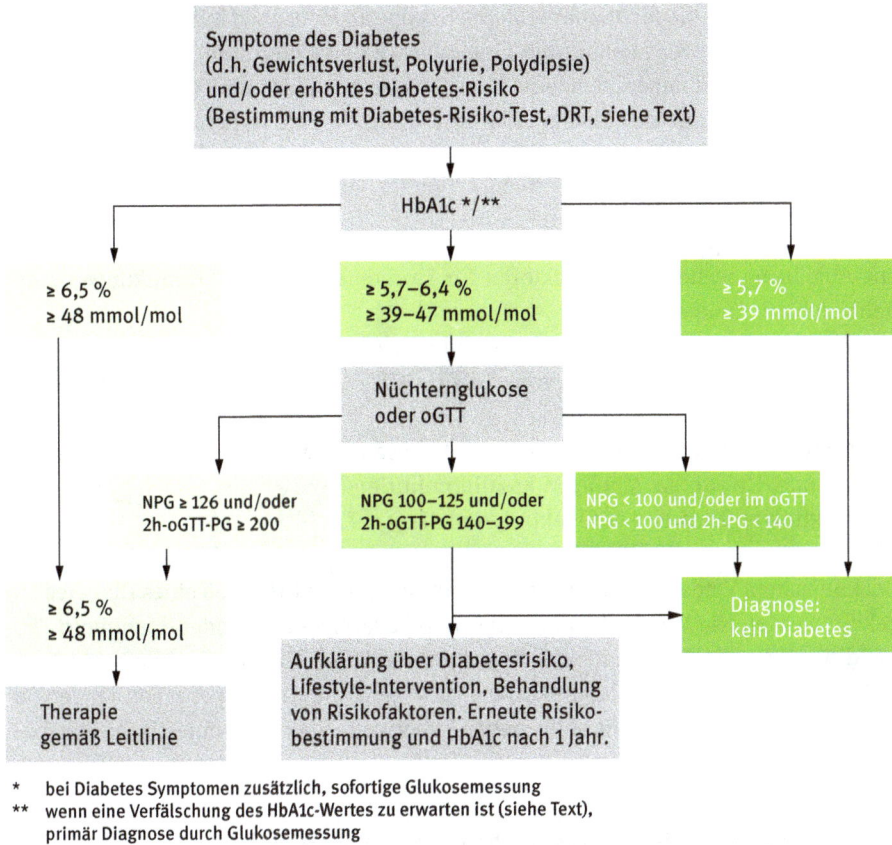

Abkürzung: NPG = Nüchtern-Plasmaglukose,
2h-oGTT-PG = 2h-Plasmaglukose im oralen Glukosetoleranztest (75 g), mg/dl

Abb. 7.7: Diabetesscreening nach den Empfehlungen der Deutschen Diabetes Gesellschaft (DDG).
Nach [64].

Zeichen des kardiometabolischen Syndroms zu finden sind oder wenn sich in der Familienanamnese Hinweise auf eine diesbezügliche familiäre Belastung vorliegen.

Dennoch gibt es auch unter Menschen mit Übergewicht oder Adipositas eine Subgruppe mit Sonderformen des Diabetes, wie z. B. einem *latent autoimmune diabetes in adults* (LADA), einer Sonderform des T1DM, oder einem *maturity onset diabetes of the young* (MODY), einer früh auftretenden Variante des T2DM [66]. Daher sollte nicht aufgrund des Gewichtes voreilig die Diagnose T2DM gestellt werden. Besteht ein Verdacht auf Diabetes, dann sollten detaillierte diagnostische Untersuchungen beim Spezialisten durchgeführt werden, ggf. auch Antikörperdiagnostik und genetische Untersuchungen.

Schließlich ist die nicht unerhebliche Gruppe an Menschen mit T1DM zu nennen, die – im Verlauf – vor allem durch eine massive Gewichtszunahme – einen *double diabetes* entwickelt haben, d. h. eine Kombination aus T1DM und T2DM mit den typischen Merkmalen des kardiometabolischen Syndroms, wie Hypertonie und Fettstoffwechselstörungen.

Welche Zusatzuntersuchungen sind notwendig?

Zur Abklärung weiterer Risikofaktoren für kardiometabolische Erkrankungen empfiehlt sich die Analyse der

- Blutfette (Gesamtcholesterin, LDL- und HDL-Cholesterin sowie Triglyzeride)
- Leberwerte (Bestimmung von GPT, GOT, GGT; Hinweise auf Fettleber/ Entzündung?)
- Nierenfunktion (Kreatinin, Harnstoff, Harnsäure, ggf. auch glomeruläre Filtrationsrate, Urinuntersuchung Mikroalbuminurie)
- Elektrolyte (Hinweise auf Elektrolytimbalancen?)

Bei klinischem Verdacht sollten auch endokrinologische Ursachen eines Diabetes abgeklärt werden wie Morbus Cushing (Dexamethasonhemmtest) oder Hashimoto-Thyreoiditis und andere Formen einer Hypothyreose (TSH, Thyreoperoxidaseantikörper [TPO-AK], auch mikrosomale Antikörper [MAK] genannt, Antikörper gegen Thyreoglobulin [Tg-AK]). Die Diagnostik sollte neben Laborwerten auch anamnestische Kriterien berücksichtigen (Tab. 7.7).

Tab. 7.7: Diagnostik-Kriterien bei übergewichtigen oder adipösen Menschen mit T2DM.

Anamnese	Untersuchungen
Genaue Familienanamnese vor allem bzgl. der kardiovaskulären Ereignisse	Qualifizierte individuelle Ernährungsanalyse und darauf basierte individuelle Beratung
Gewichtsverlauf und bisherige Bemühungen zur Gewichtsreduktion	Analysen des Bewegungsverhaltens (ggf. Schrittzähler)
Abfragen von Komorbiditäten (Asthma, COPD; KHK, Gelenkbeschwerden u. a.) und deren Kontrolle (Datum letztes Belastungs-EKG, Echokardiographie etc.)	Ausschluss endokrinologischer Störungen (v. a. Hypothyreose, Morbus Cushing…)
Medikamentenanamnese: Vermeidung von Medikamenten, die das Gewichtsmanagement beeinflussen	Abklärung von schlafbezogenen Atemstörungen
Erhebung von psychologischen Auffälligkeiten bzw. Beeinträchtigungen	Laboranalysen (siehe Text)

Da Patienten mit Adipositas häufig Empfehlungen zur Steigerung der körperlichen Aktivität erhalten, sollte bei diesen kardiovaskulären Risikopatienten vorher die Belastungsfähigkeit und die individuelle Belastungsgrenze ermittelt und der Blutdruck unter der vermehrten Belastung kontrolliert werden. In der *Look-Ahead*-Studie wurden bei einem Viertel der Menschen mit T2DM, die von den betreuenden Ärzten zur Lebensstilintervention geschickt worden sind, kardiologische Auffälligkeiten gefunden [67].

7.4 Kardiovaskuläre, pulmonale, hepatologische und nephrologische Diagnostik

Stephan C. Bischoff

Adipositas kann im Langzeitverlauf der Erkrankung zahlreiche Komorbiditäten verursachen oder verschlimmern, darunter Hypertension, u. a. kardiovaskuläre Erkrankungen, Diabetes mellitus, Fettstoffwechselstörungen, metabolische Lebererkrankungeng, respiratorische und muskuloskeletale Erkrankungen, Fertilitätsstörungen, Depression und psychosoziale Störungen, kognitive Einschränkungen und einige Tumorerkrankungen (Tab. 7.8). Das Vorgehen bei der Behandlung der Adipositas hängt deshalb sowohl vom Vorliegen bestimmter Komorbiditäten als auch vom Schweregrad der Komorbidität ab. Das *Edmonton Obesity Staging System*, das beides berücksichtigt, bietet einen guten Rahmen zur Entscheidungsfindung bei der Adipositasbehandlung in der klinischen Praxis [68]. (Tab. 7.9)

Viele Komorbiditäten wurden bereits angesprochen und in Kap. 6 dargestellt. Auch auf die Diagnostik des Diabetes mellitus bei Erwachsenen und bei Kindern und Jugendlichen wurde bereits eingegangen (Kap. 7.2. und 7.3). Bei Kindern gibt es einige Besonderheiten zu beachten, wie beispielsweise die Leptinbestimmung bei extremer Adipositas, die bereits im Kleinkindesalter erfolgen sollte, oder das orthopädisches Konsil bei Fehlstellung der Beinachsen. Auf viele dieser Besonderheiten wurde bereits in Kap. 7.2. eingegangen. Im folgenden Kapitel soll die Diagnostik anderer Komorbiditäten vertieft werden.

Hepatologische Komorbiditäten

Bei jedem Patienten mit Adipositas sollte eine hepatologische Basisdiagnostik erfolgen und zumindest jährlich wiederholt werden, dazu gehören
- Ultraschalluntersuchung des Abdomens (Hepatomegalie? Steatose? Portale Hypertension? Gallensteine? Cholestase?)
- Laborwerte (Transaminasen: GPT, GOT, GGT; Cholestaseparameter: alkalische Phosphatase oder Bilirubin; CRP)

Tab. 7.8: Adipositasassoziierte Komorbiditäten und ihre Diagnostik.

Art der Störung	Erkrankung	Diagnostik
Mechanische Störungen	Eingeschränkte Fitness	Anamnese, pO_{2max}
	Eingeschränkte Beweglichkeit	Anamnese, Goniometrie
	Varikosis	Inspektion, Sonografie
	Degenerative Gelenkbeschwerden (Arthrose)	Anamnese, Röntgen
	Hautveränderungen (Akne, Psoriasis, Lupus, Rosacea, Acanthosis nigrans, Lichen ruber planus u. a.)	Inspektion
	Refluxleiden	Gastroskopie, pH-Metrie
Metabolische und endokrinologische Störungen	Fettstoffwechselstörung	Triglyzeride, Cholesterin (Gesamt, HDL, LDL), Lipoprotein a
	Nicht alkoholische Fettlebererkrankung (NAFLD, NASH)	Sonografie, Transaminasen (GPT, GGT)
	Hyperurikämie/Gicht	Harnsäure
	Gallensteine	Sonografie
	Diabetes mellitus	Nüchternblutzucker, HbA1C, HOMA, evtl. oGTT u. a.
	Hormonelle Veränderungen/Hypogonadismus/Virilisierung/Infertilität, polyzystisches Ovarsyndrom (PCOS), erektile Dysfunktion	Bei klinischem Verdacht: gynäkologische bzw. urologische Untersuchung, Hormondiagnostik (z. B. Testosteron, SHBG, LH/FSH)
	Maligne Tumoren (bes. CRC, HCC, Brust, Pankreas, Prostata u. a.)	Tumorvorsorge (bes. Koloskopie, Mammografie) entsprechend der Leitlinien

Die Ultraschalluntersuchung ist auch bei Kindern essenziell, die wie Erwachsene eine symptomatische Cholelithiasis unter Adipositas entwickeln können [69]. Bei Hinweis auf Fettlebererkrankung (*non alcoholic fatty liver disease*, NAFLD) sollte mittels CRP Messung bzw. Fibroscan geprüft werden, ob außerdem eine Entzündung der Leber (*non-alcoholic steatohepatitis*, NASH) oder eine Leberfibrose vorliegt.

Außerdem sollte die Wahrscheinlichkeit eines Alkoholabusus abgeschätzt und dokumentiert werden. Bei anhaltend unklaren Leberbefunden, die differenzialdiagnostisch nicht klar zugeordnet werden können, ist nach Rücksprache mit dem zuständigen Facharzt eine Leberbiospie und andere weitergehende Untersuchungen zu erwägen [70, 71]. Auf der anderen Seite ist mit invasiven Methoden zur Diagnostik von metabolischen Lebererkrankungen zurückhaltend umzugehen, weil sie oft keine be-

Tab. 7.8: Fortsetzung.

Art der Störung	Erkrankung	Diagnostik
Kardiovaskuläre Störungen	Arterielle Hypertonie	(Langzeit-)Blutdruckmessung, ggf. unter Belastung
	Hyperkoagulopathie	Gerinnungslabor
	Makroangiopathie/periphere Durchblutungstörungen	EKG, Belastungs-EKG, ggf. auch Echokardiografie, Karotis-Doppler-Sonografie
	Mikroangiopathie/Sehstörungen	Augenärztliche Untersuchung
	KHK/Herzinfarkt	EKG, Belastungs-EKG, Troponin
	Ischämischer Insult/Schlaganfall	Neurologische Untersuchung, CT, Angiografie, Karotis-Doppler-Sonografie
	Nephropathie/Hyperalbuminämie/Dialyse	Albumin im Urin, Kreatinin im Serum
	Pulmonale Insuffizienz und Schlafapnoe	Anamnese, Fragebögen, Schlaflabor
Psychosoziale Störungen	Soziale Isolation	Bei klinischem Hinweisen: psychiatrische Mitbetreuung, ggf. Antidepressiva u. a. Psychopharmaka
	Stigmatisierung	
	Depression	
	Arbeitsausfall	

sondere therapeutische Konsequenz haben über die allgemeine Adipositastherapie hinaus.

Kardiologische Komorbiditäten

Patienten mit Adipositas Grad I und MetS, Hypertonie oder kardialen Symptomen und alle Patienten mit Adipositas Grad II und III sollten sich einer kardiologischen Diagnostik unterziehen, die jährlich wiederholt werden sollte [72]. Dabei werden folgende Untersuchungen empfohlen:
- wiederholte Blutdruckmessungen (oder Langzeitblutdruckmessung mit geeichten Geräten und entsprechend des Armumfangs geeigneten Blutdruckmanschetten;
- EKG mit Rhythmusstreifen;
- Belastungs-EKG;

Tab. 7.9: Klinisches und funktionelles Staging der Adipositas. Modifiziert nach [68].

Level	Beschreibung	Konsequenzen
1	Keine offensichtlichen Risikofaktoren (Blutdruck, Serumlipide, Nüchternglukose im Normbereich); keine Symptome, keine psychischen Auffälligkeiten, keine funktionellen Einschränkungen	Prüfung auf Faktoren, die Gewichtsanstieg befördern könnten; allgemeine Präventionsmaßnahmen gegen Übergewicht (ausgewogene Ernährung, regelmäßige Bewegung etc.)
2	Adipositasassoziierte Komorbiditäten nachgewiesen (z. B. Hypertension, T2DM, Schlafapnoe, Arthrose, Refluxerkrankung, PCOS, Angststörung u. a.)	Beginn einer multimodalen Adipositasbehandlung, ggf. auch chirurgische Therapie; Monitoring und Behandlung der Komorbiditäten
3	Endorganschäden (z. B. Herzinfarkt, diabetische Komplikationen, arthrosebedingte Motilitätseinschränkung, signifikante psychische Störungen oder andere relevante Einschränkungen	Intensivierung der multimodalen Adipositasbehandlung oder Initiierung einer chirurgischen Therapie; konsequente Behandlung der Komorbiditäten
4	Schwere (ggf. auch präfinale) Erkrankung mit Funktionseinschränkung durch die Komorbidität(en)	Aggressive Adipositasbehandlung (soweit möglich) oder palliative Therapie (z. B. Schmerztherapie und psychologischen Support)

- Sonografische Herz- (Echokardiographie) und Gefäßdiagnostik (Karotis-Doppler, Aorta thoracalis und abdominalis);
- Augenhintergrunduntersuchung (bei Diabetes oder Fettstoffwechselstörung).

Diese Untersuchungen sollten nach Möglichkeit durch einen Facharzt für das Gebiet durchgeführt werden. Bei entsprechenden Befunden können weitergehende Untersuchungen wie Kardio-CT/MRT oder Herzkatheter angezeigt sein.

Respiratorische Komorbiditäten

Adipositas ist mit einer Reihe von respiratorischen Komorbiditäten vergesellschaftet, darunter das obstruktive Schlafapnoe-Syndrom [73, 74], das obstruktive Hypoventilationssyndrom, das Asthma bronchiale und die chronisch-obstruktive Lungenerkrankung (*chronic obstructive pulmonary disease*, COPD). Gerade das Asthma bronchiale kommt auch bei Kindern gehäuft vor, die adipös sind [75]. Zur Abklärung dieser Komorbiditäten werden folgende Untersuchungen empfohlen:

- Screening auf obstruktives Schlafapnoe-Syndrom mittels validierter Fragebögen (z. B. *Epworth sleepiness scale* und *Berlin questionnaire*), bei Verdacht Überweisung in ein Schlaflabor zur Polysomnografie;
- Lungenfunktionstests (Spirografie mit Fluss-Volumen-Kurve).

Auch diese Untersuchungen sollten nach Möglichkeit durch einen Facharzt für das Gebiet durchgeführt werden. Bei entsprechenden Befunden können weitergehende Untersuchungen wie Plethysmografie oder Lungen-CT angezeigt sein.

Nephrologische Komorbiditäten

Adipositas kann (selbst ohne Diabetes) zu chronischen Nierenerkrankungen (*chronic kidney disease*, CKD) führen, indem die Kombination von glomerulärer Hyperfiltration und glomerulärer Hypertonie zur Glomerulosklerose führen [76]. Häufiger ist allerdings die CKD bei Adipösen mit T2DM, bei denen das intrarenale Renin-Angiotensin-Aldosteron-System (RAAS) durch die subklinische Entzündung aktiviert wird und die Entwicklung einer Hypertonie befördert [77]. Ein früher Marker dieser Pathologie ist der Urin-Angiotensinogen (UAGT)-Spiegel. Außerdem kommt es im Rahmen des MetS und der subklinischen Entzündung auch in den Nieren zur ektopen Fettakkumulation, was zu Funktionsverlusten des Organs und zur Mikroalbuminurie führt [78]. Mittels *metabolic imaging* kann die Nierenverfettung als Biomarker der CKD bei Adipositas verwendet werden.

Diese beiden noch vorwiegend experimentellen Marker könnten zukünftig die nephrologische Diagnostik mit Bestimmung von Kreatinin, glomerulärer Filtrationsrate und Mikroalbuminurie im Urin ergänzen. Nierenverfettung, Glomerulosklerose und andere renale Pathologien, die bei Adipösen beobachtet werden, beginnen möglicherweise schon im Kindesalter, wenn die Adipositas beginnt sich zu entwickeln, was dafür spricht, die nephrologische Diagnostik früh zu beginnen [79].

7.5 Psychiatrische und psychosomatische Diagnostik sowie Abklärung von Essstörungen

Martin Teufel, Stephan Zipfel

Depressive (Ver-)Stimmungen können sowohl ein hyperkalorisches Essverhalten induzieren, als auch zu einer eingeschränkten Nahrungszufuhr führen. Die Nahrungsaufnahme erfüllt neben der Sättigung auch wichtige andere Funktionen, die sich unter dem Begriff der Affektregulation zusammenfassen lassen. Es findet sich nicht selten eine Koppelung von negativen emotionalen Zuständen und Nahrungsaufnahme (z. B. Eltern trösten ihre Kinder durch das Angebot von Süßigkeiten). Im Hinblick auf die Adipositas sind vornehmlich habitualisierte Handlungen im Zusammenhang mit der Nahrungsaufnahme von Interesse, die letztendlich zum Zweck der Spannungsreduktion und des zumindest temporären Aufschubs dysphorischer Gefühle sowohl qualitativ als auch quantitativ das Essverhalten beeinflussen und das Gleichgewicht zwischen Energieaufnahme und -verbrauch verändern [6, 80–88].

Adipöse Menschen weisen eine höhere Prävalenz komorbider psychischer Störungen gegenüber normalgewichtigen Menschen auf. So kamen Baumeister und Härter [89] in ihrer Untersuchung von größeren Stichproben von normalgewichtigen, übergewichtigen und adipösen Menschen zum Ergebnis, dass adipöse Menschen gegenüber normalgewichtigen Personen eine deutlich höhere Prävalenz von psychischen Störungen aufweisen (OR: 2,0 bzw. 1,4), wobei depressive Störungen die häufigste Diagnose darstellten, wie bereits in Kap. 6.7 erwähnt wurde.

Essstörung und Adipositas

Die *Binge-Eating*-Störung (BES) ist 2015 in das amerikanische Klassifikationssystem DSM-5 (*American Psychiatric Association*) als eigene Essstörungsentität aufgenommen worden [90]. Das Hauptmerkmal der BES sind wiederkehrende Essanfälle, die im Durchschnitt an mindestens einem Tag in der Woche über einen Zeitraum von mindestens drei Monaten vorkommen müssen und subjektiv mit dem Gefühl des Kontrollverlustes einhergehen (Kriterium 1). Die Essanfälle treten gemeinsam mit mindestens drei weiteren Symptomen auf (Kriterium 2), die Indikatoren des subjektiv empfundenen Kontrollverlustes über das Essverhalten sein können (z. B. unabhängig von Hungergefühlen bis zu einem unangenehmen Völlegefühl zu essen, wesentlich schneller zu essen als sonst, Ekelgefühle, Deprimiertheit, Schuldgefühle nach dem übermäßigen Essen). Des Weiteren gilt, dass die Patienten ein deutliches Leiden aufgrund der Essanfälle empfinden (Kriterium 3). Patienten mit BES setzen keine gegenregulatorischen Maßnahmen zur Gewichtskontrolle ein (Kriterium 4) [85, 91, 92].

Es besteht für BES eine Lebenszeitprävalenz von etwa 3 %, bei einer Geschlechterverteilung von etwa 2 : 1 (w/m). Bei Teilnehmern an Gewichtsreduktionsprogrammen sind bis zu 30 % betroffen. Die Prävalenz der BES wird in der Allgemeinbevölkerung zwischen 0,7 und 4 % beschrieben [88].

Patienten mit BES leiden unter erhöhter allgemeiner Psychopathologie (z. B. stärkere psychische Belastung, ausgeprägtere Selbstwertprobleme, geringere psychosoziale Integration) sowie an mehr komorbiden psychischen Störungen und Persönlichkeitsstörungen [84]. Das heißt, nicht Übergewicht bzw. Adipositas, sondern insbesondere das zusätzliche Vorliegen einer BES ist mit einer ausgeprägten psychischen Morbidität assoziiert. Ein Zusammenhang zwischen BES und Depressivität gilt als gesichert. Ein pathogenetisches Modell zur Entstehung und Aufrechterhaltung der BES ist in Abb. 7.8 dargestellt [93]. Hinsichtlich der Manifestation gibt es zwei Unterformen; die eine Unterform startet direkt mit einem Essanfall (*binge first*) während die zweite Gruppe zunächst mit einer Fastenphase startet (*diet first*) [88, 94–97].

Bei Betroffenen mit Adipositas ist die Ausprägung der Psychopathologie stärker mit dem Schweregrad der Essstörung assoziiert als mit dem Gewicht. Eine Besserung psychischer Symptome inkl. Essstörungssymptomatik scheint mittel- und langfristig keine Gewichtsreduktion nach sich zu ziehen, sodass weitere Gewichtsreduktions-

Prädisponierende Faktoren	
Erhöhte Vulnerabilität für psychische Störungen	**Adipositas in der Kindheit**
• Traumatische Kindheitserlebnisse • Psychische Erkrankungen in der Familie	• Früher Beginn von Übergewicht und Adipositas • Beibehalten der Ess- und Ernährungsgewohnheiten und des Bewegungsstils • Wiederholte Diäten, Jojo-Effekt • Hänselein, Ausgrenzung • Stigmatisierung

↓ ↓

Auslösende Faktoren		
Belastende Ereignisse	**Soziale Faktoren**	**Kognitive und emotionale Faktoren**
• Stress • Missbrauch • Träumen	• Überangebot an Nahrungsmitteln • Soziokulturelle Faktoren Schlankheitsideal, Rollensterotype • Soziale Stigmatisierung	• Negatives Körperbild • Geringes Selbstwertgefühl • Dysfunktionaler Umgang mit negativen Gefühlen • Depressive Symptome

↓

Manifestation der Binge Eating Störung

↑

Aufrechterhaltende Faktoren
• Essverhalten (restriktiv, unregelmäßig) • Ernährungsweise (kohlenhydratarm, fettreich) • Inadäquate Emotions-regulationsstrategien • Soziokulturelle Faktoren

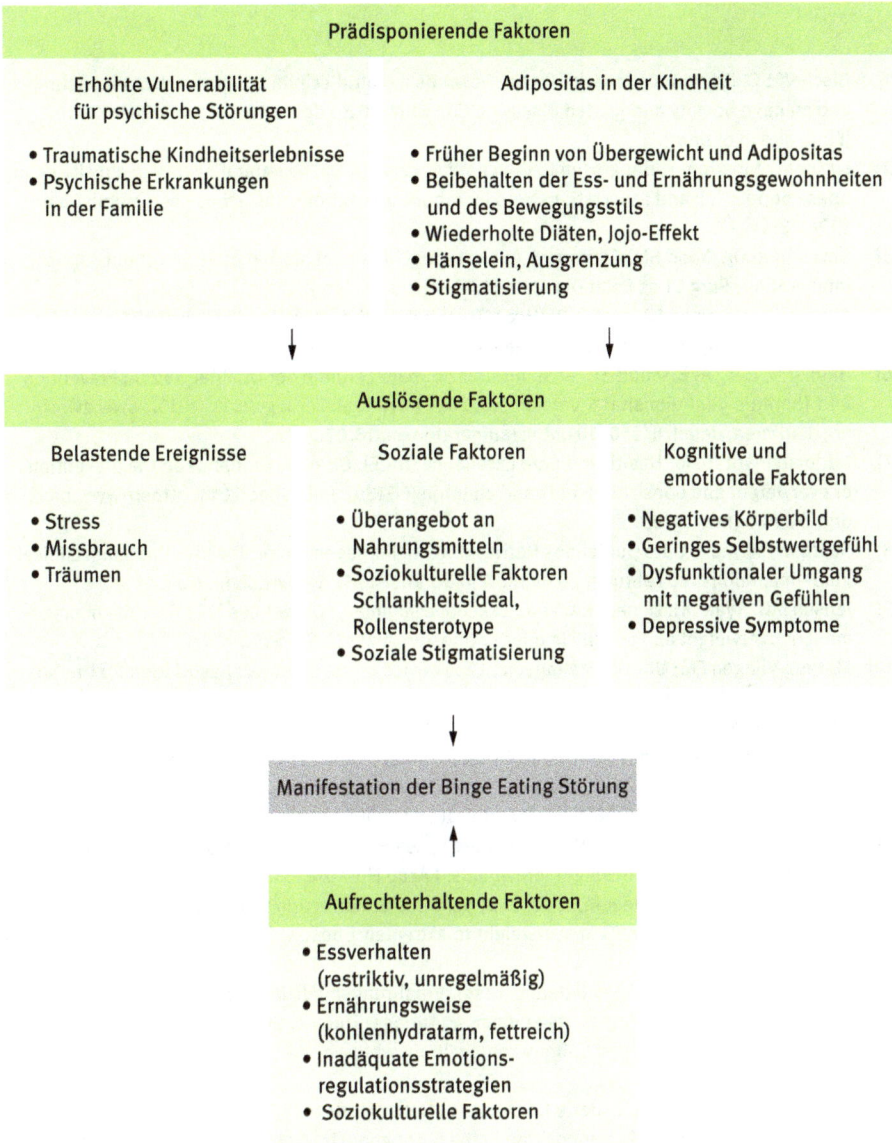

Abb. 7.8: Pathogenetisches Modell der *Binge-Eating-Störung*. Modifiziert nach Sandra Becker, Stephan Zipfel, Martin Teufel; 2015 [93].

maßnahmen notwendig sind. Auf neurobiologischer Ebene besteht Evidenz, dass die BES in Beziehung zu maladaptiven kortikostriatalen Regelkreisen steht, die Motivation und Impulskontrolle steuern [6, 81, 96, 98].

Literatur

[1] Bischoff SC, Boirie Y, Cederholm T, et al. Towards a multidisciplinary approach to understand and manage obesity and related diseases. Clin Nutr. 2016; doi: 10.1016/j.clnu.2016.11.007. [Epub ahead of print].

[2] Lissner L, Sjostrom L, Bengtsson C, Bouchard C, Larsson B. The natural history of obesity in an obese population and associations with metabolic aberrations. Int J Obes Relat Metab Disord. 1994;18:441–7.

[3] Sowemimo OA, Yood SM, Courtney J, et al. Natural history of morbid obesity without surgical intervention. Surg Obes Relat Dis. 2007;3:73–7; discussion 7.

[4] Akabas S, Lederman SA, Moore BJ (Hrg.). Textbook of obesity. Wiley-Blackwell 2012.

[5] Bischoff SC. Adipositas im Erwachsenenalter. Aktuel Ernahrungsmed. 2015;40:147–78.

[6] Hauner H, Berg A, Bischoff SC, et al. Interdisziplinäre Leitlinie der Qualität S3 zur „Prävention und Therapie der Adipositas". Version 2.0, 2014 (1. Aktualisierung, 2011–2013). www.awmf. org/leitlinien/detail/ll/050-001.html (aufgerufen am 18.02.2017).

[7] National Institute for Health and Care Excellence (NICE). Obesity: Guidance on the prevention of overweight and obesity in adults and children [CG189]. Published 2014. https://www.nice. org.uk/guidance/cg189.

[8] Scottish Intercollegiate Guidelines Network(SIGN). Management of Obesity. A national clinical guideline. Published February 2010. ISBN 978 1 905813 57 5. www.sign.ac.uk.

[9] Jensen MD, Ryan DH, Donato KA, et al. Executive summary: Guidelines (2013) for the management of overweight and obesity in adults. Obesity. 2014;22:S5–S39.

[10] Mathus-Vliegen EM; Obesity Management Task Force of the European Association for the Study of Obesity. Prevalence, pathophysiology, health consequences and treatment options of obesity in the elderly: a guideline. Obes Facts. 2012;5:460–83.

[11] Tsigos C, Hainer V, Basdevant A, et al. Obesity Management Task Force of the European Association for the Study of Obesity. Management of obesity in adults: European clinical practice guidelines. Obes Facts. 2008;1:106–16. doi: 10.1159/000126822. Epub 2008 Apr 18.

[12] Anderson EJ, Sylvia LG, Lynch M, Sonnenberg L, Lee H, Nathan DM. Comparison of Energy Assessment Methods in Overweight Individuals. J Acad Nutr Diet. 2014;114:273–8.

[13] Wilms B, Ernst B, Thurnheer M, Weisser B, Schultes B. Correction factors for the calculation of metabolic equivalents (MET) in overweight to extremely obese subjects. Int J Obes Relat Metab Disord. 2014;38:1383–7.

[14] Biesalski HK, Bischoff SC, Puchstein C (Hrsg). Ernährungsmedizin: Nach dem Curriculum Ernährungsmedizin der Bundesärztekammer. 4. Auflage, Thieme, Stuttgart 2010.

[15] Thibault R, Genton L, Pichard C. Body composition: why, when and for who? Clin Nutr. 2012;31:435–47.

[16] Müller MJ, Lagerpusch M, Enderle J, Schautz B, Heller M, Bosy-Westphal A. Beyond the body mass index: tracking body composition in the pathogenesis of obesity and the metabolic syndrome. Obes Rev. 2012;13 Suppl 2:6–13.

[17] Rotella CM. Measurement of body composition as a surrogate evaluation of energy balance in obese patients. World J Methodol. 2015;5:1–9.

[18] Friedrich AE, Damms-Machado A, Meile T, et al. Laparoscopic sleeve gastrectomy compared to a multidisciplinary weight loss program for obesity – effects on body composition and protein status. Obes Surg. 2013;23:1957–65.

[19] Pietiläinen KH, Kaye S, Karmi A, Suojanen L, Rissanen A, Virtanen KA. Agreement of bioelectrical impedance with dual-energy X-ray absorptiometry and MRI to estimate changes in body fat, skeletal muscle and visceral fat during a 12-month weight loss intervention. Br J Nutr. 2012;109:1910–6.

[20] Ekelund U, Besson H, Luan J, et al. Physical activity and gain in abdominal adiposity and body weight: prospective cohort study in 288,498 men and women. Am J Clin Nutr. 2011;93:826–35.

[21] McAuley PA, Blair SN. Obesity paradoxes. J Sports Sci. 2011;29:773–82.

[22] Batsis JA, Mackenzie TA, Barre LK, Lopez-Jimenez F, Bartels SJ. Sarcopenia, sarcopenic obesity and mortality in older adults: results from the National Health and Nutrition Examination Survey III. Eur J Clin Nutr. 2014;68:1001–7.

[23] Gonzalez MC, Pastore CA, Orlandi SP, Heymsfield SB. Obesity paradox in cancer: new insights provided by body composition. Am J Clin Nutr. 2014;99:999–1005.

[24] Hulens M, Vansant G, Lysens R, Claessens AL, Muls E, Brumagne S. Study of differences in peripheral muscle strength of lean versus obese women: an allometric approach. Int J Obes Relat Metab Disord. 2001;25:676–81.

[25] Stenholm S, Mehta NK, Elo IT, Heliövaara M, Koskinen S, Aromaa A. Obesity and muscle strength as long-term determinants of all-cause mortality – a 33-year follow-up of the Mini-Finland Health Examination Survey. Int J Obes Relat Metab Disord. 2013;38:1126–32.

[26] Kodama S. Cardiorespiratory fitness as a quantitative predictor of all-cause mortality and cardiovascular events in healthy men and women. JAMA. 2009;301:2024.

[27] Lavie CJ, Cahalin LP, Chase P, et al. Impact of Cardiorespiratory Fitness on the Obesity Paradox in Patients With Heart Failure. Mayo Clin Proc. 2013;88:251–8.

[28] Lee D-c, Sui X, Church TS, Lavie CJ, Jackson AS, Blair SN. Changes in Fitness and Fatness on the Development of Cardiovascular Disease Risk Factors. J Am Coll Cardiol. 2012;59:665–72.

[29] Goel K, Thomas RJ, Squires RW, et al. Combined effect of cardiorespiratory fitness and adiposity on mortality in patients with coronary artery disease. Am Heart J. 2011;161:590–7.

[30] Cruz-Jentoft AJ, Baeyens JP, Bauer JM, et al. Sarcopenia: European consensus on definition and diagnosis: Report of the European Working Group on Sarcopenia in Older People. Age Ageing. 2010;39:412–23.

[31] Fielding RA, Vellas B, Evans WJ, et al. Sarcopenia: an undiagnosed condition in older adults. Current consensus definition: prevalence, etiology, and consequences. International working group on sarcopenia. J Am Med Dir Assoc. 2011;12:249–56.

[32] Morley JE, Abbatecola AM, Argiles JM, et al. Sarcopenia with limited mobility: an international consensus. J Am Med Dir Assoc. 2011;12:403–9.

[33] Schollenberger AE, Karschin J, Meile T, Küper MA, Königsrainer A, Bischoff SC. Impact of protein supplementation after bariatric surgery: A randomized controlled double-blind pilot study. Nutrition. 2016;32:186–92.

[34] Cawthon PM, Blackwell TL, Cauley J, et al. Evaluation of the usefulness of consensus definitions of sarcopenia in older men: results from the observational osteoporotic fractures in men cohort study. J Am Geriatr Soc. 2015;63:2247–59.

[35] Muscaritoli M, Anker SD, Argilés J, et al. Consensus definition of sarcopenia, cachexia and pre-cachexia: Joint document elaborated by Special Interest Groups (SIG) „cachexia-anorexia in chronic wasting diseases" and „nutrition in geriatrics". Clin Nutr. 2010;29:154–9.

[36] Guralnik JM, Simonsick EM, Ferrucci L, et al. A Short Physical Performance Battery Assessing Lower Extremity Function: Association With Self-Reported Disability and Prediction of Mortality and Nursing Home Admission. J Gerontol. 1994;49:M85–M94.

[37] Pereira-Santos M, Costa PRF, Assis AMO, Santos CAST, Santos DB. Obesity and vitamin D deficiency: a systematic review and meta-analysis. Obes Rev. 2015;16:341–9.

[38] García OP. Effect of vitamin A deficiency on the immune response in obesity. Proc Nutr Soc. 2012;71:290–7.

[39] da Silva VR, Hausman DB, Kauwell GPA, et al. Obesity affects short-term folate pharmacokinetics in women of childbearing age. Int J Obes Relat Metab Disord. 2013;37:1608–10.

[40] Damms-Machado A, Friedrich A, Kramer KM, et al. Pre- and postoperative nutritional deficiencies in obese patients undergoing laparoscopic sleeve gastrectomy. Obes Surg. 2012;22:881–9.

[41] Damms-Machado A, Weser G, Bischoff SC. Micronutrient deficiency in obese subjects undergoing low calorie diet. Nutr J. 2012;11:34.

[42] Schollenberger AE, Heinze JM, Meile T, Peter A, Königsrainer A, Bischoff SC. Markers of bone metabolism in obese individuals undergoing laparoscopic sleeve gastrectomy. Obes Surg. 2014;25:1439–45.

[43] Soares MJ, Chan She Ping-Delfos W, Ghanbari MH. Calcium and vitamin D for obesity: a review of randomized controlled trials. Eur J Clin Nutr. 2011;65:994–1004.

[44] Stein J, Stier C, Raab H, Weiner R. Review article: the nutritional and pharmacological consequences of obesity surgery. Aliment Pharmacol Ther. 2014;40:582–609.

[45] Wiegand S, Krude H. Monogene und syndromale Krankheitsbilder bei morbider Adipositas: Selten aber wichtig. Internist. 2015;56:111–2.

[46] Katz AS, Goff DC, Feldman SR. Acanthosis nigricans in obese patients: Presentations and implications for prevention of atherosclerotic vascular disease. Dermatol Online J. 2000;6:1.

[47] Neuhauser H, Schienkiewitz A, Schaffrath Rosario A, Dortschy R, Kurth BM. Beitrage zur Gesundheitsberichterstattung des Bundes: Referenzperzentile für anthropometrische Maßzahlen und Blutdruck aus der Studie zur Gesundheit von Kindern und Jugendlichen in Deutschland (KiGGS). 2. erweiterte Auflage, Robert-Koch-Institut, 2013.

[48] National High Blood Pressure Education Program Working Group on High Blood Pressure in Children and Adolescents The Fourth Report on the Diagnosis, Evaluation, and Treatment of High Blood Pressure in Children and Adolescents. Pediatrics. 2004;114:555–76.

[49] Wühl E, Witte K, Soergel M, Mehls O, Schaefer F. Distribution of 24-h ambulatory blood pressure in children: normalized reference values and role of body dimensions. J Hypertens. 2002;20:1995–2007. Erratum in J Hypertens. 2003;21:2205–6.

[50] Hager A, Wühl E, Bönner G, Hulpke-Wette M, Läer S, Weil J. Arterielle Hypertonie im Kindes- und Jugendalter. Leitlinie pädiatrische Kardiologie, pädiatrische Nephrologie und Pädiatrie. AWMF 023/040.

[51] Flechtner-Mors M, Thamm M, Wiegand S, et al. for the APV initiative and the BMBF Competence Network Obesity. Comorbidities related to BMI category in children and adolescents: German/ Austrian/Swiss Obesity Register APV Compared to the German KiGGS-Study. Horm Res Paediatr. 2012;77:19–26.

[52] Holl RW, Hoffmeister U, Thamm M, et al. for the German/Austrian/Swiss APV study group and the BMBF competence network obesity, in cooperation with the KiGGS study. Does obesity lead to a specific lipid disorder? Analysis from the German/Austrian/Swiss APV registry. Int J Ped Obes. 2011;6:53–8.

[53] Arbeitsgemeinschaft für Pädiatrische Stoffwechselstörungen (APS). Leitlinien zur Diagnostik und Therapie von Hyperlipidämien bei Kindern und Jugendlichen. AWMF-Register Nr.: 027–068 April 2015.

[54] Roeb E, Steffen HM, Bantel H, et al. Nicht- alkoholische Fettlebererkrankungen – Leitlinie. AWMF Register Nr. 021–025. Januar 2015.

[55] Matsuda M. Measuring and estimating insulin resistance in clinical and research settings. Nutr Metab Cardiovasc Dis. 2010;20:79–86.

[56] Zethelius B, Cederholm J. Comparison between indexes of insulin resistance for risk prediction of cardiovascular diseases or development of diabetes. Diabetes Res Clin Pract. 2015;110:183–92.

[57] Werner M, Tönjes A, Stumvoll M, Thiery J, Kratzsch J. Assay-dependent variability of serum insulin levels during oral glucose tolerance test: influence on reference intervals for insulin and on cut-off values for insulin sensitivity indices. Clin Chem Lab Med. 2008;46:240–6.

[58] Körner A, Wiegand S, Hungele A, et al. Longitudinal multicenter analysis on the course of glucose metabolism in obese children. Int J Obes (Lond). 2013;37:931–6.

[59] Neu A, Bürger-Büsing J, Danne T, et al. Diagnostik, Therapie und Verlaufskontrolle des Diabetes mellitus im Kindes- und Jugendalter (AWMF-Registernummer 057-016). Diabetologie und Stoffwechsel. 2016;11:S159–69.

[60] Grundy SM, Brewer HB Jr, Cleeman JI, Smith SC Jr, Lenfant C. Definition of metabolic syndrome: Report of the National Heart, Lung, and Blood Institute/American Heart Association conference on scientific issues related to definition. Circulation. 2004;109:433–8.

[61] Sattar N, Gaw A, Scherbakova O, et al. Metabolic Syndrome With and Without C-Reactive Protein as a Predictor of Coronary Heart Disease and Diabetes in the West of Scotland Coronary Prevention Study: Circulation. 2003;108:414–9.

[62] Jacob S, Jacob F. Metabolisches Syndrom – Diabetes mellitus: Möglichkeiten der Prävention: Was ist sinnvoll und was können wir tun? Diabetes aktuell. 2011;9:300–4.

[63] American Diabetes Association. Classification and Diagnosis of Diabetes. Diabetes Care. 2017;40(Suppl 1):S11–24.

[64] Kerner W, Brückel J. Definition, Klassifikation und Diagnostik des Diabetes mellitus. Diabetologie 2011;6:S1-07–1-10.

[65] The Task Force on diabetes, pre-diabetes, and cardiovascular diseases of the European Society of Cardiology (ESC) and developed in collaboration with the European Association for the Study of Diabetes (EASD) ESC Guidelines on diabetes, pre-diabetes, and cardiovascular diseases developed in collaboration with the EASD. Eur Heart J. 2013;34:3035–87.

[66] Tuomi T, Santoro N, Caprio S, Cai M, Weng J, Groop L. The many faces of diabetes: a disease with increasing heterogeneity. Lancet. 2014;383:1084–94.

[67] Curtis JM, Horton ES, Bahnson J, et al.; Look AHEAD Research Group. Prevalence and predictors of abnormal cardiovascular responses to exercise testing among individuals with type 2 diabetes: the Look AHEAD (Action for Health in Diabetes) study. Diabetes Care. 2010;33:901–7.

[68] Sharma AM, Kushner RF. A proposed clinical staging system for obesity. Int J Obes Relat Metab Disord. 2009;33:289–95.

[69] Fradin K, Racine AD, Belamarich PF. Obesity and symptomatic cholelithiasis in childhood: epidemiologic and case-control evidence for a strong relation. J Pediatr Gastroenterol Nutr. 2014;58:102–6.

[70] Cusi K. Role of obesity and lipotoxicity in the development of nonalcoholic steatohepatitis: pathophysiology and clinical implications. Gastroenterology. 2012;142:711–25.

[71] Yeh MM, Brunt EM. Pathological features of fatty liver disease. Gastroenterology. 2014;147:754–64.

[72] Goff DC, Lloyd-Jones DM, Bennett G, et al. 2013 ACC/AHA Guideline on the Assessment of Cardiovascular Risk. J Am Coll Cardiol. 2014;63:2935–59.

[73] Patil SP, Schneider H, Schwartz AR, Smith PL. Adult obstructive sleep apnea: pathophysiology and diagnosis. Chest. 2007;132:325–37.

[74] DelRosso LM. Epidemiology and diagnosis of pediatric obstructive sleep apnea. Curr Probl Pediatr Adolesc Health Care. 2016;46:2–6.

[75] Leinaar E, Alamian A, Wang L. A systematic review of the relationship between asthma, overweight, and the effects of physical activity in youth. Ann Epidemiol. 2016;26:504–10.

[76] Griffin KA, Kramer H, Bidani AK. Adverse renal consequences of obesity. Am J Physiol Renal Physiol. 2008;294:F685–96.

[77] Thethi T, Kamiyama M, Kobori H. The link between the renin-angiotensin-aldosterone system and renal injury in obesity and the metabolic syndrome. Curr Hypertens Rep. 2012;14:160–9.

[78] de Vries AP, Ruggenenti P, Ruan XZ, et al; ERA-EDTA Working Group Diabesity. Fatty kidney: emerging role of ectopic lipid in obesity-related renal disease. Lancet Diabetes Endocrinol. 2014;2:417–26.

[79] Savino A, Pelliccia P, Chiarelli F, Mohn A. Obesity-related renal injury in childhood. Horm Res Paediatr. 2010;73:303–11.

[80] de Zwaan M, Petersen I, Kaerber M, et al.. Obesity and quality of life: a controlled study of normal-weight and obese individuals. Psychosomatics 2009;50:474–82.

[81] Herpertz S. Adipositas ist mehr als eine Essstörung – die multidimensionale Betrachtung einer Pandemie. Z Psychosom Med Psychother. 2008;54:4–31.

[82] Larsson U, Karlsson J, Sullivan M. Impact of overweight and obesity on health-related quality of life–a Swedish population study. Int J Obes Relat Metab Disord. 2002;26:417–24.

[83] McElroy SL, Kotwal R, Malhotra S, Nelson EB, Keck PE, Nemeroff CB. Are mood disorders and obesity related? A review for the mental health professional. J Clin Psychiatry. 2004;65:634–51.

[84] Nicholls W, Devonport TJ, Blake M. The association between emotions and eating behaviour in an obese population with binge eating disorder. Obes Rev. 2016;17:30–42.

[85] Schmidt F, Körber S, de Zwaan M, Müller A. Impulse control disorders in obese patients. Eur Eat Disord Rev. 2012;20:e144–7.

[86] Teufel M, Becker S, Rieber N, Stephan K, Zipfel S. Psychotherapie und Adipositas: Strategien, Herausforderungen und Chancen. Nervenarzt. 2011;82:1133–39.

[87] Thormann J, Chittka T, Minkwitz J, Kluge M, Himmerich H. Adipositas und Depression:eine Übersicht über die vielschichtigen Zusammenhänge zweier Volkserkrankungen. Fortschr Neurol Psychiatr. 2013;81:145–53.

[88] Treasure J, Claudino AM, Zucker N. Eating disorders. Lancet. 2010;375:583–93.

[89] Baumeister H, Härter M. Mental disorders in patients with obesity in comparison with healthy probands. Int J Obes (Lond). 2007;31:1155–64.

[90] DSM-5 – The American Psychiatric Association. http://www.dsm5.org.

[91] de Zwaan M. Binge eating disorder and obesity. Int J Obes Relat Metab Disord. 2001;25 Suppl 1:S51–5.

[92] Gariepy G, Nitka D, Schmitz N. The association between obesity and anxiety disorders in the population: a systematic review and meta-analysis. Int J Obes (Lond). 2010;34:407–19.

[93] Becker S, Zipfel S, Teufel M. Psychotherapie der Adipositas: Interdisziplinäre Diagnostik und differenzielle Therapie; Reihe Störungsspezifische Therapie. Kohlhammer Stuttgart; 1. Auflage 2015; ISBN 978-3-17-023062-0.

[94] Herpertz S, Zipfel S, Zwaan M de (Hrsg). Handbuch Essstörungen und Adipositas. Springer, Heidelberg 2015; 2. Auflage; ISBN 978-3642545726.

[95] Junne F, Teufel M. Die Verhaltenstherapie in der Behandlung von Menschen mit Adipositas: Implikationen der aktualisierten S3-Leitlinie für klinische Praxis und Forschung. Verhaltenstherapie. 2015;25:287–93.

[96] Kessler RM, Hutson PH, Herman BK, Potenza MN. The neurobiological basis of binge-eating disorder. Neurosci Biobehav Rev. 2016;63:223–38.

[97] Becker S. Adipositas und Binge-Eating-Störung. In Herpertz S, Zipfel S, de Zwaan M (Hrsg). Handbuch Essstörungen und Adipositas. 2. Auflage. Springer, Heidelberg 2015, S. 467–71.

[98] Herpertz S, Hagenah U, Vocks S, von WJ, Cuntz U, Zeeck A. The diagnosis and treatment of eating disorders. Dtsch Arztebl Int. 2011;108:678–85.

8 Konservative Therapie

8.1 Therapieindikation

Stephan C. Bischoff

Bei der Adipositasbehandlung muss zwischen Prävention(Kap. 11) und Therapie unterschieden werden, wobei sich die Therapie in initiale Gewichtsreduktionstherapie und nachfolgende *weight loss maintenance Therapie* (Kap. 10), d. h. langfristige Gewichtsstabilisierung, aufgliedert (Abb. 8.1). Die Therapieprinzipien unterscheiden sich deutlich in der Gewichtsreduktions- und der Gewichtsstabilisierungsphase. In der Gewichtsreduktionsphase steht die negative Energiebilanz im Vordergrund, in der Gewichtsstabilisierungsphase die ausgeglichene Energiebilanz und die Ernährungszusammensetzung. Deshalb sind keine Ernährungskonzepte zu erwarten, die sowohl für die erfolgreiche Gewichtsreduktion als auch für die langfristige Gewichtsstabilisierung taugen. Genau dies wurde aber in der Vergangenheit von vielen Ernährungskonzepten in der Adipositastherapie erwartet.

Die Empfehlungen zur Gewichtsreduktionstherapie folgen weitgehend den Empfehlungen in der aktuellen S3-Leitlinie Adipositas [1] und anderen nationalen und internationalen Leitlinien [2–6].

Die Indikation zur Behandlung von Übergewicht und Adipositas wird abhängig vom BMI und der Körperfettverteilung unter Berücksichtigung von Komorbiditäten, Risikofaktoren und Patientenpräferenzen gestellt. Nach der Leitlinie Adipositas [1] besteht die Indikationen für eine Behandlung übergewichtiger und adipöser Menschen, wenn folgende Kriterien erfüllt sind:

- ein BMI ≥ 30 kg/m² oder
- Übergewicht mit einem BMI zwischen 25 und < 30 kg/m² und gleichzeitiges Vorliegen
- übergewichtsbedingter Gesundheitsstörungen (z. B. Hypertonie, T2DM) oder
- einer abdominalen Adipositas oder

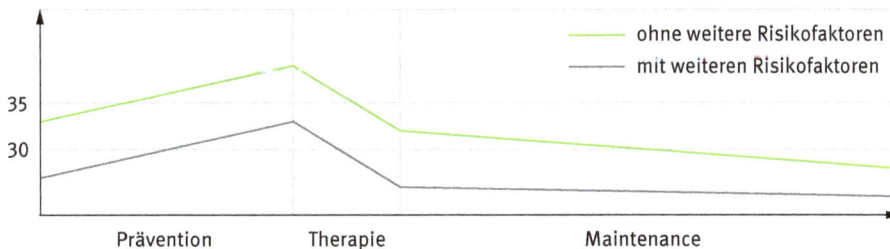

Abb. 8.1: Phasengerechte Behandlung der Adipositas. Jede Phase hat eigene und voneinander weitgehend verschiedene Ernährungs- und sonstige Interventionsprinzipien.

https://doi.org/10.1515/9783110412802-009

- von Erkrankungen, die durch Übergewicht verschlimmert werden oder
- eines hohen psychosozialen Leidensdrucks.

Alternativ könnte man sagen, das Adipöse mit MetS schon bei BMI > 25 kg/m², Adipöse ohne MetS erst bei BMI > 30 kg/m² einer Adipositasbehandlung zugeführt werden sollten.

Diese leitlinienorientierte Indikation zur Adipositastherapie, die sich vorwiegend am BMI orientiert, kann aufgrund neuerer Erkenntnisse zur Pathophysiologie und zu den Risikofaktoren der Adipositas hinterfragt werden. Je nach Alter der Person stellt ein BMI von 25–30 kg/m² („Übergewicht") kein Risikofaktor dar, sondern zeigt bei über 60-Jährigen sogar eine bessere Überlebenswahrscheinlichkeit als ein BMI < 25 kg/m² [7, 8].

Möglicherweise noch wichtiger ist hier das Konzept des „gesunden Dicken", der trotz eines BMI > 30 kg/m² keine kardiometabolischen Risiken aufweist wie ektope Fettablagerung in inneren Organen (Leber, Herz, Muskel, Nieren), Insulinresistenz oder erhöhte Entzündungsparameter (siehe auch Kap. 6.1). Dies bedeutet, dass der BMI abhängig von anderen Variablen wie Fettverteilung, Bewegung und Insulinsensitivität zu bewerten ist.

BMI und Bauchumfang sind sicherlich nicht die einzigen Risikovariablen, die altersabhängig bewertet werden müssen. Daneben sind weitere anthropometrische und sonografische sowie laborchemische, sozioökonomische und Lebensstilvariablen zu berücksichtigen (siehe Kap. 2 und 6), deren korrekte Gewichtung Gegenstand zukünftiger Untersuchungen sein sollte.

Basierend auf diesen Überlegungen könnte die Indikation zur Therapie altersabhängig und nach individuellem Risiko adaptiert werden (Tab. 8.1). Solche Kriterien sollten allerdings prospektiv validiert werden.

Tab. 8.1: Mögliche zukünftige Kriterien zur Therapieindikation in Abhängigkeit individueller Risikofaktoren.

BMI	Alter	MetS (IDF- oder ATPIII-Kriterien)	Ektopes Fett (Leber, Herz, Muskel, Niere)	Subklinische Entzündung (hsCRP, IL-6, TNFα)
0 = BMI < 25 kg/m²	2 = Alter < 45 Jahre	1 = vorhanden	1 = vorhanden	1 = vorhanden
1 = BMI 25–< 30 kg/m²	1 = Alter 45–< 65 Jahre	0 = nicht vorhanden	0 = nicht vorhanden	0 = nicht vorhanden
2 = BMI 30–< 35 kg/m²	0 = Alter > 65 Jahre			
3 = BMI > 35 kg/m²				

Bewertung: 0–2: keine medizinische Indikation zur Adipositastherapie
        3–4: medizinische Indikation zur Adipositastherapie gegeben
        > 4: medizinische Indikation zur Adipositastherapie dringend gegeben

8.2 Therapieinstrumente, Therapieziele und geeignete Endpunkte
Stephan C. Bischoff

8.2.1 Klassische Therapieinstrumente, -ziele und Endpunkte

Ziel der Adipositastherapie ist die langfristige Senkung des Körpergewichts verbunden mit einer Verhaltensänderung, wodurch eine Verbesserung adipositasassoziierter Risikofaktoren, eine Reduzierung von adipositasassoziierten Krankheiten, eine Verminderung des Risikos für vorzeitige Sterblichkeit, Arbeitsunfähigkeit und vorzeitiger Berentung sowie eine Steigerung der Lebensqualität erzielt werden soll.

Dazu stehen zur Intervention auf Individualebene zahlreiche Instrumente zur Verfügung (Tab. 8.2). Diese werden in den folgenden Kapiteln (Kap. 8.3 Ernährungskonzepte, Kap. 8.4 Bewegungskonzepte, Kap. 8.5 Verhaltensmodifikation, Kap. 8.6 Medikamentöse Therapie, Kap. 9 Chirurgische Therapie) vertieft. Vielfach werden diese Interventionsinstrumente kombiniert, indem multimodale, interdisziplinäre Konzepte entwickelt werden (Kap. 8.7).

Immer wieder wurde diskutiert, was geeignete Endpunkte einer Adipositastherapie sind. Die Senkung des Körpergewichts ist sicherlich nicht der einzig denkbare Endpunkt. Folgende Endpunkte werden diskutiert:
– Reduktion des Körpergewichts;
– Reduktion der Fettmasse (direkt oder anhand von Surrogatmarkern wie Hautfaltenmessung);
– Reduktion der viszeralen Fettmasse (direkt oder anhand von Surrogatmarkern wie Messung des Bauchumfangs);
– Reduktion des ektopen Fettgewebes in Leber, Niere, Herz, Muskel etc.;
– positive Veränderung von Markern des MetS (z. B. Nüchternblutzucker, HbA1c, Triglyzeride, HDL-Cholesterin, LDL-Cholesterin, u. v. a. m.);
– Verhaltensänderung (weniger Essen, weniger energiedichte Nahrung, weniger Fett/Zucker/Alkohol etc., mehr Bewegung, u. v. a. m.);
– Reduktion des Medikamentenbedarfs;
– Reduktion des Morbiditätsrisikos und der Morbidität (Diabetes, Herzinfarkt, Schlaganfall u. a.);
– Reduktion der Mortalität;
– Vermeiden von Arbeitsunfähigkeit und vorzeitiger Berentung;
– Verbesserung der Lebensqualität.

Die Wahl des Endpunkts bestimmt die Zeitdauer, nach der eine Therapiemaßnahme beurteilt werden kann bzw. das Studiendesign von klinischen Studien zur Adipositastherapie. Die Wahl des Endpunkts bestimmt auch den Aufwand, der zur Messung von Zielgrößen gemacht werden muss. Körpergewicht kann beispielsweise ohne großen Aufwand zuverlässig erhoben werden. Die Messung der Fettmasse oder gar der viszeralen Fettmasse erfordert aufwendige Körperzusammensetzungsanalysen oder

Tab. 8.2: Instrumente, die erfolgreich zur Adipositastherapie auf Individualebene eingesetzt werden.

Konzepte/ Verfahren	Beispiele	Bemerkungen/Einschränkungen
Ernährungs- konzepte	Fettarme Ernährung (*low fat*)	Für sich allein nur mäßige Wirkung, sollte mit *high protein* kombiniert werden, auch kombinierbar mit *low carb* zur „energiereduzierten Mischkost"
	Kohlenhydratarme Ernährung (*low carb*)	Ähnliche Wirkung und Einschränkungen wie *low fat*, als *low glycemic index diet* („LOGI-Diät") das Hungergefühl reduzierend
	Proteinreiche Ernährung (*high protein*)	Für sich allein keine gewichtsreduzierende Wirkung, aber das Hungergefühl reduzierend und deshalb als Diätkomponente zu empfehlen
	Formuladiät (*low calorie diet*, LCD)	Nur bei Adipositas, bevorzugt bei Grad II/III, für sich allein nicht nachhaltig, steigert aber die Effektivität von Gewichtsreduktionsprogrammen, ärztliche Begleitung erforderlich
Bewegungs- konzepte	Fitnesstraining (gehen, laufen, rad- fahren, schwimmen)	z. T. dosierbar, Mindestfitness für einige Sportarten obligat, mögliche Einschränkungen durch Gelenkprobleme
	Krafttraining	Geringer Energieumsatz pro Zeit, aber der Aufbau der Muskelmasse ist vielfach Voraussetzung für Fitnesstraining und führt längerfristig zur Erhöhung des Grundumsatzes.
Verhaltens- konzepte	Verhaltenstherapie/ Verhaltensmodifikation	Mit dem Ziel, Ernährung, Bewegung und Lebensstil (Alkohol, Nikotin etc.) zu verändern
	Motivation generieren	Essentiell neben kognitiven Ansätzen, besonderen für die Nachhaltigkeit, Bsp. Nikotinabstinenz
	Optimierung der Schlafdauer (6–8 h/Tag)	Zu viel und zu wenig Schlafen fördert die Entwicklung von Adipositas
	Entspannungs- verfahren	Als Ersatz zu Essen als dysfunktionale Entspannungsmethode, z.B. Yoga, Hypnose, progressive Muskelrelaxation
Medikamentöse Therapie	Meiden adipogener Medikamente	Medikamentenanamnese, bes. Antipsychotika, Antidepressiva und bestimmte Antidiabetika
	Medikamente zur Untersützung der Gewichtsreduktion	Orlistat, Lorcaserin, Liraglutide u. a. (z. T. nicht in Deutschland zugelassen)
Chirurgische Therapie		Reserveoption, wenn die konservative Therapie nicht durchführbar ist oder wenn mittels konservativer Therapie die Ziele nicht erreicht werden bzw. nicht gehalten werden

wird mit weniger akkuraten diagnostischen Instrumenten erfasst, wodurch der Benefit einer Fettmessung gegenüber einer Körpergewichtsmessung relativiert oder vielleicht sogar aufgehoben wird. Ektopes Fettgewebe kann im klinischen Alltag praktisch nur in der Leber erfasst werden (mittels Sonografie). Invasive Maßnahmen wie die Fettbestimmung in Leber, Niere, Herz- oder Skelettmuskel sind selbst im Rahmen von Studien ethisch nur eingeschränkt, d. h. bei speziellen Fragestellungen, vertretbar. Die Erfassung von Markern des MetS, entweder laborchemische Marker oder andere wie die Blutdruckmessung, sind einfacher zu realisieren, aber limitiert durch die Aussagekraft des Markers und seiner Spezifität für das zu untersuchende Krankheitsproblem. Sowohl Marker des MetS wie Fettstoffwechselparameter als auch die Messung von Entzündungsparametern und proinflammatorischen Zytokinen sind meist unspezifisch und werden durch zahlreiche andere Pathologien als Adipositas beeinflusst. Deshalb sind sie als primäre Zielparameter in klinischen Studien kaum geeignet und werden bevorzugt als sekundäre Parameter herangezogen. Ähnliche Limitationen gelten für die Lebensqualität und den Medikamentenbedarf als primäre Zielparameter.

In einem kürzlich erschienenen *Systematic Review* zur Frage, wie der Erfolg einer Adipositasbehandlung gemessen werden sollte, wurden 28 Studien hinsichtlich relevanter Zielparameter ausgewertet [9]. In allen Studien wurde das Körpergewicht (−2,9 bis −17,3 kg), in neun Studien der BMI (−1,1 bis −5,1 kg/m^2), in 20 Studien der prozentuale Fettanteil (−0,7 bis −10,2 %) und in 22 Studien die absolute Fettmasse (−0,9 bis −14,9 kg) gemessen. Sowohl Körpergewicht und BMI als auch prozentualer Fettanteil und absolute Fettmasse korrelierten eng miteinander. Danach sind all die vier Parameter grundsätzlich als Zielparameter geeignet, wobei die Autoren das relative Körperfett favorisieren, weil es möglicherweise am besten mit dem kardiometabolischen Risiko assoziiert ist.

Reduktion der Morbidität bzw. der Mortalität zeichnen sich durch einen hohen Aussagewert aus, aber diese Endpunkte benötigen lange Untersuchungszeiträume von Jahren bis Jahrzehnten oder (ersatzweise) große Kollektive, um eine ausreichende Ereignisrate erwarten zu können, damit eine interventionsbedingte Veränderung erfasst werden kann. Solche Studien sind kostenintensiv und werden im Bereich Adipositas, in dem nur wenige Studien industrieinitiiert und -finanziert stattfinden, kaum durchgeführt. Deshalb sind solche Endpunkte zwar wünschenswert, aber meistens nicht realisierbar. Diese Überlegungen führen dazu, dass aus gutem Grund meist doch wieder auf die Reduktion des Körpergewichts als primären Endpunkt zur Beurteilung von Adipositastherapie zurückgegriffen wird. Tatsächlich sind nahezu alle anderen Endpunkte abhängig vom Ausmaß sowie von der Dauer der Gewichtsreduktion. Ein gewichtsreduktionsunabhängiger Benefit einer Adipositastherapie wurde bislang nicht schlüssig identifiziert. In Studien mit fester Beobachtungsdauer ist das Ausmaß der Gewichtsreduktion meist hinreichend, wenn ein globaler Effekt auf die Adipositas untersucht werden soll. Bei Studien mit variabler Beobachtungsdauer sollte das

Produkt von Ausmaß und Dauer der Gewichtsreduktion als Zielparameter erwogen werden.

Die Therapieinstrumente zur Intervention auf Individualebene sind grundsätzlich auch auf der bevölkerungsweiten Ebene erforderlich und einsetzbar, aber meist nicht hinreichend. Das Studiendesign muss sicherstellen, dass es die Zielgruppe bevölkerungsweit und repräsentativ erreicht. Dazu sind meist umfangreiche Kohortenstudien notwendig. Eine Randomisierung, wie sie sonst bei experimentellen Studien angestrebt wird, ist bei diesen observativen Studien meist nicht realisierbar. Bevölkerungsweite Interventionen benötigen zusätzliche Endpunkte wie

- Teilnahmerate/Akzeptanz/Compliance;
- Wirksamkeit (*efficacy*), definiert als Anteil der Individuen mit positivem Ergebnis);
- Annahme (*adoption*), d. h. der Anteil der Einrichtungen und *Settings*, die diese Intervention übernehmen;
- Implementation, d. h. der Grad der Umsetzung der Intervention in der wirklichen Welt;
- Maintenance, d. h. die Dauer, über die die Intervention realisiert wird.

Die ersten beiden Punkte und der letzte Punkt können auch auf der Ebene der Individuen erfasst werden, die Punkte 3 und 4 allein auf der Bevölkerungsebene. Diese Endpunkte erfordern zusätzliche Erhebungsmethoden über die meist quantitativen Verfahren hinaus, die in Kap. 7 thematisiert sind. Instrumente, die zur qualitativen Datenerhebung auf Bevölkerungsebene eingesetzt werden (Tab. 8.3), werden heute vielfach mit quantitative Datenerhebungen in sogenannten *mixed methods studies* kombiniert [10]. Damit lassen sich Phänomene (wie z. B., dass Adipositas mit einer deutlich höheren Prävalenz bei sozial Schwachen vorkommt) mit Ursachenforschung (z. B.:

Tab. 8.3: Instrumente, die zur qualitativen Datenerhebung auf Bevölkerungsebene eingesetzt werden. Modifiziert nach [10].

Qualitative Datenerhebungsmethoden	Erläuterung
Direkte Beobachtung	Teilnehmer werden bei ihren üblichen täglichen Aktivitäten beobachtet
Interview von Meinungsbildnern und Entscheidungsträgern	Zum Beispiel Bürgermeister u. a. Amtsinhaber werden interviewt
Vertiefende Interviews	Freie Interviews zu einigen wenigen breiten Themen
Teilstrukturierte Interviews	Basierend auf einem Fragebogen mit offener Fragestellung und offenen Antwortmöglichkeiten
Fokusgruppen	Diskussionsrunde zu einem definierten Thema, vorgegebene Fragen, mit Moderation

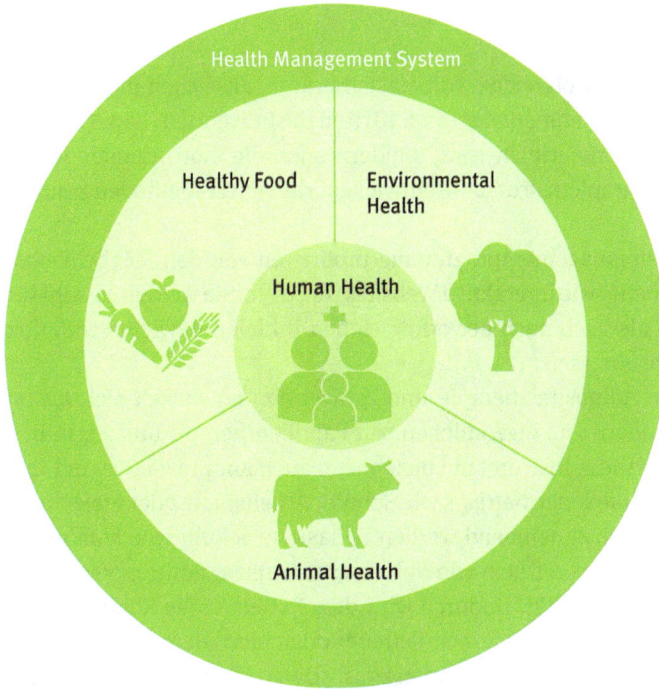

Abb. 8.2: Das *One-Health*-Konzept des Forschungszentrums Gesundheitswissenschaften der Universität Hohenheim, Stuttgart.

Warum sind sozial Schwache mehr betroffen?) kombinieren. Auch bei Interventionsstudien bietet sich *mixed methods* an, wenn beispielsweise sowohl die Effektivität einer Maßnahme quantitativ (z. B. Ausmaß der Gewichtsreduktion) und andere Faktoren qualitativ (z. B. Gendereinflüsse oder Gründe für Akzeptanz, Motivation, Implementation) erfasst werden sollen.

Bei Therapiemaßnahmen zur Humangesundheit – und dies gilt auch für die Adipositastherapie – werden zunehmend die Überlegungen des *One-Health*-Konzepts herangezogen (Abb. 8.2). Diese besagen, dass eine nachhaltige Humangesundheit nur dann erreicht werden kann, wenn diese mit einer gesunden Nahrung, gesunder Tierwelt und gesunder Umwelt sowie einem geeigneten *Health-Management*-System kombiniert wird. Im Fall der Adipositastherapie kommt der gesunden Nahrung inkl. Nahrungsverarbeitung und der gesunden Nutztierwelt, die Nahrung liefert, eine besondere Bedeutung zu. Diese Bereiche werden vergleichsweise wenig hinsichtlich Adipositastherapie untersucht, obwohl es Hinweise gibt, dass Züchtung von Pflanzen und Tieren, Tiermast zur Optierung der Fleisch-, Milch- und Eiproduktion oder auch moderne Lebensmitteltechnologie mit Zuckeranreicherung etc. wichtige Determinanten einer erfolgreichen Adipositastherapie und -prävention sein könnten [11, 12]. Hier deutet sich ein relevantes zukünftiges Forschungsfeld an.

8.2.2 Neue IT-basierte Therapieinstrumente

Nachdem klar wurde, dass erfolgreiche Adipositastherapie, aber auch die anschließend notwendige *weight loss maintenance* (Kap. 10) und die Prävention (Kap. 11), nicht nur auf der kognitiven Ebene erreich wird, sondern auch die motivationale Ebene braucht, werden neue Therapieinstrumente entwickelt, die sich IT-Methoden zunutze machen

Insbesondere Selbstmanagementprogramme profitieren von den Möglichkeiten der IT-basierten Instrumente wie interaktive Websites, Apps etc. Sie werden sowohl für die Gewichtsreduktion als auch nach der erfolgreichen initialen Gewichtsreduktion als Langzeitinstrumente eingesetzt [13, 14].

„*E-Health*"-basierte Adipositastherapie und -prävention entwickelt sich rasant und wird sowohl bei Kindern und Jugendlichen, zur Familientherapie und zur Individualtherapie eingesetzt. Diese Instrumente bieten sich auch an, präventive und therapeutische Ziele in verschiedenen *Settings* wie Schule, Arbeitsplatz oder Freizeiteinrichtungen zu erreichen [15]. Zunehmend werden IT-basierte Schulungen kombiniert mit elektronischer Erfassung von Daten wie Nahrungsaufnahme, anthropometrische Parameter und Bewegungsaktivität. Dadurch wird dem Patienten die Kommunikation und Interaktion mit dem räumlich fernen Betreuer erleichtert, denn es muss nicht mehr aktiv berichtet werden, sondern es werden passiv Daten übermittelt. Für den Betreuer hat dies Vor- und Nachteile. Er kann auf objektivere Daten zurückgreifen, sofern die Datenerfassung ausreichend validiert ist, aber er büßt persönliche Interaktion mit dem Patienten ein. In wöchentlichen Motivationsbriefen bzw. Motivations-E-Mails bewertet der Betreuer die Daten des Patienten.

Ein konkretes Beispiel für ein solches Therapieinstrument ist das in Deutschland verfügbare *Active-Body-Control*-Programm (ABC-Programm) [16]. In drei klinischen Studien konnte gezeigt werden, dass damit eine Gewichtsreduktion von 10,9–14,4 % relativem Gewichtsverlust (RWL) erzielt werden kann [17–19]. In einer Langzeitstudie bleiben nach zwei Jahren 75 % der maximalen Zwölf-Monats-Gewichtsreduktion erhalten, d. h. 8,8 % RWL [20].

Inwieweit sich solche Ansätze in der Behandlung der Adipositas und der Prävention der Folgeerkrankungen bewähren, wie sie ökonomisch zu bewerten sind und wer für die Kosten aufkommen soll, müssen zukünftige Studien klären. Durch die Flut kommerzieller Anbieter und die rasanten wissenschaftlichen Entwicklungen wird es für den Betroffenen zunehmend schwerer, sinnvolle, d. h. seriöse und evidenzbasierte Produkte von anderen zu unterscheiden.

8.3 Ernährungskonzepte
Christina Gleißner, Stephan C. Bischoff

8.3.1 Allgemeine Aspekte zur Ernährungstherapie

Grundlage jedes Gewichtsmanagements sollte ein *Basisprogramm* sein, das die Komponenten Ernährungs-, Bewegungs- und Verhaltenstherapie umfasst. Je nach individueller Situation sollen diese Komponenten primär in Kombination und ggf. als Einzelmaßnahmen verwendet werden. Im Folgenden wird die Ernährungstherapie genauer besprochen. Auf das Basisprogramm mit allen Komponenten wird in Kap. 8.7 genauer eingegangen.

Essgewohnheiten und Ernährungsverhalten unterliegen jahrelanger Prägung, und es erfordert ein hohes Maß an Verantwortung und Sensibilität beim Eingriff in diese Strukturen. Alle Veränderungen müssen sorgfältig kommuniziert und eingeübt werden und auch langfristig praktizierbar sein. In der Folge sollte eine Änderung des Lebensstils resultieren, die mit nachhaltiger Gewichtsreduktion einhergeht. Mit jeglicher Art von Crash-Diäten, einseitigen Diäten und totalem Fasten können meist nur kurzfristige Erfolge erzielt werden. Die langfristige Wirksamkeit und Sicherheit solcher Maßnahmen wurde selten wissenschaftlich dokumentiert, weshalb diese als Methoden zur Gewichtsreduktion ausscheiden.

Im Rahmen der ärztlichen Anamnese sollen Patienten mit Übergewicht und Adipositas über Möglichkeiten der Gewichtsreduktion beraten werden. Die Anamnese dient somit nicht nur der Erfassung von Vorgeschichte und diagnostisch relevanten Parametern, sondern auch der Therapieplanung. Dazu ist notwendig, dass die Erwartungshaltung des Patienten hinsichtlich der Gewichtsreduktion mit den zu erwartenden Resultaten, basierend auf den Mittelwerten von Ergebnissen aus klinischen Interventionsstudien, abgeglichen wird. Die Erwartungshaltung der Patienten hinsichtlich Gewichtsreduktion ist meist doppelt so hoch wie das zu erwartende Resultat [21, 22]. Außerdem ist bei der Therapieplanung zu besprechen, welche Eigenleistung der Patient bereit und in der Lage ist, aufzubringen. Diese Eigenleistungen schließen Motivation ebenso ein wie Zeitaufwand und finanzielle Beteiligung. Letztere ist notwendig, weil die Krankenkassen in Deutschland in aller Regel für konservative Therapiemaßnahmen bestenfalls einen finanziellen Zuschuss, aber nicht die volle Kostenübernahme gewähren.

Die Ernährungsanamnese sollte zu Beginn jeder Ernährungstherapie wie auch im Verlauf durch eine staatlich geprüfte Ernährungsfachkraft (Diätassistentin oder Ernährungswissenschaftlerin) oder einen dafür qualifizierten Arzt stattfinden. Für das Erstgespräch kann ein strukturierter Anamnesebogen herangezogen werden (Abb. 8.3). Er erlaubt, schnell und effektiv relevante Daten des Patienten und seine Lebenssituation zu erfassen. Bei der Ernährungsanamnese sollen das Essverhalten und die körperliche Aktivität ebenso erfasst werden wie besondere Lebensumstände. Nur durch eine umfangreiche Anamnese kann die Ernährungsfachkraft auf die indivi-

Ernährungsanamnese   Datum:

Persönliche Daten

Name: ....   Alter:

Vorname: ....   Größe: Gewicht: BMI: kg/m²

Anschrift: ....   Beruf / Tätigkeit: ....

Medikamente: ....   ☐ leicht / sitzend

....   ☐ mittelschwer / stehend / laufend

....   ☐ schwer / laufend + schwer hebend

Familienstand / Personen im Haushalt: ....

Bewegung / Sport

Freizeitaktivitäten / Hobbys: ....

Sportliche Betätigung

☐ keine   Sportart / Tätigkeit: ....

☐ 1–3 × pro Woche   Dauer: ....

☐ öfter

Essgewohnheiten

Wieviel trinken Sie täglich?   weniger als 1 Liter / 1 Liter / bis 2 Liter / 3 Liter / mehr? ....

Bevorzugte Getränke ....

Mahlzeitenaufteilung   Wo nehmen Sie die Mahlzeiten ein?

☐ Frühstück   Zuhause / Arbeit / Unterwegs ....

☐ Mittagessen   warm / kalt   Zuhause / Arbeit / Unterwegs ....

☐ Abendessen   warm / kalt   Zuhause / Arbeit / Unterwegs ....

☐ Zwischenmahlzeiten   mehrere / wenige / 1 × / selten / keine

Was? ....

Kochen Sie überwiegend selbst?   ☐ Ja   ☐ Nein

Mit wem nehmen Sie Ihre Mahlzeiten überwiegend ein?

☐ Alleine   ☐ Gesellschaft   ☐ Familie   ☐ Kollegen

Wie essen Sie in der Regel?

☐ in Ruhe im sitzen   ☐ hektisch im Laufen

☐ mit Ablenkungen, wie Fernseher / Computer / TV

Essen Sie in Stresssituationen   ☐ häufig   ☐ manchmal

Weichen Ihre Essgewohnheiten am Wochenende ab?   ☐ Ja   ☐ Nein

Inwiefern? ....

....

Abb. 8.3: Beispielbogen für die Ernährungsanamnese vor Adipositastherapie (aus dem Zentrum für Klinische Ernährung Stuttgart, ZKES).

duellen Bedürfnisse des Patienten eingehen. Im Verlauf sollen Zielvereinbarungen zu der Lebensmittelauswahl, dem Essverhalten wie auch der körperlichen Aktivität regelmäßig abgefragt und auf Erfolg geprüft werden. Der Gewichtsverlauf als Indikator für eine erfolgreiche Intervention sollte ebenfalls regelmäßig erhoben und dokumentiert werden. Zusätzlich können anthropometrische Parameter wie Bauchumfang oder *body impedance analysis* zur Dokumentation des Interventionsverlaufs und zur Steigerung der Motivation des Behandelten erhoben werden.

8.3.2 Prinzip der Ernährungstherapie

Eine Gewichtsreduktion kann nur durch eine negative Energiebilanz erreicht werden. Durch eine Reduktion der Energiezufuhr um 500–1000 kcal pro Tag bei gleichbleibender Bewegung ist eine Gewichtsreduktion von 0,5–1,0 kg Körpergewicht pro Woche (bzw. 2–4 kg pro Monat) realistisch. Die negative Energiebilanz sollte zumindest 500 kcal/Tag betragen, denn andernfalls kann eine Gewichtsveränderung aufgrund gewichtserhaltender Regulationsmechanismen zunächst ganz ausbleiben [1]. Eine ernährungsphysiologisch ausgewogene Ernährung, welche die bedarfsdeckende Versorgung mit Protein und Mikronährstoffen gewährleistet, sollte dabei sichergestellt werden. Über handelsübliche Lebensmittel ist dies möglich, sofern die Energiezufuhr 1200 kcal nicht unterschreitet.

Dies bedeutet, dass von den energieliefernden Nahrungssubstraten v. a. Fett und/oder Kohlenhydrate zu reduzieren sind. Deshalb ist eine differenzierte Nahrungsreduktion statt einer globalen wie Halbierung der Ernährung (Prinzip „FDH") nötig.

Die Wahl der Ernährungstherapie ist abhängig vom Ausmaß des Übergewichts. Bei Präadipositas (BMI 25 bis < 30 kg/m²) mit Begleiterkrankungen ist eine dauerhafte Gewichtsreduktion um 5–10 % anzustreben. Hierfür gibt es viele Möglichkeiten, darunter die Reduktion des Fettverzehrs oder des Kohlenhydratverzehrs oder die energiereduzierte Mischkost.

Die oft gestellte Frage, ob eine vorwiegende Reduktion des Fettverzehrs (*low fat diet*) oder des Kohlenhydratverzehrs (*low carb diet*) zu bevorzugen ist, wird überbewertet, den Studien zeigen, dass beiden Strategien wirksam sein können [23–25]. Sicherlich ist die Fettreduktion in der Nahrung nicht die einzig gültige Strategie, wie früher manchmal angenommen wurde [26]. Einzelne Studien lassen sogar vermuten, dass *low carb* effektiver als *low fat* ist hinsichtlich Gewichtsreduktion, Reduktion der Insulinresistenz u. a. metabolischer Parameter sowie hinsichtlich Verbesserung der Lebensqualität [27–31]. Möglicherweise ist dies auf die das zentrale Belohnungssystem aktivierende und hungerinduzierende Wirkung von Zucker zurückzuführen (siehe Kap. 5.3).

Das *Low-Carb-* bzw. *Low-Fat*-Prinzip sollte mit einer *High-Protein*-Strategie verknüpft werden, denn Protein stillt den Hunger mit weniger „Nebenwirkungen" als Fett (das aufgrund seiner enormen Energiedichte viele Kalorien zuführt) oder Kohlenhydrate (die im Gegensatz zu Protein Hunger induzieren können, v. a. die Mono- und Disaccharide und der Alkohol). Der Vorteil einer *high protein diet* zur Therapie der Adipositas bzw. zur Prävention von Folgeerkrankungen wurde wiederholt belegt [28, 32–34]. Die zugrunde liegenden Mechanismen sind nicht klar.

Bei Adipositas Grad I (BMI 30 bis < 35 kg/m²) gelten die gleichen Empfehlungen wie für Patienten mit Präadipositas und Begleiterkrankungen. Es können die gleichen Therapieansätze zum Einsatz kommen. Zusätzlich kann bei Patienten ab einem BMI > 30 kg/m² der Einsatz einer Formuladiät zur initialen Gewichtsreduktion empfohlen werden.

Bei Adipositas Grad II und III (> 35 kg/m²) ist eine dauerhafte Gewichtsreduktion um 10–20 % anzustreben, ab einem BMI > 40 kg/m² sogar um 10–30 %. Hierfür gibt es nur zwei Möglichkeiten, womit diese langfristige Gewichtsreduktion erlangt werden kann:

1. Validierte Gewichtsreduktionsprogramme, basierend auf einer multimodalen konservativen Therapie, vgl. Kap. 8.7
2. Adipositaschirurgie, vgl. Kap. 9

8.3.3 Durchführung der Ernährungstherapie

Reduktion des Fettverzehrs (low fat diet). Hierbei wird nur die Fettmenge reduziert, alle weiteren Nährstoffe sind uneingeschränkt zuführbar. Bei einer max. Fettzufuhr von 60 g pro Tag kann ein tägliches Energiedefizit von ca. 500 kcal erreicht werden, wodurch eine Gewichtsreduktion von ca. 3–4 kg in sechs Monaten erreicht werden kann [1]. Diese Methode findet v. a. bei übergewichtigen und adipösen Patienten mit hohem Fettkonsum Einsatz, da bei diesen mit einem solchen Ansatz am ehesten ein Erfolg erzielt werden kann. Der hohe Fettkonsum geht aus der Ernährungsanamnese hervor und sollte individuell beurteilt werden.

Reduktion des Kohlenhydratverzehrs (low carb diet). Bei den kohlenhydratarmen Kostformen muss differenziert werden zwischen *Low-Carb*-Diäten wie die Atkins-Diät, die extrem kohlenhydratreduziert sind mit hoher Protein- und Fettzufuhr, und *Low-Carb*-Diäten nach der „LOGI-Methode". Kostformen wie die Atkins-Diät sind oft sehr einseitig gestaltet. Der Mangel an Gemüse und Obst kann zu Defiziten bei den Mikronährstoffen wie auch sekundären Pflanzenstoffen führen. Außerdem wird eine Fettmodifikation nicht berücksichtigt, wodurch das Fettsäuremuster nicht den heutigen ernährungswissenschaftlichen Anforderungen entspricht. Die LOGI-Methode (von *low glycemic index*, LOGI) ist ebenfalls eine kohlenhydratreduzierte Kost, welche jedoch eine konsequente Fettmodifikation praktiziert und daher unter den *Low-Carb*-Diäten durchaus empfohlen werden kann [29, 35, 36].

Die LOGI-Methode ist gekennzeichnet durch:

– Gemüse und Obst (außer Trockenfrüchte, Banane) als Grundlage der täglichen Ernährung;

- ansonsten sehr wenig Kohlenhydrate, d. h. geringe Brotmengen (außer Vollkornbrot), kleine Mengen an Kartoffel-, Nudel- oder Reis-Beilagen;
- proteinreiche Kost: In jeder Mahlzeit sollten Milchprodukte, Fleisch, Fisch, Eier oder Hülsenfrüchte vorkommen;
- Nüsse werden empfohlen;
- Fettmodifikation: nur magere Milchprodukte und mageres Fleisch werden empfohlen;
- ansonsten vorwiegend pflanzliche Fette in Form von Öl oder Nüssen einsetzen.

Energiereduzierte Mischkost. Sie zählt zur diätetischen Standardtherapie und entspricht in ihrer Nährstoffrelation einer ausgewogenen Kost:
- 45–55 % der Energie aus Kohlenhydraten
- 15–25 % der Energie aus Eiweiß
- max. 30 % der Energie aus Fett

Die Zufuhrempfehlung für Mineralstoffe und Vitamine entspricht den D-A-C-H-Referenzwerten für eine gesunde und ausgewogene Ernährung. Die Energiezufuhr wird individuell errechnet, sollte aber zur Deckung der Empfehlungen mindestens 1200 kcal betragen. Die energiereduzierte Mischkost ist gekennzeichnet durch:
- gesunde und ausgewogene Lebensmittelauswahl nach den Empfehlungen der DGE;
- fettarme Lebensmittelauswahl, fettarme Garmethode, Einsatz hochwertiger Pflanzenfette;
- vorwiegend komplexe Kohlenhydrate (Vollkornprodukte, Hülsenfrüchte, Gemüse) und Reduktion der einfachen Kohlenhydrate (Zucker, Weißmehl);
- reichlich Ballaststoffe (30 g/Tag), diese haben wie Proteine einen guten Sättigungswert;
- flüssigkeitsreiche Kost: 2,0–2,5 l energiefreier Getränke (Mineralwasser, Tee, Kaffee schwarz);
- regelmäßige Mahlzeitenabfolge, an die individuellen Bedürfnisse angepasst.

8.3.4 Formuladiäten

Formuladiäten sind diätetische Lebensmittel für besondere medizinische Zwecke und unterliegen den Anforderungen der Diätverordnung für diätetische Lebensmittel. Sie sind industriell hergestellte definierte Nährstoffpulver auf Milcheiweiß- bzw. Sojaeiweißbasis und dienen dem vollständigen oder teilweisen Ersatz von Mahlzeiten. Bei vollständigem Ersatz der Mahlzeiten muss eine Tagesration mindestens 800 kcal enthalten und vollbilanziert sein. Außerdem sollten Formuladiäten geeignete Ballaststoffe in empfohlenen Mengen (ca. 20–30 g/d) enthalten. Da nicht alle auf dem Markt erhältlichen Produkte vollbilanziert sind, muss die Auswahl gründlich erfolgen. Beispielsweise die Produkte Slim Fast® oder Almased® sind keine vollbilanzierte Formulanahrung und dürfen daher nicht für die ausschließliche Ernährung verwendet werden. Die Produkte Sana-Fit Premium® von Bodymed AG und Optifast800® von Nestle Inc. sind beispielsweise Produkte, welche vollbilanziert und daher zur alleinigen Ernährung geeignet sind. Gelegentlich wird differenziert zwischen *very low calorie diet* (VLCD, < 800 kcal/Tag) und *low-calorie diet* oder *low-energy liquid-formula* (LCD oder LELF, 800–1000 kcal/Tag), zu denen Optifast800® gehört.

Formuladiäten zur Gewichtsreduktion („modifiziertes Fasten") [37–40]. Zu Beginn einer langfristigen Adipositastherapie kann in der Initialphase der vollständige Ersatz der Mahlzeiten mit einer Formuladiät erfolgen. Durch die gesetzlich geregelte Zusammensetzung der Formulanahrung ist die Versorgung mit allen Nährstoffen und Mikronährstoffen trotz geringer Energiezufuhr (800–1200 kcal/Tag) gewährleistet. Diese Form einer Ernährungstherapie erfordert nach deutschem Recht eine ärztliche Begleitung und kann über einen Zeitraum von max. zwölf Wochen als alleinige Ernährung verwendet werden. Eine ausreichende Flüssigkeitszufuhr von mind. 2–3 l pro Tag ist während dieser „Fastenphase" essenziell notwendig. Im Anschluss daran muss eine stufenweise Reduktion des Produkts erfolgen, mit gleichzeitiger Veränderung der Essgewohnheiten und dem Ziel, eine nach den individuellen Bedürfnissen energiebegrenzte Mischkost. Diese Vorgehensweise findet idealerweise im Rahmen eines multimodalen Gewichtsreduktionsprogrammes statt, wobei Programme mit Formuladiät Gewichtsreduktionen von 15–20 % erzielen können [40], während solche ohne Formuladiät meist unter 10 % bleiben (siehe Kap. 8.7). Formuladiäten sollten nicht in Eigenregie verwendet werden, denn mögliche Diätfehler können gravierende Folgen haben. In Eigenregie durchgeführte Formuladiäten haben meist keinen langanhaltenden Erfolg, da der Lerneffekt fehlt und keine Umstellung der Essgewohnheiten erfolgt [1]. Deshalb kommt es meist sehr schnell zum sogenannten Jo-Jo-Effekt, wenn die Integration der Formuladiäten in ein auf Verhaltensänderung ausgerichtetes Gewichtsreduktionsprogramm fehlt.

Mahlzeitenersatz mit Formulaprodukten [41, 42]. Bei Mahlzeitenersatz werden über einen Zeitraum von mehreren Wochen ein bis zwei Mahlzeiten durch eine Formulanahrung ersetzt. Die übrigen Mahlzeiten sollen einer gesunden energiereduzierten Mischkost entsprechen. Bei dieser Methode kann es, im Vergleich zu einer gewöhnlichen energiereduzierten Mischkost, zu Beginn zu einer schnelleren und stärkeren Gewichtsreduktion kommen, was die Compliance der Patienten positiv beeinflusst.

Der Mahlzeitenersatz kann auch von Tag zu Tag alternierend konzipiert werden. In einem kürzlich erschienenen *Systematic Review*, das 28 Studien berücksichtigte, konnte gezeigt werden, dass das „Jeden-zweiten-Tag-Fasten" fast genauso effektiv ist wie das „modifizierte Fasten", d. h. die tägliche Einnahme von Formuladiät (modifiziertes Fasten: 0,88 kg mehr Gewichtsverlust als Jeden-zweiten-Tag-Fasten, 95 % CI: −4.32, 2.56) [43]. Für einzelne Personen mag das „Jeden-zweiten-Tag-Fasten" einfacher durchzuführen sein und eine bessere Compliance bewirken, soweit man solche

Schlüsse aus Studien ziehen kann, welche die beiden Verfahren nicht direkt miteinander verglichen haben.

8.3.5 Ernährungstherapie bei definierten Folgeerkrankungen

Typ-2-Diabetes mellitus (T2DM). Die wichtigste Therapie des adipositasassoziierten T2DM ist die Gewichtsreduktion mit den genannten diätetischen Prinzipien u. a. Maßnahmen. Da dies kurzfristig oft nicht erreichbar ist, werden meist dauerhaft, gelegentlich nur vorübergehend, orale Antidiabetika benötigt, wie beispielsweise Metformin, um Normoglykämie zu erreichen und weitere Komplikationen wie Gefäßschäden und neurologische Symptome möglichst zu vermeiden. Dabei ist darauf zu achten, das Antidiabetika eingesetzt werden, die keine Gewichtssteigerung bewirken (vgl. Kap. 8.6). Ist der Patient insulinpflichtig, sind die zugeführten Broteinheiten als Maß der Kohlenhydratzufuhr und eine daran angepasste, intensivierte Insulintherapie erforderlich.

Fettlebererkrankung (NAFLD, NASH). Auch hier steht die Gewichtsreduktion mit den genannten diätetischen Prinzipien im Vordergrund. Es gibt darüber hinaus Hinweise, dass haferbasiertes Protein die Behandlung der Leberverfettung unterstützen kann [44], allerdings fehlen kontrollierte Studien, die dies bestätigen. Auch Präbiotika wie Inulin und Oligofruktose werden in diesem Kontext als unterstützende Maßnahmen diskutiert [45]. Eine kleine Metaanalyse suggeriert, dass Probiotika einen positiven Effekt auf die metabolischen Lebererkrankungen haben könnten [46]. Selbst Joghurts scheinen zu wirken [47]. In der Praxis kann Alkohol als pathogenetische Komponente kaum ausgeschlossen werden. Deshalb sollte eine Alkoholkarenz Teil der Ernährungsberatung bei Patienten mit NAFLD und NASH sein.

Hyperurikämie und Gicht. Hier steht die entzündliche Arthritis als klinisches Syndrom im Vordergrund, aber betroffene Patienten habe auch ein erhöhtes Risiko für kardiovaskuläre und andere metabolische Erkrankungen. Neben der medikamentösen Therapie sielt die Ernährungstherapie hinsichtlich purinarmer Kost und die Alkoholkarenz eine zentrale Rolle [48]

Fettstoffwechselerkrankungen. Die „Lipidtrias" (hohes LDL-Cholesterin und hohe Triglyzeride, niedriges HDL-Cholesterin), die den Patienten mit Adipositas oft kennzeichnet, erfordert eine konsequente Adipositastherapie, die sich nicht grundsätzlich vom diätetischen Konzept bei Adipositas ohne Fettstoffwechselstörung unterscheidet.

Herz-Kreislauf-Erkrankungen. Insbesondere bei arterieller Hypertension ist neben der Gewichtsreduktion auf natriumarme, kaliumreiche Kost und moderaten Alkoholkonsum zu achten [50], wenngleich die Ernährungsberatung nicht einfach umsetzbar ist [49]. Bei Arteriosklerose ist das Serum-Cholesterin konsequent zu normalisieren, in der Regel mit medikamentöser Unterstützung. Langfristig hat sich die mediterrane Diät zur Primär- und Sekundärprävention der kardiovaskulären Erkrankungen bewährt [51].

Schlafapnoe-Syndrom. Obwohl die Gewichtsreduktionstherapie eindeutig effektiv ist [52, 53], wird sie nicht immer ernsthaft in den Therapieplan integriert.

8.3.6 Perioperative Ernährungstherapie im Rahmen einer chirurgischen Adipositastherapie

Für die diätetische Therapie ergeben sich im Rahmen der chirurgischen Adipositastherapie zwei Handlungsfelder [54–56] (Tab. 8.4):

1. Die präoperative Betreuung der Patienten, welche darauf abzielt, ein postoperatives Nährstoffdefizit und damit einhergehende Komplikationen zu vermeiden sowie die Aufklärung über die Ernährungsumstellung nach der Operation sicherzustellen.
2. Die postoperative Betreuung der Patienten mit Anleitung zum Kostaufbau sowie zur Umstellung der Ernährungsgewohnheiten mit dem Ziel, mittels einer gesunden leichten Vollkost Verlust von Muskelmasse und Mikronährstoffdefizite sowie langfristig Wiederanstieg des Körpergewichts zu verhindern.

Bereits vor der Operation weisen viele Adipositaspatienten einen Mikronährstoffmangel auf [57, 58], der sich nach der Operation weiter verschlechtern kann [59–61] (Tab. 8.5). Nicht selten haben diese Defizite auch funktionelle Konsequenzen wie Anämie und Fatique durch Eisenmangel [62] oder Osteoporose durch Kalzium- und Vitamin-D-Mangel [63–65].

Die präoperative Vorbehandlung mit formulabasierter LCD ist ein sinnvolles Verfahren, da es nicht nur das Gewicht reduziert und die Leber entfettet (und somit möglicherweise bessere Operationsbedingungen schafft) [66], sondern auch eine Sensibilisierung des Patienten für die postoperative Ernährung bewirkt [Weimann A, et al. personal communication].

Des Weiteren gelten für die tägliche Ernährung nach Operation folgende Empfehlungen:

– Die Mahlzeiten sollten langsam eingenommen und intensiv gekaut werden.
– Wenn das Sättigungsgefühl einsetzt, sollte die Nahrungsaufnahme unterbrochen werden.
– Jede Hauptmahlzeit sollte aus den drei Komponenten Eiweißbeilage (Fleisch/Fisch), Sättigungsbeilage (Kartoffeln, Reis) und Gemüsebeilage bestehen.
– Zudem sollen alle weiteren Mahlzeit einen Eiweißträger enthalten.
– Die Speisen sollten zuckerfrei und fettarm zubereitet werden.
– Körner und grobe Fasern sollten erst am Ende des Kostaufbaus ausgetestet werden.

Tab. 8.4: Empfehlungen zum diättherapeutischen postoperativen Kostaufbau.

	Magenband	Magenbypass (*Roux-en-Y gastric bypass*)	Schlauchmagen (*sleeve gastrectomy*)	Biliopankrea- tische Diversion (BPD)	BPD mit Duo- denalswitch
	Dauer des Kostaufbaus				
Flüssig/breiige Kost	Erste Woche	Erste bis zweite Woche	Erste bis zweite Woche	Erste bis zweite Woche	Erste bis zweite Woche
Flüssig, breiige Kost: Konsistenz der Speisen sollte wie Apfelmus oder Eiklar sein. Die Speisen sollten gut durchgegart sein, und weder zu kalt noch zu warm gegessen werden. Verteilung der Nahrung auf viele (sechs bis acht) kleine Mahlzeiten (max. 150 ml/Mahlzeit)					
Pürierte Kost	Max. zwei Wochen	Zweite bis vierte Woche	Dritte bis vierte Woche	Zweite bis vierte Woche	Zweite bis vierte Woche
Pürierte, stückige Kost: Konsistenz der Speisen sollte weich sein und darf kleine Stücke erhalten. Fünf bis sechs Mahlzeiten am Tag, bei guter Verträglichkeit dürfen hier auch rohes Obst und Gemüse verwendet werden.					
Übergang leichte Vollkost	Ab dritter Woche	Ab fünfter Woche	Ab fünfter Woche	Ab fünfter Woche	Ab fünfter Woche
Hier können alle Lebensmittel gegessen werden, die gut vertragen werden. Eine Mahlzeitenhäufigkeit von fünf bis sechs Mahlzeiten ist weiterhin empfehlenswert, um die empfohlenen Nährstoffe und Mikronährstoffe zu decken.					

Tab. 8.5: Typische Nährstoffdefizite bei Patienten mit Adipositas. Quellen: [57–61].

Präoperatives Nährstoffdefizit	Postoperatives Nährstoffdefizit
25-OH-Vitamin D	Fettlösliche Vitamine (A, D, E, K) Parathormon und N-Telopeptid-Crosslinks
Eisen*	Eisen* Folsäure Vitamin B12 Vitamin B1
Zink	Zink
Selen	Selen Kupfer
Protein**	Protein**

*Gemessen: Ferritin und Transferrinsättigung. **Sarcopenic obesity*.

– Das Trinkverhalten sollte geändert werden:
  – nicht zu den Mahlzeiten trinken;
  – erst 30 min nach der Mahlzeit trinken;
  – über den Tag verteilt 1,5–2 l schluckweise trinken;
  – zuckerfreie Getränke auswählen, bevorzugt ohne Kohlensäure.

Besonderheiten nach Magenbypass-Operation. Dieses Verfahren hat derzeit die beste Langzeitwirkung, besitzt aber auch die größte Spätkomplikationsrate und sollte daher nur eingesetzt werden, wenn eine lebenslange Nachsorge gewährleistet ist. Durch die anatomische Veränderung und das eingeschränkte Nahrungsvolumen kommt es bei diesen Patienten häufig zu einem Nährstoffdefizit. Besonders der minimale Eiweißbedarf von 0,8 g Eiweiß/kg Körpergewicht wird trotz der empfohlenen proteinreichen Kost kaum gedeckt. Eine *Eiweißsubstitution* von > 60 g/Tag ist daher meist unumgänglich und sollte mindestens für das erste Jahr nach der Operation jedem Patienten empfohlen werden [67, 68]. Auch die Deckung der Mikronährstoffzufuhr gestaltet sich schwierig. Eine *Vitamin- und Mineralstoff-Supplementation* mit einem Multivitaminpräparat sollte daher jedem Patienten empfohlen werden und lebenslang erfolgen [54–56, 69]. Das Multivitaminpräparat muss Kalzium (am besten Kalziumzitrat), Vitamin D, Eisen und Folsäure enthalten und kann zusätzlich Zink, Magnesium, Vitamin A, Vitamin E und K, Vitamin B1 und B6 beinhalten. Eine Vitamin-B12-Supplemenation sollte erfolgen (350 µg oral oder parenteral als Spritze ca. alle zwei bis drei Monate) [70]. Regelmäßige Kontrollen des Ernährungsstatus (Anthropometrie, v. a. Kontrolle der Muskelmasse) und kritischer Nahrungssubstrate sind obligat und sollten im ersten Jahr alle drei Monate, im zweiten und dritten Jahr alle sechs Monate und danach mindestens jährlich erfolgen. Bei nachgewiesenen Defiziten sollte über das Multivitaminpräparat hinaus eine gezielte, meist hochdosierte Supplementation erfolgen, bis das Defizit ausgeglichen ist.

Besonderheiten bei Dumping-Syndrom. Auslöser dafür ist eine rasche und ungeordnete Entleerung des Mageninhalts in den Darm. Bei einem Magenbypass kann dies durch zu schnelles Essen oder zu großen Portionsmengen zustande kommen. Man unterscheidet zwei Formen des *Dumpings*.

- Frühdumping: Die rasche Magenpassage des noch unverdauten Nahrungsbreis führt zur Hyperosmolarität im Dünndarm, wodurch es zum Flüssigkeitseinstrom in den Dünndarm kommt. Typische Symptome des Frühdumpings sind Schwindel, Blässe, Erbrechen, Schweißausbruch und abdomienelles Druckgefühl. Sie treten kurz nach der Nahrungsaufnahme auf.
- Spätdumping: Hierzu kommt es erst ca. 1,5–2 h nach dem Essen, wenn große Mengen rasch resorbierbarer Kohlenhydrate (v. a. Zucker und Zuckeralkohole) in das Darmlumen gelangen. Die hierdurch rasch steigende Glukosekonzentration im Blut wird durch eine überschießende Insulinsekretion ausgeglichen, was in der Folge zu einer Phase der Hypoglykämie führt. Die Patienten zeigen dabei Symptome wie Heißhunger, Herzklopfen, Schwäche und Schwindelgefühl.

Deshalb müssen bei Frühdumping große Nahrungsmengen und v. a. hyperosmolare Nahrung (z. B. salzreiche oder zuckerreiche Nahrungsmittel) gemieden werden. Bei Spätdumping werden bevorzugt komplexe Kohlenhydrate statt Zucker eingesetzt.

8.4 Bewegungskonzepte
Andreas Nieß, Ansgar Thiel

8.4.1 Bewegungstherapie

Eine Erhöhung des muskulären Energieverbrauchs stellt bei der Therapie der Adipositas eine zentrale Säule dar. So geht aus Metaanalysen deutlich hervor, dass die Ergänzung einer diätetischen Intervention durch ausreichende körperlicher Aktivität effektiver ist, als die alleinige Verringerung der Energiezufuhr über eine Ernährungsumstellung [71]. Dabei haben bewegungsbasierte Therapiekonzepte auch zum Ziel: eine Verbesserung des metabolen und kardiovaskulären Risikoprofils, eine günstigen Beeinflussung möglicher Begleiterkrankungen und eine Erhöhung der körperlichen Fitness. Letztendlich soll eine wieder höhere körperliche Funktionalität und Mobilität erreicht und insbesondere auch die gesundheitsbezogene und psychosoziale Lebensqualität verbessert werden. Entsprechend wird vermehrte körperliche Bewegung mit dem Empfehlungsgrad A und hoher Evidenz in den Leitlinien empfohlen und gilt in Kombination mit einer energiereduzierten Kost als optimale Strategie, mittels einer Lebensstiländerung eine Gewichtsreduktion zu erreichen [1].

Erzielen einer negativen Energiebilanz
Um eine moderate Gewichtsreduktion in einer Größenordnung von über 3 % zu erreichen, wird ein zusätzlicher Energieverbrauch in einer Größenordnung von 1200–2000 kcal pro Woche als notwendig angesehen. Dies entspricht einem Umfang an ausdauerbasierten Belastungen von zumindest 150–250 min pro Woche. Ein größerer Gewichtsverlust kann durch einen höheren Verbrauch (2000–2500 kcal pro Woche) erwartet werden, was ungefähr einen Bewegungsumfang von 250–300 min pro Woche notwendig macht [1, 72]. Die größere Effektivität eines höheren Bewegungsumfanges wird in der Studie von Jakicic et al. [73] verdeutlicht. So zeigte sich bei allen vier untersuchten Gruppen mit identischer Energierestriktion (auf 1200–1500 kcal/Tag) in der Gruppe mit dem höchsten Trainingsumfang (≥ 200 min pro Woche) nach sechs Monaten der deutlichste Gewichtsverlust (–12 %), der auch noch nach einem Jahr stabil blieb.

> Merke:
> Gewichtsreduktion mittels Bewegungstherapie zu erzielen, erfordert eine umfangreiche Ausdauerbelastung von ca. 4 h pro Woche bzw. eine Erhöhung des Energieverbrauchs um ca. 2000 kcal/Woche. Das schaffen nur wenige. Wenn es erreicht wird, ist es eine nachhaltige Maßnahme.

Hinsichtlich der Bewegungsform werden dynamische Ausdauerbelastungen favorisiert, da sie das Aufrechterhalten eines relativ hohen Energieverbrauchs über einen längeren Zeitraum ermöglichen. Entscheidend ist das Ausmaß der durch die muskuläre Aktivität erreichten negativen Energiebilanz. Bei der Auswahl von Bewegungsform und -intensität sollte der individuellen Belastbarkeit und Leistungsfähigkeit ebenso wie den Vorlieben Rechnung getragen werden. Insbesondere bei einem BMI über $35\,\text{kg/m}^2$ sollten den Bewegungsapparat schonende und auch bei erhöhtem Körpergewicht gut in ihrer Intensität dosierbare Bewegungsformen wie Walking, Radfahren oder wassergebundene Aktivitäten im Vordergrund der Empfehlungen stehen.

Alleiniges Krafttraining wird zur Gewichtsreduktion als wenig effektiv eingeschätzt [1], da es mit einem geringeren Energieverbrauch pro Zeiteinheit einhergeht. Krafttraining ist aber dann als begleitende Maßnahme sinnvoll, wenn durch den dadurch erreichten Muskelaufbau die Belastbarkeit für ein dynamisches Ausdauertraining erhöht wird. Bei gering belastbaren Patienten, einschränkenden Befunden am Bewegungsapparat und/oder bei morbider Adipositas können kraftbasierte Übungsprogramme initial auch als primäre Bewegungsform sinnvoll sein, um ein späteres dynamisches Ausdauertraining erst zu ermöglichen. Liegt ein T2DM vor, kann ein Krafttraining zur Verbesserung der diabetischen Stoffwechsellage empfohlen werden, da sich hiermit ähnlich günstige Effekte erzielt lassen, wie mit einem dynamischen Ausdauertraining [74]. Neben trainingsbasierter Bewegung sollten auch Alltagsaktivitäten, auch *non-exercise activity thermogenesis* (NEAT) genannt, wie Gehen oder auch Treppensteigen berücksichtigt werden, um einen zusätzlichen Energieumsatz zu ermöglichen [1].

Vorbeugen einer erneuten Gewichtszunahme (*weight loss maintenance*)

Nach einer erfolgreichen Gewichtsreduktion kommt es durch eine Vernachlässigung der lebensstiloptimierenden Maßnahmen häufig zu einer erneuten Gewichtszunahme. Die Arbeit von Catenacci et al. [75] zeigt deutlich, dass es Personen, die keine oder nur eine geringe erneute Gewichtszunahme aufwiesen, auch gelang, einen höheren Umfang an körperlicher Aktivität beizubehalten. Dazu kann auch eine Steigerung von Alltagsaktivitäten beitragen [1]. Zur Vermeidung einer erneuten Gewichtszunahme wird dabei ein Energieverbrauch durch körperliche Aktivität von zumindest 2000 kcal pro Woche empfohlen [72]. Somit ist die regelmäßige körperliche Aktivität wesentlich mit dem Erfolg hinsichtlich *weight loss maintenance* verknüpft.

Merke:
Regelmäßige körperliche Aktivität ist das Beste, was man gegen den Wiederanstieg des Gewichts nach erfolgreicher Gewichtsreduktion machen kann.

Günstige Beeinflussung des Risikoprofils und von Begleiterkrankungen

Neben dem Erreichen einer Gewichtsreduktion bzw. -stabilisierung nach Gewichtsabnahme ist das Erreichen günstiger Effekte auf das kardiovaskuläre und metabole Risikoprofil sowie möglicherweise bereits vorliegende Erkrankungen ein zentrales Ziel der Bewegungstherapie. Es sind eine Reihe günstiger Mechanismen bekannt, über die körperliche Aktivität und Training krankheitsrelevante Zielgrößen beeinflussen können [76]. Diese umfassen eine Verringerung erhöhter Cholesterin- und Triglyzeridwerte, Erhöhung der Insulinsensitivität, Verringerung des Körperfetts und ektoper Fettspeicher, Absenkung des Blutdrucks, Verbesserung der Endothelfunktion etc. Für die Ausprägung entsprechender Trainingseffekte spielt auch die Art der Trainingsform eine Rolle, ebenso der Trainingsumfang und die -intensität, was bei der individuellen Trainingsplanung berücksichtigt werden sollte [76]. Beachtet werden muss, dass dabei eine günstige Beeinflussung von Risikofaktoren und möglichen Begleiterkrankungen durch ein Bewegungstraining auch unabhängig von einer Gewichtsreduktion beobachtet werden kann. In der Praxis bedeutet dies, dass auch bei Nichterreichen eines avisierten Zielgewichts die Beibehaltung eines ausreichenden Umfanges an körperlicher Aktivität und Training geboten ist. Dies gilt auch hinsichtlich der Notwendigkeit eines Erhalts bzw. Wiederaufbaus einer ausreichenden körperlichen Fitness.

Verbesserung und Stabilisierung der körperlichen Fitness

Ein weiteres Ziel des Bewegungstrainings umfasst eine Verbesserung bzw. Stabilisierung der körperlichen Fitness der Patienten. Vergleicht man übergewichtige oder adipöse Patienten mit hoher und niedriger körperlicher Fitness, so weisen fitte gegenüber den weniger fitten Personen eine geringere kardiovaskuläre Morbidität auf [77]. Eine hohe körperliche Fitness besitzt einen günstigen prädiktiven Wert hinsichtlich des Krankheitsrisikos und geht mit einer verringerten Prävalenz adipositasassoziierter Risikofaktoren einher. In einer Metaanalyse zeigten Kodama et al. [78], dass eine um ein MET höhere körperliche Fitness das Sterblichkeitsrisiko um 13 % reduziert. Auch ist eine höhere körperliche Fitness mit einem geringeren Risiko perioperativer Komplikationen im Rahmen der chirurgischen Therapie bei morbider Adipositas assoziiert [79].

> Merke:
> Eine bessere körperliche Fitness des Adipösen bedeutet weniger Risiko für kardiometabolische Folgeerkrankungen und bessere Lebensqualität („der gesunde Dicke").

Diese aus Querschnittsdaten erhobenen Zusammenhänge lassen sich mittlerweile auch durch Longitudinalstudien bestätigen. So geht eine Zunahme der körperlichen Fitness in einem sechsjährigen *follow-up* mit einem abnehmenden Risiko für ein MetS (*hazard ratio* [HR] = 0,48), eine arterielle Hypertonie (HR = 0,72) und eine Hypercholesterinämie einher (HR = 0,70) [80]. Der gleiche Zusammenhang findet sich auch zwischen einer Änderung der Fitness und dem Risiko der Entwicklung eines T2DM [81].

Gesundheitsbezogene und psychosoziale Lebensqualität

Bei Adipositas ist das Erreichen und Aufrechterhalten einer guten körperlichen Fitness auch zum Erhalt bzw. zur Wiedererlangung einer ausreichenden körperlichen Funktionalität und Lebensqualität bedeutsam. Besonders bei morbider Adipositas besteht das Risiko von Einschränkungen der Lebensqualität und der Fähigkeit zur Verrichtung körperlicher Aufgaben in Beruf, Alltag und Privatleben, korreliert doch die gesundheitsbezogene Lebensqualität invers mit dem Grad der Adipositas [82]. Dabei werden die stärksten Einschränkungen im Bereich der körperlichen Funktionalität festgestellt, wobei hier vor allem Komorbiditäten als Mediatoren wirken [83]. Es sind vor allem vermehrte Gelenkschmerzen in Knie und Hüfte und eine langsamere Gehgeschwindigkeit, die zu einer Einschränkung der Mobilität und damit der Teilhabe am täglichen Leben führen [84]. Eine Gewichtsreduktion kann offenbar zu einer zumindest partiellen Verbesserung der gesundheitsbezogenen Lebensqualität führen, sowohl bei Erwachsenen als auch bei Kindern [85, 86].

Für die Betroffenen bedeutet Adipositas jedoch nicht selten auch eine substanzielle Beeinträchtigung der psychosozialen Lebensqualität. Verschiedenen Untersuchungen zufolge liegt die Lebensqualität adipöser Kinder unter der asthmakranker Kinder [86] und ist mit der krebskranker Gleichaltriger vergleichbar [87]. Adipositas führt häufig zu einer Reduktion des Aktionsradius, einem zunehmenden Rückzug aus sozialen Aktivitäten, zu Beeinträchtigungen der Sexualität und zu Schuld- und Schamgefühlen [88]. Adipöse Jugendliche sind außerdem oft von Depressionen bzw. depressiven Symptomen betroffen [89]. Die Beziehung zwischen Adipositas und psychischen Erkrankungen ist dabei offenbar dosisabhängig [87]. Ablehnende Haltungen der Umwelt von Menschen mit Adipositas spielen bei der Entstehung von psychosozialen Folgeproblemen eine zentrale Rolle. Starkes Übergewicht wird in der Regel als ein Manko betrachtet sowie mit Attributen wie Faulheit und mangelnde Selbstdisziplin assoziiert [90].

Eine Studie zeigt, dass bereits sechsjährige Kinder adipöse Menschen als faul, verlogen, schlampig, schmutzig, hässlich und dumm bezeichnen [91]. Eine andere Studie berichtet, dass amerikanische Collegestudenten eher Betrüger, Ladendiebe, ehemals psychiatrisch behandelte Patienten, Kokainabhängige und Blinde als Ehepartner akzeptieren würden als eine übergewichtige Person [92]. Die negative Bewertung von Adipositas in sozialen Zusammenhängen führt dazu, dass Adipöse im Vergleich zu Normalgewichtigen seltener als Freunde akzeptiert werden. Für das Kindesalter berichten Thiel et al. [93] in einer experimentellen Studie, dass adipöse Kinder, insbesondere adipöse Jungen, von Gleichaltrigen im Vergleich zu normalgewichtigen Kindern als unsympathischer, faul, weniger intelligent, unattraktiv und weniger als Spielkamerad infrage kommend bezeichnet werden. Ähnliche Befunde zeigen sich bei Jugendlichen. So werden adipöse Menschen im Alter von 13–18 Jahren von gleichaltrigen Geschlechtsgenossen als Peermitglied eher abgelehnt und verfügen über ein reduziertes soziales Netzwerk [94]. Im Erwachsenenalter wirkt sich die Stigmatisierung adipöser Menschen u. a. auch auf deren berufliche Chancen aus. So wurden in einer experimentellen Studie adipöse Menschen als vergleichsweise ungeeignet für Führungspositionen bezeichnet und eher wenig prestigereichen Berufen zugeordnet. Diese Zurechnungen erwiesen sich bei adipösen Frauen als besonders stark [95].

Gewichtsabhängige Stigmatisierungen finden sich auch im Gesundheitsbereich [96]. So fühlen sich übergewichtige Patienten bei der Behandlung durch Ärzte häufig benachteiligt, nicht zuletzt, weil die Ärzte selbst häufig negative Einstellungen gegenüber übergewichtigen Personen haben [97] und ihnen Eigenschaften wie Faulheit, geringe Attraktivität und mangelnde Selbstdisziplin zuschreiben [98, 99]. Ärzte suchen die Schuld für die Adipositas meist im Verhalten der Betroffenen selbst und sehen eine Adipositasbehandlung tendenziell als eher wenig aussichtsreich an [98]. Dementsprechend ist einer Studie zufolge bei Ärzten nicht nur der Wunsch zu helfen umso geringer ausgeprägt, je höher der BMI des Patienten ist, sondern auch die Zeit, die Ärzte bereit sind, in die Behandlung zu investieren, korreliert negativ mit dem BMI [99].

Die empfundene Ablehnung führt bei den Betroffenen paradoxer Weise häufig zu einem Motivationsverlust, Gewicht zu verlieren sowie zur Vermeidung von Gesundheitsvorsorgeuntersuchungen, sogar wenn sich die Betroffenen des gesundheitlichen Risikos ihrer Adipositas voll bewusst sind [100]. Stigmatisierungserfahrungen stellen für Menschen mit Adipositas damit eine erhebliche Zugangsbarriere zum System der medizinischen Versorgung dar.

8.4.2 Methoden zur Erfassung körperlicher Aktivität bei Übergewicht und Adipositas

Hinsichtlich der Erfassung körperlicher Aktivität bei Übergewicht und Adipositas lassen sich drei Kategorien unterscheiden [101]:

Kategorie 1: Methoden mit hoher Messpräzision, wie z. B. die *Doubly Labeled Water*-Methode (DLW) oder die indirekte Kalorimetrie. Die kostenintensive DLW erfasst sehr präzise den täglichen Energieverbrauch, lässt jedoch keine Aussagen über Art, Intensität und Dauer der körperlichen Aktivität zu. Die indirekte Kalorimetrie, welche den Energieverbrauch über eine Messung der Atemgase Sauerstoff und Kohlendioxid ermittelt, ist zwar eine häufig genutzte Methode zur Erfassung des Energieverbrauchs im Labor [102], doch auch sie ist relativ aufwendig.

Kategorie 2: Objektive Technologien wie Herzfrequenzmessgeräte, Schrittzähler (Pedometer), Beschleunigungssensoren (Akzelerometer), die sich insbesondere für klinische Fragestellungen eignen [101]. Das Herzfrequenzmonitoring ermöglicht Informationen über Intensität, Häufigkeit und Umfang der körperlichen Aktivität. Für die Berechnung des Energieumsatzes wird dabei von einer linearen Beziehung zwischen Herzfrequenz und Sauerstoffaufnahme ausgegangen [102]. Allerdings zeigt die Herzfrequenz bei körperlicher Belastung eine hohe individuelle Variabilität [103], sodass eine ungefähre Abschätzung des Energieumsatzes aus dieser Größe nur bei

Kenntnis des individuellen Herzfrequenzverhaltes bei Belastung zulässig ist. Zudem ist die Aussagekraft vor allem bei niedrigen Intensitäten umstritten [104]. Am einfachsten kann die körperliche Aktivität mittels der pro Tag absolvierten Schrittzahl gemessen werden, z. B. mit Pedometer (Schrittzähler). Die Anzahl zurückgelegter Schritte pro Zeiteinheit ist „leicht nachzuvollziehen (...) und (bedarf) keiner weiteren Interpretation" [105]. Allerdings kann es bei über- oder unterdurchschnittlicher Geschwindigkeit zu einer Unter- bzw. Überschätzung der Distanz kommen [102], außerdem sind Aussagen über die Intensität nicht möglich. Akzelerometer (Beschleunigungssensoren) sind wiederum die gängigsten Sensoren zur Messung körperlicher Aktivität in der Forschung [106]. Sie ermöglichen eine reliable Messung von Umfang und Intensität körperlicher Aktivität über Tage oder Wochen und sind z. B. „gut geeignet, um die sporadischen Aktivitätsmuster von Kindern zu erfassen" [104]. Eine wirkungsvolle Alternative zur Erfassung des Energieumsatzes könnte die Kombination von Akzelerometer und Herzfrequenzmonitoring sein [102]. Zur Kategorie 2 zählen zudem *Global-Positioning*-Systeme (GPS), die körperliche Aktivität vor allem im Freien erfassen, teilweise aber fehleranfällig sind [106].

Kategorie 3: Subjektive Methoden, wie Sporttagebücher und Fragebögen, die v. a. in umfangreichen epidemiologischen Untersuchungen einsetzbar sind. Diese Instrumente sind besonders für adipöse Kinder und Jugendliche geeignet, da das Tragen der Geräte zur objektiven Messung häufig als unangenehm empfunden wird oder zu Mobbing führen kann [106]. Der Nachteil subjektiver Methoden liegt allerdings grundsätzlich darin, dass der Umfang der körperlichen Aktivität von den Probanden überschätzt wird. Dies gilt insbesondere für Fragebogenmethoden. Fragebögen (z. B. Baecke-Fragebogen, IPAQ) haben häufig das Problem unzureichender Validität. In der Regel wird die Zeit für intensive körperliche Aktivität über- und die Zeit für Alltagsaktivitäten unterschätzt [102]. Etwas genauer sind Aktivitätstagebücher, mithilfe derer in regelmäßigen Abständen die aktuelle Körperposition, die körperlichen Tätigkeiten sowie deren Intensität, Dauer, Häufigkeit festgehalten werden sollen. Diese Daten können wiederum anhand von MET-Werten (siehe Kap. 3.4) zur Berechnung des Energieumsatzes genutzt werden [1]. Ein Nachteil der Aktivitätstagebücher ist allerdings der große Zeitaufwand für die Probanden, die in der Regel über mehrere Tage hinweg alle 15 min über die absolvierten Tätigkeiten berichten müssen [102].

> Merke:
> Körperliche Aktivität kann in der Praxis durch Akzelerometer, Fragebögen (Baecke, IPAQ) oder Aktivitätstagebücher (Umrechnung in MET) gemessen werden, wobei solche Messungen aktivitätsfördernd sein können.

Das Problem aller genannten Messmethoden liegt vor allem darin, dass eine hohe Validität des jeweiligen Verfahrens mit einer eher geringen Anwendbarkeit einhergeht, während Methoden, die eine hohe Eignung für große Fallzahlen haben, in der Regel eher wenig valide sind [101]. Methoden der ersten Kategorie werden daher auch zur

Validierung von Methoden der zweiten und dritten Kategorie genutzt. Insgesamt ist es wünschenswert, subjektive Methoden zur Erfassung körperlicher Aktivität mit objektiven Methoden zu ergänzen, um falsche Angaben zu reduzieren.

Zur motivierenden Wirkung von Aktivitätsmessmethoden gibt es noch vergleichsweise wenige Studien. Rosenbaum [105] kommt auf der Basis der vorliegenden Literatur zum Schluss, „körperliches Aktivitätsverhalten im Alltag kann also mithilfe der Aktivitätsmonitore nicht nur überprüft, sondern auch direkt beeinflusst werden." Unter anderem berichten die in den Review einbezogenen Studien davon, dass Nutzer eines Pedometers ihre Schrittzahl deutlich gegenüber dem Ausgangsniveau steigerten.

Koch findet in ihrer Dissertation ebenfalls tendenziell motivationsfördernde Effekte von Apps zur Aktivitätsmessung, die aber nur in Bezug auf einzelne Variablen (Freude, intrinsische Motivation bei Selbstkonkordanz) signifikant waren [107].

8.4.3 Körperliche Leistungsfähigkeit und Belastbarkeit bei Adipositas

Mit zunehmendem BMI lässt sich bei Patienten mit Adipositas eine abnehmende Toleranz gegenüber körperlicher Belastung mit Abnahme der Leistungsfähigkeit beobachten [108]. Allerdings ist dieser Umstand zunächst Folge eines limitierenden Effekts der höheren Körperfettmasse und der daraus resultierenden größeren metabolischen Beanspruchung und weniger eines direkten kardiopulmonalen oder skelettmuskulären Funktionsverlusts. Auch ein größerer energetischer Aufwand für die Atemarbeit und posturale Kontrolle tragen vermutlich dazu bei. Wird die anhand der maximalen Sauerstoffaufnahme ermittelte kardiorespiratorische Fitness bei adipösen Patienten auf Normalgewicht (*predicted weight*) bezogen oder mit Referenzwerten verglichen, welche das Übergewicht mitberücksichtigen, so finden sich im Mittel normale oder im Vergleich zu Normalgewichtigen sogar erhöhte Werte.

Allerdings kann sich im Verlauf einer schwereren Adipositas sowohl im kardiopulmonalen System als auch im Skelettmuskel eine begleitende Funktionseinschränkung entwickeln. So gibt es Hinweise auf eine sich mit zunehmender Adipositas im Skelettmuskel ausbildende metabolische Dysfunktion mit Abnahme des Anteils ausdauernder Typ-I-Fasern und der Aktivität oxidativer Enzyme [109]. Des Weiteren kann das Auftreten einer restriktiven und/oder obstruktiven Ventilationsstörung begünstigt werden. Von kardialer Seite her gibt es Hinweise für ein vermehrtes Risiko einer chronotropen Insuffizienz, als deren Ursache eine verringerte Belastungsantwort des adrenergen Systems vermutet wird [110]. Auch ein erhöhtes Risiko für die Entwicklung einer diastolischen Relaxationsstörung des linken Ventrikels wird beschrieben [111].

Wird die Belastung nicht primär metabolisch-physiologisch limitiert, sondern durch das Vorliegen einer manifesten Begleiterkrankung, so spricht man von einer reduzierten körperlichen Belastbarkeit. So kann das Vorliegen eines schlecht eingestellten Blutdrucks oder einer stenosierenden koronaren Herzerkrankung mit und ohne Symptomatik die körperliche Belastbarkeit einschränken. Mit zunehmendem BMI steigt auch das Risiko für entsprechend relevante Begleiterkrankungen an. Dies gilt auch für eine Limitierung durch Beschwerden und Überlastungsschäden an den Gelenken und der Wirbelsäule, die bei adipösen Patienten eine erhöhte Prävalenz aufweisen [112].

8.4.4 Umsetzung wirksamer bewegungsbasierter Therapiekonzepte bei Adipositas

Diagnostik vor Einleitung eines Bewegungstrainings

Vor Einleitung eines körperlichen Trainings sollte geklärt werden, ob möglicherweise die körperliche Belastbarkeit einschränkende Befunde vorliegen. Hierbei ist insbesondere an übergewichts- und adipositasspezifische Begleiterkrankungen zu denken und somit das Augenmerk vor allem auf das kardiovaskuläre System, den Stoffwechsel und den Haltungs- und Bewegungsapparat zu richten. Die im Rahmen einer Erstuntersuchung von Personen mit Übergewicht und Adipositas empfohlenen Untersuchungen (Empfehlungsgrad B) umfassen laut Leitlinien [1] obligate Basisuntersuchungen und fakultative diagnostische Verfahren.

Dabei wird die Durchführung einer Ergometrie als fakultative Untersuchung eingestuft. Etwas präziser formuliert die S1-Leitlinie der Deutschen Gesellschaft für Sportmedizin und Prävention (DGSP) die Indikation für eine ergometrische Diagnostik mit Belastungs-EKG im Rahmen der Klärung der körperlichen Belastbarkeit [113]. Sie empfiehlt die Durchführung bei Männern über 40 Jahren und bei Frauen über 50 Jahren, wenn ein oder mehr Risikofaktoren vorliegen und vor Beginn intensiver körperlicher Belastung, womit ein größerer Teil der Zielgruppe adipöser Patienten die Indikationskriterien erfüllt.

Mit zunehmendem BMI ist die Durchführbarkeit der Fahrradergometrie erschwert, bei morbider Adipositas ist sie oft unmöglich. Mithilfe einer Laufbandergometrie und Nutzung angepasster Gehprotokolle ist jedoch auch in dieser Zielgruppe eine stufenförmige Belastung zumeist realisierbar und ermöglicht eine für die Patienten gewohnte Belastungsform. Wichtig ist die Auswahl des Belastungsprotokolls hinsichtlich Anfangsbelastung, Belastungsinkrement und Stufendauer, das sich an der zuvor eingeschätzten Leistungsfähigkeit und Belastbarkeit des Patienten orientieren sollte. Neben der Erfassung des Belastungsblutdrucks und möglicher Ischämiezeichen im Belastungs-EKG ermöglicht die Ergometrie unter zusätzlicher Nutzung der Laktatdiagnostik und/oder Spiroergometrie eine präzisere Einschätzung der körperlichen Fitness. Speziell die Spiroergometrie mit Messung der maximalen VO_2 und der ventilatorischen Schwelle ermöglicht eine genauere Einschätzung der kardiorespiratorischen Fitness und des realistisch möglichen Energieumsatzes bei körperlicher Aktivität (siehe Tab. 3.1, Kap 3) unabhängig des Einflusses des erhöhten Körpergewichts.

Merke:
Vor Beginn eines körperlichen Trainings sollte die Belastbarkeit mittels Belastungs-EKG, Laktatdiagnostik und/oder Spiroergometrie untersucht werden.

Personalisierte Trainingsberatung

Grundlage einer auf den Patienten abgestimmten personalisierten Trainingsplanung und -beratung sind die im Rahmen der Diagnostik erhobenen Informationen und Befunde. Dabei sollte eine klare Zielsetzung des Trainings formuliert werden, die sich im Wesentlichen aus dem Schweregrad des Übergewichts, dem Risikoprofil, den Begleiterkrankungen sowie der körperlichen Belastbarkeit und Leistungsfähigkeit ergibt. Weitere wichtige Aspekte für die Trainings- und Aktivitätsgestaltung sind die sportliche Vorerfahrungen, die aktuelle Aktivität, sportliche Neigungen sowie die Situation im Alltag.

Die Spanne der körperlichen Leistungsfähigkeit und Belastbarkeit ist bei übergewichtigen und adipösen Patienten groß. Dabei besitzt ein Teil der Patienten nicht selten eine normale bis überdurchschnittliche kardiorespiratorische Fitness und einen guten muskulären Status, sodass sich nicht von vorne herein das Spektrum möglicher Sport- und Bewegungsformen (Tab. 8.6) auf wenige Alternativen beschränkt. Allerdings kann auch bei fitten Patienten die Dosierbarkeit bestimmter Bewegungsformen durch die erhöhte Fettmasse eingeschränkt sein, wenn ihre Ausführung das Tragen und Bewegen des gesamten Körpergewichts erforderlich macht. Umgekehrt findet sich bei einem Teil der Patienten eine deutlich reduzierte körperliche Leistungsfähigkeit und/oder Belastbarkeit, die nicht selten einen behutsamen Einstieg in ein Trainingsprogramm notwendig macht.

Wie bei der Wahl der Belastungsform ist auch die Beratung, mit welcher Belastungsintensität trainiert wird, individuell zu treffen. Die Wahl einer niedrigeren Belastungsintensität hat den Vorteil, dass die Belastungsdauer länger aufrechterhalten werden kann, die Belastung des Bewegungsapparats geringer ausfällt und vor allem zu Trainingsbeginn eine höhere Compliance zu beobachten ist. Auf der anderen Seite haben intensivere und ggf. auch intervallartige Belastungsformen oder aktiver betriebene Spielsportarten den Vorteil, dass sie in Ergänzung zum niedrig intensiven Ausdauertraining die körperliche Fitness deutlicher steigern und zumindest in Hinblick auf den Energieumsatz eine höhere Zeiteffizienz aufweisen [114].

Motivationale Unterstützung des Trainings und Sicherung der Nachhaltigkeit

Adipösen Menschen fällt es oft schwer, den Umfang ihrer körperlichen Aktivität nach einem institutionalisiert durchgeführten Trainingsprogramm beizubehalten. Studien über Verhaltensinterventionen zur Prävention oder Behandlung von Adipositas [115] zeigen, dass „bislang nur wenige Erkenntnisse vorliegen, ob die für die körperliche Aktivität zentralen Determinanten beeinflusst werden konnten. Langfristige und über

Tab. 8.6: Vor- und Nachteile ausgewählter Trainingsformen sowie Richtwerte für den korrespondierenden Energieumsatz (modifiziert und ergänzt nach [114])*.

Sportarten und Bewegungsformen	Vorteil	Nachteil	Bewegungsgeschwindigkeit und -intensität (in MET**)	Ungefährer Energieumsatz (kcal/kg Körpergewicht/10 min)*
Gehen, (Nordic-)Walking	Intensität gut dosierbar, aus dem Alltag gewohnte Bewegungsform	Mögliche Einschränkung durch orthopädische Probleme	3,2 km/h (2,5 MET) 6,5 km/h (5,0 MET)	0,4 0,8
Joggen, Laufen	Hoher Energieumsatz pro Zeiteinheit	Mindestfitness notwendig, mögliche Einschränkung durch orthopädische Probleme, mit zunehmender Adipositas nur eingeschränkt möglich	8 km/h (8 MET) 12 km/h (10 MET)	1,3 1,7
Radfahren	Intensität in der Ebene, auf dem Ergometer oder E-Bike gut dosierbar, gute Entlastung des Bewegungsapparates	Im Freien Wetterabhängigkeit, mit zunehmender Adipositas oft nur eingeschränkt möglich	15 km/h, Ebene (5,8 MET) 20 km/h, Ebene (8,0 MET) 50 W, Ergometer (3,5 MET) 150 W, Ergometer (8,5 MET)	0,9 1,3 0,6 1,4
Krafttraining (Gerätetraining)	Zunahme der Muskelmasse, bei korrekter Durchführung gute Entlastung des Bewegungsapparates	Im Vergleich zu dynamischen Ausdauerbelastungen geringerer Energieumsatz pro Zeiteinheit	Kraftausdauertraining mit 15 Wiederholungen pro Übung	Abhängig von der Pausengestaltung, zwischen 0,3–0,5
Schwimmen	Gute Entlastung des Bewegungsapparates, Ganzkörperbelastung	Erlernte Schwimmtechnik Voraussetzung	Brustschwimmen moderate Intensität (5,0 MET)	0,8

* Komplettes Kompendium zum Energieumsatz verschiedener Aktivitätsformen und Sportarten siehe 45.
** MET: metabolisches Äquivalent (siehe auch Kap. 3.4).

die Intervention hinausgehende Effekte sind jedoch nur dann zu erwarten, wenn es gelingt, diese Determinanten zu verändern" [116].

Eine Möglichkeit der Motivierung Adipöser zur körperlichen Aktivität könnte eine Kombination mit kognitiv-verhaltenstherapeutischen Verfahren sein. Herpertz [117] weist darauf hin, dass viele adipöse Patienten sehr hohe Erwartungen an eine Gewichtsreduktion stellen, da es ihnen vor allem um ein attraktiveres Aussehen und weniger um den gesundheitlichen Nutzen geht, der oft schon mit Gewichtsverlusten von 5–10 % erreichbar wäre. Gerade die Frustration, die eigenen Ziele nicht zu erreichen, führt dazu, dass Gewichtsreduzierungsvorhaben abgebrochen werden. Herpertz fordert vor diesem Hintergrund für Interventionsprogramme zur Gewichtsreduktion:

– die Identifikation und Modifikation unrealistischer Vorstellungen über das Körpergewicht nach der Behandlung;
– die Bearbeitung der Unzufriedenheit mit dem eigenen Körperbild;
– die Benennung weiterer wichtiger Behandlungsziele (Selbstvertrauen, Partnerschaft, körperliches Wohlbefinden und Fitness etc.);
– die Wertschätzung des bisher Erreichten und die Akzeptanz des nicht-Änderbaren (z. B. Körperproportionen).

Diese Forderungen können sehr gut auf körperliche Aktivitätsprogramme zur Gewichtsreduktion übertragen werden. Dabei spielt die Qualifikation des betreuenden Personals eine wichtige Rolle, da diese die Patienten informieren und motivieren, ein angepasstes Trainingsprogramm erstellen und dieses hinsichtlich der erreichten Effekte auswerten müssen [118]. Bezüglich der Inhalte dieser Programme scheint eine Förderung von aktivitätsbezogener Selbstwirksamkeit und der Abbau von Aktivitätsbarrieren wie eine große Entfernung zum Aktivitätsort oder ein hoher Organisationsaufwand für die Bewegung von besonderer Bedeutung zu sein [119]. Sinnvoll ist auch die Förderung volitionaler Kompetenzen, wie das Kurzbewegungsberatungsprogramm MoVo-LISA zeigt. Dabei kommen u. a. Einzel- und Gruppengespräche zur Förderung von Ziel- und Implementierungsintentionen sowie volitionaler Selbstregulationsfertigkeiten zum Einsatz [116, 120].

Robertson et al. [121] kamen in einer Überblicksarbeit zum Schluss, dass Männer einer medizinisch motivierten Änderung des Lebensstils in stärkerem Maße abgeneigt sind als Frauen, weshalb bei Männern als Zielvorstellungen eher die Erreichung eines gewissen Fitnesslevels sowie einer maskulinen Körperform in den Mittelpunkt gestellt werden sollten. Soziale Unterstützung scheint dabei besonders förderlich zur Erhöhung des Aktivitätsumfangs zu sein. Dies gilt für die Einbeziehung von Familienangehörigen in das Programm [118], aber auch für die Durchführung der körperlichen Aktivität in einer Gruppe mit Personen, welche dieselben Probleme haben.

Schließlich ist auch die Aufklärung der adipösen Patienten über mögliche Schmerzen bei der körperlichen Belastung aufgrund des Körpergewichts notwendig. So berichten Weaver et al. [122] davon, dass beispielsweise Knieschmerzen Probanden davon abhielten, sich körperlich zu betätigen. So wurde der Schmerz fälschlicherweise der körperlichen Aktivität zugeschrieben, anstelle des Übergewichts, und infolgedessen die körperliche Aktivität abgebrochen. Die Patienten sind daher auch darüber zu informieren, dass eine Gewichtsreduktion automatisch mit einer geringeren Belastung der Gelenke einhergeht, und die körperliche Aktivität damit zu einer Reduktion der Schmerzen führen kann.

8.5 Verhaltensmodifikation
Martin Teufel, Stephan Zipfel

8.5.1 Verhaltenstherapie und Lebensstilinterventionen

Die Verhaltenstherapie mit dem Ziel Ernährungs-, Bewegungs- und Lebensstil zu modifizieren, stellt ein zentrales Element der Adipositastherapie dar. Zur Anwendung kommen Methoden, die auf eine nachhaltige Verhaltensmodifikation zielen, sowohl zur Gewichtsreduktion, als auch zur anschließenden Gewichtsstabilisierung. Die Effektivität von Verhaltensinterventionen alleine, aber im Besonderen in Kombination mit Ernährungstherapie und körperlicher Bewegung, ist unterdessen systematisch untersucht und breit belegt [1, 123–127]. Dabei zeigt sich, dass intensivere Verhaltensprogramme auch zu einem höheren Gewichtsverlust führen. Ob Gruppen- oder Einzelverhaltensinterventionen zielführend sind, sollte nach individuellen Gesichtspunkten entschieden werden. Belastbare Daten zur Präferenz der Intervention stehen hierzu derzeit nicht zur Verfügung.

Hinsichtlich der Effektstärken haben verhaltenstherapeutische Interventionen eine vergleichbare Wichtigkeit wie die beiden anderen Säulen in der klinischen Adipositastherapie (Ernährungs- und Bewegungstherapie). Eine häufig diskutierte Schwierigkeit stellen teilweise synonym, teilweise widersprüchlich verwendete Begrifflichkeiten dar, die eine klare Definition, was unter „verhaltenstherapeutischen Maßnahmen" zu verstehen ist, erschweren. So bleiben Unterschiede und Spezifika von Verhaltenstherapie, Verhaltensmodifikation, Verhaltensänderung, Lebensstiländerung, Verhaltensmaßnahmen, Lifestyleinterventionen etc. nicht klar voneinander abgrenzbar [128].

Oft wird in Studien auch nur unzureichend beschrieben, was genau die Intervention umfasst. Zusätzlich trägt zur Unschärfe der Begriffsdefinition im Deutschsprachigen bei, dass die Differenzierung von *behavior therapy* (so im Zusammenhang mit Interventionen zur Verhaltensänderung – aber auch im psychotherapeutischen Sinn – verwendet) im Vergleich zur *behavioral therapy* (so zumeist im Zusammenhang mit kognitiver Verhaltenstherapie im psychotherapeutischen Sinn verwendet) im eigentlichen Sinn nur im Englischen darstellbar ist. Englischsprachige Leitlinien zur Therapie der Adipositas verwenden terminologisch *behavior therapy*.

Hier soll durchgängig der Begriff Verhaltenstherapie, die eigentlich eine Verhaltensmodifikation zum Ziel hat, gewählt werden, da so der therapeutische Ansatz am deutlichsten wird. Dabei soll das Ziel sein, dass ein Betroffener individualisiert die Intensität an verhaltenstherapeutischen Interventionen erhält, die zielführend ist. Das kann von alleiniger Selbstbeobachtungsstrategie bis hin zu intensiver Psychotherapie reichen (z. B. bei komorbider Depression und Essstörung) [129–131]. Ab wann ein ärztlicher oder psychologischer Psychotherapeut unabdingbar ist, muss im Einzelfall entschieden werden. Zumindest aber in Gruppenprogrammen sollte dieser involviert sein.

Gute Belege bestehen für den Nutzen von intensiven, höherfrequenten und länger andauernden Interventionsprogrammen. Der Behandlungsaufwand scheint einen positiven Einfluss auf die Höhe des Gewichtsverlustes bzw. die Beibehaltung einer zuvor erreichten Gewichtsreduktion zu haben [132–134]. Wichtige Elemente der kognitiven Verhaltenstherapie bei Adipositas sind in Tab. 8.7 dargestellt.

Neben Wissen über ein gesundes Gewicht, Ernährung und aufrechterhaltende Bedingungen der Adipositas sind vor allem Selbstbeobachtungsstrategien mittels Ess- und Bewegungstagebüchern mit nachfolgenden Verhaltensanalysen wichtige Elemente der kognitiven Verhaltenstherapie. Das Führen einer Gewichtskurve kann verstärkende („belohnende") Wirkung in der Phase der Gewichtsabnahme haben. Bereits zu Beginn der Behandlung sollten Verantwortlichkeiten im Rahmen der Therapie geklärt und Enttäuschungen aufgrund unrealistischer Gewichtsziele des Patienten vorgebeugt werden. Sehr verhaltensnahe Interventionen stellen Strategien zur Kontrolle von Nahrungsreizen dar. Neben der Vermittlung dieser „praktischen" Fähigkeiten erfolgt die Bearbeitung dysfunktionaler Gedanken und Überzeugungen im Einklang mit zuvor erstellter Verhaltens- und Bedingungsanalysen.

8.5.2 Individuelle Herangehensweise zur zielführenden Interventionsplanung: Veränderung vorbereiten – Motivation wecken

Um dem Betroffenen gerecht zu werden, sollen u. a. folgende individuelle Bereiche in der Interventionsplanung berücksichtigt werden:
- Vorgeschichte (Gewichtsentwicklung, frühere Erfahrungen mit Gewichtsreduktionsmaßnahmen, Stigmatisierungserfahrungen und Selbstwert etc.);
- Motivationslage;
- Soziale Bedingungen (Partner und Familie, Freunde, Arbeitsplatz, Freizeitgestaltung etc.);
- Rolle und Funktion von Nahrungsaufnahme („soziales Geschehen", Entspannung, Belohnung, Frustessen etc.).

Da die Motivation zur Lebensstiländerung von Betroffenen häufig besonderer Anstrengung bedarf, kann es zielführend sein, gezielt Strategien des sogenannten *motivational interviewing* einzusetzen. Das Konzept nach Miller und Rollnick [135, 136] sieht eine partnerschaftliche Beziehung zwischen Arzt und Patient als zentral an.

Tab. 8.7: Interventionen zur Verhaltensmodifikation.

Selbstbeobachtung von Verhalten und Fortschritt	Selbstbeobachtungsstrategien spielen eine zentrale Rolle. Betroffene lernen, z. B. über regelmäßige Kontrolle des eigenen Gewichts, der Essmenge und -struktur sowie von Bewegung und Aktivität, auslösende und aufrechterhaltende Bedingungen kennen. Über das Führen von Tagebüchern können Besonderheiten herausgearbeitet werden. Positive Veränderungen werden als Verstärker wirksam.
Stimuluskontrolle	Diese Technik umfasst das Erlernen von Strategien zum Umgang mit Nahrungsmitteln. Strategien umfassen z. B.: Bevorratung von nur umschriebenen Mengen an Nahrungsmitteln, Einkaufen im satten Zustand, Nahrungsaufnahme zu festen Zeiten, Essen nicht beim Fernsehen, Zeitunglesen oder vor dem Computer.
Modifizierung des dysfunktionalen Gedankenmusters	Häufig zu bearbeitende Muster betreffen die Überzeugung zur Entstehung und zur Aufrechterhaltung der Adipositas, die empfundene Wirkung auf andere (inklusive Selbstwirksamkeits- und Körperbilderleben), Werte und Bewertungen sowie unrealistische Therapieziele (siehe *Zielvereinbarungen*). Ziel der kognitiven Umstrukturierung ist ein funktionales Gedankenmuster, das andere Module der Behandlung der Adipositas ermöglicht.
Zielvereinbarungen	Unrealistische Ziele (gewichtsbezogene Ziele, aber auch Ziele hinsichtlich körperlicher und psychischer Gesundheit und sozialer Entwicklung) werden identifiziert. Realistische Ziele werden in der Folge definiert und, damit diese überprüfbar sind, soweit wie möglich operationalisiert.
Problemlösetraining	Mit Patienten werden individuelle Strategien im Umgang mit Herausforderungen und Problemen überprüft. Bei Bedarf wird versucht, alternative Herangehensweisen zu entwickeln, die zu weniger Defiziterleben führen.
Soziales Kompetenztraining	Soziale Schwierigkeiten und Probleme im Umgang mit Personen im Umfeld des Betroffenen stellen oft aufrechterhaltende Bedingungen für die Adipositas dar. Durch das Training individuell schwieriger Situationen werden Alternativen eingeübt.
Verstärkerstrategien (z. B. Belohnung von Veränderungen)	Zentral bei allen Interventionen im Rahmen der Adipositastherapie ist das Erleben von Erfolg bzw. der Wegfall von Misserfolg. Ziel ist es, bei Betroffenen den häufig dysfunktional eingesetzten Verstärker „Nahrung" durch Alternativen zu ersetzen (z. B. soziale Kontakte, erlebte Gewichtsabnahme auf der Waage, positive Rückmeldungen von Bezugspersonen, Wiederaufnahme angenehmer Tätigkeiten und Hobbies).
Soziale Unterstützung	Verhaltenstherapie ist effektiver, wenn Familienmitglieder, Kollegen, Freunde etc. in die Verhaltenstherapie miteinbezogen werden.
Strategien zur Rückfallprävention	In der Endphase eines Programms stellt die Thematisierung des Umgangs mit Rückschlägen einen essenziellen Bestandteil dar. Ziel ist die Vermeidung von Katastrophisierung. Patienten werden sensibilisiert für fortdauernde Achtsamkeit und notwendiges Verhalten, um den erreichten Gewichtsverlust aufrecht zu erhalten.

Empathie, Wertschätzung und die Formulierung möglichst individueller Ziele für den Patienten stehen im Vordergrund. Der Behandler nimmt die Rolle eines unterstützenden Beraters ein, verzichtet auf Ratschläge „von oben herab" und orientiert sich an Möglichkeiten, Limitierungen sowie den Vorlieben und Wünschen des Patienten. Zu Beginn sollten möglichst konkrete, realistische und individuelle Ziele formuliert werden, z. B. „ich möchte abnehmen, damit ich mit meinen Enkelkindern wieder auf den Spielplatz gehen kann" oder „..., damit ich wieder ohne Gehstützen die Treppe hochkomme". So werden die persönlichen Erwartungen und Ressourcen des Patienten in den Vordergrund gerückt, statt mit „erhobenem Zeigefinger" auf normative Setzung von ausschließlich am Körpergewicht orientierten Zahlen zu pochen. Durch geschicktes Fragen wird der Betroffene auf Widersprüche zwischen seinen eigenen Zielen und dem derzeitigen Verhalten aufmerksam. Widerstand gegen Veränderung wird nicht konfrontativ begegnet, sondern empathisch aufgenommen und umgelenkt [137].

Es ist zumeist nicht zielführend, erneut und ausschließlich auf das Argument der Gesundheitsgefährdung zu verweisen. Dass ihr derzeitiges Gewicht nicht gesund ist, haben die meisten Betroffenen schon häufig mitgeteilt bekommen. Darüber hinaus kann eine alleinig auf Bedrohlichkeit abzielende Beratung den Kreislauf aus Frustration, vermehrtem Essen und Gewichtszunahme aufrechterhalten oder sogar weiter verstärken. Motivierend zur Verhaltensänderungen ist dies für Betroffene selten. Motivation setzt sich zusammen aus der subjektiven Bedeutsamkeit eines Ziels und dem Gefühl der Selbstwirksamkeit dieses zu erreichen. Zu Beginn des Kontakts empfiehlt es sich also, den Betroffenen danach zu fragen, wie wichtig ihm das gesteckte Ziel ist und wie zuversichtlich er ist, dass er es auch erreichen kann. Das Motivationslineal (Abb. 8.4) oder die Entscheidungswaage (Abb. 8.5) können dabei helfen, in einen Austausch über erlebte Schwierigkeiten, eigenes Zutrauen und Motivation zur notwendigen Anstrengung zu kommen. Dabei ist es wichtig, dass der Betroffene (und nicht der Behandler!) entsprechende Antworten sucht und subjektiv valide Argumente für eine Verhaltensänderung findet.

Im Folgenden sind mit Beispielen Interaktionen zwischen Behandler und Betroffenem dargestellt, wie im Sinne des *motivational interviewing* eine Lenkung der Aufmerksamkeit erfolgen kann.

Bei den meisten adipösen Betroffenen besteht durchaus großes Problembewusstsein, sie wissen, wie wichtig es sowohl für ihre körperliche als auch psychosoziale Gesundheit wäre, eine gesunde Ess- und Ernährungsstruktur aufzubauen und einzuhalten oder mehr Bewegung in den Alltag zu integrieren. Es ist folglich häufig wichtiger und zielführender, dass ein Gefühl entsteht, dass der Behandler die Schwierigkeiten sieht und wertschätzt sowie vorhandene positive Aspekte hervorhebt („Sie haben es ja schon einmal geschafft, ein bisschen abzunehmen. Ich bin fest davon überzeugt, dass Sie es auch erneut schaffen können").

Veränderungsbereitschaft

Wie wichtig ist es Ihnen, wieder ein ausgewogenes Essverhalten
zu erreichen?

0---1---2---3---4---5---6---7---8---9---10

unwichtig   sehr wichtig

Zuversicht

Angenommen, Sie nehmen sich vor, sich regelmäßig zu bewegen.
Wie zuversichtlich sind Sie, dass Sie das schaffen würden?

0---1---2---3---4---5---6---7---8---9---10

gar nicht zuversichtlich   sehr zuversichtlich

Abb. 8.4: Motivationslineal.

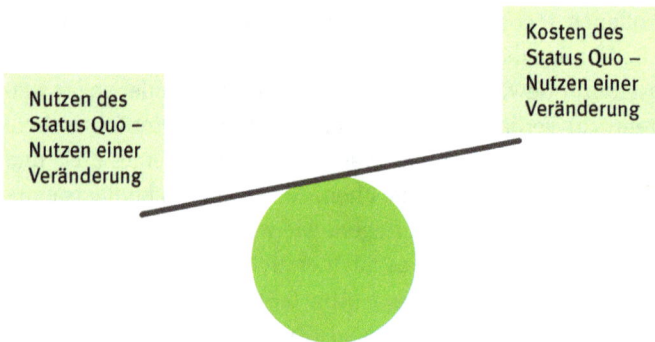

Abb. 8.5: Entscheidungswaage.

8.5.3 Entspannungsverfahren

Da Essen im Kontext von Adipositas häufig als dysfunktionale Entspannungsmetho-
de Anwendung findet, ist das Erlernen eines Entspannungsverfahrens essenziell. Regelmäßiges Yoga führt zu einer verminderten Gewichtszunahme bei Übergewichtigen [138–140]. Progressive Muskelrelaxation wurde erfolgreich bei *night-time eating*
eingesetzt und führte zu vermindertem abendlichen Hungergefühl sowie einer Stress-
bzw. Angstreduktion und konnte sogar eine Gewichtsreduktion erreichen [141, 142].
Hypnose zeigt einen additiven Effekt in Kombination mit einer verhaltenstherapeutischen Intervention [143, 144]. Trainingsprogramme, die verschiedene Methoden zur
Entspannungsinduktion integrieren, weisen hohe Effektstärken auf, vor allem hinsichtlich eines verbesserten Selbstwirksamkeitsempfindens.

Fazit für die Praxis

Verhaltenstherapeutische Interventionen im Rahmen der Gewichtsreduktion sollten Bestandteil eines jeden Gewichtsreduktionsprogramms bei Adipositas sein. Wichtig ist, Strategien individualisiert zu planen und anzuwenden. Techniken zum Wecken einer Motivation zur Verhaltensänderung können Betroffene wie Behandler in ihrem Tun unterstützen und das Lassen hinterfragen.

8.6 Medikamentöse Therapie
Stephan C. Bischoff

Die medikamentöse Therapie ist im Kontext Adipositas in dreierlei Hinsicht relevant:
- Medikamente, die Gewichtsanstieg fördern;
- Medikamente, die zur Gewichtsreduktion beitragen;
- Medikamente, die zum Gewichtserhalt beitragen können.

Auf die ersten beiden Punkte wird im Folgenden genauer eingegangen. Zum dritten Punkt, das ist die medikamentöse *weight loss maintenance*-Therapie, liegen leider noch keine Daten vor. Ob dabei die Medikamente zur Gewichtsreduktion eingesetzt werden sollten oder neue Entwicklungen nötig sind, kann derzeit nicht beantwortet werden.

8.6.1 Medikamente, die Gewichtsanstieg fördern

Zahlreiche Medikamente bewirken oder unterstützen Gewichtszunahme. Deshalb ist es essenziell, bei jedem Adipösen eine sorgfältige Medikamentenanamnese durchzuführen, ggf. gewichtssteigernde Medikamente zu identifizieren und im Dialog mit den jeweils zuständigen Fachkollegen zu prüfen, ob alternative Medikamente möglich sind, die weniger adipogene Wirkung haben. Auch in der Prävention der Adipositas spielen solche Überlegungen zur Medikamentenauswahl eine Rolle. Bevor ein Medikament verschrieben wird, das bekannterweise mit Gewichtsanstieg assoziiert ist, sollten Vor- und Nachteile dieses Medikaments sorgfältig abgewogen werden [145–147].

Dazu ist es nötig, mit den Wirkmechanismen der Medikamente vertraut zu sein, die den Gewichtsanstieg bewirken. Nur so können Überlegungen zu alternativen Medikamenten angestellt werden oder – wenn Alternativen nicht zur Verfügung stehen – unmittelbar Gegenmaßnahmen ergriffen werden. Dazu gehört die Aufklärung des Patienten, die Wahl der geringstmöglichen Dosis und die Beratung hinsichtlich Adipositasprävention.

Die wichtigsten Medikamente, die mit Adipositasrisiko assoziiert sind, kommen aus der Gruppe der Psychopharmaka, Antihypertensiva, Diabetestherapeutika, Kortikosteroide, Proteaseinhibitoren und Antihistaminika (Tab. 8.8). Der Wechsel auf alternative Medikamente ist relevant, denn der Unterschied hinsichtlich Gewichtsanstieg bewegt sich zwischen 1–5 kg nach drei bis sechs Monaten. Einzelne Medikamente wie beispielsweise Kortikosteroide oder Psychopharmaka können sogar stärkere Effekte haben.

Neben Medikamenten gibt es Umweltchemikalien, die ebenfalls Gewichtsanstieg bewirken können. Diese sogenannten *endocrine disruptors* werden durch die Nahrung aufgenommen und imitieren Hormonwirkungen. Sie kommen in Pestiziden, Brandschutzmittel (polybrominierter Diphenylether, PBDE), Weichmachern (Bisphenol A, BPA), Antihaftbeschichtungen (Perfluoroalkylsulfonat und Perfluorooctansäure, PFOA) sowie chlororganischen Verbindungen (Dichlordiphenyltrichlorethan, DDT) vor. Es wird nicht ausgeschlossen, dass solche Chemikalien zum Anstieg der Adipositas in den letzten Jahrzehnten beigetragen haben [148–150].

8.6.2 Medikamente, die zur Gewichtsreduktion beitragen

In den meisten internationalen Leitlinien werden Medikamente als mögliche ergänzende Maßnahmen zur Adipositastherapie bei Patienten mit einem BMI über 27 kg/m^2 und Komorbiditäten oder bei einem BMI über 30 kg/m^2 dargestellt [147]. Es wird erwartet, dass sie einen Gewichtsverlust von mindestens 5 % ohne Nebenwirkungen über zumindest drei Monate herbeiführen [147] Die Wirkmechanismen umfassen verminderte intestinale Absorption von Nahrungssubstraten (z. B. Orlistat), Verminderung des Appetits (z. B. Rimonabant, Liraglutid) oder Steigerung des Energieverbrauchs (z. B. Sibutramin) [151].

In Deutschland ist seit Jahren ein Medikament zur Gewichtsreduktion bei Patienten mit BMI > 28 kg/m^2 zugelassen, das ist Orlistat, dessen Wirksamkeit nachgewiesen ist. Allerdings ist die Effektivität eher gering, sie beträgt nach einer Metaanalyse 2,9 kg nach einem Jahr bei einer Dosis von 3 × 120 mg pro Tag [152]. Bei adipösen Patienten mit T2DM unter oraler Antidiabetikatherapie wurde im Vergleich zu Placebo eine Gewichtssenkung von 1,9 kg, bei insulinbehandelten Diabetikern eine von 2,6 kg beobachtet [153, 154]. Orlistat hemmt im Gastrointestinalbereich Lipasen und reduziert dadurch die Absorption von Fetten. Häufige Nebenwirkungen sind deshalb GI-Beschwerden wie Diarrhöe, Steatorrhö und Flatulenz. Dies könnte zur Effektivität der Substanz beitragen, weil Betroffene solche Symptome vermeiden können, indem sie die Fettzufuhr deutlich reduzieren. Einige Patienten entwickeln einen Mangel fettlöslicher Vitamine [155].

Andere Medikamente zur Gewichtsreduktion wie Sibutramin oder Rimonabant, die zum Teil deutlich effektiver waren als Orlistat, wurden vom Markt genommen aufgrund von Nebenwirkungen wie Herz-Kreislauf-Nebeneffekte oder erhöhter Suizidraten (welche allerdings auch nach Adipositaschirurgie beobachtet werden). Deshalb spielt die medikamentöse Therapie innerhalb der Gewichtsreduktionsphase derzeit

Tab. 8.8: Medikamente, die Gewichtsanstieg bewirken und Alternativen.

Therapeutische Gruppe	Medikamente, die Gewichtsanstieg bewirken	Alternative Medikamente	Kommentar
Antidepressiva	Paroxetin Mirtazapin Amitriptlylin Escitalopram Lithium	Fluoxetin Sertralin Citalopram Escitalopram Bupropion Venlafaxin	Fluoxetin und Brupropion verursachen sogar Gewichtsverlust
Antipsychotika	Olanzapin Quetiapin Risperidon Pherphenazin	Ziprasidon Aripripazol Haloperidol	Alternative Medikamente verursachen weniger Gewichtsanstieg
Antihypertensiva	β-Blocker ohne vasodilatative Komponente (Atenolol, Metoprolol, Propranolol)	ACE-Inhibitoren ARB-Blocker Kalziumkanalblocker	
Antidiabetika	Sulfonylharnstoff Glinide Thiazole Insulin	Metformin GLP 1-Agonisten Pramlintid DPP-4-Inhibitoren SGLT-2-Inhibitoren α-Glukosidase-Inhibitoren	Die alternativen Medikamente verursachen keine Hypoglykämien und müssen nicht an die körperliche Aktivität angepasst werden. Sie sollten auch bei insulinpflichtigem T2DM bevorzugt werden. Basalinsulin bewirkt weniger Gewichtsanstieg als prandiales Insulin oder zweiphasisches Insulin.
Kortikosteroide	Prednison Prednisolon	NSAIR	
Kontrazeptiva	Orale Kontrazeptiva	Injizierbare Kontrazeptiva	Widersprüchliche Daten!
Antiepileptika	Valproinsäure Gabapentin Carbamazepin	1) Felbamat Topiramat Zonisamid 2) Lamotrigin Levetiracetam Phenytoin	Alternative Medikamente bewirken Gewichtsverlust (1) oder sind gewichtsneutral (2)
Antiretrovirale Therapeutika	Protease-Inhibitoren		Häufig Gewichtsanstieg mit Vermehrung des viszeralen Fetts und Lipodystrophie

Abkürzungen: ACE, *angiotensin-converting enzyme*; ARB: *angiotensin receptor blockers*; DPP-4, *dipeptidyl peptidase IV*; GLP-1, *glucagon-like peptide-1*; SGLT, *sodium-glucose-linked transporter*. Modifiziert nach [169].

kaum eine Rolle. In der Gewichtsstabilisierungsphase könnten Medikamente eine wichtigere Rolle spielen, aber hier fehlen belastbare Studien, die entsprechende Empfehlungen rechtfertigen würden. Aus diesen Gründen stehen nicht-medikamentöse Behandlungsstrategien bei der Adipositastherapie im Vordergrund.

Kürzlich wurden in der EU zwei weitere Medikamente zur Behandlung der Adipositas zugelassen, das GLP-1-Analog Liraglutid 3 mg und das Kombinationspräparat Naltrexon/Bupropion. Anders als in den USA wurden die Medikamente Lorcaserin und Phenteramin/Topiramat in der EU nicht zugelassen.

Liraglutid 3 mg kann damit nicht nur bei Diabetikern, sondern auch bei übergewichtigen Erwachsenen ohne Diabetes eingesetzt werden – als unterstützende Maßnahme zum Abnehmen, allerdings nur in Kombination mit einer kalorienreduzierten Diät und einer Bewegungstherapie. Basis der Zulassung sind vier Studien mit 5358 Patienten [156–159]. Wer dabei nach zwölf Wochen mindestens 5 % seines Ausgangsgewichts verloren hatte, nahm im Durchschnitt nach einem Jahr Behandlung 11,2 % ab. Eine Studie zeigt, dass dieses Medikament tatsächlich auch zur Unterstützung der Gewichtsstabilisierung nach erfolgreicher Gewichtsreduktion wirksam sein kann [158]. Zu den häufigsten Nebenwirkungen zählen GI-Symptome wie Übelkeit, Erbrechen, Durchfall und Verstopfung. Liraglutid muss einmal täglich parenteral als subkutane Spritze verabreicht werden. Die Anfangsdosis beträgt 0,6 mg pro Tag und wird im Abstand von mindestens einer Woche jeweils um 0,6 mg auf 3,0 mg erhöht. Die Formulierung als 6 mg/ml Injektionslösung im Fertigpen ist identisch mit dem für Diabetiker zugelassenen Präparat. Hat der Patient nach zwölf Wochen Therapie mit 3 mg pro Tag nicht mindestens 5 % des ursprünglichen Körpergewichts abgenommen, sollte die Behandlung abgebrochen werden. Der Behandlungseffekt ist bislang nur für ein Jahr dokumentiert.

Liraglutid darf nicht mit einem weiteren GLP-1-Rezeptoragonisten kombiniert werden. Bei Patienten mit T2DM muss bei Behandlungsbeginn die Dosis anderer blutzuckersenkender Mittel wie Insulin oder Sulfonylharnstoffen gegebenenfalls gesenkt werden, um Hypoglykämien zu vermeiden. Eine Anwendung bei Patienten, die älter sind als 75 Jahre, wird aufgrund mangelnder Erfahrung nicht empfohlen. Bei schwerer Einschränkung der Leber- oder Nierenfunktion wird die Anwendung ebenfalls nicht empfohlen. Nach dem derzeitigen Stand des Wissens wirkt Liraglutid nur solange, wie es appliziert wird, d. h. nach Absetzen ist ein Wiederanstieg des Gewichts zu erwarten, wenn keine anderen Gegenmaßnahmen getroffen wurden. Somit dient Liraglutid entweder als Anfangshilfe beim Abnehmprozess und wird dann von anderen Maßnahmen abgelöst, oder es muss dauerhaft eingenommen werden. Dabei bleibt zu hoffen, dass Langzeitnebenwirkungen, wie sie bei Rimonabant auch erst nach Zulassung belegt wurden, in Fall von Liraglutid ausbleiben.

Nach der Zulassung von Liraglutid zur Adipositasbehandlung im März 2015 sind weitere Studien erschienen. In einer großen Studie an 3731 Patienten mit Adipositas (mittlerer BMI 38,3 ± 6,4 kg/m^2) ohne T2DM wurde nach 56 Wochen Behandlung mit Liraglutid 3 mg/Tag s.c. eine zusätzliche Gewichtsreduktion von 5,6 kg (95 % Konfidenzintervall: −6,0 bis −5,1; $p < 0,001$) erzielt [160]. In der Verumgruppe (Liraglutid + Lebensstilintervention) wurde eine mittlere Gewichtsreduktion von 8,4 ± 7,3 kg erzielt, in der Kontrollgruppe (nur Lebensstilintervention) 2,8 ± 6,5 kg. Mehr als 10 % Gewichtsreduktion schafften 33,1 % in der Verumgruppe und 10,6 % in der Kontrollgruppe. Die subkutane Injektion wurde gut akzeptiert und scheint sicher zu sein [161].

Die Indikation für das Kombipräparat Naltrexon/Bupropion lautet identisch wie die für Orlistat und Liraglutid: „Zusätzlich zu kalorienreduzierter Kost und gesteigerter körperlicher Aktivität bei Erwachsenen > 18 Jahre mit einem BMI > 30 kg/m^2 oder 27–30 kg/m^2 mit einer oder mehreren Komorbiditäten wie T2DM, Dyslipidämie oder kontrolliertem Bluthochdruck". In einer ersten kontrollierten Studie konnte damit eine zusätzliche Gewichtsreduktion gegenüber der Placebogruppe von 4,6 kg erzielt werden [162]. Die häufigste Nebenwirkung war leichte Übelkeit. In einer größeren Folgestudie derselben Studiengruppe an 1742 Patienten mit Adipositas (BMI 27–45 kg/m^2) konnten diese Befunde im Wesentlichen bestätigt werden. Nach 56 Wochen wurde in der Verumgruppe I (Naltrexon SR 32 mg/Tag + Bupropion SR 360 mg/Tag) eine Gewichtsreduktion von 6,1 % ± 0,3 %, in der Verumgruppe II (Naltrexon SR 16 mg/Tag + Bupropion SR 360 mg/Tag) eine Gewichtsreduktion von 5,0 % ± 0,3 % und in der Kontrollgruppe 1,3 % ± 0,3 % erreicht [163]. In einer anderen Studie an 793 Patienten mit Adipositas (BMI = 36,5 ± 4,2 kg/m^2) konnte ein Gewichtsverlust von 9,3 ± 0,4 % in der Verumgruppe (Lifestyleintervention + Naltrexon SR 32 mg/Tag + Bupropion SR 360 mg/Tag) und 5,1 ± 0,6 % in der Kontrollgruppe (nur Lifestyleintervention) auf der Basis ITT-Analyse erreicht werden [164]. Die Therapie der Adipositas mit Naltrexon/Bupropion verbessert die Lebensqualität [165], aber ob auch klinische Endpunkte wie kardiovaskuläre Ereignisse reduziert werden können, konnte noch nicht belegt werden [166].

Zusammenfassend kann festgestellt werden, dass es zugelassene Medikamente gibt, die supportiv eingesetzt die Gewichtsreduktion bessern können. Die Effekte sind allerdings moderat und reichen von ca. 3 % zusätzlichem relativem Gewichtsverlust (RWL) durch Orlistat und Lorcaserin zu 5–6 % für Naltrexon/Bupropion und Liraglutid. Möglicherweise erreichen Medikamente, die bei uns nicht zugelassen sind, mehr Effekt (z. B. bis 9 % durch Phentermin/Topiramat in Höchstdosis von 15/92 mg), wobei Sicherheitsfragen offen sind (Tab. 8.9). Der Anteil derer, die wenigstens 5 % Gewichtsverlust durch die medikamentöse Therapie erreichen, liegt bei 37–47 % für Lorcaserin, 35–73 % für Orlistat, 48–50 % für Naltrexon/Bupropion, 63 % für Liraglutid und 67–70 % für Hochdosis-Phentermin/Topiramat [151, 167, 168]. Diese Medikamente verbessern die Gewichtsreduktion und kardiometabolische Risikofaktoren, aber für keines konnte gezeigt werden, dass es auch die kardiovaskuläre Morbidität oder Mortalität verbessert [169]. Ohne gleichzeitiges Meiden von Medikamenten, die zur Behandlung von Komorbiditäten eingesetzt werden und Gewichtsanstieg bewirken, wird die medikamentöse Adipositastherapie kaum erfolgreich sein [145].

Tab. 8.9: Derzeit international zugelassene Medikamente zur Gewichtsreduktion.

Medikament	Dosierung	Wirk-mechanismus	Effekt-stärke*	Zulassungs-status	Unerwünschte Wirkungen
Orlistat	3 × 120 mg/Tag	Inhibitor der pankreatischen und der gastrischen Lipase	2,9–3,4 kg, 2,9–3,4 %; ein Jahr	FDA 1999 EMA 1998	GI-Symptome (Fettstühle, Malabsorption, Diarrhöe)
Lorcaserin	2 × 10 mg/Tag	5HT2c Rezeptoragonist	3,6 kg, 3,6 %; ein Jahr	FDA 2012	Kopfschmerzen, Übelkeit, Mundtrockenheit, Schwindel, Verstopfung
Phentermin (P)/ Topiramat (T)	7,5–15 mg/Tag (P), 46–92 mg/Tag (T)	GABA-Rezeptor-Modulator (T) und Noradrenalinfreisetzung	6,6–8,6 kg, 6,6–8,6 %; ein Jahr	FDA 2012	Müdigkeit, Mundtrockenheit, Schwindel, Verstopfung, Parästhesien
Naltrexon (N)/ Bupropion (B)	16–32 mg/Tag (N), 360 mg/Tag (B)	Katecholamin-Wiederaufnahme-Inhibitor (B) Opioidantagonist (N)	4,8 %; ein Jahr	FDA 2014 EMA 2015	Kopfschmerzen, Übelkeit, Erbrechen, Schwindel, Verstopfung
Liraglutid	3.0 mg/Tag s.c.	GLP-1 Agonist	5,8 kg, 6 %; ein Jahr	FDA 2014 EMA 2015	Übelkeit, Erbrechen, Pankreatitis

* Gewichtsverlust über die Kontrollgruppe. Modifiziert nach [169].

8.7 Multimodale Gewichtsreduktionsprogramme
Stephan C. Bischoff

8.7.1 Vom „Basisprogramm" zum „multimodalen Gewichtsreduktionsprogramm"

Die bislang beschriebenen Einzelmaßnahmen (Ernährungs-, Bewegungs-, Verhaltens- und Pharmakotherapie) zeigen Effektivität in der Therapie von Übergewicht und Adipositas hinsichtlich Gewichtsreduktion und Reduktion von kardiometabolischen Risikofaktoren, partiell auch hinsichtlich Morbidität von Folgeerkrankungen und Mortalität. Die Effekte sind allerdings eher moderat und meist weit unterhalb der Erwartungen der Betroffenen. Deshalb ist es interessant, das Potenzial der Kombina-

Tab. 8.10: Effektivität unterschiedlicher Gewichtsreduktionsmaßnahmen.

Intervention	Effekt[1]	Referenz
Ernährungs-, Bewegungs- und Verhaltenstherapie als Einzelmaßnahmen	1–2 kg bzw. RWL[2] < 5 %	Kap. 8.3, 8.4, 8.5 und Referenzen darin
Multimodale Therapie mit Ernährungs-, Bewegungs- und Verhaltenstherapie in Kombination über mindestens sechs Monate („Basistherapie")	4–5 kg bzw. RWL 5–10 %	S3-Leitlinie Adipositas [1] und Referenzen darin
Multimodale Therapie über mindestens sechs Monate kombiniert mit initialer Formuladiät über max. zwölf Wochen	10–30 kg bzw. RWL 15–26 %	Kap. 8.7.2 und Referenzen darin
Adipositaschirurgie	20–50 kg bzw. RWL 20–40 %	Kap. 9 und Referenzen darin

[1] *Intention-to-Treat*-Basis.
[2] RWL, relative weight loss = prozentualer Gewichtsverlust.

tion verschiedener Maßnahmen mit dem Ziel der Effektivitätssteigerung genauer zu beleuchten (Tab. 8.10).

Das Basisprogramm umfasst die Ernährungstherapie, Verhaltenstherapie und Bewegungstherapie. Es bildet die Grundlage eines erfolgreichen Gewichtsmanagements, welches neben der Gewichtsreduktion auch die Gewichtsstabilisierung beinhaltet. Adipositas ist eine chronische Erkrankung, daher benötigen die Patienten eine Langzeittherapie. Das Basisprogramm kann sowohl zur Adipositastherapie, d. h. zur Gewichtsreduktion in intensivierter Form zeitbegrenzt, als auch zur Gewichtsstabilisierung nach erfolgreicher Adipositastherapie (*weight loss maintenance*) in weniger intensiver Form langfristig durchgeführt werden.

Das Basisprogramm zur Gewichtsreduktion kann durch verschiedene Elemente wie Formuladiät oder medikamentöse Therapie oder Entspannungstherapie erweitert werden (Tab. 8.11). Die Intensität des Programms wird durch die Dauer des Programms (z. B. drei, sechs oder zwölf Monate), die Anzahl und Länge der Kontakte und die

Tab. 8.11: Elemente eines multimodalen Gewichtsreduktionsprogramms.

Obligat (Basistherapie)	Ernährungstherapie Bewegungstherapie Verhaltenstherapie
Fakultativ	Formuladiät (initial als Anfangshilfe) Medikamentöse Therapie (supportiv) Psychotherapie (bei Komorbiditäten) Entspannungsmaßnahmen (supportiv) u. a. m.

Qualifikation des Personals und der Einrichtung bestimmt. Wird das Basisprogramm idealerweise im Team umgesetzt (z. B. Arzt, Ernährungsfachkraft, Bewegungstherapeut, Psychologe) redet man üblicherweise vom „multimodalen Gewichtsreduktionsprogramm".

Die multimodalen Gewichtsreduktionsprogramme werden vorwiegend ambulant durchgeführt. Die stationäre Behandlung kann allenfalls eine Initialbehandlung sein, da wirksame und nachhaltige multimodalen Gewichtsreduktionsprogramme über sechs bis zwölf Monate durchgeführt werden müssen. Solche Programme werden entweder hausarztbasiert oder zentrumsbasiert angeboten. Beim hausarztbasierten Programm ist der Arzt i. d. R. der Koordinator, der mit Personal anderer Berufsgruppen (z. B. Ernährungs- und Bewegungstherapeut, evtl. auch Verhaltenstherapeut) zusammenarbeitet. Beim zentrumsbasierten Programm finden die Behandlungen in einem Zentrum statt, das meist entweder Teil eines Krankenhauses, an einem Krankenhaus angeschlossen oder universitär assoziiert ist. Auch hier wird das Programm meist von einem Arzt, manchmal auch von einem Psychologen oder einem Ernährungswissenschaftler geleitet und von einem Team aus weiteren Fachkräften unterstützt. Die Einrichtungen, die solche multimodalen Therapien anbieten, sollten bestimmte Qualitätskriterien erfüllen [1] (Tab. 8.12).

Tab. 8.12: Qualitätskriterien für ambulante Adipositasprogramme (nach [1]).

Räumliche Voraussetzungen	Schulungsraum
	evtl. Lehrküche
Personelle Voraussetzungen	Arzt/Ärztin mit ernährungsmedizinischer Qualifikation (ErnährungsmedizinerIn, DiabetologIn)
	Ernährungsfachkraft (obligatorisch) = DiätassistentIn/ÖkotrophologIn*
	DiabetesberaterIn DDG (bei übergewichtigen und adipösen Patienten mit Diabetes)
	Psychotherapeut/Psychotherapeutin (ärztlich/psychologisch) mit verhaltenstherapeutischer Expertise**
	Physiotherapeut/Physiotherapeutin oder andere Berufsgruppe mit sportmedizinischer Qualifikation**
Anforderungen an Therapieprogramme	Medizinische Eingangsuntersuchung und Betreuung
	Strukturierte Schulung in Gruppen
	Integriertes Therapiekonzept aus Ernährungs-, Bewegungs- und Verhaltenstherapie, ggf. gewichtssenkende Medikamente, leitliniengerecht
	Therapiedauer: sechs bis zwölf Monate
	Systematische Datendokumentation

* Bei adipösen Patienten mit T2DM sind auch DiabetesberaterInnen in diabetologischen Schwerpunkteinrichtungen für Adipositastherapie qualifiziert.
** Wünschenswert, aber keine essenzielle Voraussetzung.

8.7.2 Wissenschaftliche Evidenz multimodaler Gewichtsreduktionsprogramme

Unter den konservativen Adipositastherapieoptionen gelten die multimodalen Gewichtsreduktionsprogramme als *golden standard*, weil sie deutlich effektiver sind, als Einzelmaßnahmen. In der aktuellen S3-Leitline Adipositas von 2014 [1] sind die die derzeit auf dem deutschen Markt befindlichen Programme zusammengestellt (Tab. 8.13). Von diesen wurde ein Teil wissenschaftlich evaluiert und hinsichtlich ihrer Effektivität verglichen

Das DGE-Programm „Ich nehme ab" ist ein evaluiertes Programm, welches stark verhaltenstherapeutisch ausgerichtet ist und als Selbstmanagementprogramm durchgeführt wird [170]. Somit erfüllt es eigentlich die Kriterien eines multimodalen Gewichtsreduktionsprogramms nicht, weil es kein Therapeutenteam aufweist. Mithilfe eines Programmordners soll nach und nach eine langfristige Ernährungsumstellung erfolgen, die zu einer mäßigen Senkung des Gewichts führen kann. Dieses Programm ist als Dauerprogramm vorgesehen und es sollte mindestens drei Monate lang intensiv durchgeführt werden, um eine anfängliche Ernährungsumstellung zu erreichen. Wird das Programm durch einen Berater unterstützt, sind bessere Gewichtserfolge zu verzeichnen. Selbstmanagementprogramme werden derzeit optimiert durch IT-basierte Instrumente (Internet, Apps etc.) und werden v. a. als Langzeitinstrumente nach der erfolgreichen initialen Gewichtsreduktion eingesetzt [13, 14]. Das AOK-Programm „Abnehmen mit Genuss" ist ebenfalls kein multimodales Gewichtsreduktionsprogramm, weil es allein von einer Ernährungstherapeutin durchgeführt wird [171]. Zudem gibt es keine unabhängigen Studien, die die Effektivität des Programms belegen. Deshalb wird auf diese beiden Programme nicht näher eingegangen.

Bei den verbleibenden Programmen handelt es sich um formulabasierte Programme (Optifast® 52 [172], Bodymed® [173]) oder Programme ohne Formuladiät (Mobilis® [174], Weight Watchers® [175], DocWeight®). Bei dem Vergleich dieser Programme (Tab. 8.14). zeigt sich, dass formulabasierte Programme, d. h. solche, die in der Initialphase für maximal zwölf Wochen formulabasierte LCD einsetzen, deutlich effektiver sind als solche, die auf Formuladiät verzichten [176]. Im Folgenden soll die zugrunde liegende Studienlage erörtert werden.

Die Wirksamkeit solcher multimodaler Gewichtsreduktionsprogramme wurde in zahlreichen Studien belegt und beträgt je nach Art der Durchführung im Mittel etwa 10–30 kg Gewichtsreduktion, entsprechend einem relativen Gewichtsverlust von 15–26 % auf der Basis *Intention-to-Treat* (ITT)-Analyse [172, 175, 177, 178]. Allerdings gibt es deutliche Unterschiede in der Effektivität zwischen den Programmen, beispielsweise hinsichtlich der Gewichtsreduktion zwölf Monate nach Therapie.

Tab. 8.13: Übersicht evaluierter Gewichtsreduktionsprogramme in Deutschland (nach [1]).

	Ich nehme ab (DGE)	Abnehmen mit Genuss (AOK)	Weight Watchers	Bodymed	MobiHs	Optifast-52
Mittl. BMI (kg/m²)	ca. 30	31,0	31,4	33,4	35,7	40,8
	versch. Studien	45869	772 (377 Weight Watchers)	665	5025	8296
Formula-Diät	nein	nein	nein	ja	nein	ja
Δkg (I Jahr)	nicht angegeben	nicht angegeben	−5,1 (LOCF, Weight-Watchers) −2,3 (LOCF Kontrolle)	−9,8 (LOCF)	−5,1 (BOCF)	−16,4 (LOCF)
Δkg (I Jahr) Frauen	−2,3*/−2,0*/−1,3**	−2,2 (BOCF)			−5,0 (BOCF)	−15,2 (LOCF)
Δkg (1 Jahr) Männer	−4,1*	−2,9 (BOCF)			−5,9 (BOCF)	−19,4 (LOCF)
Dropouts	16–35 %	51 %	39 % (WW)	23 %	14 %	42 %
Typ	RCT	Beobachtung	RCT	Beobachtung	Beobachtung	Beobachtung
Studien-Qualität	RCT Studien mit und ohne Face-to-Face Beratung	Alle Teilnehmer in D von 2006–2010	RCT Erfolg im Vgl. zu ärztl. Standardberatung	Selektierte Stichprobe (von ca. 500 Bodymed-Centern in D)	316 Gruppen von 2004–2011	Alle Teilnehmer, alle Zentren m Deutschland von 1999–2007
Strukturqualität	Diätassistentin/Ökotrophologin: nur bei Face-to-Face; Arzt: nein; Psychologe: nein; Bewegungsfachkraft: nein	Diätassistentin/Ökotrophologin: ja; Arzt: nein; Psychologe: nein; Bewegungsfachkraft: nein	Diätassistentin/Ökotrophologin: nein; Arzt: nein; Psychologe: nein; Bewegungsfachkraft: nein	Diätassistentin/Ökotrophologin: nein; Arzt: ja; Psychologe: nein; Bewegungsfachkraft: nein	Diätassistentin/Ökotrophologin: ja; Arzt: ja; Psychologe: (ja, teilw. Pädagoge); Bewegungsfachkraft: ja	Diätassistentin/Ökotrophologin: ja; Arzt: ja; Psychologe: ja; Bewegungsfachkraft: ja
Literatur	Rademacher & Oberitter 2008	Austel et al. 2012	Jebb et al. 2011	Walle & Becker 2011	Lagerstrøm et al. 2013	Bischoff et al. 2011

Tab. 8.14: Multimodale Gewichtsreduktionsprogrammen für Erwachsene, die in Deutschland überregional angeboten werden (nach [170]).

Kategorie	Programm	Setting	Effekt[1]
Mit Formula	Optifast® 52	Zentrumsbasiert	Δ 16,4 kg (LOCF)
	Bodymed®	Hausarztbasiert	Δ 9,8 kg (LOCF)
Ohne Formula	Mobilis®	Zentrumsbasiert	Δ 5,1 kg (BOCF)
	Weight Watchers®	Zentrumsbasiert	Δ 5,1 kg (LOCF)
	DocWeight®	Facharztbasiert	Δ 4–5 kg (*)

[1] Nach *last observation carried forward* (LOCF) bzw. *baseline observation carried forward* (BOCF) Methode, Quelle: S3-Leitlinie Adipositas [170].
* Personal communication (bisher keine Studien publiziert).

8.7.3 Differenzierung der multimodalen Gewichtsreduktionsprogramme

Die besten Ergebnisse können mit multimodalen Gewichtsreduktionsprogrammen mit Einsatz von Formuladiät in der Initialphase erzielt werden. In Deutschland ist ein solches Programm das überregional angebotene „Optifast52-Programm", das über 52 Wochen läuft und in den ersten zwölf Wochen eine ausschließliche Formuladiät (LCD 800 kcal/Tag) vorsieht.

In einer prospektiven, multizentrischen Untersuchung an 8296 adipösen erwachsenen Patienten (BMI $40{,}8 \pm 7{,}2\,\text{kg/m}^2$) wurde diese multimodale Therapie hinsichtlich Gewichtsreduktion nach sechs und zwölf Monaten und in einer Subgruppe über drei Jahre untersucht. Das Körpergewicht reduzierte sich bei den Frauen um durchschnittlich 19,6 kg, bei Männern um 26,0 kg nach *Per-Protocol*-Analyse, das entspricht einem relativen Gewichtsverlust (RWL) von 18 % und einem *excess weight loss* (EWL) von 46 % im Gesamtkollektiv [172]. Nach *Intention-to-Treat*-Analyse betrug der RWL 16 %, der EWL 36 %. Von den 8296 initialen Teilnehmern haben 4850 das Programm beendet. Das entspricht einer Compliance von ca. 60 %.

Die Erfolge dieses Programms hinsichtlich Gewichtsreduktion sind etwas, aber nicht viel geringer als die Erfolge, die von chirurgischen Interventionen in internationalen Studien berichtet werden [180–182]. Beispielsweise zeigt die vielzitierte „SOS-Studie" aus Schweden bei einem vergleichbaren Kollektiv (BMI $41{,}3 \pm 4{,}0\,\text{kg/m}^2$) einen RWL von 25 % [180]. Die chirurgische Therapie ist effektiver, aber der große Unterschied ist nicht zwischen Optifast und Chirurgie, sondern zwischen Optifast und der konservativen Therapie in der SOS-Studie, die dort als Kontrollgruppe dient. Die dort dargestellte konservative Therapie erscheint nahezu ineffektiv. Die Diskrepanz der Ergebnisse erschließt sich aus den methodischen Details, die zur konservativen Therapie im SOS-Manuskript nachzulesen sind: Es wurde keine einheitliche, validierte Therapie durchgeführt, Therapieinhalte waren variabel oder gar unbekannt, Durchführung und involviertes Personal sind nicht spezifiziert. Derlei Bedingungen verdienen nicht den Terminus „konservative Therapie" und können nicht mit einer multimodalen Therapie wie „Optifast52" gleichgesetzt werden.

Wenn derart substanziell Gewicht reduziert wird, bleibt es nicht aus, dass auch kardiometabolische Risikofaktoren verbessert werden, wie beispielsweise der Bauchumfang (–11 cm), der Anteil derer mit MetS (–50 %), arterieller Hypertonie (von 47 % auf 29 %) oder T2DM (von 11 % auf 4 %) [172].

In einer schwedischen Kohortenstudie [178] wurden drei Interventionen an adipösen Erwachsenen (BMI 29–34 kg/m^2) direkt miteinander verglichen, die auf unterschiedlichen initialen Ernährungskonzepten basierten: (i) VLCD-Formuladiät 500 kcal/Tag, (ii) LCD mit partiellem Mahlzeitenersatz und 1200–1500 kcal/Tag, (iii) energiereduzierte Mischkost 1500–1800 kcal/Tag. Nach einem Jahr wurden Gewichtsreduktionen von –11,4 ± 9,1 kg (i), –6,8 ± 6,4 kg (ii) und –5,1 ± 5.9 kg (iii) erzielt. Die *Dropout*-Raten lagen recht niedrig mit 18 % (i), 23 % (ii) und 26 % (iii); sie waren bei jungen Teilnehmern und bei geringerer Gewichtsreduktion höher. Diese Studie zeigt, dass Programme mit konsequenter initialer Formuladiät und dadurch bedingt höherer initialer Gewichtsreduktion eine bessere Compliance und ein besseres Langzeitergebnis erzielt.

In einer anderen randomisierten prospektiven Studie wurden adipöse Frauen (BMI 37,8 ± 3,9 kg/m^2) einer multimodalen Gewichtsreduktionstherapie mit 1500 vs. 1000 kcal/Tag Formuladiät unterzogen. Die Gruppe mit der niedrigen Energiezufuhr erzielte auch längerfristig nach sechs Monaten bessere Ergebnisse als die Gruppe mit der höheren Energiezufuhr (–10,03 ± 0,92 g vs. –6,23 ± 0,94 kg, P = 0.045). Selbst nach zwölf Monaten zeigte die 1000 kcal-Gruppe bessere Ergebnisse, obwohl sie zwischen Monat sieben und zwölf mehr Gewichtsanstieg verzeichnete als die 1500 kcal-Gruppe [179]. Diese Ergebnisse sprechen für eine initial strenge Begrenzung der Energiezufuhr auf Niveau der LCD, was am besten mittels Formuladiät erreicht wird.

Obwohl die Effektivität solcher Programme mit initialer Formuladiät hinsichtlich Gewichtsreduktion eindeutig belegt ist, wurden immer wieder kritische Fragen gestellt, beispielsweise zur Sicherheit und Nachhaltigkeit solcher Maßnahmen, zu den Zielgruppen und den klinischen Endpunkten wie Morbidität und Mortalität. Nach derzeitiger Studienlage können nicht alle diese Fragen beantwortet werden, aber ein großer Teil davon. Die *Sicherheit* der Programme ist wiederholt gezeigt worden [172, 177, 178]. Es sollte allerdings eine ärztliche Überwachung mit regelmäßigen klinischen und laborchemischen Untersuchungen im Verlauf der Programme gewährleistet sein [172]. Die höhere Effektivität und Sicherheit des schnellen Abnehmens unter Formuladiät wurde bereits vor 15 Jahren gezeigt [183] und kürzlich bestätigt [184].

Die immer wieder diskutierte mögliche Gefahr von *weight cycling* des Adipösen auf das Körpergewicht, die Körperzusammensetzung oder gar Morbidität und Mortalität konnte bislang wissenschaftlich nicht belegt werden [185, 186]. Somit ist jede Gewichtsreduktion, auch eine solche, die auf einige Jahre beschränkt ist (und dann ggf. wiederholt werden sollte) als positiv zu betrachten im Vergleich zu „nichts tun".

Betroffene sollten immer wieder motiviert werden, Gewichtsreduktionsmaßnahmen bei Bedarf durchzuführen.

Die *Nachhaltigkeit* sowie die *Dropout*-Rate von ca. 20–40 % stellen sicherlich die beiden wichtigsten Probleme solcher Gewichtsreduktionsprogramme dar. Wenngleich eine signifikante Effektivität auch nach drei Jahren nachgewiesen werden konnte [172], erscheint ein nach Programmende sich anschließendes *weight loss maintenance*-Programm obligatorisch (siehe Kap. 10). Die *Dropout*-Rate, die bei konservativen Programmen mit der Länge des Programms assoziiert ist und bei chirurgischen Interventionen nie erfasst wird, ist wohl dem Krankheitsbild Adipositas geschuldet.

Alle publizierten Daten deuten darauf hin, dass eine effektive Gewichtsreduktion von mindestens 5 %, besser > 10 %, mit einer Reduktion von assoziierten Erkrankungen wie Diabetes und arterieller Hypertonie einhergeht [172, 178]. Wenn die langfristige Gewichtsreduktion allerdings < 5 % ist, dann können positive Effekte auf die Morbidität nicht mehr nachweisbar sein, wie die *Look-Ahead*-Studie kürzlich zeigte [187]. In dieser Studie wurde nur kurzfristig über ca. ein Jahr ein höherer Gewichtsverlust von ca. 8 % RWL erreicht, danach von Jahr zwei bis zehn wurde lediglich ein Gewichtsverlust von 2–3 % erzielt. Diese Studie bestätigt, dass eine Verbesserung der Morbidität hinsichtlich Folgeerkrankungen der Adipositas nur dann zu erwarten ist, wenn ein dauerhafter Gewichtsverlust über Jahre von mindestens 5 %, besser 10 %, erreicht werden kann. Dazu müssen eine hocheffektive Gewichtsreduktionstherapie und eine langfristig erfolgreiche *weight loss maintenance*-Therapie beitragen. Studien zum Effekt von multimodalen Gewichtsreduktionsprogrammen auf die Gesamtmortalität liegen nicht vor.

Multimodale Gewichtsreduktionsprogramme ohne initiale Formuladiät sind weniger effektiv hinsichtlich der Ergebnisse nach einem Jahr als die vorgestellten Programme mit Formuladiät. Als Beispiel sei hier die europäische Multicenterstudie zu „Weight Watchers" angeführt [175]. In diese Studie wurden 772 übergewichtige und adipöse Erwachsene eingeschleust und auf zwei Gruppen randomisiert: Verum (Weight Watchers-Programm für zwölf Monate), von denen 61 % das Programm abschlossen und Kontrolle (*standard care*), von denen 54 % bis zur letzten Untersuchung teilnahmen. Obwohl in der Verumgruppe doppelt so viel Gewicht verloren wurde als in der Kontrollgruppe, waren die Effekte dennoch überschaubar. Der mittlere Gewichtsverlust betrug nach einem Jahr in der Verumgruppe 5,06 ± 0,31 kg, in der Kontrollgruppe 2,25 ± 0,21 kg. In der *Per-Protocol*-Analyse waren die Ergebnisse erwartungsgemäß etwas besser: 6,65 ± 0,43 kg in der Verumgruppe und 3,26 ± 0,33 kg in der Kontrollgruppe. Ähnliche Erfolge wurden in einer US-Studie erzielt, in der auch ein ambulantes multimodales Gewichtsreduktionsprogramm ohne Formuladiät angewandt wurde [188]. Die Weight Watchers-Studie scheint durchaus repräsentativ für den zu erwartenden Erfolg solcher Programme, wie eine britische Studie zeigte, in der vergleichbare kommerzielle Programme ohne Formuladiät mit dem Weight Watchers-Programm verglichen wurden und zu ähnlichen Effekten bei allen getesteten Programmen kam [189]. Dieser Trend wird durch einen kürzlich erschienenen *Systematic Review* aus den USA bestätigt: Auch wenn die dortigen Programme, trotz teilweiser Namensgleichheit, nur eingeschränkt mit den hiesigen Programmen vergleichbar sind, zeigt sich, dass ohne Formuladiät lediglich eine Gewichtsreduktion von 2–7 kg bzw. unter 10 % RWL nach einem Jahr erzielt werden kann [190].

> Merke:
> Bei höhergradiger Adipositas (Grad II/III) und einer gewünschten Gewichtsreduktion von mehr als 10 % des Körpergewichts sind nur zwei Methoden nachweislich wirksam: 1. Multimodale Gewichtsreduktionsprogramme mit Formuladiät, 2. Adipositaschirurgie.

Bei der Wahl des geeigneten multimodalen Gewichtsreduktionsprogramms sollten Programme bevorzugt werden, die folgende Kriterien erfüllen:

1. Die Effektivität und Sicherheit ist in wissenschaftlichen Studien mit geeigneter Fallzahl (Power > 0,8) und ausreichender Dauer (sechs bis zwölf Monate) nachgewiesen.
2. Die dokumentierte Effektgröße ist relevant, z. B. im Mittel mindestens 10 % Gewichtsverlust.
3. Die Dauer des Programms ist der Zielsetzung angemessen (i. d. R. mind. sechs Monate).
4. Basiselemente der Adipositastherapie sind in ausreichendem Umfang vorhanden (Ernährungstherapie, Bewegungstherapie, Verhaltensmodifikation).
5. Die Ernährungstherapie sollte LCD (Formuladiät) initial enthalten, um den schnellen und sicheren Erfolg zu erzielen, der die Motivation stimuliert.
6. Die Bewegungstherapie ist initial weniger für die negative Energiebilanz, aber für die Reduktion der drohenden Sarcopenie [191] und Osteoporose [192] unter Therapie nötig.
7. Die Durchführung erfolgt durch professionelle Kräfte mit anerkannter Ausbildung.
8. Eine ärztliche Überwachung ist gewährleistet.
9. Die Effekte sind nachhaltig, d. h. es tritt kein „Jo-Jo-Effekt" auf (wobei ein langsamer Gewichtsanstieg nach Beendigung der Intervention ohne geeignetes *Weight loss maintenance*-Konzept kein Negativkriterium, sondern zu erwarten ist!).

Voraussetzung für eine effektive Adipositasbehandlung in der Bevölkerung ist nicht nur die Anwendung einer wirksamen Therapie, sondern auch ein systemisches *Screenen* aller Erwachsener für Übergewicht und Adipositas sowie – bei positivem Befund – ein geeignetes Assessment mit Untersuchung individueller Risikofaktoren wie Essgewohnheiten, Bewegungsverhalten, psychosozialer Faktoren, Medikamenteneinnahme und familiärer Belastung. Besonders die drohenden Komplikationen sollten erfasst werden, um die Patienten identifizieren zu können, die am ehesten von einer Adipositastherapie profitieren werden, als nur den BMI zur Therapieentscheidung heranzuziehen. Danach sollte eine geeignete, evidenzbasierte Therapie eingeleitet werden, i. d. R. ein multimodales Gewichtsreduktionsprogramm, das entweder in der Praxis oder in einem Adipositaszentrum durchgeführt werden kann [193].

8.7.4 Praktische Durchführung eines multimodalen Gewichtsreduktionsprogramms

Am Beispiel des „Optifast® 52-Programms" sollte die praktische Durchführung erläutert werden. Dabei handelt es sich um ein Jahresprogramm mit wöchentlichen Gruppentreffen à 3–4 h in dafür eingerichteten Zentren. Während dieser Gruppentreffen werden die Teilnehmer (i. d. R. zwölf pro Gruppe) durch qualifiziertes Fachpersonal mit staatlichen Abschlüssen betreut (Ernährungsfachkräfte, Bewegungstherapeuten und Psychologen). Regelmäßig ist ein Arzt anwesend und kontrolliert Gewichtsverlauf und Gesundheitszustand Durch den zwölfwöchigen Einsatz einer Formulanahrung können mit dem Optifast® 52-Programm nach sechs Monaten Gewichtsabnahmen von durchschnittlich 20 % RWL erreicht werden [172]. Dies deckt sich mit den Daten der internationalen Literatur, nach der Programme mit Formuladiät Gewichtsreduktionen von 15–20 % erzielen können [40], während solche ohne Formuladiät meist unter 10 % bleiben. Im Anschluss an diese Fastenphase wird die Formulanahrung langsam reduziert und durch normale Lebensmittel ersetzt. Hierbei lernen die Teilnehmer eine gesunde und ausgewogene Lebensmittelauswahl in normalen Portionsgrößen kennen. Hier ist vor allem das Zusammenspiel von Ernährungstherapie und Verhaltenstherapie von besonderer Bedeutung. Die Stabilisierung des Gewichts nach der Abnehmphase spielt in diesem Programm eine bedeutende Rolle. In insgesamt 32 Programmwochen trainieren die Teilnehmer das neue Essverhalten und unterstützen sich in der Gruppe. Die Bewegungstherapie hat ebenfalls einen hohen Stellenwert. Neben der regelmäßigen Bewegung in der Gruppe lernen die Teilnehmer die Notwendigkeit von Alltagsbewegung kennen und werden motiviert diese in ihren Alltag zu integrieren.

Verstärkung durch Belohnung. Seit Jahren wird diskutiert, ob finanzielle Belohnungen (*incentives*) den Erfolg einer Adipositastherapie erhöhen können, indem sie z. B. die Motivation des Betroffenen steigern, ein aufwendiges Gewichtsreduktionsprogramm zuende zu führen, oder ob sie eher als unethisch zu betrachten sind. Im Optifast® 52-Programm sind *incentives* nicht vorgesehen. Tatsächlich gibt es keine ausreichenden wissenschaftlichen Daten, die das eine oder andere belegen, denn die meisten Gewichtsreduktionsprogramme wurden bislang ohne *incentives* durchgeführt [194]. In einer neueren Metaanalyse wurde der Effekt sogenannter *monetary contingency contracts* (MCC), das sind finanzielle Belohnungen für ein erreichtes Ziel, untersucht. Nach dieser Studie gibt es einen mäßigen, aber signifikanten positiven Effekt der MCC auf die Gewichtsreduktion und die Compliance während der Intervention [195].

Eigenmotivation. Die vielleicht einfachste und kostengünstigste Maßnahme zur Verbesserung des Erfolgs konservativer Gewichtsreduktionsmaßnahmen ist das tägliche Wiegen durch den Betroffenen in der Abnehmphase. Tägliches Gewichtsmessen durch den Betroffenen, am besten zweimal pro Tag, erhöht den Erfolg, ohne negative psychologische Wirkungen zu haben [196–198]. Am besten ist diese Maßnahme zu kombinieren mit einer Berichterstattung des Gewichts durch den Patienten an den Therapeuten, der den Gewichtsverlauf kommentiert und bewertet. Dies ist eine Form der Interaktion zwischen dem Betroffenen und seinem Therapeuten, die sich positiv auf die Erfolgswahrscheinlichkeit auswirkt [199].

8.7.5 Gewichtsreduktion bei älteren Menschen

Auch ältere Menschen können effektiv und sicher an Gewichtsreduktionsprogrammen teilnehmen [200]. Für medikamentöse und chirurgische Maßnahmen liegen dagegen keine Studien vor. Die Gewichtsreduktion sollte allerdings moderat sein und stets von Bewegungsmaßnahmen begleitet werden. Wenn ein substanzieller Gewichtsverlust durch ein multimodales Gewichtsreduktionsprogramm erzielt werden kann, dann wird auch die Köperzusammensetzung und das kardiovaskuläre Risiko verbessert. In einer Studie an 288 älteren Adipösen (Alter $67,0 \pm 4,8$ Jahre, BMI $32,8 \pm 3,8 \, kg/m^2$) bewirkte eine 18-monatige multimodale Intervention mit den Elementen Gewichtsreduktion (GR) und Fitnesssteigerung (FS) eine Reduktion der Fettmasse nur in der Gruppe GR+FS, nicht in den Gruppen FS und Kontrolle. Dasselbe galt für die Magermasse, wobei die prozentuale Magermasse in der Gruppe GR+FS zunahm, während sie in den beiden anderen Gruppen abnahm. Die Abnahme der kardiometabolischen Risikomarker korrelierte am engsten mit der Abnahme der Fettmasse [201]. Von zentraler Bedeutung gerade beim älteren Menschen ist eine ausreichende Proteinzufuhr von mindestens $1,2 \, g/kg$ Körpergewicht/Tag oder $1,9 \, g/kg$ fettfreie Masse/Tag (neben körperlicher Aktivität), um die drohende Sarcopenie zu verhindern [202]. Eine wesentliche Motivation zur Durchführung von Adipositastherapie auch bei älteren Menschen sind Daten, nach denen Gewichtsreduktion und körperliche Aktivität bei adipösen älteren Menschen zu einer Verbesserung der kognitiven Leistung und der krankheitsassoziierten Lebensqualität führen [203].

8.7.6 Prädiktoren für den Erfolg

Effektive Gewichtsreduktionsprogramme sind aufwendig, langdauernd und teuer. Da wäre es wünschenswert, Prädiktoren für den Erfolg zu kennen, die es erlauben vorherzusagen, wer eher profitieren könnte. Genetische Faktoren, wie die ADRB2 Gln27Glu- und ADRB3 Trp64Arg-Polymorphismen in adrenergen Rezeptoren, die Energieverbrauch und Lipolyse beeinflussen, werden als Prädiktoren diskutiert [204].

Die Relevanz anderer Polymorphismen, wie die des FTO-Gens, auf das Ansprechen auf Gewichtsreduktionsprogramme konnten nicht bestätigt werden [205]. Hormonelle Faktoren könnten auch eine Rolle spielen, denn es konnte gezeigt werden, dass höhere Spiegel von unazetyliertem Ghrelin mit höherem Gewichtsverlust nach sechs Monaten Intervention assoziiert sind. Eine hohes Leptin-zu-Ghrelin Verhältnis ist dagegen bei Frauen ein Prädiktor für Therapiemisserfolg [206, 207]. Andere Prädiktoren sind das Ausmaß des initialen Gewichtsverlust nach einem Monat (je höher desto mehr Erfolg nach zwölf Monaten), während verheiratet sein ein negativer Prädiktor und niedriger sozioökonomischer Level mit hoher *Dropout*-Rate assoziiert ist [208]. Kürzlich konnte gezeigt werden, dass die Komposition der intestinalen Mikrobiota auch prädiktiv für den Erfolg oder Misserfolg eines multimodalen Gewichtsreduktionsprogramms sein könnte [209]. Diese und andere Prädiktoren müssen in prospektiven Studien verifiziert werden. Die prädiktive Aussagekraft wird möglicherweise durch eine kombinierte Anwendung verschiedener einzelner Prädiktoren deutlich erhöht.

8.7.7 Was kostet eine erfolgreiche Gewichtsreduktion?

In einer US-Studie von 2013 [210] wurden verschiedene hausarztbasierte Adipositastherapien, darunter auch ein multimodales Programm, über zwei Jahre untersucht und die Kosten in Relation zur erreichten Gewichtsreduktion und zur Lebensqualität und Mortalität gesetzt. Es wurden folgende Kosten ermittelt:
- $ 292 pro Kilogramm Gewichtsverlust pro Jahr
- $ 115.397 pro QALY (qualitativ gutes Lebensjahr)

Die Autoren der Studie folgerten, dass das multimodale effizient, d. h. kosteneffektiv über einen Zeitraum von mehr als zehn Jahren ist [210]. Wenn man dies auf die Kosten für –25 kg über ein Jahr umrechnet, was beispielsweise im „Optifast® 52"-Programm durchschnittlich erreicht wird, so wären das ca. $ 7300 entsprechend 5800 € (tatsächlich kostet das Optifast-Jahresprogramm in Deutschland ca. 3500 €).

In einer ähnlichen Analyse wurde auf Basis der Daten von verschieden kommerziellen Gewichtsreduktionsprogrammen und pharmakologischen Gewichtsreduktionstherapien in den USA die Kosten ermittelt [211]:
- $ 155–546 pro Kilogramm Gewichtsverlust pro Jahr
- $ 34.630–54.130 pro QALY (qualitativ gutes Lebensjahr)

Die ermittelten Kosten sind in derselben Größenordnung wie in der ersten Studie. Der größte Teil der Kosten wird nicht für die Produkte (Formuladiät oder Pharmaka), sondern für das nötige Personal zur Durchführung der Programme benötigt.

Neben den Kosten ist auch die Verfügbarkeit ein wichtiger Faktor für die Durchführbarkeit einer flächendeckenden, effektiven Adipositastherapie. Dabei ist es unerlässlich, dass multimodale Programme nicht nur in spezialisierten Zentren, die meist nur in größeren Städten zu finden sind, sondern auch im Niedergelassenenbereich angeboten werden, selbst wenn nicht ausgeschlossen werden kann, dass solche Angebote weniger effektiv sind als zentrumsbasierte Programme. Ohne einen *community-based approach* kann keine flächendeckende Adipositastherapie angeboten werden. Dass formulabasierte Gewichtsreduktionsprogramme auf kommunaler Ebene erfolgreich durchführbar sind, hat eine britische Studie an Adipösen mit T2DM gezeigt [212]. In Deutschland wird ein hausarztbasiertes Gewichtsreduktionsprogramm mit initialer Formuladiät, das Bodymed®-Programm, angeboten [173]. Dabei muss diskutiert werden, ob die Leitung eines solchen Programms statt durch einen Arzt auch durch eine andere qualifizierte Fachkraft, z. B. eine Ernährungsfachkraft oder spezialsierte Pflegekräfte, koordiniert werden kann [213].

8.8 Besonderheiten bei Kindern und Jugendlichen
Reinhard Holl

8.8.1 Indikation zur Adipositastherapie bei Kindern und Jugendlichen

Die Indikationsstellung für eine spezifische Intervention, welche über die allgemeine Beratung zu gesundheitsbewusster Ernährung und ausreichend Bewegung hinausgeht, hängt vom Ausmaß der Adipositas, dem Gewichtsverlauf, dem Alter des Kindes und dem Vorliegen von diabetesassoziierten Komorbiditäten ab. Bei übergewichtigen Kindern ohne Komorbidität genügt es oft, einer weiteren Zunahme des BMI-SDS entgegenzuwirken, also die Entwicklung einer Adipositas zu verhindern. Adipöse Kinder und Jugendliche sollten – bei eigenem und familiärem Wunsch – ein Therapieangebot erhalten. Spezielles Augenmerk muss auf die Gruppe der extrem adipösen Kinder und Jugendlichen gerichtet werden – eine engmaschige, vertrauensvolle Langzeitbetreuung ist hier besonders wichtig, leider aber auch besonders schwierig.

> **Merke:**
> Pädiatrisches Spezifikum: Bei Kindern und Jugendlichen, die noch nicht ausgewachsen sind, genügt es oft, das Gewicht zu halten – durch die Zunahme der Körpergröße werden sich dann BMI und auch der alters- und geschlechtsbezogene BMI-SDS verbessern!

Die Komorbiditäten, die auch im Kindesalter vorkommen, sollten ernst genommen werden: Hypertonie, Dyslipidämie und gestörter Kohlenhydratstoffwechsel bessern sich bei Kindern und Jugendlichen oft deutlich unter Lifestylebehandlung, nicht selten auch bei relativ geringer Reduktion des BMI. Gelingt dies jedoch nicht, d. h., besteht die Komorbidität fort, so muss eine gezielte Therapie, wie z. B. der Beginn einer antihypertensiven oder lipidsenkenden Therapie, eingeleitet werden. Dies wird leider oft unterlassen.

Das übergeordnete Ziel der Adipositastherapie muss es sein, die Energieaufnahme mäßig zu reduzieren (fettarm, zuckerarm, ballaststoffreich) und durch vermehrte Bewegung den Energieverbrauch zu steigern. Eine radikale Reduktion der Energieaufnahme (Crash-Diäten, Formulanahrung) wird im Kindesalter nicht empfohlen. Der wachsende kindliche Organismus ist besonders auf eine ausreichende Energiezufuhr sowie genügend Eiweiß angewiesen.

8.8.2 Therapieansätze im Kindes- und Jugendalter

Als niederschwelliger Ansatz wird Ernährungsberatung für die Familie/den Patienten angeboten, häufig direkt durch die Krankenkassen. Die Erfolge bleiben – ebenso wie bei alleiniger Bewegungstherapie (z. B. Sportverein) – meist begrenzt, insbesondere bei ausgeprägtem Übergewicht/Adipositas. Gerade adipöse und schwer adipöse Jugendliche erleben in Sportvereinen oft mehr Frustration als Erfolgserlebnisse, da diese meist auf Leistung und nicht auf Spaß und Gesundheit ausgerichtet sind. Adipöse Jugendliche brechen deshalb die Teilnahme nicht selten rasch wieder ab. Im Vordergrund muss eine Sportart stehen, die für den Jugendlichen attraktiv ist und eine Gruppe, welche auch weniger leistungsorientierte Jugendliche gut integriert. Sportarten, die für adipöse Jugendliche geeignet sein können, sind z. B. Schwimmen, Radfahren, American Football, Badminton, Inlineskating, Powerwalking/Nordic Walking, aber auch Krafttraining im Fitnessstudio.

Multimodale Gewichtsreduktionsprogramme mit dem zentralen Konzept einer kognitiven Verhaltenstherapie (sogenannte Adipositasschulungsprogramme) werden auch im Kindes- und Jugendalter erfolgreich praktiziert und basieren auf den Komponenten
–   Ernährungsumstellung
–   Erhöhung der körperlichen Aktivität
–   psychologische Betreuung

unter Einsatz moderner pädagogischer Konzepte und geeigneter Schulungsmaterialien. Ein interdisziplinäres Team mit Ärzten, Ernährungsberater, Psychologen, Sporttrainer und Jugendärzten arbeitet idealerweise zusammen. Dies wird in Deutschland im Wesentlichen in zwei *Settings* angeboten:
–   Ambulant durchgeführte Schulungsprogramme, die meist über die gesetzlichen Krankenkassen finanziert werden. Die Zahl der Therapieangebote hat sich in den letzten Jahren aufgrund restriktiver Finanzierungszusagen vieler Kassen deutlich reduziert. Allerdings ist auch nur ein kleinerer Teil der Familien und Betroffenen bereit und in der Lage, ein derartiges Schulungsprogramm, meist über ein Jahr, zu beginnen und durchzustehen. Jüngeres Alter bei Therapiebeginn und weniger ausgeprägte Adipositas sind Faktoren, die mit erfolgreicherer Therapie einherge-

hen – bezogen auf die Reduktion des Symptoms Adipositas gemessen am altersnormierten BMI.
– Stationäre Rehabilitationsmaßnahmen werden meist über den Rentenversicherungsträger finanziert (heute nur selten über die GKV). Diese Therapieform ist außerhalb Deutschlands nahezu unbekannt, stellt aber in Deutschland eine häufig durchgeführte Maßnahme dar, in der Regel über drei bis sechs Wochen in einer auf diese Indikation spezialisierten pädiatrischen Rehabilitationsklinik.

Aufgrund fehlender Daten bei pädiatrischen Patienten gibt es aktuell keine klare Empfehlung für den Einsatz von Formuladiät bei Jugendlichen. Laut Leitlinien kann dies allenfalls bei Erfolglosigkeit der herkömmlichen Therapie oder schwerwiegender Komorbidität erwogen werden [76, 77, 214, 215].

Medikamentöse Gewichtsreduktion spielt bei Kindern und Jugendlichen kaum eine Rolle. Aktuell ist in Deutschland kein Präparat für den Einsatz in der Pädiatrie zugelassen, allerdings wird über *off-label use* von Orlistat, Metformin oder GLP-Analoga berichtet. Die Entscheidung für einen Therapieversuch muss immer individuell getroffen werden, auch ist das Nebenwirkungsprofil (Einzelberichte von Leberschädigung bei Orlistat) noch nicht geklärt und viele Patienten tolerieren die Medikation nicht (Blähungen, Stuhlinkontinenz bei Orlistat, gastrointestinale Nebenwirkungen und Unverträglichkeit bei Metformin). Die Gewichtsreduktion unter Metformin ist eher gering, sodass die Substanz primär bei Patienten mit T2DM eingesetzt werden sollte [72, 73, 216, 217].

Bei extrem adipösen Jugendlichen wird zunehmend auch an eine chirurgische Intervention gedacht, wobei dies bisher umstritten ist und deshalb noch meist die Volljährigkeit vor der definitiven Entscheidung abgewartet wird. Im Gegensatz zu Erwachsenen ziehen manche Zentren bei nicht-volljährigen Patienten das Magenband aufgrund seiner Reversibilität noch vor. Entscheidend sind eine umfassende Vorbereitung und eine qualifizierte, langfristige Nachsorge der Patienten [74, 75, 218, 219].

8.8.3 Schulungsprogramme / Unterlagen (Auswahl)

(i) Konsensgruppe Adipositasschulung (KgAS)/leichter aktiver gesünder (Abb. 8.6)
Die KgAS leistete in Deutschland Pionierarbeit bei der Entwicklung von Adipositasschulungsprogrammen, der Ausbildung von Adipositastrainern und der Etablierung von zertifizierten Schulungsangeboten. Das Trainermanual wurde erstmals im Jahr 2004 publiziert und ist über den „aid infodienst" verfügbar [24, 220]. Der Ordner umfasst Hinweise zum Konzept und zur Organisation von Schulungsmaßnahmen zusammen mit vielen praktischen Bausteinen und Beispielen für Übungen. Zusätzlich zum Rahmenkonzept, das sowohl im stationären Bereich (Reha-*Setting*) als auch für ambulante Programme eingesetzt werden kann, gibt es separat Kopiervorlagen für die Bereiche Medizin, Ernährung, körperliche Akti-

Struktur des KgAS Schulungskonzeptes für
Kinder und Jugendliche mit Adipositas und ihre Eltern

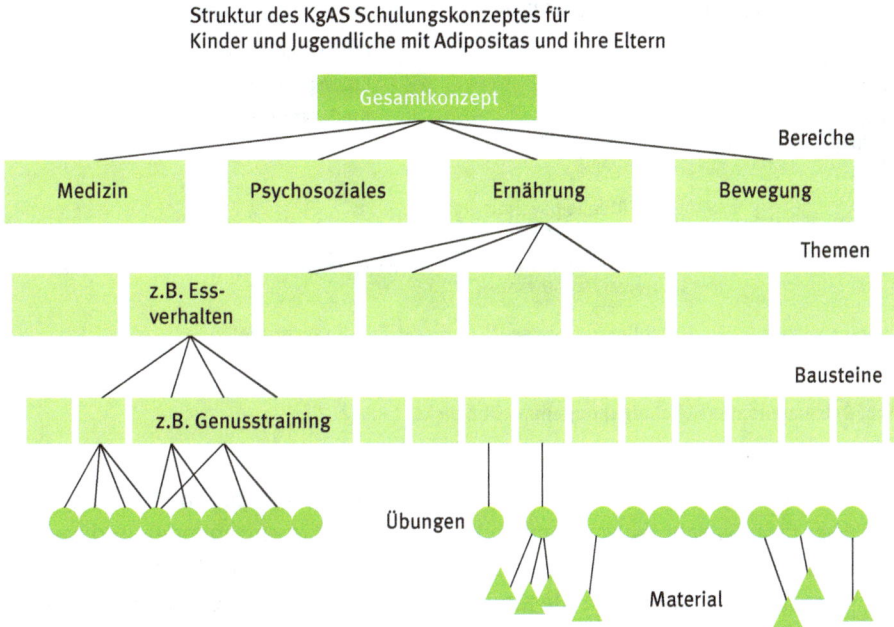

Abb. 8.6: Struktur der Konsensgruppe Adipositasschulung (KgAS) für Kinder und Jugendliche mit Adipositas sowie deren Eltern.

vität, Psychosoziales, Eltern sowie Dokumentation und Evaluation. Die praxiserprobten Materialien spiegeln die breite Erfahrung der Autorengruppe in der täglichen Arbeit mit übergewichtigen und adipösen Kindern und Jugendlichen wider. Aktuell arbeitet die KgAS-Gruppe an Konzepten für die Integration von ambulanten und stationären Therapieangeboten bzw. der ambulanten Weiterbetreuung nach einer initialen stationären Schulung im Rahmen einer Rehabilitationsmaßnahme.

(ii) „Obeldicks" (Abb. 8.7)

Schwer übergewichtige Kinder und Jugendliche (8–14 Jahre) und ihre Eltern werden über ein Jahr intensiv zu den Themenbereichen Ernährung, Bewegung und Verhalten sowohl in Theorie als auch Praxis geschult. Eine Vorphase mit Sportterminen erlaubt es, die Motivation der Familie abzuschätzen. Für Eltern werden Elternabende, aber auch Einzelgespräche angeboten. Dieses Programm ist das wohl am besten evaluierte Programm mit dem längsten *follow-up* [26, 221, 222], viele Kassen übernehmen die Kosten.

Für die Zielgruppe von übergewichtigen Kindern, bei der der präventive Aspekt im Vordergrund steht und vor allem eine weitere Gewichtszunahme verhindert werden soll (8–16 Jahre), wurde „Obeldicks light" entwickelt. Die Therapiedauer beträgt lediglich sechs Monate mit ein bis zwei Gruppentreffen (alters- und geschlechtshomogen) pro Woche.

Ambulantes Schulungsprogramm „Obeldicks"

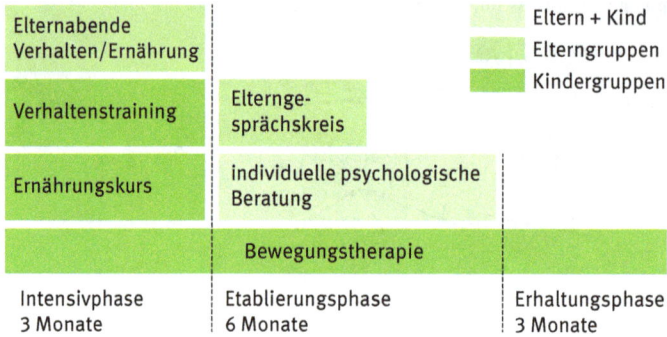

Elternabende Verhalten/Ernährung		Eltern + Kind
Verhaltenstraining	Elternge- sprächskreis	Elterngruppen
Ernährungskurs	individuelle psychologische Beratung	Kindergruppen
Bewegungstherapie		

| Intensivphase 3 Monate | Etablierungsphase 6 Monate | Erhaltungsphase 3 Monate |

Abb. 8.7: Ambulantes Schulungsprogramm „Obeldicks" (aus [222]).

Das Programm „Obeldicks mini" richtet sich an die Zielgruppe adipöser Kinder im Alter fünf bis acht Jahren. Hier sind die Eltern stärker eingebunden und werden parallel zu den Kindern geschult. Zusätzlich findet wöchentlich eine Bewegungstherapie in der Gruppe für die Kinder statt. Die Programmdauer beträgt ein Jahr.

(iii) „BABELUGA" (Abb. 8.8)

Dieses Programm wurde von einem multidisziplinären Team am sozialpädiatrischen Zentrum der Charité in Berlin entwickelt [33, 223]. Neben den Komponenten Ernährung und Bewegung wird insbesondere die soziale Lage der Familie und der Bildungsstand intensiv beachtet, ebenso der kulturelle Hintergrund. Die Angebote werden deshalb eng mit sozialpädagogischen Angeboten im Lebensum-

Abb. 8.8: Baustellenarbeitsbogen aus dem BABELUGA-Programm der Charité [33, 223].

feld der Kinder und Jugendlichen vernetzt. Die Abkürzung BABELUGA steht für (**B**erliner – **A**dipositas-Therapie-Programm für Kinder, Jugendliche und ihre Familien – **B**ewegung, Beratung, Begleitung – **E**ssen und Trinken, Eigeninitiative – **L**ernen, Lebensqualität – **U**nterstützung der Familie – **G**ruppentherapie für Kinder und Eltern – **A**dipositas-Diagnostik, Langfristiges Abnehmen). Da die Herausforderungen („Baustellen") für jede Familie, jeden betroffenen Jugendlichen anders sind, stellt BABELUGA ein realitätsnahes, multimodales Baukastensystem zur Verfügung, um „Veränderungspfade" auszuwählen und schrittweise umzusetzen („Etappenziele").

(iv) „MobyDick"/„MobyKids"
Das Programm richtet sich an übergewichtige und adipöse Kinder und Jugendliche im Alter von 8 bis 17 Jahren. Das Programm bietet über ein Jahr wöchentliche Treffs zu den Themen gesunde und schmackhafte Ernährung, spielerische Bewegung, Verhaltenstraining für Selbstbewusstsein und Eigenverantwortung. Eltern sind über Elternabende eingebunden, in den Schulferien wird ein Ferienprogramm angeboten. Das Programm wurde ursprünglich in Hamburg entwickelt, mittlerweile gibt es bundesweit Netzwerkpartner, die vorgegebene Qualitätsstandards erfüllen müssen und jeweils für ein Jahr zertifiziert werden.

(v) „KIDS"
Dieses multidisziplinäre Programm wird häufig über niedergelassene Ernährungspraxen koordiniert und an vielen Standorten angeboten. Es setzt sich aus je vier Monaten Intensivphase, Grundphase und Stabilisierungsphase zusammen. Medizinische und psychologische Begleitung, Ernährungsschulung und Bewegungsprogramm stellen die vier Säulen dar, Eltern sind über Elternabende eingebunden.

(vi) „Powerkids"
Das Programm wurde in München entwickelt und richtet sich primär an übergewichtige, weniger an adipöse Schulkinder im Alter von acht bis zwölf Jahren. Das Programm wird von der AOK und in Schulen angeboten. Ein Materialienkoffer und ein Punktesystem (Fettzies, Sporties, Schlaffies und Winnies) soll sowohl die körperliche Aktivität steigern als auch das Ernährungsverhalten verbessern. Die Verhaltensänderung soll Spaß machen, keine strikten Verbote, insgesamt zwölf Lektionen werden über drei Monate verteilt. Positive Evaluationsdaten liegen vor [78, 224].

Die Übergänge zu einem primärpräventiven Programm, wie das in der Sportmedizin der Universitätsklinik Ulm entwickelte Programm „Komm mit in das gesunde Boot", sind fließend. Hier ist die Zielgruppe Kindergarten und Grundschulkinder auch ohne bereits bestehendes Übergewicht.

Um die Durchführung von Adipositastherapieprogrammen zu standardisieren und die Qualität zu verbessern, hat die Arbeitsgemeinschaft Adipositas bei Kindern und Jugendlichen (AGA) – basierend auf wegweisenden Vorarbeiten durch die KgAS –

ein *Zertifizierungssystem* umgesetzt: Sowohl Adipositastrainer (Ärzte, Psychologen/ Pädagogen, Fachkräfte der Bereiche Ernährung und Sport), Adipositastrainerakademien als auch Therapieeinrichtungen werden zertifiziert [31, 225]. Details der Anforderungen sowie Ablauf und Gültigkeitsdauer der Zertifikate siehe www.a-g-a.de.

Seit dem Jahr 2000 besteht als zusätzliche Komponente eines Qualitätsmanagements ein externes *Benchmarking-System* basierend auf der standardisierten longitudinalen Dokumentation mit der APV-Software [32, 226]: Patientencharakteristika (Ausgangs-BMI, Komorbidität), Behandlungsprozess (Schulungseinheiten nach Kategorien, Begleittherapie) und Therapieergebnisse (BMI-Verlauf, Reduktion Komorbidität) werden zweimal jährlich anonymisiert ausgewertet. Jede Einrichtung erhält eine Rückmeldung über die erzielten Resultate, verglichen mit allen anderen Teilnehmern, sowie separat für ambulante Einrichtungen und für Rehabilitationsmaßnahmen. Circa 200 Therapieeinrichtungen aus Deutschland, Österreich und der Schweiz beteiligen sich an der Initiative (siehe www.a-p-v.de).

8.8.4 Therapie von Komorbiditäten im Kindes- und Jugendalter

(i) Arterielle Hypertonie

Bei adipösen Jugendlichen mit primärer Hypertonie ist zunächst eine Lebensstilmodifikation indiziert. Unter Ernährungsumstellung einschließlich Reduktion der Kochsalzzufuhr und gesteigerter körperlichen Aktivität normalisiert sich der Blutdruck bei einem Teil der Jugendlichen mit milder Hypertonie (Grad 1). Wenn nach sechs Monaten nicht-pharmakologischer Intervention die Hypertonie fortbesteht, ist eine antihypertensive Medikation indiziert. Bei der Wahl der Medikamentengruppen sollten primär ACE-Hemmer/ATII-Rezeptorblocker (Verbesserung der Insulinsensitivität) oder Kalziumantagonisten (stoffwechselneutral) gewählt werden, während Betablocker und Diuretika nur als Kombination eingesetzt werden sollen. Enalapril, Losartan und Valsartan sind für die Anwendung bei Kindern und Jugendlichen unter 18 Jahren zugelassen und Medikamente der ersten Wahl; Amlodipin ist ebenfalls in der Pädiatrie zugelassen (Medikament zweiter Wahl).

Man muss den Nutzen der medikamentösen Langzeittherapie – anders als bei hypertensiven Notfällen – bei Kindern immer kritisch hinterfragen. Die Empfehlungen beruhen großteils auf Analogien zu erwachsenen Patienten. Bereits bestehende Endorganschäden wie Linksherzhypertrophie, Mikroalbuminurie oder T2DM als Komorbidität sprechen klar für eine frühzeitige pharmakologische Intervention.

(ii) Hyperlipidämien

Es besteht Konsens, dass Hyperlipidämien auch bei Kindern und Jugendlichen behandelt werden sollen. Wenn nach drei bis sechs Monaten Lebensstilveränderung (gezielte Ernährungsberatung zur Modifikation des Fettkonsums) die Grenzwerte wiederholt überschritten sind, ist wahrscheinlich eine medikamentöse Intervention indiziert. Bei übergewichtigen Patienten (BMI 90–97. Perzentile) sollte dabei die Therapieindikation immer bei LDL-Cholesterinwerten über 190 mg/dl gestellt werden. Wenn weitere Risikofaktoren vorliegen, sinkt diese Grenze auf 160 mg/dl, dieser Wert gilt bei allen adipösen Patienten (BMI > 97. Perzentile). Adipöse Patienten mit weiteren Risikofaktoren (familiäre Belastung mit frühen koronaren Ereignissen bei Verwandten ersten oder zweiten Grades, T1DM oder T2DM, gleichzeitig bestehende Hypertonie, Lipoprotein a > 30 mg/dl, Zigarettenrauchen) sollten bereits bei wiederholt gemessenen LDL-Cholesterinwerten über 130 mg/dl medikamentös behandelt werden [227]. Bei LDL-Werten über 250 mg/dl ist primär an eine familiäre Hypercholesterinämie zu denken.

Als Statinpräparat ist das hydrophile Pravastatin für Kinder ab dem Alter von acht Jahren zugelassen und aufgrund seiner guten Verträglichkeit Mittel der ersten Wahl in dieser Altersgruppe, Beginn der Therapie mit 10 mg abends. Zielwert unter Behandlung ist ein LDL-Cholesterin unter 130 mg/dl, Kontrollen von Kreatinin-Kinase (CK) und Transaminasen werden empfohlen. Während einer Schwangerschaft sind Statine kontraindiziert.

Eine Hypertriglyzeridämie reduziert sich meist unter Gewichtsabnahme. In der Ernährung sollten die Zufuhr an Mono- und Disacchariden sowie die gesättigten Fettsäuren reduziert werden, eventuell zusätzliche Gabe von Omega-3-Fettsäuren (Fischöl). Die Indikation zur Gabe von Fibraten sollte durch Stoffwechselspezialisten gestellt werden, die Substanzen sind für Kinder und Jugendliche nicht zugelassen [227].

(iii) Diabetes mellitus

Für pädiatrische Patienten, welche die Kriterien des T2DM erfüllen (siehe Kap. 7.3), ist folgende Therapieeskalation vorgesehen [228]:

– Wenn initial der HbA1c-Wert > 9 % beträgt oder der Blutzucker > 250 mg/dl und Zeichen eines absoluten Insulinmangels vorliegen (Ketonurie, Ketoazidose), ist eine sofortige Insulintherapie indiziert. Eventuell kann später auf orale Medikamente gewechselt werden.

– Ansonsten ist Metformin als Medikament der ersten Wahl auch für pädiatrische Patienten zugelassen. Beginn mit 500 mg abends zur Mahlzeit, Dosissteigerung bis maximal zweimal 1 g. Gastrointestinale Nebenwirkungen sind häufig, aber es besteht kein Unterzuckerungsrisiko. Kontraindikationen sind Niereninsuffizienz, schwere Leber- und Pankreaserkrankungen, respiratorische Insuffizienz oder hypokalorische Ernährung (< 1000 kcal/Tag) sowie eine Schwangerschaft. Vor Operationen muss Metformin abgesetzt werden.

– Alle pädiatrischen Patienten mit T2DM und ihre Familien sollten geschult werden (allerdings ist zurzeit kein pädiatrisches Schulungsprogramm spezifisch für T2DM verfügbar, ausgewählte Module aus Typ-1-Programmen können adaptiert werden) und regelmäßig medizinisch betreut werden, einschließlich der Diagnostik auf Begleitrisiken und mikro- und makrovaskuläre Folgeerkrankungen. Als metabolischer Zielwert wird ein Nüchternblutzucker < 126 mg/dl und ein HbA1c-Wert < 7 % angestrebt [29].

- Wenn durch Metformingabe und Lebensstiländerung nach drei bis sechs Monaten das metabolische Ziel nicht erreicht bzw. Metformin nicht vertragen wird, soll nach pädiatrischer Diabetes-Leitlinie eine Insulinbehandlung eingeleitet werden. Diese kann entweder als Gabe eines langwirkenden Verzögerungsinsulins (BOT-Therapie) oder als Gabe eines Kurzzeitinsulins vor den Hauptmahlzeiten (SIT-Therapie) begonnen werden. Eine umfassende Schulung ist notwendig, einschließlich des Erkennens und Behandelns von Hypoglykämien. Während der Einstellung dürfen die Betroffenen keine Fahrzeuge lenken (Pädiatrie: Mofa, begleitetes Fahren ab 17). Wenn die Substanz vertragen wird, sollte die Metformingabe fortgeführt werden.

  Die Gabe von Sulfonylharnstoffderivaten ist bei adipösen Jugendlichen mit T2DM wegen der erwarteten Gewichtszunahme nicht empfehlenswert. Neuere orale Antidiabetika (DPP-4-Hemmer, SGLT2-Hemmer) oder GLP-Analoga sind bisher für Patienten unter 18 Jahren nicht zugelassen, zahlreiche Zulassungsstudien werden aktuell durchgeführt.

- Wenn durch SIT oder BOT die metabolischen Zielwerte nicht erreicht werden, ist eine weitere Intensivierung der Insulintherapie durch Kombination von Mahlzeiteninsulin und Basalinsulin notwendig. Dies kann eine konventionelle Insulintherapie mit zwei bis drei Injektionszeitpunkten pro Tag sein, eine intensivierte Insulintherapie mit vier bis sechs Injektionszeitpunkten und variabler Anpassung der Insulindosis nach Blutzucker, Nahrungsaufnahme, körperlicher Aktivität und weiteren Einflussfaktoren. Nur selten wird bei pädiatrischen Patienten mit T2DM eine Insulinpumpe zum Einsatz kommen, hierfür wäre eine Einzelfallgenehmigung notwendig. Eine umfassende Diabetesschulung und Anbindung an ein bezüglich T2DM erfahrenes pädiatrisches Diabetesteam ist notwendig.

8.9 Grenzen der konservativen Therapie/ Überleitung zur chirurgischen Therapie
Stephan C. Bischoff

8.9.1 Was ist ein „Therapieversager"?

Die Adipositaschirurgie ist die derzeit effektivste Maßnahme zur Gewichtsreduktion. Die Details der Durchführung der verschiedenen Operationsverfahren werden in Kap. 9 dargestellt. Der hohen Effektivität stehen einige Limitationen gegenüber, wie z. B.:
- Operations- und Anästhesierisiko;
- Risiko der Malassimilation von Makronährstoffen (besonders Protein) und Mikronährstoffen (besonders Vitamine);
- Refluxleiden, Übelkeit, Erbrechen;

- Risiko Depression und Angstzustände;
- Einschränkung der Lebensqualität durch deutliche Beschränkung der Nahrungs-
  und Flüssigkeitsaufnahme (Magenvolumen < 300 ml);
- ungesicherte Langzeitnachbetreuung (Finanzierung nicht geregelt);
- begrenzte Operationskapazität,

Aus diesen Gründen ist in der deutschen Leitlinie Adipositas [1] wie auch in allen internationalen Leitlinien festgelegt, dass die Indikation zur chirurgischen Therapie ein „unzureichender Erfolg" bzw. eine „Erschöpfung" der konservativen Therapie voraussetzt. Dies erfordert eine Definition der Begriffe „unzureichender Erfolg" bzw. „Erschöpfung der konservativen Therapie". Immer wieder kommt es zu Kontroversen darüber, was ein „Therapieversager" ist.

Wenn man sich die Ergebnisse eines der effektivsten konservativen Therapieprogramme, die in Deutschland überregional verfügbar sind, hinsichtlich des Erfolgs oder Misserfolgs anschaut, so zeigt sich, dass von denen, die das Programm absolvieren, 5,9 % weniger als 5 % RWL (WHO-Definition von „Erfolg") und 12,0 % weniger als 10 % RWL nach einem Jahr erreichen (Abb. 8.9). Da es sich um deutlich übergewichtige Personen mit einem mittleren BMI um 40 kg/m² handelt, erscheint ein *cut-off* von 10 % angebrachter als 5 % und wird auch eher die Erwartungshaltung der Betroffenen spiegeln. Ein *cut-off* von 20 % RWL, wie er von einigen Chirurgen gefordert wird [1], ist nicht praktikabel, denn es gibt kein konservatives Programm, das dies im Mittel erreicht [172]. Selbst die Chirurgie erreicht diesen *cut-off* nur knapp und nur vorübergehend, wie eine Zusammenfassung der Daten aus den größten europäischen Studien zur Adipositaschirurgie zeigt [181]. Nach den Zahlen aus Abb. 8.9, PP-Analyse, könnte man schätzen, dass 17,9 % der Teilnehmer das Ziel nicht erreicht und diese damit Kandidaten für eine chirurgische Therapie wären. Schaut man sich die Zahlen

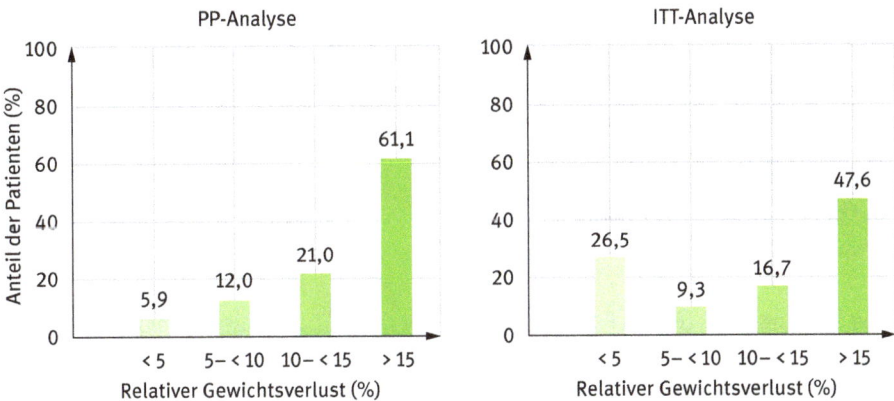

Abb. 8.9: Relativer Gewichtsverlust (x-Achse) bei Teilnehmern am „Optifast®52"-Prorgamm nach einem Jahr multimodaler Intervention (links: *Per-Protocol* [PP]-Analyse, rechts: *Intention-to-Treat* [ITT]-Analyse); aus [172].

auf der Basis einer ITT-Analyse an, steigt die Rate der „Therapieversager" nach o. g. Definition auf 35,8 % an, d. h. auf das Doppelte. Allerdings ist unwahrscheinlich, dass durch diese Betrachtung mehr Kandidaten für die Adipositaschirurgie zu erwarten sind, denn viele brechen das konservative Jahresprogramm aus Gründen ab, die nicht mit der Adipositas in Zusammenhang stehen.

> Eine konservative Adipositastherapie kann als „unbefriedigend" betrachtet werden, wenn bei einem BMI > 30 kg/m^2 weniger als 10 % Gewichtsreduktion (*relative weight loss*, RWL) dauerhaft erreicht werden. Ein anderer Vorschlag der Definition von „unzureichendem Erfolg" einer konservativen Therapie besagt, dass weniger als 30 % Reduktion des überschüssigen Gewichts (*excess weight loss*, EWL) erreicht werden.

8.9.2 Was will der Betroffene?

Auch wenn die Experten noch um eine Definition des „Therapieversagers" ringen, die die Schnittstelle zwischen konservativer und chirurgischer Therapie festlegt, haben sich die Patienten meist schon für die eine oder andere Therapie entschieden, bevor sie sich vom Arzt beraten lassen. Mittels eines *shared decision making (SDM) approach* wurden populationsbasiert Patientenwünsche erfasst, um eine Studie zu planen, die eine Randomisierung zwischen konservativer und chirurgischer Adipositastherapie vorsah [229]. Dieser Ansatz brachte erstaunliche Ergebnisse hervor:
- 1808 Kandidaten wurden befragt.
- 1063 (59 %) stimmten einer Telefonbefragung zu.
- 416 (23 %) hatten Interesse an einer Beratung über Behandlungsmöglichkeiten.
- 277 (15 %) machten den SDM-Prozess vollständig mit.

Von den 277 Teilnehmern, die sich dem SDM-Prozess unterzogen, wurden folgende bevorzugte Behandlungsoptionen angegeben:
- 21 (8 %) OP
- 149 (54 %) Ernährung/Bewegung
- 5 (2 %) Pharmakotherapie
- 8 (3 %) nichts
- 94 (34 %) unklar

Dies bedeutet, 183 (66 %) Patienten waren bei ihrer Therapiewahl entschieden und nicht für eine Beratung oder Randomisierung zugänglich. Von den verbleibenden 94 Patienten nahmen 43, d. h. weniger als die Hälfte, an einer Randomisierungsstudie teil. Bezogen auf die initial Rekrutierten ist das ein Anteil von 2,3 %. Diese Studie zeigt erstens, dass die Mehrheit der Betroffenen ihre Entscheidung ohne Leitlinien und ärztliche Beratung, sondern eigenständig bzw. nach Austausch mit Mitbetroffenen oder

Selbsthilfegruppen fällen. Zweitens zeigt die Studie, wie schwer es ist, eine repräsentative Randomisierungsstudie durchzuführen, in der konservative und chirurgische Therapie der Adipositas miteinander verglichen werden.

In diesem Zusammenhang werden oft Randomisierungsstudien genannt, in denen konservative und chirurgische Therapie miteinander verglichen wurden. Dabei wird manchmal übersehen, dass diese nicht zur Adipositastherapie, sondern zur Diabetestherapie durchgeführt wurden, wie beispielsweise die Studien von Schauer et al. [230, 231] oder Mingrone et al. [232], die eine Überlegenheit der chirurgischen Therapie hinsichtlich Effektivität zeigen. Die konservative Therapie ist in diesen Studien allerdings nicht ein effektives multimodales Gewichtsreduktionsprogramm, sondern eine konservative Diabetestherapie mit vorwiegend medikamentösen Ansätzen und keine oder wenige Gewichtsreduktionsbemühungen. Dass die chirurgische Therapie der Diabetestherapie überlegen ist, deutet darauf hin, dass der T2DM durch effektive Gewichtsreduktion (chirurgisch oder auch konservativ) besser behandelt wird als durch die derzeit meist praktizierte medikamentöse Therapie.

8.9.3 Vergleich konservative/operative Adipositastherapie

Größere randomisierte, prospektive Studien, in denen operative mit konservativer Adipositastherapie verglichen werden, liegen nicht vor. Nach den genannten Überlegungen werden sie auch in Zukunft schwer durchführbar bleiben und deshalb allenfalls mit kleinen Fallzahlen zu erwarten sein. Bisherige Vergleichsstudien basieren meist auf größeren, nicht-randomisierten Einzelstudien oder auf Metaanalysen von kleinen, randomisierten Studien zur Adipositastherapie. In einer Metaanalyse von Cheng et al. [233] wurden 25 kleine Studien mit insgesamt 1194 Patienten analysiert. Danach ist die chirurgische Intervention hinsichtlich Gewichtsreduktion effektiver als die konservative Therapie. Dies gilt auch hinsichtlich der Behandlung der meisten assoziierten Risikofaktoren bis auf die kardiologischen Risikofaktoren, die durch die konservative Therapie günstiger beeinflusst wurden. In einer ähnlich konstruierten Studie von Gloy et al. [182] über elf Studien und 796 Patienten drei Jahre zuvor, wurden ähnliche Ergebnisse erzielt. In der Arbeit von Martins et al. [234] wurden 206 adipöse Patienten (BMI > 40 der BMI > 35 kg/m^2 plus Komorbiditäten) mit Indikation zur Adipositaschirurgie auf vier Gruppen randomisiert: A) Adipositaschirurgie, (B) stationäres Abnehmprogramm; (C) kommerzielles Abnehmprogramm, (D) ambulantes Abnehmprogramm. Alle Maßnahmen führten zu einer signifikanten Gewichtsreduktion nach einem Jahr, wobei die Chirurgie (–31 ± 9 % RWL) effektiver war als die drei konservativen Programme (15 ± 8 %, 13 ± 8 %, 5 ± 8 %). Hinsichtlich der Reduktion der Komorbiditätsmarker (LDL, TG etc.) gab es allerdings keine deutlichen Unterschiede zwischen den vier Gruppen.

In einer kleinen, aber sehr elegant durchgeführten Studie von Burguera et al. [235] wurden adipöse Patienten auf zwei konservative Maßnahmen randomisiert, einem multimodalen Gewichtsreduktionsprogramm mit intensivierter Lebensstilmodifikation (ILM, $n = 60$) oder einer *Usual-Care*-Gruppe (UC, $n = 46$). Diese Gruppen wurden mit einer dritten Gruppe verglichen, die sich einer chirurgischen Adipositastherapie unterzog (CAT, $n = 37$). Patienten nach ILM hatten nach zwei Jahren deutlich mehr Erfolg als nach UC (–11,3 % RWL vs. –1,6 %; $p < 0,004$). In der ILM-Gruppe hatten 31,4 % der Patienten bereits sechs Monate nach Interventionsbeginn keine morbide Adipositas mehr, nach 24 Monaten sogar 44,4 %. Der Gewichtsverlust in der CAT-Gruppe betrug –29,6 %. Diese Zahlen zeigen, dass eine suffiziente konservative Therapie zwar weniger effektiv ist als eine chirurgische Therapie, aber keineswegs ineffektiv, wie manche chirurgischen Studien suggerieren, in denen die Kontrolle keinem validierten konservativem Therapieprogramm unterzogen wurde.

Merke:
Chirurgische Therapie ist effektiver als konservative Therapie, aber nicht die alleinig effektive Maßnahme!
- Problem Indikationsstellung: Wann ist konservative Therapie „erschöpft"?
- Problem Akzeptanz: Die meisten Pat. sind „entschieden".
- Problem Langzeit-*Outcome*: Rezidivrate – Sicherheit – Nachsorge.

Tab. 8.15: Relevante Kriterien für bzw. gegen eine chirurgische Adipositastherapie*

Kriterien, die für eine chirurgische Adipositastherapie sprechen	Kriterien, die gegen eine chirurgische Adipositastherapie sprechen
Erfolg der adäquaten konservativen Therapie (z. B. validiertes multimodales Gewichtsreduktionsprogramm) nach sechs bis zwölf Monaten unbefriedigend (z. B. < 10 % relativer Gewichtsverlust wurde nicht erreicht)	Eine adäquate konservative Therapie (z. B. validiertes multimodales Gewichtsreduktionsprogramm) wurde noch nicht durchgeführt
Trotz eines gewissen Erfolgs der konservativen Therapie ist das Ergebnis nach sechs bis zwölf Monaten unbefriedigend (z. B. BMI > 40 kg/m²)	Essstörungen (psychologisch validiert)
Erfolg der konservativen Therapie nicht nachhaltig (z. B. ein Jahr nach Beendigung des konservativen Programms wird das Ausgangsgewicht wieder erreicht)	Debilität u. a. relevante Einschränkungen
Adäquate konservative Therapie nicht durchführbar (z. B. Immobilität)	Adäquate Nachversorgung nach chirurgischer Intervention kann nicht garantiert werden
Erfolg der adäquaten konservativen Therapie ist nicht zu erwarten (z. B. extrem hoher Insulinbedarf mit > 300 IU/Tag)	Patient lehnt (trotz fachkundiger Beratung) einen chirurgischen Eingriff ab

* Nachrangige Kriterien für bzw. gegen die Indikation zur Chirurgie sind der initiale BMI, das Vorhandensein von Begleiterkrankungen oder Begleittherapien, vermeintliche „Dringlichkeit" und Kosten.

8.9.4 Konsequenzen für die Praxis

Die Datenlage zur Schnittstelle konservative Therapie/chirurgische Therapie ist klarer, als es manche Diskussionen zwischen den Fachgebieten erscheinen lassen. Beide Verfahren haben, wenn sie evidenzbasiert angewandt werden, ihre Meriten und ihre Limitationen. Vor allem sind beide Verfahren nötig, um der großen Zahl der Betroffenen mit oft dezidierten Wünschen und Erwartungen gerecht zu werden.

Die Entscheidung, wann welchem Patienten welches Verfahren sinnvollerweise angeboten werden sollte, kann nur individuell getroffen werden. Dabei sollten Kriterien, die für eine chirurgische Adipositastherapie sprechen ebenso in Betracht gezogen werden wie Kriterien, die für eine konservative Adipositastherapie sprechen (Tab. 8.15). Vor allem sollte ein *case management* entwickelt werden, dass die verschiedenen Therapieverfahren phasengerecht und nach individuellen Kriterien integriert und verknüpft, um für alle Betroffene ein sinnvolles Therapieangebot unterbereiten zu können (Abb. 8.10).

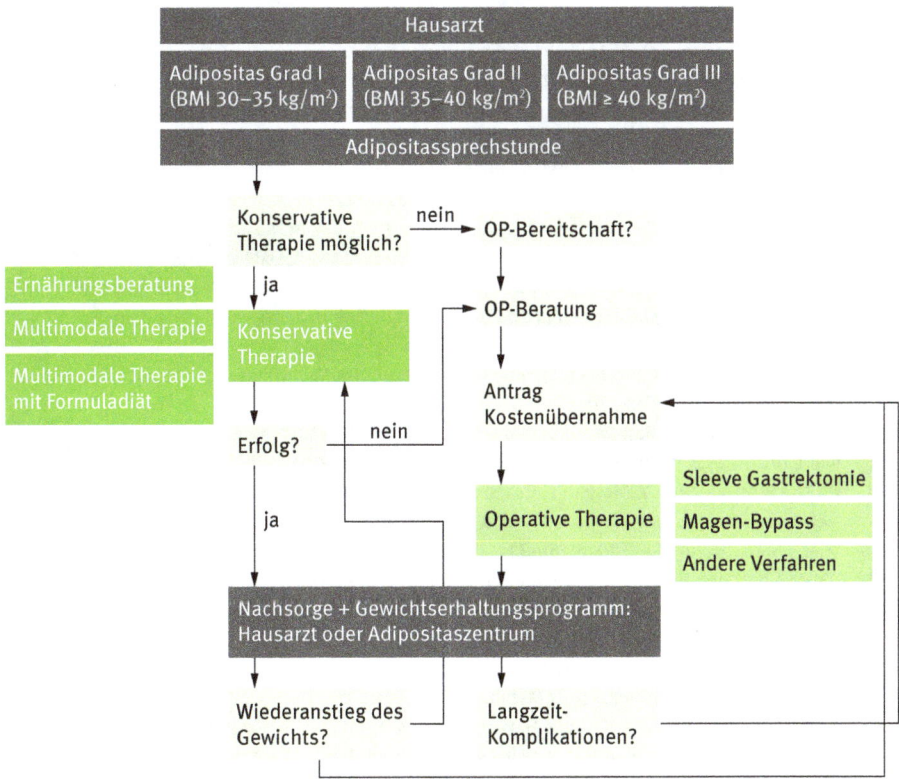

Abb. 8.10: *Case-Management-Prinzip* der interdisziplinären Adipositastherapie (entwickelt vom Adipositasnetz Stuttgart-Esslingen-Tübingen, ANSET 2017).

Literatur

[1]   Hauner H, Berg A, Bischoff SC, et al. Interdisziplinäre Leitlinie der Qualität S3 zur „Prävention und Therapie der Adipositas". Version 2.0, 2014 (1. Aktualisierung, 2011–2013). www.awmf. org/leitlinien/detail/ll/050-001.html (aufgerufen am 18.02.2017).
[2]   National Institute for Health and Care Excellence (NICE). Obesity: Guidance on the prevention of overweight and obesity in adults and children [CG189]. Published 2014. https://www.nice. org.uk/guidance/cg189.
[3]   Scottish Intercollegiate Guidelines Network(SIGN). Management of Obesity. A national clinical guideline. Published February 2010. ISBN 978 1 905813 57 5. www.sign.ac.uk.
[4]   Jensen MD, Ryan DH, Donato KA, et al. Executive summary: Guidelines (2013) for the management of overweight and obesity in adults. Obesity. 2014;22:S5–S39.
[5]   Mathus-Vliegen EM; Obesity Management Task Force of the European Association for the Study of Obesity. Prevalence, pathophysiology, health consequences and treatment options of obesity in the elderly: a guideline. Obes Facts. 2012;5:460–83.
[6]   Tsigos C, Hainer V, Basdevant A, et al.; Obesity Management Task Force of the European Association for the Study of Obesity. Management of obesity in adults: European clinical practice guidelines. Obes Facts. 2008;1:106–16.
[7]   Lorenzini A. How much should we weigh for a long and healthy life span? the need to reconcile caloric restriction versus longevity with body mass index versus mortality data. Front Endocrinol (Lausanne). 2014;5:121.
[8]   Sharma A, Lavie CJ, Borer JS, et al. Meta-analysis of the relation of body mass index to all-cause and cardiovascular mortality and hospitalization in patients with chronic heart failure. Am J Cardiol. 2015;115:1428–34.
[9]   Millstein RA. Measuring outcomes in adult weight loss studies that include diet and physical activity: a systematic review. J Nutr Metab. 2014;2014:421–3.
[10] Isasi CR, Davis N, Wylie-Rosett J. Assessment of obesity risk in the community. In Akabas SR, Lederman SA, Moore BJ. Textbook of Obesity, Wiley-Blackwell, Oxford, 2012, S. 239–50.
[11] Drackley JK, Wallace RL, Graugnard D, Vasquez J, Richards BF, Loor JJ. Visceral adipose tissue mass in nonlactating dairy cows fed diets differing in energy density. J Dairy Sci. 2014;97:3420–30.
[12] Cesar AS, Regitano LC, Koltes JE, et al. Putative regulatory factors associated with intramuscular fat content. PLoS One. 2015;10:e0128350.
[13] Allen JK, Stephens J, Patel A. Technology-assisted weight management interventions: systematic review of clinical trials. Telemed J E Health. 2014;20:1103–20.
[14] Hutchesson MJ, Tan CY, Morgan P, Callister R, Collins C. Enhancement of self-monitoring in a web-based weight loss program by extra individualized feedback and reminders: Randomized Trial. J Med Internet Res. 2016;18:e82.
[15] Hergert S. E-Health-Maßnahmen in der Adipositasprävention. Adipositas. 2016;10:22–4.
[16] Luley C. Active Body Control (ABC)-Programm – Gewichtsreduktion durch Telemonitoring und Telechoaching. Adipositas. 2016;10:31–7.
[17] Luley C, Blaik A, Aronica S, Dierkes J, Kropf S, Westphal S. Evaluation of three new strategies to fight obesity in families. J Nutr Metab. 2010;2010.
[18] Luley C, Blaik A, Reschke K, Klose S, Westphal S. Weight loss in obese patients with type 2 diabetes: effects of telemonitoring plus a diet combination – the Active Body Control (ABC) Program. Diabetes Res Clin Pract. 2011;91:286–92.
[19] Luley C, Blaik A, Götz A, et al. Weight loss by telemonitoring of nutrition and physical activity in patients with metabolic syndrome for 1 year. J Am Coll Nutr. 2014;33:363–74.

[20] Stumm G, Blaik A, Kropf S, Westphal S, Hantke TK, Luley C. Long-Term Follow-Up of the Telemonitoring Weight-Reduction Program „Active Body Control". J Diabetes Res. 2016;2016:3798729.

[21] Kozica S, Lombard C, Teede H, Ilic D, Murphy K, Harrison C. Initiating and continuing behaviour change within a weight gain prevention trial: a qualitative investigation. PLoS One. 2015;10:e0119773.

[22] Jeffery RW, Linde JA, Finch EA, Rothman AJ, King CM. A satisfaction enhancement intervention for long-term weight loss. Obesity (Silver Spring). 2006;14:863–9.

[23] Gardner CD, Offringa LC, Hartle JC, Kapphahn K, Cherin R. Weight loss on low-fat vs. low-carbohydrate diets by insulin resistance status among overweight adults and adults with obesity: A randomized pilot trial. Obesity (Silver Spring). 2016;24:79–86.

[24] Truby H, Baxter K, Ware RS, et al. A Randomized Controlled Trial of Two Different Macronutrient Profiles on Weight, Body Composition and Metabolic Parameters in Obese Adolescents Seeking Weight Loss. PLoS One. 2016;11:e0151787.

[25] Hu T, Yao L, Reynolds K, et al. The effects of a low-carbohydrate diet vs. a low-fat diet on novel cardiovascular risk factors: a randomized controlled trial. Nutrients. 2015;7:7978–94.

[26] Tobias DK, Chen M, Manson JE, Ludwig DS, Willett W, Hu FB. Effect of low-fat diet interventions versus other diet interventions on long-term weight change in adults: a systematic review and meta-analysis. Lancet Diabetes Endocrinol. 2015;3:968–79.

[27] Bazzano LA, Hu T, Reynolds K, et al. Effects of low-carbohydrate and low-fat diets: a randomized trial. Ann Intern Med. 2014;161(5):309–18.

[28] de Luis DA, Izaola O, Aller R, de la Fuente B, Bachiller R, Romero E. Effects of a high-protein/low carbohydrate versus a standard hypocaloric diet on adipocytokine levels and insulin resistance in obese patients along 9 months. J Diabetes Complications. 2015;29:950–4.

[29] Juanola-Falgarona M, Salas-Salvadó J, Ibarrola-Jurado N, et al. Effect of the glycemic index of the diet on weight loss, modulation of satiety, inflammation, and other metabolic risk factors: a randomized controlled trial. Am J Clin Nutr. 2014;100:27–35.

[30] Jonasson L, Guldbrand H, Lundberg AK, Nystrom FH. Advice to follow a low-carbohydrate diet has a favourable impact on low-grade inflammation in type 2 diabetes compared with advice to follow a low-fat diet. Ann Med. 2014;46:182–7.

[31] Guldbrand H, Lindström T, Dizdar B, et al. Randomization to a low-carbohydrate diet advice improves health related quality of life compared with a low-fat diet at similar weight-loss in Type 2 diabetes mellitus. Diabetes Res Clin Pract. 2014;106:221–7.

[32] Lobley GE, Holtrop G, Horgan GW, Bremner DM, Fyfe C, Johnstone AM. Responses in gut hormones and hunger to diets with either high protein or a mixture of protein plus free amino acids supplied under weight-loss conditions. Br J Nutr. 2015;113(8):1254–70.

[33] Wang S, Yang L, Lu J, Mu Y. High-protein breakfast promotes weight loss by suppressing subsequent food intake and regulating appetite hormones in obese Chinese adolescents. Horm Res Paediatr. 2015;83:19–25.

[34] Engberink MF, Geleijnse JM, Bakker SJ, et al. Effect of a high-protein diet on maintenance of blood pressure levels achieved after initial weight loss: the DiOGenes randomized study. J Hum Hypertens. 2015;29:58–63.

[35] Becker GF, Passos EP, Moulin CC. Short-term effects of a hypocaloric diet with low glycemic index and low glycemic load on body adiposity, metabolic variables, ghrelin, leptin, and pregnancy rate in overweight and obese infertile women: a randomized controlled trial. Am J Clin Nutr. 2015;102:1365–72.

[36] Visuthranukul C, Sirimongkol P, Prachansuwan A, Pruksananonda C, Chomtho S. Low-glycemic index diet may improve insulin sensitivity in obese children. Pediatr Res. 2015;78:567–73.

[37]   Mustajoki P, Pekkarinen T. Very low energy diets in the treatment of obesity. Obes Rev. 2001;2:61–72.

[38]   Tsai AG, Wadden TA. The evolution of very-low-calorie diets: an update and meta-analysis. Obesity (Silver Spring). 2006;14:1283–93.

[39]   Parretti HM, Jebb SA, Johns DJ, Lewis AL, Christian-Brown AM, Aveyard P. Clinical effectiveness of very-low-energy diets in the management of weight loss: a systematic review and meta-analysis of randomized controlled trials. Obes Rev. 2016;17:225–34.

[40]   Leslie WS, Taylor R, Harris L, Lean ME. Weight losses with low-energy formula diets in obese patients with and without type 2 diabetes: systematic review and meta-analysis. Int J Obes (Lond). 2017;41:96–101.

[41]   Vander Wal JS, Waller SM, Klurfeld DM, et al. Effect of a post-dinner snack and partial meal replacement program on weight loss. Int J Food Sci Nutr. 2006;57:97–106.

[42]   Lee K, Lee J, Bae WK, Choi JK, Kim HJ, Cho B. Efficacy of low-calorie, partial meal replacement diet plans on weight and abdominal fat in obese subjects with metabolic syndrome: a double-blind, randomised controlled trial of two diet plans – one high in protein and one nutritionally balanced. Int J Clin Pract. 2009;63:195–201.

[43]   Alhamdan BA, Garcia-Alvarez A, Alzahrnai AH, et al. Alternate-day versus daily energy restriction diets: which is more effective for weight loss? A systematic review and meta-analysis. Obes Sci Pract. 2016;2:293–302.

[44]   Chang HC, Huang CN, Yeh DM, Wang SJ, Peng CH, Wang CJ. Oat prevents obesity and abdominal fat distribution, and improves liver function in humans. Plant Foods Hum Nutr. 2013;68:18–23.

[45]   Daubioul CA, Horsmans Y, Lambert P, Danse E, Delzenne NM. Effects of oligofructose on glucose and lipid metabolism in patients with nonalcoholic steatohepatitis: results of a pilot study. Eur J Clin Nutr. 2005;59:723–6.

[46]   Ma YY, Li L, Yu CH, Shen Z, Chen LH, Li YM. Effects of probiotics on nonalcoholic fatty liver disease: a meta-analysis. World J Gastroenterol. 2013 Oct 28;19:6911–8.

[47]   Nabavi S, Rafraf M, Somi MH, Homayouni-Rad A, Asghari-Jafarabadi M. Effects of probiotic yogurt consumption on metabolic factors in individuals with nonalcoholic fatty liver disease. J Dairy Sci. 2014;97:7386–93.

[48]   Beyl RN Jr, Hughes L, Morgan S. Update on Importance of Diet in Gout. Am J Med. 2016;129:1153–8.

[49]   Koliaki C, Katsilambros N. Dietary sodium, potassium, and alcohol: key players in the pathophysiology, prevention, and treatment of human hypertension. Nutr Rev. 2013;71:402–11.

[50]   Ruzicka M, Hiremath S, Steiner S, et al. What is the feasibility of implementing effective sodium reduction strategies to treat hypertension in primary care settings? A systematic review. J Hypertens. 2014;32:1388–94.

[51]   Estruch R, Ros E, Salas-Salvadó J, et al.; PREDIMED Study Investigators. Primary prevention of cardiovascular disease with a Mediterranean diet. N Engl J Med. 2013;368:1279–90.

[52]   Araghi MH, Chen YF, Jagielski A, et al. Effectiveness of lifestyle interventions on obstructive sleep apnea (OSA): systematic review and meta-analysis. Sleep. 2013;36:1553–62.

[53]   Tuomilehto H, Seppä J, Uusitupa M. Obesity and obstructive sleep apnea–clinical significance of weight loss. Sleep Med Rev. 2013;17:321–9.

[54]   Mechanick JI, Kushner RF, Sugerman HJ, et al. American Association of Clinical Endocrinologists, The Obesity Society, and American Society for Metabolic & Bariatric Surgery Medical Guidelines for Clinical Practice for the perioperative nutritional, metabolic, and nonsurgical support of the bariatric surgery patient. Surg Obes Relat Dis. 2008;4(5 Suppl):S109–84.

[55]   Mechanick JI, Youdim A, Jones DB, et al.; American Association of Clinical Endocrinologists; Obesity Society; American Society for Metabolic & Bariatric Surgery. Clinical practice guide-

lines for the perioperative nutritional, metabolic, and nonsurgical support of the bariatric surgery patient–2013 update: cosponsored by American Association of Clinical Endocrinologists, The Obesity Society, and American Society for Metabolic & Bariatric Surgery. Obesity (Silver Spring). 2013;21 Suppl 1:S1–27.

[56] Thorell A, MacCormick AD, Awad S, et al. Guidelines for Perioperative Care in Bariatric Surgery: Enhanced Recovery After Surgery (ERAS) Society Recommendations. World J Surg. 2016;40:2065–83.

[57] Damms-Machado A, Weser G, Bischoff SC. Micronutrient deficiency in obese subjects undergoing low calorie diet. Nutr J. 2012;11:34.

[58] Damms-Machado A, Friedrich A, Kramer KM, et al. Pre- and postoperative nutritional deficiencies in obese patients undergoing laparoscopic sleeve gastrectomy. Obes Surg. 2012;22(6):881–9.

[59] Bloomberg RD, Fleishman A, Nalle JE, Herron DM, Kini S. Nutritional deficiencies following bariatric surgery: what have we learned? Obes Surg. 2005;15:145–54.

[60] Alvarez-Leite JI. Nutrient deficiencies secondary to bariatric surgery. Curr Opin Clin Nutr Metab Care. 2004;7:569–75.

[61] Folope V, Coëffier M, Déchelotte P. Nutritional deficiencies associated with bariatric surgery. Gastroenterol Clin Biol. 2007;31:369–77.

[62] Jáuregui-Lobera I. Iron deficiency and bariatric surgery. Nutrients. 2013;5:1595–608.

[63] Bano G, Rodin DA, Pazianas M, Nussey SS. Reduced bone mineral density after surgical treatment for obesity. Int J Obes Relat Metab Disord. 1999;23:361–5.

[64] Williams SE, Cooper K, Richmond B, Schauer P. Perioperative management of bariatric surgery patients: focus on metabolic bone disease. Cleve Clin J Med. 2008;75:333–4, 336, 338.

[65] Schollenberger AE, Heinze JM, Meile T, Peter A, Königsrainer A, Bischoff SC. Markers of Bone Metabolism in Obese Individuals Undergoing Laparoscopic Sleeve Gastrectomy. Obes Surg. 2015;25:1439–45.

[66] Ross LJ, Wallin S, Osland EJ, Memon MA. Commercial Very Low Energy Meal Replacements for Preoperative Weight Loss in Obese Patients: a Systematic Review. Obes Surg. 2016;26:1343–51.

[67] Schollenberger AE, Karschin J, Meile T, Küper MA, Königsrainer A, Bischoff SC. Impact of protein supplementation after bariatric surgery: A randomized controlled double-blind pilot study. Nutrition. 2016;32:186–92.

[68] Thibault R, Pichard C. Overview on nutritional issues in bariatric surgery. Curr Opin Clin Nutr Metab Care. 2016;19:484–90.

[69] Thibault R, Huber O, Azagury DE, Pichard C Twelve key nutritional issues in bariatric surgery. Clin Nutr. 2016;35:12–7.

[70] Smelt HJ, Pouwels S, Smulders JF. Different Supplementation Regimes to Treat Perioperative Vitamin B12 Deficiencies in Bariatric Surgery: a Systematic Review. Obes Surg. 2017;27:254–62.

[71] Wu T, Gao X, Chen M, van Dam RM. Long-term effectiveness of diet-plus-exercise interventions vs. diet-only interventions for weight loss: a meta-analysis. Obes Rev. 2009;10:313–23.

[72] Donnelly JE, Blair SN, Jakicic JM, Manore MM, Rankin JW, Smith BK. ACSM. Appropriate physical activity intervention strategies for weight loss and prevention of weight regain for Adults. Med Sci Sports Exerc. 2009;41:459–71.

[73] Jakicic JM, Marcus BH, Gallagher KI, Napolitano M, Lang W. Effect of exercise duration and intensity on weight loss in overweight, sedentary women: a randomized trial. JAMA. 2003;290:1323–30.

[74]   Sigal RJ, Kenny GP, Wasserman DH, Castaneda-Sceppa C, White RD. Physical activity/exercise and type 2 diabetes: a consensus statement from the American Diabetes Association. Diabetes Care. 2006;29:1433–8.

[75]   Catenacci VA, Ogden LG, Stuht J et al. Physical activity patterns in the National Weight Control Registry. Obesity (Silver Spring). 2008;16:153–61.

[76]   ACSM Position Stand. The recommended quantity and quality of exercise for developing and maintaining cardiorespiratory and muscular fitness, and flexibility in healthy adults. Med Sci Sports Exerc. 1998;30:975–91.

[77]   Wessel TR, Arant CB, Olson MB et al. Relationship of physical fitness vs body mass index with coronary artery disease and cardiovascular events in women. JAMA. 2004;292:1179–87.

[78]   Kodama S, Saito K, Tanaka S et al. Effect of Web-based lifestyle modification on weight control: a meta-analysis. Int J Obes (Lond). 2012;36:675–85.

[79]   McCullough PA, Gallagher MJ, Dejong AT et al. Cardiorespiratory fitness and short-term complications after bariatric surgery. Chest. 2006;130:517–25.

[80]   Lee DC, Sui X, Church TS, Lavie CJ, Jackson AS, Blair SN. Changes in fitness and fatness on the development of cardiovascular disease risk factors hypertension, metabolic syndrome, and hypercholesterolemia. J Am Coll Cardiol. 2012;59:665–72.

[81]   Sawada SS, Lee IM, Naito H et al. Long-term trends in cardiorespiratory fitness and the incidence of type 2 diabetes. Diabetes Care. 2010;33:1353–7.

[82]   Fontaine KR, Barofsky I. Obesity and health-related quality of life. Obes Rev. 2001;2:173–82.

[83]   Sarwer DB, Lavery M, Spitzer JC. A review of the relationships between extreme obesity, quality of life, and sexual function. Obes Surg. 2012;22:668–76.

[84]   Forhan M, Gill SV. Obesity, functional mobility and quality of life. Best Pract Res Clin Endocrinol Metab. 2013;27:129–37.

[85]   Tsiros MD, Olds T, Buckley JD et al. Health-related quality of life in obese children and adolescents. Int J Obes (Lond). 2009;33:387–400.

[86]   Ravens-Sieberer U, Redegeld M, Bullinger M. Quality of life after in-patient rehabilitation in children with obesity. Int J Obes Relat Metab Disord. 2001;25:63–5.

[87]   Schwimmer JB, Burwinkle TM, Varni JW. Health-related quality of life of severely obese children and adolescents. JAMA. 2003;289:1813–9.

[88]   Taylor VH, Forhan M, Vigod SN, McIntyre RS, Morrison KM. The impact of obesity on quality of life. Best Pract Res Clin Endocrinol Metab. 2013;27:139–46.

[89]   Sjöberg RL, Nilsson KW, Leppert J. Obesity, shame, and depression in school-aged children. Pediatrics. 2005;116:e389-e392.

[90]   Latner JD, Stunkard AJ. Getting worse: The stigmatization of obese children. Obes Res 2003;11:452–6.

[91]   Staffieri JR. A study of social stereotype of body image in children. J Pers Soc Psychol. 1967;7:101–4.

[92]   Vener AM, Krupka LR, Gerard RJ. Overweight/obese patients: an overview. Practitioner. 1982;226:1102–9.

[93]   Thiel A, Alizadeh M, Giel K, Zipfel S. Stigmatisierung von adipösen Kindern und Jugendlichen durch ihre Altersgenossen. Psychother Psychosom med Psychol. 2008;58:462–270.

[94]   Strauss RS, Pollack HA. Social marginalization of overweight children. Arch Pediatr Adolesc Med. 2003;157:746–52.

[95]   Giel KE, Zipfel S, Alizadeh M et al. Stigmatization of obese individuals by human resource professionals: An experimental study. BMC Public Health. 2012;12:525.

[96]   Puhl RM, Heuer A. The stigma of obesity: A review and update. Obesity. 2009;17:941–64.

[97]   Rand CW, MacGregor AM. Morbidly obese patients' perceptions of social discrimination before and after surgery for obesity. Southern Med J. 1990;83:1390–5.

[98] Foster GD, Wadden TA, Makris AP et al. Primary care physicians' attitudes about obesity and its treatment. Obes Res. 2003;11:1168–77.

[99] Hebl MR, Xu J. Weighing the care: physicians' reactions to the size of a patient. Int J Obes Relat Metab Disord. 2001;25:1246–52.

[100] Puhl RM, Heuer CA. Obesity stigma: important considerations for public health. Am J Public Health. 2010;100:1019–28.

[101] Müller C, Winter C, Rosenbaum D. Aktuelle objektive Messverfahren zur Erfassung körperlicher Aktivität im Vergleich zu subjektiven Erhebungsmethoden. Dtsch Z Sportmed. 2010;61:11–8.

[102] Hills AP, Mokhtar N, Byrne NM. Assessment of physical activity and energy expenditure: an overview of objective measures. Front Nutr. 2014;1:1–16.

[103] Roecker K, Niess AM, Horstmann T, Striegel H, Mayer F, Dickhuth HH. Heart rate prescriptions from performance and anthropometrical characteristics. Med Sci Sports Exerc. 2002;34:881–7.

[104] Winkler S, Hebestreit A, Ahrens W. Körperliche Aktivität und Adipositas. Bundesgesundheitsblatt – Gesundheitsforschung – Gesundheitsschutz. 2012;55:24–34.

[105] Rosenbaum D. Aktuelle Messverfahren zur objektiven Erfassung körperlicher Aktivitäten unter besonderer Berücksichtigung der Schrittzahlmessung. Bundesgesundheitsblatt – Gesundheitsforschung – Gesundheitsschutz. 2012;55:88–95.

[106] Ellery CV, Weiler HA, Hazell TJ. Physical activity assessment tools for use in overweight and obese children. Int J Obes (Lond). 2014;38:1–10.

[107] Koch, Daniela. 2015, Einfluss einer Smartphone-Anwendung auf die Motivation für körperliche Aktivität bei übergewichtigen und adipösen Jugendlichen. Doctoral Thesis. http://dx.doi.org/10.14279/depositonce-4793.

[108] Pataky Z, Armand S, Müller-Pinget S, Golay A, Allet L. Effects of obesity on functional capacity. Obesity (Silver Spring). 2014;22:56–62.

[109] Houmard JA, Pories WJ, Dohm GL. Severe obesity: evidence for a deranged metabolic program in skeletal muscle? Exerc Sport Sci Rev. 2012;40:204–10.

[110] Gondoni LA, Titon AM, Nibbio F, Augello G, Caetani G, Liuzzi A. Heart rate behavior during an exercise stress test in obese patients. Nutr Metab Cardiovasc Dis. 2009;19:170–6.

[111] Weismann D, Wiedmann S, Bala M, Frantz S, Fassnacht M. Obesity and heart failure. Internist (Berl). 2015;56:121–6.

[112] Anandacoomarasamy A, Caterson I, Sambrook P, Fransen M, March L. The impact of obesity on the musculoskeletal system. Int J Obes (Lond). 2008;32:211–22.

[113] S1-Leitlinie Vorsorgeuntersuchungen im Sport, Deutsche Gesellschaft für Sportmedizin und Prävention (DGSP) 2007.

[114] Ainsworth BE, Haskell WL, Herrmann SD et al. 2011 Compendium of physical activities: A second update of codes and MET values. Med Sci Sports Exerc. 2011;43:1575–81.

[115] Sharma M. Behavioural interventions for preventing and treating obesity in adults. Obes Rev. 2007;8:441–9.

[116] Gerber M, Fuchs R, Pühse U. Einfluss eines Kurz-Interventionsprogramms auf das Bewegungsverhalten und seine psychologischen Voraussetzungen bei Übergewichtigen und Adipösen. Z Gesundheitspsychol. 2015;18:159–69.

[117] Herpertz S. Adipositas und Diabetes–nur eine Frage der Motivation?, In: Petrak F, Herpertz S, eds. Psychodiabetologie. Springer, Berlin, Heidelberg, 2013, 159–68.

[118] Castellani W, Ianni L, Ricca V, Mannucci E, Rotella C. Adherence to structured physical exercise in overweight and obese subjects: a review of psychological models. Eat Weight Disord. 2003;8:1–11.

[119] Gallagher KI, Jakicic JM, Napolitano MA, Marcus BH. Psychosocial factors related to physical activity and weight loss in overweight women. Med Sci Sports Exerc. 2006;38:971–80.

[120] Fuchs R, Goehner W, Seelig H. Long-term effects of a psychological group intervention on physical exercise and health: The MoVo concept. J Phys Act Health. 2011;8:794.

[121] Robertson C, Archibald D, Avenell A, et al. Systematic reviews of and integrated report on the quantitative, qualitative and economic evidence base for the management of obesity in men. Health Technol Assess. 2014;18:v-vi, xxiii-xxix, 1–424.

[122] Weaver NF, Hayes L, Unwin NC, Murtagh MJ. „Obesity" and „Clinical Obesity" Men's understandings of obesity and its relation to the risk of diabetes: a qualitative study. BMC Public Health. 2008;8:1–8.

[123] Dalle Grave R, Calugi S, El Ghoch M. Lifestyle modification in the management of obesity: achievements and challenges. Eat Weight Disord. 2013;18:339–49.

[124] Junne F, Teufel M. Die Verhaltenstherapie in der Behandlung von Menschen mit Adipositas: Implikationen der aktualisierten S3-Leitlinie für klinische Praxis und Forschung. Verhaltenstherapie. 2015;25:287–93.

[125] Teufel M. Aktualisierung der nationalen S3-Leitlinie zur Prävention und Therapie der Adipositas: Rolle der Verhaltenstherapie. Psychotherapeut. 2014;59:1–2.

[126] Teufel M, Hoppe-Sörgel D. Strategien zur Verhaltensmodifikation. CardioVasc. 2014;14:33–5.

[127] Wadden TA, Webb VL, Moran CH, Bailer BA. Lifestyle modification for obesity: new developments in diet, physical activity, and behavior therapy. Circulation. 2012;125:1157–70.

[128] Rieber N, Hilbert A, Teufel M, Giel K, Warschburger P, Zipfel S. Gewichtsstabilisierung nach Gewichtsreduktion. Eine kritische Bestandsaufnahme zu Prädiktion und Intervention. Adipositas. 2010;4:115–24.

[129] Teufel M, Becker S, Rieber N, Stephan K, Zipfel S. Psychotherapie und Adipositas: Strategien, Herausforderungen und Chancen. Nervenarzt. 2011;82:1133–9.

[130] Becker S, Zipfel S, Teufel M. Psychotherapie der Adipositas: Interdisziplinäre Diagnostik und differenzielle Therapie; Reihe Störungsspezifische Therapie. Kohlhammer Stuttgart; 1. Auflage 2015; ISBN 978-3-17-023062-0.

[131] Herpertz S, Zipfel S, Zwaan M de (Hrsg). Handbuch Essstörungen und Adipositas. Springer, Heidelberg, 2015; 2. Auflage; ISBN 978-3642545726.

[132] Shaw K, O'Rourke P, Del Mar C, Kenardy J. Psychological interventions for overweight or obesity. Cochrane Database Syst Rev. 2005;2:CD003818.

[133] Teixeira PJ, Carraça EV, Marques MM, et al. Successful behavior change in obesity interventions in adults: a systematic review of self-regulation mediators. BMC Med. 2015;13:84.

[134] Cooper Z, Doll HA, Hawker DM, Byrne S, et al. Testing a new cognitive behavioural treatment for obesity: a randomized controlled trial with three-year follow-up. Behav Res Ther. 2010;48:706–13.

[135] Miller WR, Rollnick SR. Motivational Interviewing. Preparing People to Change Addictive Behaviour. The Guildford Press, New York; 3. Auflage 2012; ISBN 860-1401252917.

[136] Miller WR, Rollnick S. Motivierende Gesprächsführung. Lambertus, Freiburg i. Br.; 4. Auflage 2015; ISBN 978-3784125459.

[137] Keifenheim KE, Becker S, Mander J, Giel KE, Zipfel S, Teufel M. Motivational Interviewing – Hintergründe, Technik, Möglichkeiten. Psychother Psychosom Med Psychol. 2013;63:150–8.

[138] Lauche R, Sibbritt D, Ostermann T, Fuller NR, Adams J, Cramer H. Associations between yoga/meditation use, body satisfaction, and weight management methods: Results of a national cross-sectional survey of 8009 Australian women. Nutrition. 2017;34:58–64.

[139] Cramer H, Thoms MS, Anheyer D, Lauche R, Dobos G. Yoga in women with abdominal obesity – a randomized controlled trial. Dtsch Arztebl Int. 2016;113:645–52.

[140] Lauche R, Langhorst J, Lee MS, Dobos G, Cramer H. A systematic review and meta-analysis on the effects of yoga on weight-related outcomes. Prev Med. 2016;87:213–32.

[141] Pawlow LA, O'Neil PM, Malcolm RJ. Night eating syndrome: effects of brief relaxation training on stress, mood, hunger, and eating patterns. Int J Obes Relat Metab Disord. 2003;27:970–8.

[142] Stavrou S, Nicolaides NC, Papageorgiou I, et al. The effectiveness of a stress-management intervention program in the management of overweight and obesity in childhood and adolescence. J Mol Biochem. 2016;5:63–70.

[143] Entwistle PA, Webb RJ, Abayomi JC, Johnson B, Sparkes AC, Davies IG. Unconscious agendas in the etiology of refractory obesity and the role of hypnosis in their identification and resolution: a new paradigm for weight-management programs or a paradigm revisited? Int J Clin Exp Hypn. 2014;62:330–59.

[144] Allison DB, Faith MS. Hypnosis as an adjunct to cognitive-behavioral psychotherapy for obesity: a meta-analytic reappraisal. J Consult Clin Psychol. 1996;64:513–6.

[145] Bray GA, Ryan DH. Medical Therapy for the Patient With Obesity. Circulation. 2012;125:1695–703.

[146] Dhurandhar EJ, Keith SW. The aetiology of obesity beyond eating more and exercising less. Best Pract Res Clin Gastroenterol. 2014;28:533–44.

[147] Apovian CM, Aronne LJ, Bessesen DH, et al. Pharmacological management of obesity: an endocrine society clinical practice guideline. J Clin Endocrinol Metab. 2015;100:342–62.

[148] Karoutsou E, Polymeris A. Environmental endocrine disruptors and obesity. Endocr Regul. 2012;46:37–46.

[149] Manikkam M, Tracey R, Guerrero-Bosagna C, Skinner MK. Plastics derived endocrine disruptors (BPA, DEHP and DBP) induce epigenetic transgenerational inheritance of obesity, reproductive disease and sperm epimutations. PLoS One. 2013;8:e55387.

[150] Heindel JJ, Newbold R, Schug TT. Endocrine disruptors and obesity. Nat Rev Endocrinol. 2015;11:653–61.

[151] Jones BJ, Bloom SR. The new era of drug therapy for obesity: the evidence and the expectations. Drugs. 2015;75:935–45.

[152] Rucker D, Padwal R, Li SK, Curioni C, Lau DC. Long term pharmacotherapy for obesity and overweight: updated meta-analysis. BMJ. 2007;335:1194–9.

[153] Hollander PA, Elbein SC, Hirsch IB, et al. Role of orlistat in the treatment of obese patients with type 2 diabetes. A 1-year randomized double-blind study. Diabetes Care. 1998;21:1288–94.

[154] Kelley DE, Kuller LH, McKolanis TM, Harper P, Mancino J, Kalhan S. Effects of moderate weight loss and orlistat on insulin resistance, regional adiposity, and fatty acids in type 2 diabetes. Diabetes Care. 2004;27:33–40.

[155] Filippatos TD, Derdemezis CS, Gazi IF, Nakou ES, Mikhailidis DP, Elisaf MS. Orlistat-associated adverse effects and drug interactions: a critical review. Drug Saf. 2008;31:53–65.

[156] Astrup A, Rössner S, Van Gaal L, et al.; NN8022-1807 Study Group. Effects of liraglutide in the treatment of obesity: a randomised, double-blind, placebo-controlled study. Lancet. 2009;374:1606–16.

[157] Astrup A, Carraro R, Finer N, et al.; NN8022-1807 Investigators. Safety, tolerability and sustained weight loss over 2 years with the once-daily human GLP-1 analog, liraglutide. Int J Obes (Lond). 2012;36:843–54.

[158] Wadden TA, Hollander P, Klein S, et al.; NN8022-1923 Investigators. Weight maintenance and additional weight loss with liraglutide after low-calorie-diet-induced weight loss: the SCALE Maintenance randomized study. Int J Obes (Lond). 2013;37:1443–51.

[159] Lean ME, Carraro R, Finer N, et al.; NN8022-1807 Investigators. Tolerability of nausea and vomiting and associations with weight loss in a randomized trial of liraglutide in obese, non-diabetic adults. Int J Obes (Lond). 2014;38:689–97.

[160] Pi-Sunyer X, Astrup A, Fujioka K, et al.; SCALE Obesity and Prediabetes NN8022-1839 Study Group. A Randomized, Controlled Trial of 3.0 mg of Liraglutide in Weight Management. N Engl J Med. 2015;373:11–22.

[161] Fujioka K, Sparre T, Sun LY, Krogsgaard S, Kushner RF. Usability of the Novel Liraglutide 3.0 mg Pen Injector Among Overweight or Obese Adult Patients With or Without Prior Injection Experience. J Diabetes Sci Technol. 2015;10:164–74.

[162] Greenway FL, Dunayevich E, Tollefson G, et al.; NB-201 Study Group. Comparison of combined bupropion and naltrexone therapy for obesity with monotherapy and placebo. J Clin Endocrinol Metab. 2009;94:4898–906.

[163] Greenway FL, Fujioka K, Plodkowski RA, et al.; COR-I Study Group. Effect of naltrexone plus bupropion on weight loss in overweight and obese adults (COR-I): a multicentre, randomised, double-blind, placebo-controlled, phase 3 trial. Lancet. 2010;376:595–605.

[164] Wadden TA, Foreyt JP, Foster GD, et al. Weight loss with naltrexone SR/bupropion SR combination therapy as an adjunct to behavior modification: the COR-BMOD trial. Obesity (Silver Spring). 2011;19:110–20.

[165] Kolotkin RL, Chen S, Klassen P, Gilder K, Greenway FL. Patient-reported quality of life in a randomized placebo-controlled trial of naltrexone/bupropion for obesity. Clin Obes. 2015;5:237–44.

[166] Nissen SE, Wolski KE, Prcela L, et al. Effect of Naltrexone-Bupropion on Major Adverse Cardiovascular Events in Overweight and Obese Patients With Cardiovascular Risk Factors: A Randomized Clinical Trial. JAMA. 2016;315:990–1004.

[167] Pucci A, Finer N. New Medications for Treatment of Obesity: Metabolic and Cardiovascular Effects. Can J Cardiol. 2015;31:142–52.

[168] Yanovski SZ, Yanovski JA. Long-term Drug Treatment for Obesity. JAMA. 2014;311:74.

[169] Bischoff SC, Boirie Y, Cederholm T, et al. Towards a multidisciplinary approach to understand and manage obesity and related diseases. Clin Nutr. 2017;36:917–38.

[170] Rademacher C, Oberritter H. ICH nehme ab – das evaluierte Konzept der DGE zur Gewichtsreduktion und langfristigen Umstellung auf eine vollwertige Ernährung. Adipositas. 2008;2:67–73.

[171] Austel A. Evaluation eines tailorisierten computergestützten Gewichtsmanagementprogramms mit 46000 Teilnehmern. Obes Facts. 2012;5:28–9.

[172] Bischoff SC, Damms-Machado A, Betz C, et al. Multicenter evaluation of an interdisciplinary 52-week weight loss program for obesity with regard to body weight, comorbidities and quality of life–a prospective study. Int J Obes (Lond). 2012;36:614–24.

[173] Becker C, Walle H. Ärztlich betreut, ambulant gegen Adipositas. Aktuel Ernaehrungsmed. 2014;39:256–69.

[174] Lagerstrom D, Berg A, Haas U, Göhner W, Fuchs R, Predel HG. Das M.O.B.I.L.I.S.-Schulungsprogramm. Bewegungstherapie und Lebensstilintervention bei Adipositas und Diabetes. Diabetes Aktuell. 2013;11:5–11.

[175] Jebb SA, Ahern AL, Olson AD, et al. Primary care referral to a commercial provider for weight loss treatment versus standard care: a randomised controlled trial. Lancet. 2011;378:1485–92.

[176] Bischoff SC. Adipositas im Erwachsenenalter. Aktuel Ernaehrungsmed. 2015;40:147–78.

[177] Furlow EA, Anderson JW. A systematic review of targeted outcomes associated with a medically supervised commercial weight-loss program. J Am Diet Assoc. 2009;109:1417–21.

[178] Hemmingsson E, Johansson K, Eriksson J, Sundström J, Neovius M, Marcus C. Weight loss and dropout during a commercial weight-loss program including a very-low-calorie diet, a low-calorie diet, or restricted normal food: observational cohort study. Am J Clin Nutr. 2012;96:953–61.

[179] Nackers LM, Middleton KR, Dubyak PJ, Daniels MJ, Anton SD, Perri MG. Effects of prescribing 1,000 versus 1,500 kilocalories per day in the behavioral treatment of obesity: a randomized trial. Obesity (Silver Spring). 2013;21:2481–7.

[180] Sjöström L, Narbro K, Sjöström CD, et al.; Swedish Obese Subjects Study. Effects of bariatric surgery on mortality in Swedish obese subjects. N Engl J Med. 2007;357:741–52.

[181] Sjöström L. Review of the key results from the Swedish Obese Subjects (SOS) trial – a prospective controlled intervention study of bariatric surgery. J Intern Med. 2013;273:219–34.

[182] Gloy VL, Briel M, Bhatt DL, et al. Bariatric surgery versus non-surgical treatment for obesity: a systematic review and meta-analysis of randomised controlled trials. BMJ. 2013;347:f5934.

[183] Astrup A, Rössner S. Lessons from obesity management programmes: greater initial weight loss improves long-term maintenance. Obes Rev. 2000;1:17–9.

[184] Purcell K, Sumithran P, Prendergast LA, Bouniu CJ, Delbridge E, Proietto J. The effect of rate of weight loss on long-term weight management: a randomised controlled trial. Lancet Diabetes Endocrinol. 2014;2:954–62.

[185] Mackie GM, Samocha-Bonet D, Tam CS. Does weight cycling promote obesity and metabolic risk factors? Obes Res Clin Pract. 2017;11:131–9.

[186] Bosy-Westphal A, Kahlhöfer J, Lagerpusch M, Skurk T, Müller MJ. Deep body composition phenotyping during weight cycling: relevance to metabolic efficiency and metabolic risk. Obes Rev. 2015;16 Suppl 1:36–44.

[187] Wing RR, Bolin P, Brancati FL, et al. Cardiovascular effects of intensive lifestyle intervention in type 2 diabetes. N Engl J Med. 2013;369:145–54.

[188] Appel LJ, Clark JM, Yeh HC, et al. Comparative effectiveness of weight-loss interventions in clinical practice. N Engl J Med. 2011;365:1959–68.

[189] Madigan CD, Daley AJ, Lewis AL, Jolly K, Aveyard P. Which weight-loss programmes are as effective as Weight Watchers(R)?: non-inferiority analysis. Br J Gen Pract. 2014;64:e128–36.

[190] Gudzune KA, Doshi RS, Mehta AK, et al. Efficacy of commercial weight-loss programs: an updated systematic review. Ann Intern Med. 2015;162:501–12.

[191] Zibellini J, Seimon RV, Lee CM, Gibson AA, Hsu MS, Sainsbury A. Effect of diet-induced weight loss on muscle strength in adults with overweight or obesity – a systematic review and meta-analysis of clinical trials. Obes Rev. 2016;17:647–63.

[192] Soltani S, Hunter GR, Kazemi A, Shab-Bidar S. The effects of weight loss approaches on bone mineral density in adults: a systematic review and meta-analysis of randomized controlled trials. Osteoporos Int. 2016;27:2655–71.

[193] Kushner RF, Ryan DH. Assessment and lifestyle management of patients with obesity: clinical recommendations from systematic reviews. JAMA. 2014;312:943–52.

[194] Jeffery RW. Financial incentives and weight control. Prev Med. 2012;55 Suppl:S61–7.

[195] Sykes-Muskett BJ, Prestwich A, Lawton RJ, Armitage CJ. The utility of monetary contingency contracts for weight loss: a systematic review and meta-analysis. Health Psychol Rev. 2015;9:434–51.

[196] Oshima Y, Matsuoka Y, Sakane N. Effect of weight-loss program using self-weighing twice a day and feedback in overweight and obese subject: a randomized controlled trial. Obes Res Clin Pract. 2013;5:e361–6.

[197] Zheng Y, Klem ML, Sereika SM, Danford CA, Ewing LJ, Burke LE. Self-weighing in weight management: a systematic literature review. Obesity (Silver Spring). 2015;23:256–65.

[198] Madigan CD, Daley AJ, Lewis AL, Aveyard P, Jolly K. Is self-weighing an effective tool for weight loss: a systematic literature review and meta-analysis. Int J Behav Nutr Phys Act. 2015;12:104.

[199] Hartmann-Boyce J, Jebb SA, Fletcher BR, Aveyard P. Self-help for weight loss in overweight and obese adults: systematic review and meta-analysis. Am J Public Health. 2015;105:e43–57.

[200] Felix HC, West DS. Effectiveness of weight loss interventions for obese older adults. Am J Health Promot. 2013;27:191–9.

[201] Beavers KM, Beavers DP, Nesbit BA, et al. Effect of an 18-month physical activity and weight loss intervention on body composition in overweight and obese older adults. Obesity (Silver Spring). 2014;22:325–31.

[202] Weijs PJ, Wolfe RR. Exploration of the protein requirement during weight loss in obese older adults. Clin Nutr. 2016;35:394–8.

[203] Napoli N, Shah K, Waters DL, Sinacore DR, Qualls C, Villareal DT. Effect of weight loss, exercise, or both on cognition and quality of life in obese older adults. Am J Clin Nutr. 2014;100:189–98.

[204] Szendrei B, González-Lamuño D, Amigo T, et al. PRONAF Study Group. Influence of ADRB2 Gln27Glu and ADRB3 Trp64Arg polymorphisms on body weight and body composition changes after a controlled weight-loss intervention. Appl Physiol Nutr Metab. 2016;41:307–14.

[205] Livingstone KM, Celis-Morales C, Papandonatos GD, et al. FTO genotype and weight loss: systematic review and meta-analysis of 9563 individual participant data from eight randomised controlled trials. BMJ. 2016;354:i4707.

[206] Williams RL, Wood LG, Collins CE, Morgan PJ, Callister R. Energy homeostasis and appetite regulating hormones as predictors of weight loss in men and women. Appetite. 2016;101:1–7.

[207] Crujeiras AB, Díaz-Lagares A, Abete I, et al. Pre-treatment circulating leptin/ghrelin ratio as a non-invasive marker to identify patients likely to regain the lost weight after an energy restriction treatment. J Endocrinol Invest. 2014;37:119–26.

[208] Hadžiabdić MO, Mucalo I, Hrabač P, Matić T, Rahelić D, Božikov V. Factors predictive of dropout and weight loss success in weight management of obese patients. J Hum Nutr Diet. 2015;28 Suppl 2:24–32.

[209] Louis S, Tappu RM, Damms-Machado A, Huson DH, Bischoff SC. Characterization of the Gut Microbial Community of Obese Patients Following a Weight-Loss Intervention Using Whole Metagenome Shotgun Sequencing. PLoS One. 2016;11:e0149564.

[210] Tsai AG, Wadden TA, Volger S, et al. Cost-effectiveness of a primary care intervention to treat obesity. Int J Obes (Lond). 2013;37 Suppl 1:S31–7.

[211] Finkelstein EA, Kruger E. Meta- and cost-effectiveness analysis of commercial weight loss strategies. Obesity (Silver Spring). 2014;22:1942–51.

[212] Rolland C, Lula S, Jenner C, et al. Weight loss for individuals with type 2 diabetes following a very-low-calorie diet in a community-based setting with trained facilitators for 12 weeks. Clin Obes. 2013;3:150–7.

[213] Van Dillen SM, Hiddink GJ. To what extent do primary care practice nurses act as case managers lifestyle counselling regarding weight management? A systematic review. BMC Fam Pract. 2014;15:197.

[214] Wabitsch M, Kunze D. (federführend für die AGA). Konsensbasierte (S2) Leitlinie zur Diagnostik, Therapie und Prävention von Übergewicht und Adipositas im Kindes- und Jugendalter. Version 15. 10. 2015; www.a-g-a.de.

[215] Widhalm KM, Zwiauer KF. Metabolic effects of a very low calorie diet in obese children and adolescents with special reference to nitrogen balance. J Am Coll Nutr. 1987;6:467–74.

[216] Boland CL, Harris JB, Harris KB.: Pharmacological management of obesity in pediatric patients. Ann Pharmacother. 2015;49:220–32.

[217] McDonagh MS, Selph S, Ozpinar A, Foley C. Systematic review of the benefits and risks of metformin in treating obesity in children aged 18 years and younger. JAMA Pediatr. 2014;168:178–84.

[218] Wabitsch M für die Expertengruppe der AGA. Informationen und Stellungnahme zu bariatrisch-chirurgischen Maßnahmen bei Jugendlichen mit extremer Adipositas. Adipositas. 2012;2:99–103.

[219] Inge TH, Courcoulas AP, Jenkins TM, et al.; Teen-LABS Consortium. Weight Loss and Health Status 3 Years after Bariatric Surgery in Adolescents. N Engl J Med. 2016;374:113–23.

[220] KGAS Trainermanual. leichter – aktiver – gesünder. AID, 2. Auflage, 2007 (Überarbeitung in Vorbereitung).

[221] Reinehr T, Dobe M, Kersting M. Therapie der Adipositas im Kindes- und Jugendalter: Die Schulungsprogramme OBELDICKS Light und OBELDICKS für übergewichtige und adipöse Kinder und Jugendliche. Hogrefe-Verlag, 2. korrigierte und erweiterte Auflage (20. April 2010).

[222] Reinehr T, Kleber M, Lass N, Toschke AM. Body mass index patterns over 5 y in obese children motivated to participate in a 1-y lifestyle intervention: age as a predictor of long-term success1–3. Am J Clin Nutr. 2010;91:1165–71.

[223] Wiegand S, Ernst M. Adipositas bei Kindern und Jugendlichen einmal anders: Die BABELUGA-Methode, Prävention, Therapie, Selbstmanagement Huber, Bern.

[224] Pinket AS, Van Lippevelde W, De Bourdeaudhuij I, et al. Effect and Process Evaluation of a Cluster Randomized Control Trial on Water Intake and Beverage Consumption in Preschoolers from Six European Countries: The ToyBox-Study. PLoS One. 2016;11:e0152928.

[225] Holl RW, Kersting M, Kromeyer-Hauschild K, et al. Was hat die Arbeitsgemeinschaft Adipositas im Kindes und Jugendalter (AGA) durch die Zertifizierung von Behandlungseinrichtungen, Adipositas-Trainern und Adipositas-Trainerakademien erreicht? Bundesgesundheitsblatt. 2011;54:598–602.

[226] Lob-Corzilius T, Reinehr T, Wabitsch M, Holl RW für die APV-Studiengruppe. Standardisierte Dokumentation der medizinischen Versorgung adipöser Kinder und Jugendlicher in Deutschland, Österreich und der Schweiz: Software zur Adipositas-Patienten-Verlaufsdokumentation Kinder- und Jugendarzt 2005;36:450–5.

[227] Arbeitsgemeinschaft für Pädiatrische Stoffwechselstörungen (APS). Leitlinien zur Diagnostik und Therapie von Hyperlipidämien bei Kindern und Jugendlichen. AWMF-Register Nr.: 027-068 April 2015.

[228] Neu A, Bürger-Büsing J, Danne T, et al. Diagnostik, Therapie und Verlaufskontrolle des Diabetes mellitus im Kindes- und Jugendalter (AWMF-Registernummer 057-016). Diabetol Stoffwechs. 2016;11:35–117.

[229] Arterburn D, Flum DR, Westbrook EO, et al.; CROSSROADS Study Team. A population-based, shared decision-making approach to recruit for a randomized trial of bariatric surgery versus lifestyle for type 2 diabetes. Surg Obes Relat Dis. 2013;9:837–44.

[230] Schauer PR, Kashyap SR, Wolski K, et al. Bariatric surgery versus intensive medical therapy in obese patients with diabetes. N Engl J Med. 2012;366:1567–76.

[231] Schauer PR, Bhatt DL, Kirwan JP, et al.; STAMPEDE Investigators. Bariatric surgery versus intensive medical therapy for diabetes–3-year outcomes. N Engl J Med. 2014;370:2002–13.

[232] Mingrone G, Panunzi S, De Gaetano A, et al. Bariatric surgery versus conventional medical therapy for type 2 diabetes. N Engl J Med. 2012;366:1577–85.

[233] Cheng J, Gao J, Shuai X, Wang G, Tao K. The comprehensive summary of surgical versus nonsurgical treatment for obesity: a systematic review and meta-analysis of randomized controlled trials. Oncotarget. 2016;7:39216–30.

[234] Martins C, Strømmen M, Stavne OA, Nossum R, Mårvik R, Kulseng B. Bariatric surgery versus lifestyle interventions for morbid obesity–changes in body weight, risk factors and comorbidities at 1 year. Obes Surg. 2011;21:841–9.

[235] Burguera B, Jesús Tur J, Escudero AJ, et al. An intensive lifestyle intervention is an effective treatment of morbid obesity: the TRAMOMTANA study – a two-year randomized controlled clinical trial. Int J Endocrinol. 2015;2015:194696.

9 Adipositaschirurgie

Marty Zdichavsky, Maximillian von Feilitzsch, Jessica Lange, Alfred Königsrainer

9.1 Operationsvorbereitung

Klinische Untersuchung und Vorbereitung

Da es sich bei Adipositas um ein multifaktorielles Krankheitsbild handelt, muss auch die Behandlung interdisziplinär erfolgen. Voraussetzung vor einer chirurgischen Adipositastherapie ist die klinische Untersuchung. Hier sollten gemäß der Leitlinie für Adipositaschirurgie [1] eine Gewichts-, psychosoziale sowie Familienanamnese erhoben werden. Es sollte das Ess- und Bewegungsverhalten eingeschätzt und frühere Therapieversuche evaluiert werden. Zur körperlichen Untersuchung gehört eine Blutdruckmessung und Ermittlung der Körperzusammensetzung. Hinzu kommen ergänzend ein EKG, ggf. eine Ergometrie, Langzeit-Blutdruck-Messungen oder das Schlafapnoe-Screening (Tab. 9.1). Die Bestimmung von Blutzucker und -fettwerten und von endokrinologischen Parametern gehören ebenfalls zur präoperativen Diagnostik.

Vor dem operativen Eingriff empfehlen wir auch eine Sonografie der Gallenblase zum Ausschluss einer Cholezystolithiasis. Bei vorliegender Cholezystolithiasis kann postoperativ eine Gallensteinprophylaxe mit Ursodesoxycholsäure zur Vermeidung biliärer Komplikationen durchgeführt werden [2]. Manche Zentren empfehlen eine

Tab. 9.1: Maßnahmen vor Adipositaschirurgie.

Obligate Maßnahmen	Fakultative Maßnahmen
Erfassung von Ess- und Bewegungsverhalten	Ergometrie
Evaluierung früherer Therapieversuche	Langzeit-Blutdruck-Messung
Körperliche Untersuchung inkl. Blutdruckmessung und EKG	Schlafapnoe-Screening
Ermittlung der Körperzusammensetzung	Präoperative Kalorienrestriktion, um das Lebervolumen zu verringern (mittels Magenballon oder Formuladiät)
Labor (Blutzucker und -fettwerte, Leberwerte, endokrinologische Parameter)	Psychologische Untersuchung z. A. schwere Essstörungen
Sonografie Abdomen z. A. einer Cholezystolithiasis	
Antikoagulation	

https://doi.org/10.1515/9783110412802-010

Kalorienrestriktion einige Wochen präoperativ, um das Lebervolumen kurzfristig zu verringern [3] und somit bessere Operationsbedingungen zu schaffen. Die Antikoagulation erfolgt gemäß der Leitlinie zur Prophylaxe der venösen Thromboembolie [4]. Patienten mit Adipositas haben ein mittleres Thromboserisiko, je nach Begleiterkrankungen steigt das Risiko jedoch zusätzlich an.

Kriterien für eine operative Adipositastherapie

Nach Abschluss der klinischen Untersuchungen kann geprüft werden, ob eine operative Therapie indiziert ist. Dies ist der Fall bei einem BMI > 40 kg/m^2 oder einem BMI > 35 kg/m^2 mit adipositasassoziierten Begleiterkrankungen, sofern mit den konservativen Therapiemöglichkeiten die Therapieziele nicht erreicht wurden [1]. Voraussetzung für eine Operation ist somit, dass alle konservativen Therapiemethoden ausgeschöpft wurden (vgl. Kap. 8.9.1). Hierunter versteht man einen multidisziplinären Ansatz zur Gewichtsreduktion mit dem Einhalten einer energiereduzierten Mischkost, Durchführung einer Ausdauer- und/oder Kraftsportart sowie die Durchführung einer ambulanten oder stationären Psychotherapie. Diese Maßnahmen sollten durch Fachpersonal begleitet werden und mindestens sechs Monate lang durchgeführt werden. Als Erfolg werden Gewichtsverluste von > 10 % (BMI 35–39,9 kg/m^2) oder > 15 % (BMI über 40 kg/m^2) gewertet. Ausnahme sind Patienten mit einem BMI > 50 kg/m^2 oder mit besonders schweren Begleiterkrankungen, hier kann auch eine sofortige operative Therapie erwogen werden.

Spezielle chirurgische Aufklärung

Adipositaschirurgische Operationen sind hochelektive Eingriffe, bei denen ein ausführliches Gespräch über die allgemeinen und speziellen Risiken der Operation unabdingbar ist. Insbesondere sollte auf folgende Punkte eingegangen werden:
– Klammernahtinsuffizienz
– Anastomosenstenose und -insuffizienz
– evtl. lebenslange Substitution von Vitaminen, Mineralien und Spurenelementen

Es muss auch über die Konversionsmöglichkeit zum offenen Verfahren aufgeklärt werden, ebenso über die Möglichkeit einer ungenügenden Gewichtsabnahme trotz erfolgreicher Operation.

9.2 Besonderheiten der Adipositaschirurgie

Im Gegensatz zu anderen Bereichen der Chirurgie, für die Konsens hinsichtlich der Operationsverfahren besteht, haben sich unterschiedliche Operations- und Anastomosentechniken in den verschiedenen adipositaschirurgischen Zentren weltweit etabliert. Hierbei ist für die einzelnen Zentren besonders wichtig, sowohl standardisierte operative Vorbereitungen als auch Techniken einzuhalten. Dies dient insbesondere als Qualitätssicherung zum Erreichen von kurzen Operationszeiten und einer geringen Morbidität mit niedrigen Komplikationsraten. Die Lagerung des Adipositaspatienten, der Zugang zum intraperitonealen Raum und das Verschaffen einer Übersicht im Abdomen stellen besondere Herausforderung an den Adipositas-Chirurgen dar. Wir beziehen uns in den folgenden Kapiteln auf die Aufführung unserer eigenen Standards der Abteilung für Allgemein-, Viszeral- und Transplantationschirurgie des Universitätsklinikums Tübingen.

Lagerung des Patienten

Der Patient wird auf einem geeigneten Operationstisch für Adipositaspatienten in der *Anti-Trendelenburg-Lagerung* gelagert. Beide Arme sind dabei ausgelagert, die Beine gespreizt und sowohl durch Fußstützen als auch spezielle Ober- und Unterschenkelfixierungsmatten für Adipositaspatienten gesichert (Abb. 9.1a). Der Operateur steht zwischen den Beinen des Patienten, der Assistent links vom Patienten und der Hauptmonitor ist hinter der rechten Schulter des Patienten positioniert. Ein Positionswechsel ist während einer bariatrischen Standardoperation in der Regel nicht notwendig. Die Anti-Trendelenburg-Lagerung vereinfacht den Zugang in die Bauchhöhle durch Verlagerung der adipösen Bauchdecke und der Bauchorgane nach kaudal.

Pneumoperitoneum und Trokare

In unserer Klinik gehen wir bei den Adipositaspatienten gewöhnlich „gaslos", d. h. zunächst ohne Insufflation von Gas, in das Abdomen ein. Die bedeutet, dass nach der Hautinzision ein durchsichtiger 12 mm Optiktrokar unter Kamerakontrolle in die Bauchhöhle eingeführt und erst anschließend über den einliegenden Trokar das Pneumoperitoneum etabliert wird. Alle weiteren Trokare werden unter Sicht platziert. Neben 12 mm-Einmal-Optiktrokaren werden wiederverwendbare 5 mm- und 10 mm-Trokare in unterschiedlicher Anzahl für die einzelnen Operationsverfahren benutzt.

Operationsinstrumente

Neben dem Standardlaparoskopiesieb werden auch spezielle Instrumente bei den hier genannten adipositaschirurgischen Eingriffen verwendet (Abb. 9.1b).

Leberretraktor: Für das Verschaffen einer guten Übersicht im Operationsgebiet ist ein Leberretraktor hilfreich. Insbesondere bei sehr großem und schwerem linken Leberlappen bewährt sich ein stabiler vorgebogener Leberretraktor von 5 mm Durchmesser. Der Leberretraktor selbst ist an einem Haltearm fixiert, welcher wiederum auf der rechten Patientenseite am Operationstisch befestigt ist.

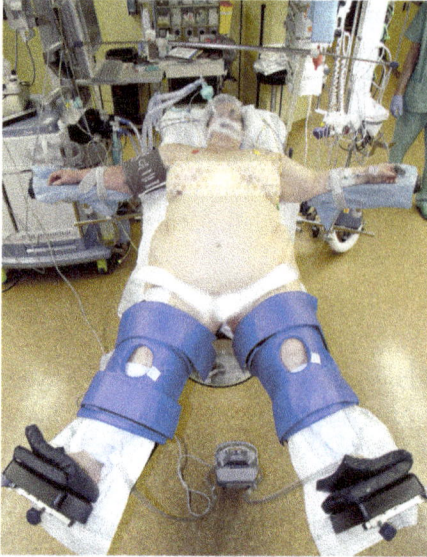

(a)

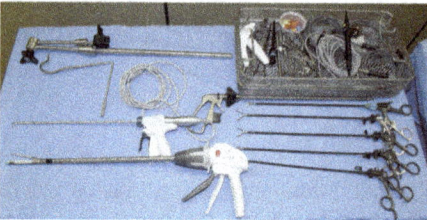

(b)

Abb. 9.1: Adipositaschirurgie: Lagerung (a) und Instrumente (b).

Ultraschalldissektor: Für die Gewebedissektion und -durchtrennung können unterschiedliche Instrumente eingesetzt werden. Wir verwenden einen Ultraschalldissektor (HARMONIC ACE und Koagulationsschere, Ethicon, Johnson & Johnson Medical GmbH, Deutschland).

Staplerwahl und Anastomosentechnik: Es gibt eine Vielzahl an unterschiedlichen Staplermagazinen (entsprechend der Klammernahthöhe) und an Anastomosentechniken. Es ist nicht möglich, alle Variationen zu behandeln, sodass wir uns auch hier auf die Darstellung unserer eigenen Standardtechniken beschränken. Grundsätzlich verwenden wir für alle adipositaschirurgischen Eingriffe nur Linearstapler, sowohl zur Durchtrennung von Magen und Darm, als auch für die Ausführung der Anastomosen. Bei der *Sleeve*-Gastrektomie wird der Echelon 60 Linearstapler (Ethicon, Johnson & Johnson Medical GmbH, Deutschland) mit grünen Magazinen und Klammernahtverstärker (SEAMGUARD®, WL Gore, Flagstaff, AZ, USA) zum Absetzen des Magens eingesetzt. Der Klammernahtverstärker dient der Vermeidung von Nachblutungen im Klammernahtbereich nach einer *Sleeve*-Gastrektomie. Bei anderen malabsorptiven Verfahren, z. B. bei der Roux-Y-Magenbypass-Operation wird der Echelon 45 Linearstapler eingesetzt (blaue Magazine), sowohl für die Durchtrennung des Magens als auch der Anlage der Hinterwand der gastroenterischen Anastomosen. Zur Durchtrennung von Dünndarm und zur Anlage der Hinterwand von enteroenterischen Anastomosen kommen weiße 45er-Magazine zum Einsatz. Zur Komplettierung der Vorderwand der jeweiligen Anastomose verwenden wir ein selbstsicherndes Nahtsystem (Stratafix, Ethicon, Johnson & Johnson Medical GmbH, Deutschland).

9.3 Endoskopische Therapie der Adipositas

Endoskopische Verfahren der Adipositastherapie stellen eine sichere und kostenarme Methode dar. Prinzipiell wird hierbei der Gewichtsverlust durch eine Restriktion der aufgenommenen Nahrungsmenge mittels Verringerung des Magenvolumens erreicht. Alternativ kommen malabsorptive Verfahren, also Verfahren, welche die Aufnahme der eingenommenen Nahrung reduzieren, zum Einsatz. In der breiten klinischen Anwendung hat sich von den endoskopischen Methoden bisher vor allem der Magenballon etabliert.

9.3.1 Magenballon

Die Idee der Implantation eines Magenballons entstammt aus der Gewichtsreduktion von Magenkarzinompatienten, welche bei fortgeschrittenem Tumorleiden durch das verminderte Magenvolumen nur eine begrenzte Menge an Nahrung aufnehmen können. Durch das Volumen des Magenballons kommt es ebenfalls zu einer Restriktion der aufgenommenen Nahrungsmenge (Abb. 9.2a). Die erstmalige Implantation eines Magenballons zur Therapie der Adipositas wurde 1982 beschrieben [5]. Die ersten Magenballone wurden aus Latex und Gummi produziert, welche keine ausreichende Resistenz gegenüber der Magensäure aufwiesen. Es kam zum frühzeitigem Materialversagen und Entleerung des Magenballoninhaltes. Der erste sehr häufig eingesetzte Magenballon wurde 1985 aus Polyurethan hergestellt, mit Luft gefüllt und mehr als 25 000-mal allein in den USA eingesetzt [6]. Die ersten prospektiv kontrollierten Studien zeigten jedoch keinen Vorteil der Magenballonimplantation im Vergleich zur Diät bzw. Verhaltenstherapie in der Behandlung der Adipositas [7–9]. Zudem wurde eine erhebliche Anzahl an Komplikationen nach Magenballonimplantation [10, 11] bekannt.

In den späten 1980-er Jahren wurde die Anforderung an einen Magenballon neu definiert und der BioEnterics Intergastric Balloon (BIB) entwickelt. Dieser wird aus einem Silikonelastomer hergestellt und nimmt die Form einer Kugel nach Füllung an. Er besitzt ein selbstverschließendes, röntgendichtes Konnektionsventil, welches mit einem Schlauchsystem verbunden ist. Aktuell ist der BIB die am häufigsten angewandte endoskopische Methode zur Gewichtsreduktion bei Adipositas. Die Implantations-

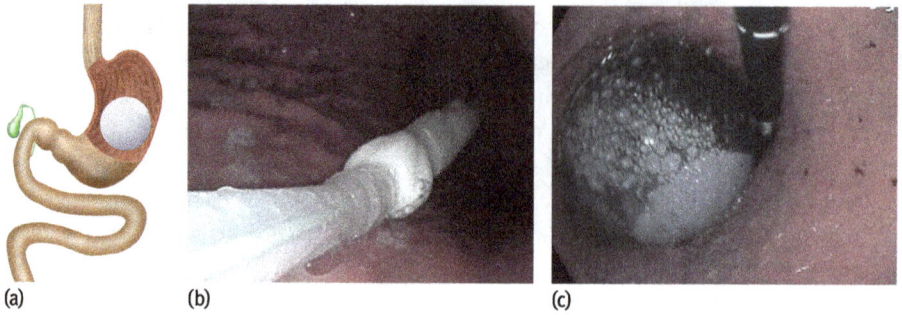

Abb. 9.2: Der Magenballon.

dauer des BIB ist auf sechs Monate beschränkt. Nach Ablauf dieses Zeitraumes muss der BIB aufgrund einer potenziellen Materialermüdung und konsekutiver Fehlfunktion entfernt werden [12, 13].

Aufgrund der beschränkten Anwendungsdauer ist eine langfristige Gewichtsreduktion bei diesem Verfahren nicht zu erreichen. Wir sehen die Anwendung des Magenballons in der präoperativen Reduktion des Gewichtes und damit der Senkung des operativen Risikos bei massivem Übergewicht und Hochrisikopatienten.

Implantation

Nach diagnostischer Endoskopie und Ausschluss einer Kontraindikation zur Implantation des Magenballons wird der noch entleerte Magenballon blind über den Ösophagus in den Magen vorgeschoben. Anschließend wird unter endoskopischer Kontrolle die Füllung des Magenballons durch das Schlauchsystem mit 400–700 ml Methylenblau gefärbte NaCl-Lösung durchgeführt (Abb. 9.2b+c) und anschließend das Schlauchsystem wieder diskonnektiert. Die gefärbte NaCl-Lösung ermöglicht das frühe Erkennen einer Materialermüdung und unerwünschter Entleerung des Magenballons.

Gewichtsreduktion

Die passagere Gewichtsreduktion nach Magenballonimplantation liegt im Mittel bei einem prozentuellen Übergewichtsverlust (*excess weight loss*, EWL) von 17,6 % [14]. Bei einem BMI über 50 kg/m² ist mit einem EWL von 23 % zu rechnen. Zudem kommt es zu einer Reduktion der adipositasassoziierten Erkrankungen. So sind Remissionsraten der Schlafapnoe bei 17 %, eine Verbesserung der diabetischen Stoffwechselrate bei 54 % und der arteriellen Hypertonie bei 49 % der Patienten zu erwarten [15].

Komplikationen

Insgesamt ist die in der Literatur angegebene Komplikationsrate als gering anzugeben. Für viele Patienten stellt nach eigener Erfahrung der Fremdkörper jedoch insbesondere in den ersten 48 h eine starke Belastung dar. Hier ist eine gute Führung der Patienten notwendig. Zudem muss die Möglichkeit einer ausreichenden Flüssigkeitszufuhr gewährleistet sein. Diese sollte eine tägliche Menge von 1500 ml nicht unterschreiten.

In einer Metaanalyse mit einer Gesamtzahl von 3429 mit einem Magenballon behandelten Patienten sind unterschiedliche Komplikationen (Tab. 9.2) beschrieben. Insgesamt musste in selbiger Metaanalyse [16] bei 4,2 % der Patienten der Magenballon frühzeitig entfernt werden (Tab. 9.3).

Eine aktuell neue Entwicklung ist das Elipse™ System (Allurion Technologies, Wellesley, MA, USA). Hierbei handelt es sich bislang um den Prototyp eines Magenballons, der vom Patienten in einer Pilotstudie ohne Narkose geschluckt und nach sechs Wochen durch die normale Darmpassage wieder ausgeschieden wird [17]. In der Pilotstudie konnte ein passagerer EWL von 12,4 % erreicht werden. In einer Folgestudie ist geplant, den Ballon mit einem höheren Volumen zu füllen und für mindestens zwölf Wochen im Magen zu belassen.

9.3.2 EndoBarrier®

Ein weiteres Verfahren stellt der endoskopisch eingebrachte duodenojejunale Bypassschlauch, auch EndoBarrier® (GID Germany GmbH, Düsseldorf, Deutschland) genannt, dar. Der EndoBarrier® ist ein dünner, flexibler Schlauch mit einer Länge von 61 cm, der mittels eines Ankers im Bulbus duodeni fixiert wird. Der Schlauch bildet eine Barriere zwischen der Darmwand und der aufgenommenen Nahrung. Die

Tab. 9.2: Komplikationen nach Magenballon [16].

	N	%
Übelkeit und Erbrechen eine Woche nach Implantation	292	8,6
Abdominelle Schmerzen oder geringe Verdauungsbeschwerden	171	5,0
Flüssigkeitsverlust mit Dislokation des Ballons	87	2,5
Entzündung oder Errosion der Magenschleimhaut	73	2,1
Gastroösophagealer Reflux	63	1,8
Dehydratation	54	1,6
Flüssigkeitsverlust ohne Dislokation des Magenballons	29	0,9
Obstruktion des Magendarmtraktes/Ileus	26	0,8
Diarrhoe und/oder Obstipation	23	0,7
Magenulkus	12	0,4
Magenperforation	4	0,1
Mortalität	2	0,1

Tab. 9.3: Frühzeitige Entfernung des Magenballons und deren Gründe [16].

	N	%
Frühzeitige Entfernung auf eigenen Wunsch	62	1,8
Abdominelle Schmerzen oder geringe Verdauungsbeschwerden	31	0,9
Ileus	21	0,6
Ballondeflation ohne Dislokation	9	0,3
Übelkeit und Erbrechen	7	0,2
Magenperforation	5	0,2
Dehydratation	4	0,1
Ballondeflation mit Dislokation	3	0,1
Magenulkus	1	0,1
Total	143	4,2

Implantation des Endobarrier® erfolgt endoskopisch und wird unter Durchleuchtung entfaltet (Abb. 9.3a+b). Der EndoBarrier® muss spätestens nach zwölf Monaten wieder explantiert werden. Eine Materialermüdung bzw. das Einwachsen des Ankers in die Schleimhaut des Bulbus duodeni kann vom Hersteller bei längerer Einliegezeit (Abb. 9.3c) nicht ausgeschlossen werden.

Die genauen Mechanismen, welche hinter der Gewichtsreduktion und dem antidiabetischen Effekt des EndoBarriers® stecken, sind nicht geklärt. Es wird jedoch angenommen, dass eine geringere Nahrungsaufnahme, aber auch einer Änderung der Ausschüttung enterogastraler Hormone einer Rolle spielen [18].

Gewichtsverlust

Munoz et al. konnten in einer prospektiven Studie mit 61 Patienten nach zwölf Monaten einen EWL von 46 % erreichen [19]. Sowohl De Jonge et al. [20] als auch De Moura et al. [21] zeigten ähnliche Gewichtsverluste in der Langzeitanwendung des EndoBarriers® von 30 % nach 24 Wochen und respektive 39 % nach 52 Wochen.

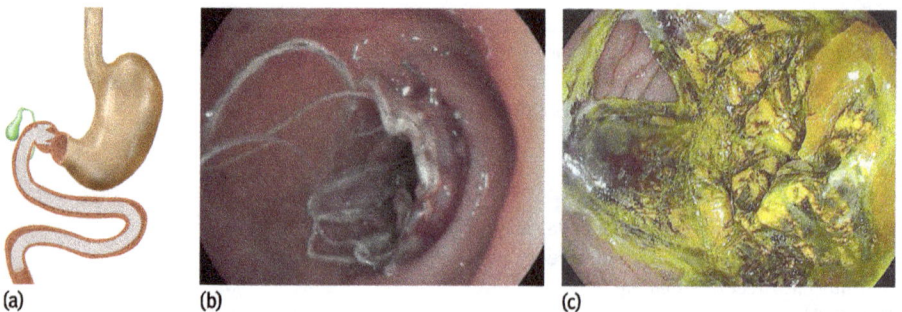

(a)　　　　(b)　　　　　　　　　　　(c)

Abb. 9.3: EndoBarrier® (duodenojejunaler Bypassschlauch).

Die diabetische Stoffwechsellage verbesserte sich in diversen Studien maßgeblich. Escolana et al. [22] konnten eine signifikante Reduktion des HbA1c um 1,4 % beim T2DM ein Jahr nach Implantation des EndoBarriers® nachweisen. Ein ähnlicher Trend konnte durch Schouten et al. [23] nachgewiesen werden. Der Unterschied war jedoch nicht signifikant. De Jonge et al. [20] nehmen an, dass die Implantation des EndoBarriers® eine Verbesserung der Insulinresistenz durch Änderung der enterohormonellen Ausschüttung hervorruft. Insbesondere Glukagon, *glucagon-like peptide 1 (GLP-1)* und *glucose-dependent insulinotropic peptide (GIP)* scheinen hierbei eine Rolle zu spielen. Hierdurch kommt es zu einer schnellen Verbesserung der nüchternen und postprandialen Glukosewerte und somit zu einer Verbesserung der diabetischen Stoffwechsellage.

Komplikationen

Der EndoBarrier® ist nicht nebenwirkungsfrei. In der Literatur werden unterschiedliche Explantationsraten aufgrund von Komplikationen (15–40 %) berichtet [19, 21–26]. Die häufigsten Komplikationen sind: Migration, Blutung, abdominelle Schmerzen und Ileus.

Kontraindikationen zur Implantation des EndoBarrier® sind z. B. die Einnahme von Antikoagulanzien sowie die Einnahme von nicht-steroidalen Antiphlogistika. Patienten mit einem EndoBarrier® müssen während der Dauer der Implantation hochdosiert Protonenpumpeninhibitoren (PPI) einnehmen. Eine Schwangerschaft muss ausgeschlossen und sollte während der Dauer der EndoBarrier® -Implantation verhindert werden.

9.4 Adipositaschirurgische Verfahren

Die minimal invasiven adipositaschirurgischen Operationen sind zum „Goldstandard" in der Adipositaschirurgie geworden. Zahlreiche Studien belegen, dass die chirurgische Therapie bei Patienten mit einem BMI von ≥ 40 kg/m^2 zu einer signifikanten Reduktion der adipositasassoziierten Begleiterkrankungen und damit zu einer Erhöhung der Lebenserwartung führt [27].

Es gibt heutzutage eine Vielzahl von unterschiedlichen Operationsverfahren, die in restriktive, malabsorbtive und kombinierte Verfahren eingeteilt werden. Zu den häufigsten restriktiven operativen Verfahren gehören das Magenband und der Schlauchmagen. Vorwiegend malabsorbtive Verfahren sind die biliopankreatische Diversion nach Scopinaro [28, 29] und der distale Magenbypass. Zu den kombinierten Verfahren zählen der Roux-Y-Magenbypass, die biliopankreatische Diversion mit *duodenal switch* und der Omega-Loop-Bypass. Daneben existieren noch verschiedene andere operative Verfahrensweisen, welche zentrumsabhängig in unterschiedlichem Ausmaß zur Anwendung kommen. Nach wie vor gibt es keine operative Therapie als

„Goldstandard" für alle Adipositaspatienten/-innen, sodass die operative Therapie immer eine Einzelentscheidung ist, welche die individuellen Patientengegebenheiten berücksichtigt. Das Magenband gehört zwar nach wie vor zu den weltweit am häufigsten durchgeführten adipositaschirurgischen Eingriffen, hat aber in Deutschland in den letzten Jahren an Bedeutung verloren [30]. Beim Magenband ist im Langzeitverlauf von einer durchschnittlichen Reduktion des EWL von 47 % auszugehen, die Reoperationsrate liegt jedoch bei bis zu 60 % [31, 32]. Die häufigsten Magenbandkomplikationen sind in abnehmender Folge: die Bandslippage, Volumenzunahme des Vormagens, Magenbandlecks, Ösophagusdilatationen, Banderosionen, Magenobstruktionen, Portkammerinfektionen sowie Ösophagus- oder Magenperforationen. Wegen der Vielzahl an potenziellen Komplikationen wird das Magenband auch am Universitätsklinikum Tübingen nur noch in Einzelfällen eingesetzt.

In den folgenden Kapiteln werden folgende Verfahren vorgestellt:
1. *gastric sleeve* (GS, Schlauchmagen)
2. *Roux-Y-Gastric-Bypass* (RYGB, Roux-Y-Magenbypass)
3. *Omega-Loop-Gastric-Bypass* (OLGB, Omega-Loop-Magenbypass)
4. *bilio-pancreatic diversion* mit *duodenal switch* (BPD-DS, biliopankreatische Diversion mit duodenalem Switch)

9.4.1 Gastric sleeve

Unter *Sleeve*-Gastrektomie versteht man eine partielle Gastrektomie, bei der der größte Anteil der großen Magenkurvatur entlang einer großlumig einliegenden Magensonde abgestapelt und entfernt wird (Abb. 9.4a). Somit entsteht ein Schlauchmagen, der ein Fassungsvermögen von ca. 150 ml hat und nur noch wenige ghrelinproduzierende Zellen besitzt. Erstmals wurde die *Sleeve*-Gastrektomie 1990 als Bestandteil der biliopankreatischen Diversion mit duodenalem Switch beschrieben [33].

Die laparoskopische *Sleeve*-Gastrektomie (LSG) wurde im Anschluss von Herrn Dr. Gagner weiter bei Hochrisikopatienten als Stufenkonzept vor Durchführung einer

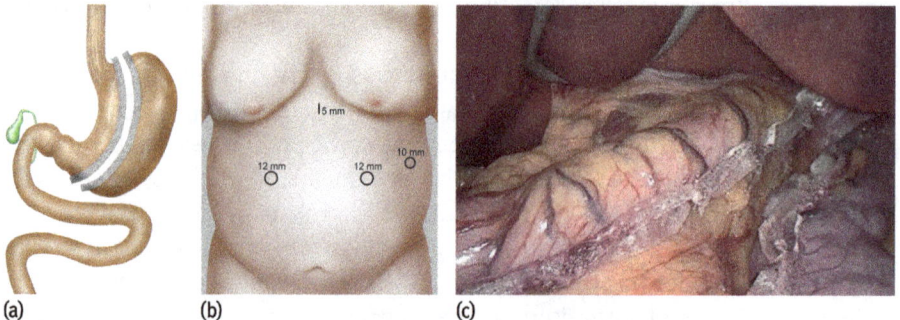

(a) (b) (c)

Abb. 9.4: Sleeve-Gastrektomie (Schlauchmagen).

duodenalen Switchoperation durchgeführt [34]. Im Anschluss entwickelte sich der LSG aufgrund der vergleichsweise einfachen Durchführung und der guten Effektivität weltweit zu einer eigenständigen Operationsmethode [35]. Die Gewichtsreduktion wird primär durch eine Begrenzung der Nahrungsaufnahme vor allem für feste Nahrung und ein herabgesetztes Hungergefühl erzielt. Es kann eine Gewichtsreduktion von ca. 60 % nach zwei Jahren erzielt werden [36].

Indikationen
Die LSG wird gerne bei jungen adipösen Frauen mit noch bestehendem Kinderwunsch angewandt, da hier die geringsten Einflüsse auf den Vitamin- und Spurenelementhaushalt zu befürchten sind. Weiterhin ist es für Volumenesser ein geeignetes Verfahren. Auch schwer übergewichtige Patienten mit einem BMI > 60 kg/m^2 erhalten im Rahmen eines Stufenkonzeptes primär eine LSG als ersten Schritt [37].

Kontraindikationen
Patienten mit einem ausgeprägten Sodbrennen sollte man von der Durchführung einer LSG abraten, da sich das bestehende Sodbrennen hierdurch deutlich verschlechtern kann. Auch Patienten, die sich vornehmlich von Süßigkeiten ernähren, sogenannte *sweeteater*, sollten keine LSG erhalten, da es hierunter sehr wahrscheinlich zu keiner ausreichenden Gewichtsreduktion kommt.

Spezielle Aufklärung
Als spezielle Risiken sind eine Insuffizienz der Klammernahtreihe, vor allem im Bereich des His-Winkels, zu nennen sowie eine Nachblutung im Bereich der Klammernahtreihe.

Trokarpositionen
Primär wird ein 12 mm-Trokar im linken Mittelbauch unter Kamerasicht eingeführt und hierüber das Pneumoperitoneum angelegt. Unter Kamerasicht erfolgt das Einbringen eines 5 mm-Trokars subxyphoidal, welcher für den Leberretraktor dient. Ein weiterer 12 mm-Trokar wird im rechten Mittelbauch und ein 10 mm-Trokar im linken Mittelbauch gesetzt. Beide 12 mm-Trokare sind Arbeitstrokare, der 10 mm-Trokar dient der Optik (Abb. 9.4b).

Operationsschritte
Begonnen wird mit der Dissektion der großen Magenkurvatur, beginnend am Antrum bis zum His-Winkel, jeweils magennah. Wir verwenden ein ultraschallaktiviertes Skalpell. Die Aa. gastricae breves werden gesondert geclipt und durchtrennt. Wichtig ist die klare Darstellung des linken Zwerchfellschenkels und der Sicherstellung, dass kei-

ne Hiatushernie mit hernierten Magenanteilen besteht. Ein 40Char-Magenschlauch dient zur Kalibrierung bevor der Magen ca. 5–7 cm präpylorisch entlang des Magenschlauches mit 60er-Magazinen abgestapelt wird. Die Stapler sind mit einer Klammernahtverstärkung bezogen. Vor jedem Abfeuern des Staplers sollte durch Zug an der Magensonde sichergestellt werden, dass sich diese nicht in der Klammernahtreihe befindet. Des Weiteren sollte die Magenvorder- und -hinterwand so gespannt werden, dass keine Falten beim Stapeln entstehen (Abb. 9.4c). Der abgestapelte Magenanteil wird über die 12 mm-Trokareinstichstelle im rechten Oberbauch geborgen. Im Anschluss erfolgt in diesem Bereich ein Faszienverschluss mittels Fadenfänger unter Kamerasicht.

Postoperative Besonderheiten

Im ersten postoperativen Jahr nach LSG wird eine Nahrungsergänzung mit 100 % der täglichen empfohlenen Vitaminzufuhr angeraten.

Tipps

- Schlauchmagen mit einem Volumen von ca. 150 ml anlegen;
- suffiziente Mobilisation und Entfernung des gesamten Fundus;
- Beginn der Klammernahtreihe ca. 5 cm oberhalb des Pylorus;
- Verwendung einer Kalibrierungssonde.

9.4.2 Roux-Y-Magenbypass (RYGB)

Der RYGB ist der am meisten durchgeführte adipositaschirurgische Eingriff. Im Jahr 2011 waren 46,6 % der weltweit durchgeführten adipositaschirurgischen Eingriff RYGB [35]. Der RYGB besteht aus einem kleinen proximalen Magenpouch (ca. 30 ml Fassungsvermögen), der vom restlichen Magen komplett separiert und mit einer ca. 150 cm langen alimentären Jejunumschlinge anastomosiert ist. Die weitere Rekonstruktion entspricht einer Roux-Y-Konfiguration (ca. 50–60 cm ab Treiz) mit einer Jejunojejunostomie (Abb. 9.5a). Es existieren zahlreiche Variationen bezüglich der Länge der alimentären und biliodigestiven Dünndarmlänge. Für die Gewichtsreduktion ist zum einen die Restriktion durch den kleinen Magenpouch, aber auch die Malabsorbtion durch die lange alimentäre Schlinge verantwortlich. Weiterhin treten nach einem RYGB aber auch hormonelle Veränderungen (Ghrelin, GLP-1) auf sowie eine Veränderung der Insulinregulation. Nach zwei Jahren kann eine Gewichtsreduktion von bis zu 70 % erreicht werden.

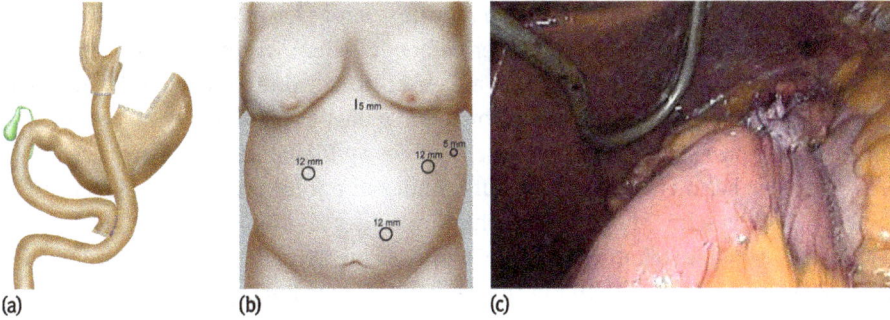

(a)   **(b)**   **(c)**

Abb. 9.5: Roux-Y-Gastric-Bypass (Magenbypass).

Indikationen

Anwendung findet der RYGB bevorzugt bei Typ-2-Diabetikern, da der Diabetes therapeutisch beeinflusst wird und sich bereits sehr früh postoperativ eine verbesserte Insulinresistenz zeigt [38]. In bis zu 83 % der Fälle kann eine Normalisierung des HbA1c nach einem RYGB beobachtet werden [39]. Weiterhin wird der Eingriff bevorzugt bei adipösen Patienten mit Sodbrennen angewandt [40].

Trokarpositionen

Die Lagerung der Patienten entspricht der zuvor beschriebenen Adipositaslagerung. Der Optiktrokar wird links paramedian oberhalb des Nabels positioniert. Der Leberretraktor wird analog der LSG eingebracht und der linke Leberlappen damit angehoben. Die 12 mm-Arbeitstrokare werden in einem adäquaten Abstand zueinander und in einem gleichschenkeligen Dreieck etwas oberhalb des Optiktrokars positioniert. Über einen 5 mm-Trokar wird im linken Oberbauch unterhalb des Rippenbogens ein weiterer Arbeitstrokar eingebracht (Abb. 9.5b).

Operationsschritte

Es erfolgt zunächst die diagnostische Laparoskopie, um ausgeprägte Verwachsungen des Dünndarms oder des Omentum majus vor Durchführung eines laparoskopischen RYGB auszuschließen. Die Dissektion beginnt im Bereich der kleinen Magenkurvatur ca. 3 cm unterhalb der Kardia mit der Eröffnung des Lig. hepatogastricum und Darstellung der Magenhinterwand. Zur Vermeidung einer Verletzung der A. gastrica sinistra sollte die Dissektion unter guter Sicht und magennah erfolgen. Im Anschluss wird der Magen horizontal mit einem 45er-Endostapler durchtrennt. Entlang einer Kalibrierungssonde (40Char) wird der Magen bis zum linken Zwerchfellschenkel durchtrennt, sodass ein kleiner Magenpouch entsteht. Im Anschluss erfolgt die Spaltung des Omentum majus. Das Jejunum wird auf eine Strecke von 60 cm Jejunum nach dem treitzschen Band abgemessen, der Dünndarm hier mit dem ultraschallaktivierten Skalpell eröffnet und ein 45 mm-Linearstapler eingeführt. Die Schlinge wird antekolisch-antegastrisch zum eröffneten Magenpouch gezogen und eine 30 mm lange Gastrojejunostomie angefertigt. Der verbleibende Defekt wird zweireihig verschlossen. Die alimentäre Schlinge wird nun auf eine Strecke von 150 cm aboral vermessen und die Anlage der S/S-Jejunojejunostomie mit einem 45 mm-Linearstapler durchgeführt. Wiederum erfolgt dann der Verschluss des verbleibenden Defektes zweireihig (Abb. 9.5c). Es kann eine Blauprobe auf Dichtigkeit erfolgen, bevor die Magensonde entfernt wird. Es schließt sich die Durchtrennung des Jejunums zwischen der Gastrojejunostomie und der Jejunojejunostomie mittels Linearstapler an. Die Operation wird mit einer subtilen Kontrolle auf Bluttrockenheit und dem Rückzug des Leberretraktors beendet.

Tipps

- sorgfältige Schonung der A. gastrica sinistra;
- zur Vermeidung einer Schlingenverwechslung muss eine eindeutige Identifikation des treitzschen Bandes erfolgen.

9.4.3 Omega-Loop-Gastric-Bypass (OLGB)

Unter dem OLGB versteht man eine Bypassvariante, die in einigen Zentren schon lange Anwendung findet, in Deutschland bisher jedoch noch nicht weit verbreitet ist. Der OLGB wurde erstmals von Rudledge et al. [41] im Jahr 1997 als adipositaschirurgischer Eingriff durchgeführt. Synonyme des Omega-Loop-Magenbypasses sind: *Mini-Gastric-Bypass*, *Single-Anastomosis-Gastric-Bypass* und *One-Anastomosis-Gastric-Bypass* [41]. Im Wesentlichen besteht der OLGB (Abb. 9.6a) aus einem langen engen Magenpouch, welcher der Restriktion dient und einer antekolischen Loop-Gastrojejunostomie von 200 cm, welche malabsorptiv wirkt. Der OLGB gilt bezüglich des EWL als sehr effizient, mit einem EWL von bis zu 72,9 %. Damit ist die durchschnittliche Abnahme des Übergewichtes sogar höher als beim herkömmlichen RYGB [42]. Der Vorteil des OLGB ist, dass dieser einfacher und schneller als der RYGB durchgeführt werden kann, da beim OLGB nur eine Anastomose anzulegen ist. Demzufolge gilt der OLGB als risikoärmer, was die operative Komplikationsrate betrifft, und ist auch mit einer kürzeren Rekonvaleszenzzeit als der RYGB verbunden. Ein weiterer Vorteil ist, dass der OLGB technisch chirurgisch relativ einfach reversibel ist. Als Nachteil des OLGB wurde lange Zeit der Kontakt von Gallesäuren mit der Magenschleimhaut im Pouch angesehen und wegen eines möglichen erhöhten Karzinomrisikos kritisiert. In mittlerweile bis zu 17 Jahren Nachbeobachtungszeit konnte jedoch keine Häufigkeit bösartiger Veränderungen oder Ulzerationen am Magenpouch oder der Anastomose festgestellt werden [42, 43]. Weitere Nachteile des OLGB sind eine vermehrte Malnutrition, erhöhte Frequenz an Fettstühlen und Anämie [42], was wahrscheinlich Effekte eines relativen Kurzdarmsyndroms sind.

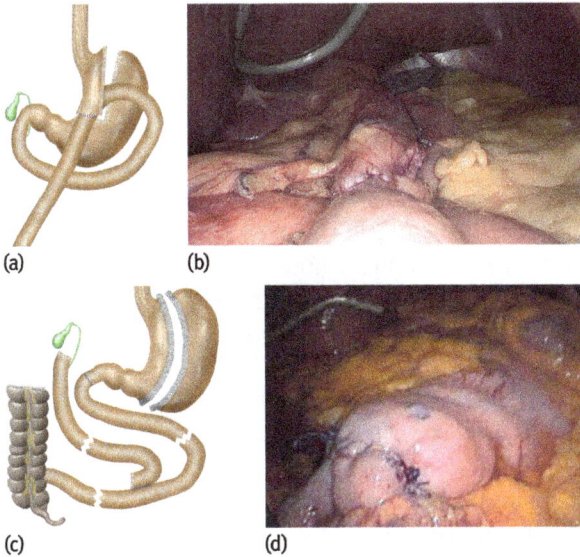

Abb. 9.6: *Omega-Loop-Gastric-Bypass* (Omega-Loop-Magenbypass, a+b) und *biliopancreatic diversion* mit *duodenal switch* (biliopankreatische Diversion mit duodenalem Switch, c+d).

Indikationen

Durch die kurze Operationsdauer bei nur einer Anastomose zwischen Magen und Dünndarm, als auch der geringen Morbidität und Mortalität, eignet sich der OLGB besonders für *Super-Obese*-Patienten (BMI $\geq 50\,\mathrm{kg/m^2}$). Weiterhin ist der OLGB als zweiter Schritt im Rahmen eines Stufenkonzeptes nach der Anlage eines Schlauchmagens zu sehen. Dies betrifft Patienten, bei denen der Schlauchmagen zu keinem ausreichenden Gewichtsverlust geführt hat oder es zu einem erneuten Gewichtsanstieg gekommen ist.

Trokarpositionen

Die Lagerung der Patienten und die Trokarpositionen sind die gleichen wie bei dem RYGB (siehe Kap. 9.4.2).

Operationsschritte

Der erste wichtige Schritt beim OLGB ist der lange Magenpouch mit einer weiten nach vertikal verlaufenden Seit-zu-Seit Gastrojejunostomie. Im Bereich der kleinen Kurvatur wird auf Höhe des Überganges der Gefäßarkade zwischen der A. gastrica sinistra und dextra die Bursa omentalis dargestellt und der Magen horizontal mit einem 45er-Endostapler durchtrennt. Anschließend wird ein 40Char-Kalibrierungsschlauch eingebracht und entlang des Schlauches ein mindestens 17 cm langer Magenpouch, durch mehrfaches Staplern bis zum His-Winkel, gebildet. Danach wird das Omentum majus gespalten, 200 cm des Jejunums ab der Treiz-Flexur nach aboral abgemessen und eine Seit-zu-Seit Gastrojejunostomie mit dem Endostapler durchgeführt. Die Anastomosenlänge sollte ≥ 3 cm betragen [44]. Der verbleibende ventrale Defekt wird zweireihig verschlossen (Abb. 9.6b).

Tipps

- enger langer Magenpouch (Länge: 17 cm, Breite: 40Char-Sonde)
- antekolische biliäre Dünndarmschlinge von 200 cm Länge
- lange Seit-zu-Seit Gastrojejunostomie), schräg vertikal verlaufend

9.4.4 Bilio-pancreatic diversion mit duodenal switch (BPD-DS)

Die biliopankreatische Diversion nach Scopinaro et al. [28] stellt eine weitere Variante des Magenbypasses dar, bei dem nach einer Magenresektion ein proximaler Magenpouch mit einem Volumen von 200–500 ml verbleibt, an welchen der Dünndarm angeschlossen wird. Die Fußpunktanastomose ist sehr distal gelegen, sodass der gemeinsame Schenkel zur Nahrungsaufnahme sehr kurz ist. Die Weiterentwicklung der biliopankreatischen Diversion [45] mit einer duodenalen Umstellung, dem *duodenal switch* (DS), erhält den Pylorus und wird inzwischen bevorzugt. Beim BPD-DS (Abb. 9.6c) wird der aborale Dünndarm postpylorisch, nach Durchführung eines Schlauchmagens, angeschlossen. Im Vergleich der biliopankreatischen Diversion ohne DS zeigt sich bei zusätzlichem DS ein höherer Gewichtsverlust. Der EWL liegt beim BPD-DS zwischen 70 und 80 % [46] und wird zum einen über die restriktive Komponente des Magenschlauches und die malabsorbtive Komponente des ausgeschalteten Dünndarms von der Nahrungsresorption erreicht. Allerdings können durch den extrem kurzen gemeinsamen Schenkel nur wenige Nährstoffe aufgenommen werden. Dies kann zu erheblichen Durchfällen, fauligem Flatus, Protein- und Vitaminmangel, Osteoporose und Störungen des Nebenschilddrüsenstoffwechsels führen. Beim BPD-DS kommt es weniger häufig zum *Dumping*-Syndrom, da hier der Magenpförtner (Pylorus) noch erhalten ist. Beim BPD-DS ist die lebenslange engmaschige ärztliche Nachsorge besonders wichtig.

Indikationen

Der BPD-DS kann bei Patienten mit morbider Adipositas ab einem BMI von 50 kg/m^2 als Primäreingriff indiziert sein. Sehr häufig wird der BPD-DS im Rahmen eines Stufenkonzeptes als Zweiteingriff durchgeführt. Dies kann z. B. bei Patienten/-innen mit einem BMI über 60 kg/m^2 der Fall sein, wenn das perioperative Komplikationsrisiko sehr hoch ist und als erster Eingriff im Stufenkonzept ein Schlauchmagen gebildet wurde. Patienten-/innen müssen ein hohes Maß an Compliance zeigen um die regelmäßigen ärztlichen postoperativen Kontrollen durchzuführen und die Vitamin- und Mineraliensubstitution zuverlässig einzunehmen.

Trokarpositionen

Die Lagerung der Patienten-/innen entspricht der beim RYGB. Auch die Trokarpositionen sind dem RYGB gleich (siehe Kap. 9.4.2), bis auf einen zusätzlichen 5er-Trokar, welcher mittig zwischen Nabel und Schambein und etwas links lateral der Linea alba eingesetzt wird.

Operationsschritte

Als erster Schritt wird ein Schlauchmagen (siehe Kap. 9.4.2) durchgeführt und das Duodenum anschließend mittels Endostapler 3 cm aboral des Pylorus durchtrennt. Ferner werden 75–100 cm Dünndarm oralwärts ab der bauhinschen Klappe abgezählt und markiert. Nach den folgenden 150–175 cm Dünndarm (abgemessen) wird dieser mittels Endostapler abgetrennt. Die Jejunoileale Seit-zu-Seit Anastomose kann im Bereich des zuvor markierten Dünndarmsegmentes sowohl mit dem Endostapler und Handnaht oder komplett mit dem Stapler angefertigt werden. Der alimentäre Schenkel kann nun End-zu-Seit postpylorisch (Abb. 9.6d) genäht werden, wobei die Pylorusfunktion bewahrt bleibt. Der gemeinsame Schenkel zur Nahrungsresorption ist demnach nur 75–100 cm lang, der alimentäre Schenkel sollte mindestens 150 cm bemessen.

Tipps

- Schlauchmagen mit einem Volumen von 100–120 ml anlegen.
- Absetzen des Duodenums 3c m postpylorisch, um die Funktion des Pylorus zu erhalten.
- Die Länge des gemeinsamen Dünndarmschenkels sollte nicht länger als 100 cm sein.
- Der alimentäre Schenkel sollte mindestens 150 cm lang sein.

9.5 Komplikationsmanagement und Nachbehandlung

Das Komplikationsmanagement nach adipositaschirurgischen Operationen stellt eine komplexe Herausforderung dar, da Adipositaspatienten aufgrund von Gewicht und Begleiterkrankungen als Hochrisikopatienten einzustufen sind. Prinzipiell kann zwischen allgemeinen und spezifischen postoperativen Komplikationen unterschieden werden (Tab. 9.4).

In erster Linie sollten postoperative Komplikationen durch einen routinierten und optimierten Operationsablauf vermieden werden. Dazu gehören eine kurze Operationszeit durch standardisierte Operationstechniken, ein vorhergehendes operatives

Tab. 9.4: Postoperative Komplikationen nach Adipositaschirurgie.

Allgemeine postoperative Komplikationen	Spezifische postoperative Komplikationen
Akutes Nierenversagen infolge Rhabdomyolyse	Blutungen (allgemein, Anastomose, Klammernaht)
Tiefe Beinvenenthrombosen	Klammernaht-/Anastomoseninsuffizienz
Lungenarterienembolie	Klammernaht-/Anastomosenstenosen
Pneumonien	Wundheilungsstörungen
Harnwegsinfekte	Narbenhernien, innere Hernien
Flüssigkeits- und Elektrolytverlust aufgrund geringer Trinkmengen oder Erbrechen	Gallensteine
Myokardinfarkt	Reflux
	Unzureichender Gewichtsverlust

Training und ein optimiertes postoperatives Patientenmanagement [47] mit ausreichender Thromboseprophylaxe, frühzeitiger Mobilisation, oralem Kostaufbau und Entfernung sämtlicher Katheter. Ein Blasenkatheter ist nur bei erwartungsgemäß langen Operationszeiten notwendig, z. B. bei Patienten mit Vor-Operationen, nicht jedoch bei adipositaschirurgischen Routineeingriffen.

Eine Rhabdomyolyse tritt besonders nach langer Operationszeit auf (4–5 h). Risikofaktoren sind ein hoher BMI, T2DM und ein ASA-Score von über 2. Die Patienten fallen durch Muskelschmerzen, Fieber, Übelkeit und Verwirrtheit auf. Ein Maximum der laborchemisch erhöhten Kreatininkinase (CK) ist am vierten bis siebten postoperativen Tag zu erwarten. Des Weiteren sind typischerweise das Myoglobin und die Nierenretentionswerte passager erhöht, als auch die Elektrolyte (Kalium, Kalzium). Die Therapie der akuten Rhabdomyolyse besteht in einer forcierten Diurese, ggf. sogar in der Durchführung einer Dialyse.

Tiefe Beinvenenthrombosen treten in der Bariatrie perioperativ in ca. 1,2 % der Fälle auf. Eine Prophylaxe besteht in einer frühzeitigen Mobilisation, Thromboseprophylaxestrümpfen in Form von intermittierenden pneumatischen Systemen und einer adäquaten Applikation von niedermolekularen Heparinen [48].

Adipositaspatienten reagieren häufig verspätet oder kaum mit typischen abdominellen Beschwerden oder sind in der frühen postoperativen Phase klinisch nur schwer einzuschätzen. Folgende Warnhinweise für mögliche Komplikationen sind unbedingt zu beachten:

– Fieber (über 38°C)
– Schmerzen (ungewöhnlich hoher Schmerzmittelbedarf)
– Tachykardie (Herzfrequenz über 100/min)

Treten eine oder mehrere dieser Symptome gleichzeitig auf, sollte umgehend gehandelt werden. Einer Blutentnahme mit Kontrolle des Blutbildes, Elektrolyte, Infektparameter und der Gerinnung folgt entweder eine Computertomografie (CT) mit oraler und i.v.-Kontrastmittelgabe (sofern keine Kontraindikation wie Allergien dagegensprechen) oder im Zweifelsfall eine diagnostische Laparoskopie ohne vorherige CT-Diagnostik, da auch im CT manche Leckagen nicht erkannt werden. Während der diagnostischen Laparoskopie sollten immer zeitgleiche endoskopische therapeutische Interventionen möglich sein.

Intraabdominelle Blutungen

Intraabdominelle Blutungen treten in bis zu 1,7 % der Fälle auf und sind vor allem verursacht durch Blutungen im Bereich der Trokareinstichstellen (Vasa epigastrica), Blutungen im Bereich der Klammernahtreihen oder im Bereich des Dünndarmmesenteriums. Des Weiteren können intraluminale Blutungen in 1–4 % der Fälle auftreten. Hier sind vor allem Blutungen im Bereich der Klammernahtreihen (Gastrojejunostomie oder Jejunojejunostomie) zu sehen. Das erste klinische Zeichen für eine Blutung im Bereich der Gastrojejunostomie ist blutiges Erbrechen.

Eine Operationsindikation besteht nur selten [49], z. B. bei einer hämodynamischen Instabilität des Patienten. Bei einer Blutung im Bereich einer Klammernaht oder Anastomose ist die Endoskopie mittels Clip und Fibrinkleberapplikation das Mittel der ersten Wahl. Diese Interventionen sollten jedoch mit minimaler Luftinsufflation durchgeführt werden, um keine zu hohe Spannung auf die frische Anastomose oder Klammernaht auszuüben.

Klammernaht- und Anastomoseninsuffizienzen

Anastomoseninsuffizienzen treten am häufigsten im Bereich des Magenpouchs auf. Die Sicherung der Diagnose ist meist schwierig, sodass der Patient im Verdachtsfall einer Klammernaht- oder Anastomoseninsuffizienz relaparoskopiert wird.

Während der Operation erfolgt eine laparoskopische Inspektion, ggf. kombiniert mit einer endoskopischen Untersuchung. Eine Übernähung der Anastomose bzw. Klammernaht ist in der Regel nicht sinnvoll, da im entzündeten Gebiet die Nähte meist nicht halten. Die wichtigste Maßnahme ist eine adäquate Drainierung. Im Falle einer Insuffizienz der Klammernaht nach *Sleeve*-Gastrektomie tritt diese in der Regel im Bereich des hisschen Winkels auf. Bei einer endoskopisch nachgewiesenen sehr kleinen Leckage kann ein Versuch des Verschlusses des Defekts mittels *over-the-scope clip* (OTSC) versucht werden [50]. In der Regel wird jedoch ein selbstexpandierender gecoverter Stent zur Therapie bei Anastomosen- oder Klammernahtinsuffizienzen eingesetzt [51]. Hier werden Heilungsraten von bis zu 80–94 % erzielt. Dabei werden die Stents zwischen durchschnittlich 41 Tagen und bis zu drei Monaten belassen. Vorteilhaft ist, dass meistens innerhalb der ersten drei Tage eine orale Nahrungsaufnahme möglich ist.

Neu zugelassen für die Therapie von Anastomoseninsuffizienzen im Bereich des oberen Gastrointestinaltrakts ist die endoluminale Vakuumtherapie. In Einzelfällen haben sich hier bereits gute Ergebnisse erzielen lassen, da diese Therapie eine kontinuierliche Drainage ermöglicht und einen Sekretstau verhindert. Eine ggf. vorhandene Wundhöhle wird rasch gesäubert und die Granulation gefördert.

Ein konservativ/operatives Vorgehen mittels endoskopischen Maßnahmen und/oder Laparoskopischer Drainage wird primär angestrebt. Im Falle einer Insuffizienz einer Jejunojejunostomie muss allerdings eine umgehende chirurgische Neuanlage der Anastomose vorgenommen werden.

Anastomosenstenosen

Patienten mit einer Anastomosenstenose fallen in der Regel mit Foetor ex ore, Dysphagie, Übelkeit, Regurgitation und Erbrechen auf. Eine Breischluckuntersuchung oder CT-Bildgebung mit oraler Kontrastmittelapplikation oder eine endoskopische Untersuchung sichern in der Regel die Diagnose. Die Therapie besteht möglichst in einer endoskopischen Dilatation. Die Stenose einer tiefen Anastomose (Jejonojejunostomie) muss allerdings meist operativ revidiert und neu angelegt werden.

Hernien

Innere Hernien sind nach adipositaschirurgischen Eingriffen eine der häufigsten postoperativen Komplikationen. Die sogenannte Petersen Hernie ist zwischen dem Mesocolon transversum und dem Mesenterium des hochgezogenen alimentären Schenkels beim Magenbypass lokalisiert. Des Weiteren kann im Bereich eines Mesenteriumschlitzes, z. B. an der Jejunojejonostomie, eine Hernie auftreten.

Die Patienten fallen durch abdominelle Schmerzen, Übelkeit und Erbrechen auf. Im Zweifelsfall kann eine zeitnahe Relaparoskopie notwendig sein.

Nachbehandlung

In der direkten postoperativen Phase sollte die Antikoagulation leitliniengerecht [4] fortgeführt werden. Hierzu empfiehlt sich die Gabe von niedermolekularen Heparinen, welche auch nach der Entlassung fortgeführt werden sollte. Für vier bis zwölf Wochen postoperativ sollten prophylaktisch Protonenpumpeninhibitoren eingenommen werden, um das Risiko von Ulzerationen zu senken [52]. Gemäß Leitlinie sollte die Supplementierung von Vitaminen und Mineralstoffen nach allen malabsorptiven und Kombinationseingriffen lebenslang erfolgen, bei restriktiven Eingriffen je nach Risiko [1]. Vor der Entlassung aus der Klinik sollten die Patienten eine Ernährungsberatung erhalten.

Die Nachsorge dient dazu, den Gewichtsverlauf zu dokumentieren und Veränderungen von Komorbiditäten und Langzeitkomplikationen zu erkennen und behandeln. Durch eine Ernährungsanamnese können Fehlernährungen aufgedeckt und mittels Ernährungsberatung behandelt werden. Vielfach sind Anpassungen der bestehenden medikamentösen Therapie (z. B. Blutdrucktherapie, Diabetestherapie etc.) nötig. Ein besonderes Augenmerk muss auf die Früherkennung chirurgischer Komplikationen gerichtet werden, um diese zu behandeln bevor Folgeschäden eintreten. Ergänzende Laboruntersuchungen müssen außerdem durchgeführt werden, um Mangelzustände zu erfassen. Neben diesen medizinischen Aspekten sollten in der Nachsorge auch die Lebensqualität und ggf. psychosoziale Probleme eruiert werden. Die Nachsorgeintervalle sollten im ersten Jahr postoperativ noch recht eng gewählt werden, ab dem zweiten Jahr können die Untersuchungen jährlich erfolgen. Entscheidend für die gute Nachbetreuung bariatrisch operierter Patienten ist ein multidisziplinäres Team.

Literatur

[1]   AWMF-S3-Leitlinie Chirurgie der Adipositas (Deutsche Gesellschaft für Allgemein- und Viszeralchirurgie e. V. (DGAV)), Version 2010 (derzeit in Überarbeitung).
[2]   Sugerman HJ, Brewer WH, Shiffman ML, et al. A multicenter, placebo-controlled, randomized, double-blind, prospective trial of prophylactic ursodiol for the prevention of gallstone formation following gastric-bypass-induced rapid weight loss. Am J Surg. 1995;169:91–6; discussion 96–7.
[3]   Van Wissen J, Bakker N, Doodeman HJ, Jansma EP, Bonjer HJ, Houdijk AP. Preoperative methods to reduce liver volume in bariatric surgery: a systematic review. Obes Surg. 2016;26:251–6.
[4]   AWMF-S3-Leitlinie Prophylaxe der venösen Thromboembolie (VTE), Version 2010 (derzeit in Überarbeitung).
[5]   Nieben, OG and Harboe H. Intragastric balloon as an artificial bezoar for treatment of obesity. Lancet. 1982;1:198–9.
[6]   Geliebter A, Melton PM, Gage D, McCray RS, Hashim SA. Gastric balloon to treat obesity: a double-blind study in nondieting subjects. Am J Clin Nutr. 1990;51:584–8.
[7]   Hogan RB, Johnston JH, et al. A double-blind, randomized, sham-controlled trial of the gastric bubble for obesity. Gastrointest Endosc. 1989;35:381–5.
[8]   Kirby DF, Wade JB, Mills PR, Sugerman HJ, et al. A prospective assessment of the Garren-Edwards Gastric Bubble and bariatric surgery in the treatment of morbid obesity. Am Surg. 1990;56:575–80.
[9]   Meshkinpour H, Hsu D, Farivar S. Effect of gastric bubble as a weight reduction device: a controlled, crossover study. Gastroenterology. 1988;95:589–92.
[10] Benjamin SB. Small bowel obstruction and the Garren-Edwards gastric bubble: an iatrogenic bezoar. Gastrointest Endosc. 1988;34:463–7.
[11] Ulicny KS Jr, Goldberg SJ, Harper WJ, Korelitz JL, Podore PC, Fegelman RH. Surgical complications of the Garren-Edwards Gastric Bubble. Surg Gynecol Obstet. 1988;166:535–40.
[12] Zdichavsky M, Kratt T, Stüker D, et al. Der Magenballon: Therapieoptionen und Komplikationen bei morbider Adipositas. Chirurgische Allgemeine. 2010,11/12,623–9.
[13] Zdichavsky M, Beckert S, Kueper M, Kramer M, Königsrainer A. Mechanical ileus induces surgical intervention due to gastric balloon: a case report and review of the literature. Obes Surg. 2010;20:1743–6.

[14] de Castro ML, Morales MJ, Martínez-Olmos MA, et al. Safety and effectiveness of gastric balloons associated with hypocaloric diet for the treatment of obesity. Rev Esp Enferm Dig. 2013;105:529–36.

[15] Genco A, Bruni T, Doldi SB, et al., BioEnterics Intragastric Balloon (BIB): a short-term, double-blind, randomised, controlled, crossover study on weight reduction in morbidly obese patients. Int J Obes (Lond). 2006;30:129–33.

[16] Imaz I, Martínez-Cervell C, García-Alvarez EE, Sendra-Gutiérrez JM, González-Enríquez J. Safety and Effectiveness of the Intragastric ballon for Obesity. A meta-Analysis Obes Surg. 2008;18:841–6.

[17] Machytka E, Chuttani R, Bojkova M, et al. Elipse, a Procedureless Gastric Balloon for Weight Loss: a Proof-of-Concept Pilot Study. Obes Surg, 2015 [Epub ahead of print].

[18] Rohde U, Hedbäck N, Gluud LL, Vilsbøll T, Knop FK, et al., Effect of the EndoBarrier Gastrointestinal Liner on obesity and type 2 diabetes: protocol for systematic review and meta-analysis of clinical studies. BMJ Open. 2013;3:e003417.

[19] Munoz R, Dominguez A, Muñoz F, et al. Baseline glycated hemoglobin levels are associated with duodenal-jejunal bypass liner-induced weight loss in obese patients. Surg Endosc. 2014;28:1056–62.

[20] de Jonge C, Rensen SS, Koek GH, et al. Endoscopic duodenal-jejunal bypass liner rapidly improves type 2 diabetes. Obes Surg. 2013;23:1354–60.

[21] de Moura EG, Martins BC, Lopes GS, Orso IR, et al., Metabolic improvements in obese type 2 diabetes subjects implanted for 1 year with an endoscopically deployed duodenal-jejunal bypass liner. Diabetes Technol Ther. 2012;14:183–9.

[22] Escalona A, Pimentel F, Sharp A, et al., Weight loss and metabolic improvement in morbidly obese subjects implanted for 1 year with an endoscopic duodenal-jejunal bypass liner. Ann Surg. 2012;255:1080–5.

[23] Schouten R, Rijs CS, Bouvy ND, et al. A multicenter, randomized efficacy study of the EndoBarrier Gastrointestinal Liner for presurgical weight loss prior to bariatric surgery. Ann Surg. 2010;251:236–43.

[24] Gersin KS, Rothstein RI, Rosenthal RJ, et al. Open-label, sham-controlled trial of an endoscopic duodenojejunal bypass liner for preoperative weight loss in bariatric surgery candidates. Gastrointest Endosc. 2010;71:976–82.

[25] Rodriguez-Grunert L, Galvao Neto MP, Alamo M, et al. First human experience with endoscopically delivered and retrieved duodenal-jejunal bypass sleeve. Surg Obes Relat Dis. 2008;4:55–9.

[26] Rodriguez L, Reyes E, Fagalde P, et al. Pilot clinical study of an endoscopic, removable duodenal-jejunal bypass liner for the treatment of type 2 diabetes. Diabetes Technol Ther. 2009;11:725–32.

[27] Fontaine KR, Redden DT, Wang C, Westfall AO, Allison DB. Years of life lost due to obesity. JAMA. 2003;289:187–93.

[28] Scopinaro N, Gianetta E, Civalleri D, Bonalumi U, Bachi V. Bilio-pancreatic bypass for obesity: II. Initial experience in man. Br J Surg. 1979;66:618–20.

[29] Scopinaro N, Adami GF, Marinari GM, et al. Biliopancreatic diversion. World J Surg. 1998;22:936–46.

[30] Stroh C, Weiner R, Benedix F, et al. [Bariatric and metabolic surgery in Germany 2012 – results of the quality assurance study on surgery for obesity (data of the German Bariatric Surgery Registry)]. Zentralbl Chir. 2014;139:e1–5.

[31] O'Brien PE, MacDonald L, Anderson M, Brennan L, Brown WA. Long-term outcomes after bariatric surgery: fifteen-year follow-up of adjustable gastric banding and a systematic review of the bariatric surgical literature. Ann Surg. 2013;257:87–94.

[32] Sjöström L, Narbro K, Sjöström CD, et al. Swedish Obese Subjects Study. Effects of bariatric surgery on mortality in Swedish obese subjects. N Engl J Med. 2007;357:741–52.

[33] Hess DS, Hess DW. Biliopancreatic diversion with a duodenal switch. Obes Surg. 1998;8:267–82.

[34] Regan JP, Inabnet WB, Gagner M, et al. Early experience with two stage laparoscopic Roux-en-Y gastric bypass as an alternative in the super-super obese patient. Obes Surg. 2003;13(6),861–4.

[35] Buchwald H, Oien DM. Metabolic/bariatric surgery worldwide 2011. Obes Surg. 2013;23:427–36.

[36] Hutter MM, Schirmer BD, Jones DB, et al. First report from the American College of Surgeons Bariatric Surgery Center Network: laparoscopic sleeve gastrectomy has morbidity and effectiveness positioned between the band and the bypass; Ann Surg. 2011;254:410–20.

[37] Almogy G, Crookes PF, Anthone GJ. Longitudinal gastrectomy as a treatment for tthe high-risk super-obese patient. Obes Surg, 2004;14:492–7.

[38] Faria G, Preto J da Costa EL, Guimaraes JT, Calhau C, Taveira-Gomes A. Acute improvement in insulin resistance after laparoscopic Roux-en-Y gastric bypass: is 3 days enough to correct insulin metabolsim? Obes Surg. 2013;23:103–10.

[39] Schauer PR, Burquera B, Ikramuddin S, et al. Effect of laparoscopic Roux-en Y gastric bypass on the type II diabetes mellitus. Ann Surg. 2003;238:467–84.

[40] Jones KB Jr, Allen TV, Manas KJ, McGuinty DP, Wilder WM, Wadsworth ED. Roux-Y Gastric Bypass: an effective anti-reflux procedure. Obes Surg. 1991;1:295–8.

[41] Rutledge R. The mini-gastric bypass: experience with the first 1,274 cases. Obes Surg. 2001;11:276–80.

[42] Lee WJ, Ser KH, Lee YC, Tsou JJ, Chen SC, Chen JC. Laparoscopic Roux-en-Y vs. mini-gastric bypass for the treatment of morbid obesity: a 10-year experience. Obes Surg. 2012;22:1827–34.

[43] Chevallier JM, Arman GA, Guenzi M, et al. One thousand single anastomosis (omega loop) gastric bypasses to treat morbid obesity in a 7-year period: outcomes show few complications and good efficacy. Obes Surg. 2015;25(6):951–8.

[44] Lee WJ, Lin YH. Single-anastomosis gastric bypass (SAGB): appraisal of clinical evidence. Obes Surg. 2014;24:1749–56.

[45] Marceau P, Biron S, Bourque RA, et al. Biliopancreatic diversion with a new type of gastrectomy. Obes Surg. 1993;3:29–35.

[46] Hess DS, Hess DW, Oakley RS. The biliopancreatic diversion with the duodenal switch: results beyond 10years. Obes Surg. 2005;15:408–16.

[47] Awad S, Carter S, Purkayastha S, et al. Enhanced recovery after bariatric surgery (ERABS): clinical outcomes from a tertiary referral bariatric centre. Obes Surg. 2014;24:753–8.

[48] Scholten DJ, Rebecca M. Hoedema, Sarah E. Scholten; A Comparison of two different prophylactic dose regimens of low molecular weight heparin in bariatric surgery; Obes. Surg. 2002;12:19–24.

[49] Rabl C, Peeva S, Prado K, et al. Early and late abdominal bleeding after Roux-en-Y-gastric bypass: Sources and tailored therapeutic strategies. Obes Surg. 2011;21:413–20.

[50] Mercky P, Gonzalez JM, Aimore Bonin E, et al. Usefulness of over-the-scope clipping system for closing digestive fistulas. Dig Endosc. 2015;27:18–24.

[51] Rosenthal RJ, Diaz AA; Arvidsson D, et al. International Sleeve Gastrectomy Expert Panel Consensus Statement: best practice guidelines basded on experience of & gt; 12,000 cases. Surg Obes Relat Dis. 2012;8:8–19.

[52] Ying VW, Kim SH, Khan KJ, et al. Prophylactic PPI help reduce marginal ulcers after gastric bariatric bypass surgery: a systematic review and meta-analysis of cohort studies. Surg Endosc. 2015;29:1018–23.

10 Weight loss maintenance

10.1 Herausforderung Gewichtsstabilisierung

Stephan C. Bischoff

So schwierig es für den Adipositaspatienten meist ist, Gewicht zu verlieren, scheint es noch wesentlich schwieriger zu sein, das neue reduzierte Gewicht langfristig zu halten. Dabei ist das Problem vieler erfolgreicher Gewichtsreduktionsprogramme, v. a. derer auf nicht-chirurgischer Basis, die allmähliche Gewichtszunahme nach Beendigung der Intervention über Jahre, und nicht der sogenannte „Jo-Jo-Effekt", d. h. die schnelle Zunahme innerhalb von Wochen oder Monaten nach Reduktion. In den letzten zehn Jahren wanderte der Fokus von Forschung und Praxis vermehrt auf das Thema Gewichtsstabilisierung. Ziel ist es, die Determinanten für eine erfolgreiche Gewichtsstabilisierung zu identifizieren und langfristig in die Praxis zu implementieren.

10.1.1 Definition von *weight loss maintenance*

Als Gewichtsstabilisierung oder *weight loss maintenance* (WLM) wird ein erfolgreicher Gewichtserhalt nach einem Gewichtsverlust von mindestens 5–10 % des Ausgangsgewichts über mindestens ein bis zwei Jahre verstanden [1, 2].

Wann genau die Phase der Gewichtsstabilisierung beginnt, ist einerseits sehr individuell – z. B. der Zeitpunkt, wenn die Person den geplanten Gewichtsverlust erreicht hat – und kann andererseits von der Art des Abnehmprogramms abhängen. Im Rahmen von wissenschaftlichen Studien und auch in der klinischen Praxis ist die Gewichtsverlustphase häufig nach drei bis sechs Monaten abgeschlossen und die Gewichtsstabilisierungsphase beginnt. Unabhängig vom zeitlichen Beginn der Gewichtsstabilisierungsphase handelt es sich bei WLM um einen lang andauernden Prozess. Dadurch, dass der Gesamtenergieverbrauch durch den Gewichtsverlust gesunken ist – niedrigerer Ruheumsatz, geringerer thermischer Effekt der Nahrung, geringere tägliche Thermogenese bei Aktivität – wird der Patient herausgefordert, die persönliche Energiebilanz langfristig zu regulieren.

10.1.2 *Weight loss maintenance* in Zahlen

Die meisten Adipositaspatienten nehmen nach nicht-chirurgischer Adipositastherapie, also nach Beendigung des Therapieprogramms, wieder zu – oft liegt das Gewicht nach einer gewissen Zeit wieder beim Ausgangsgewicht und manchmal sogar darüber [3, 4]. Typischerweise wird ein Drittel des verlorenen Gewichts bereits im ersten

https://doi.org/10.1515/9783110412802-011

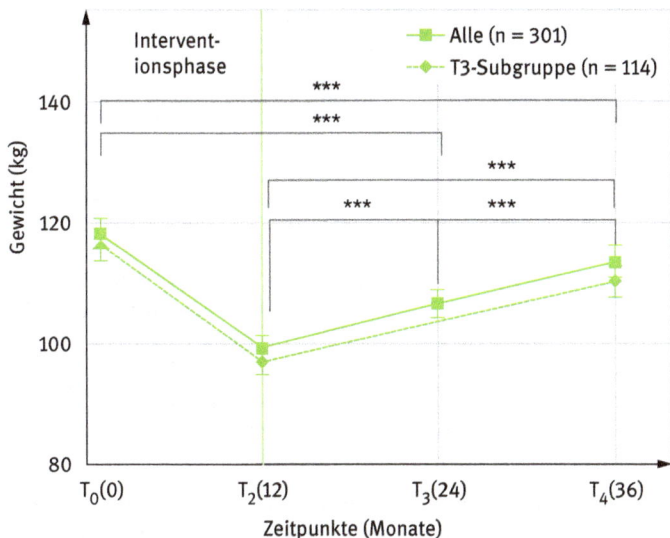

Abb. 10.1: Wiederanstieg des Körpergewichts nach erfolgreicher Gewichtsreduktion mittels multi-modalem Gewichtsreduktionsprogramm. Auch drei Jahre nach Beginn der zwölfmonatigen Intervention ist das mittlere Körpergewicht noch signifikant geringer als das Ausgangsgewicht, aber der Unterschied wird von Jahr zu Jahr geringer. Der jährliche Gewichtsanstieg nach Beendigung der Intervention betragt ca. 7 % (Quelle: [7]).

Jahr wieder zugenommen; die anderen zwei Drittel dann innerhalb von drei bis fünf Jahren [5, 6].

Verlaufsdaten von Patienten, die am konservativen, multimodalen Optifast®52-Programm teilgenommen haben, zeigten, dass die meisten Teilnehmer nach erfolgreicher Gewichtsreduktion ihr Gewicht ohne Hilfe langfristig nicht halten können. Auch wenn drei Jahre nach Beginn der Intervention das mittlere Körpergewicht noch signifikant geringer ist als das Ausgangsgewicht, gelingt es nur 7 % der Teilnehmer, ihr Gewicht ohne weitere Unterstützung bis zum Ende des dritten Jahres nach Interventionsbeginn stabil zu halten (+/−5 %) und 22 % der Teilnehmer halten das Gewicht weitgehend stabil (Anstieg > 10 %), aber 71 % verzeichnen einen deutlichen Gewichtsanstieg im Beobachtungszeitraum ohne weitere Unterstützung [7]. Der jährliche Gewichtsanstieg nach Beendigung der nicht-chirurgischen Intervention beträgt ca. 7 % (Abb. 10.1).

Auch nach chirurgischer Intervention ist bei einem Teil der Patienten mit einem Gewichtsanstieg zu rechnen, wenn keine *weight loss maintenance*-Maßnahmen getroffen werden [8]. Der jährliche Gewichtsanstieg nach chirurgischer Intervention ist allerdings geringer als nach nicht-chirurgischer Intervention und beträgt im Mittel ca. 2 % (Abb. 10.2).

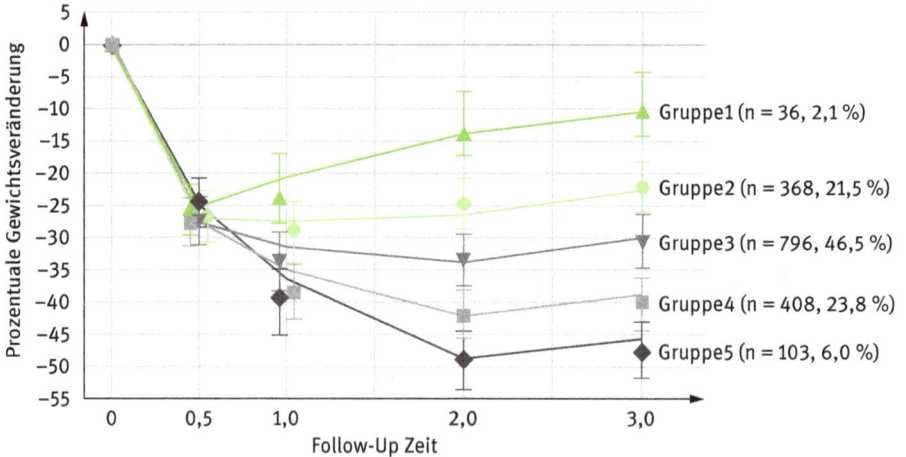

Abb. 10.2: Wiederanstieg des Körpergewichts nach erfolgreicher Gewichtsreduktion mittels chirurgischer Intervention (*Roux-en-Y gastric bypass*) über drei Jahre. Etwa ein Viertel der Patienten nimmt wieder zu, 50 % halten ihr Gewicht, ein Viertel nimmt weiter ab. Der mittlere jährliche Gewichtsanstieg beträgt ca. 2 % (Quelle: [6]).

Erfolgreiche Gewichtsreduktion ist in vielen Fällen (nach konservativer Therapie ausgeprägter als nach chirurgischer Therapie) gefolgt von einem Wiederanstieg des Körpergewichts, wenn keine geeignete langfristige Anschlussbetreuung erfolgt.

10.1.3 Klinische Konsequenzen

Da die Adipositas als chronische Erkrankung mit hoher Rezidivneigung anzusehen ist, sollten dem Patienten über die Phase der Gewichtsabnahme hinaus geeignete Maßnahmen zur langfristigen Gewichtsstabilisierung empfohlen werden [9]. Diese Empfehlung aus der aktuellen deutschen Leitlinie Adipositas wird in der Praxis nur partiell umgesetzt, zum Teil aus Mangel an validierten Konzepten, aber auch wegen unzureichender Infrastruktur, unklarer Zuständigkeiten und fehlender Finanzierung solcher Maßnahmen.

Die Notwendigkeit einer Rezidivprophylaxe bzw. einer Gewichtsstabilisierung nach einer Phase der erfolgreichen Gewichtsreduktion ergibt sich aus den o. g. Studien, die einen mehr oder weniger raschen Wiederanstieg des Körpergewichts – insbesondere nach konservativer [7], aber auch nach chirurgischer Gewichtsreduktion [8] – zeigen.

Die Gewichtsstabilisierung kann durch eine langfristige Versorgung (*extended care*) verbessert werden, wie Metaanalysen zeigen [10]. Maßnahmen zur Gewichtsstabilisierung enthalten teilweise Elemente der primären Adipositasprävention. Sie umfassen Ernährungs-, Bewegungs-, und Verhaltensmaßnahmen, evtl. auch Pharmakotherapie. Insbesondere kognitiv-verhaltenstherapeutische Ansätze haben sich als wirksam gezeigt. Mit einer erfolgreichen langfristigen Gewichtsstabilisierung sind folgende Faktoren assoziiert: Reduktion von dichotomen Denkmustern, Reduktion von emotionalem Essverhalten, gezügeltes Essverhalten, geringe Depressivität, geringgradig gestörtes Körperbild, Selbstwirksamkeit, vorhandene Problemlösefertigkeiten [10].

> Jeder erfolgreichen Gewichtsreduktion sollte eine validierte *weight loss maintenance*-Maßnahme folgen, die meist lebenslang benötigt wird, um das Gewicht dauerhaft zu stabilisieren.

10.2 Determinanten erfolgreicher Gewichtsstabilisierung
Nanette Ströbele-Benschop

10.2.1 Bedeutung der körperlichen Aktivität

Regelmäßige körperliche Aktivität scheint den biologischen Drang, Nahrung zu sich zu nehmen, zu reduzieren; das zeigen Experimente mit Nagetieren. Durch regelmäßige körperliche Aktivität wird die metabolische Adaption an den Gewichtsverlust unterstützt [11]. Studien bei Menschen zeigten auch, dass Personen, die Gewicht verloren haben, sich stärker körperlich betätigen müssen, um ihr Gewicht zu halten, als Personen mit demselben BMI, die nie übergewichtig oder adipös waren [12].

Schon über viele Jahre hinweg haben Rena Wing und James Hill Personen, die erfolgreich Gewicht abgenommen und dieses über Jahre hinweg gehalten haben, befragt und untersucht. Sie gründeten 1993 in den USA die *National Weight Control Registry* (NWCR) und nahmen in das Register Personen auf, die mindestens 13,6 kg Körpergewicht abnahmen und dieses reduzierte Gewicht mindestens ein Jahr halten konnten [13]. Forschungsergebnisse dieser mittlerweile aus ca. 10 000 Teilnehmern bestehenden NWCR zeigen zum einen, dass auch dort die Personen wieder zunehmen, und zum anderen, dass die Gewichtsstabilisierung leichter zu werden scheint, je länger das reduzierte Gewicht gehalten wird. Eine Veröffentlichung von Langzeitdaten von 1993–2010 zeigte, dass 87 % der Teilnehmer immer noch einen Gewichtsverlust von mindestens 10 % nach fünf und zehn Jahren verzeichnen [14]. Dabei scheint die Menge des anfänglich verlorenen Gewichts eine positive Rolle zu spielen, d. h., je mehr Gewicht am Anfang verloren wurde, desto besser scheint die Gewichtsstabilisierung.

Die große Mehrzahl der langfristig Erfolgreichen (91 %) ist körperlich sehr aktiv mit einem Energieverbrauch von etwa 2 600 kcal pro Woche [15]. Aufgrund dieser Daten sollte den Patienten empfohlen werden, nach einer Phase der Gewichtsreduktion eine vermehrte körperliche Aktivität zur Gewichtsstabilisierung durchzuführen [9]. Eine Steigerung von Alltagsaktivitäten vorwiegend in Form von Gehen und Treppensteigen hat einen ähnlich günstigen Effekt auf die Gewichtsstabilisierung wie ein strukturiertes Bewegungsprogramm.

Die Art und Weise, wie Menschen versuchen ihr Gewicht zu halten, ist vielfältig, auch unter den Teilnehmern der NWCR [16]. Allerdings scheint es wiederkehrende Verhaltensmuster zu geben, die viele dieser erfolgreichen „Gewichtsstabilisierer" gemein haben. Zum einen zeigt der Großteil der Mitglieder der NWCR ein sehr großes Ausmaß an körperlicher Aktivität und zum anderen wird wenig Zeit mit Fernsehen verbracht. Weiterhin zeigt sich, dass viele Mitglieder der NWCR ihre Verhaltensweisen überwachen oder beobachten, sei es nun mithilfe von Schrittzählern, Esstagebüchern, Körperwaagen oder anderen Strategien. Das häufige Wiegen konnte auch in einer deutschen Studie mit Personen, die sich nach Gewichtsabnahme als gewichtsstabil bezeichnen, bestätigt werden [17]. Menschen mit Adipositas sollten deshalb darauf hingewiesen werden, dass regelmäßiges Wiegen zu einer besseren Stabilisierung des Gewichtserfolgs nach Gewichtsabnahme beiträgt [9].

10.2.2 Ernährungsverhalten und andere Verhaltensdeterminanten

In Bezug auf das Ernährungsverhalten kann bei Personen, die ihr Gewicht halten, eine vorwiegend fett- und kalorienarme Ernährung beobachtet werden, welche allerdings stark zwischen den Mitgliedern variiert. Besonders effektiv bei der Gewichtsstabilisierung scheinen auch Personen zu sein, die vorher eine sehr niedrig kalorische Diät (*very low calorie diet*, VLCD) durchgeführt haben [5]

Generell lässt sich aber sagen, dass ein Gewichtsanstieg bei NWCR-Mitgliedern mit mehr Fettverzehr, weniger körperlicher Aktivität, mehr Fernsehen und weniger Eigenbeobachtung assoziiert ist. Die zur Unterstützung der Gewichtsstabilisierung am häufigsten zu beobachtenden Verhaltensmuster und Eigenschaften sind in Tab. 10.1 zusammengefasst. Neben den persönlichen Verhaltensweisen scheint auch die soziale Unterstützung eine Rolle zu spielen. Sowohl der Beistand durch Freunde oder Familie, als auch die Unterstützung durch Gleichgesinnte (im Rahmen von Wettbewerben oder gemeinsamen Aktivitäten) scheinen bei einer langfristigen Gewichtsstabilisierung hilfreich.

Ein weiteres wichtiges Kriterium für den Erfolg scheint der Gewichtsverlauf zu sein; Gewichtsschwankungen (*weight cycling*) sind ein negativer Prädiktor für die Gewichtsstabilisierung. Auch der Zeitraum der Gewichtsstabilisierung spielt eine Rolle; je länger die Person gewichtsstabil ist, desto höher ist die Wahrscheinlichkeit weiterhin stabil zu bleiben.

10.2.3 Psychologische Einflussfaktoren

Psychologische Einflussfaktoren und Verhaltensaspekte, die für die Gewichtsstabilisierung von Bedeutung zu sein scheinen, ähneln denen, die uns aus der Therapie bekannt sind [18]. So ist eine intrinsische Motivation auch bei der Gewichtsstabilisierung von Vorteil, da über einen langen Zeitraum – viele Experten gehen sogar von dem Rest des Lebens aus – eine konstante kognitive Kontrolle der Nahrungsaufnahme wichtig erscheint. Gerade auch die intrinsische Motivation, körperlich aktiv zu sein, scheint wichtig für den Langzeiteffekt einer Gewichtsstabilisierung zu sein [19]. Die Freude und der Spaß an körperlicher Bewegung führen dazu, dass man langfristig dabeibleibt und die körperliche Aktivität zur Gewohnheit wird.

Die Berücksichtigung psychologischer Konstrukte wie kognitive Verzerrungen, Emotionsregulation, gezügeltes Essverhalten, *binge eating*, Depressionen oder Angststörungen und gestörtes Körperbild ist nicht nur während der Abnehmphase, sondern auch bei der Begleitung von Adipositaspatienten in der Gewichtsstabilisierungsphase erforderlich. Der Umgang mit und das Verarbeiten von Emotionen – insbesondere negative Emotionen und Stimmungen – ohne Lebensmittel als Trost einzusetzen, ist für viele Adipositaspatienten ein wichtiger therapeutischer Schritt. Generell gilt, dass die Zufriedenheit mit sich, dem eigenen Körper und dem Leben im Allgemeinen gute Voraussetzungen für eine langfristige Gewichtsstabilisierung sind.

Doch schon vor der Gewichtsstabilisierungsphase gibt es Prädiktoren für eine erfolgreiche Gewichtsstabilisierung. So haben Personen mit wenigen vorausgegangenen Versuchen, Gewicht zu verlieren eher Erfolg, als Personen, die schon häufig den Versuch gestartet hatten. Auch der ursprüngliche Gewichtsverlust während der Abnehmphase spielt eine Rolle. Je größer der initiale Gewichtsverlust, desto wahrscheinlicher eine erfolgreiche Gewichtsstabilisierung. Auch hier kann sich wieder die per-

Tab. 10.1: Verhaltensmerkmale von Personen mit erfolgreicher Gewichtsstabilisierung.

Ernährung	Bewegung	Psyche
Fett- und kalorienarme Ernährung	Regelmäßiger Sport (häufig und lange), insbesondere Spazierengehen	Selbstkontrolle – Selbstbeobachtung (regelmäßiges Wiegen, Ernährungs- und Bewegungstagebuch)
Einnahme von Frühstück	Kombination aus Kardio- und Krafttraining	Soziale Unterstützung
Geringer Konsum von zuckerhaltigen Getränken	Wenig sitzende Tätigkeiten	Selbstwirksamkeit (*self-efficacy*)
Geringere Vielfalt aller Lebensmittel (außer Obst)		Zielorientiertheit
		Intrinsische Motivation (insbesondere zur körperlichen Aktivität)

sönliche Einstellung positiv auf die Gewichtsstabilisierung auswirken; eine selbstmo-
tivierende Einstellung und ein positives Körperbild scheinen einen Gewichtsstabili-
sierungserfolg zu unterstützen [19].

10.3 Ernährungskonzepte zur Gewichtsstabilisierung
Stephan C. Bischoff

10.3.1 Paradigmenwechsel in der Ernährungstherapie

Hinsichtlich der Ernährung zur Gewichtsstabilisierung zeichnet sich ein Paradigmen-
wechsel ab: Während lange Zeit allein die fettarme Diät empfohlen wurde, sind die aktuellen Empfehlungen differenzierter und weniger auf Fett- oder Energiemenge ausgerichtet. Stattdessen haben sich in Studien proteinreiche, zuckerarme Kost sowie reichlich Gemüse und Ballaststoffe bewährt [20, 21]. Erste Hinweise für diese neue Richtung erbrachten epidemiologische Untersuchungen, nach denen selbst energiedichte
Nahrungsmittel wie Nüsse, aber auch Joghurt und ballaststoffhaltige Nahrungsmittel
vor Gewichtszunahme schützen (Tab. 10.2). Diese Daten basieren auf Untersuchungen
an großen US-Kohortenstudien, die Verlaufsdaten über etwa 20 Jahre von zusammen
120 877 gesunden, normalgewichtigen Personen anbieten, darunter die *Nurses' Health
Study I* und *II* (1976, 1989) und die *Health Professionals Follow-up Study* (1986). Es wurden multivariable Analysen zum Einfluss von Ernährungs- und anderen Lifestylefak-
toren auf das Körpergewicht in Vier-Jahres-Intervallen vorgenommen. Die mittlere Gewichtszunahme betrug im Mittel 3,35 lb (entspricht 1,52 kg) pro vier Jahre, wobei die
Werte in Tab. 10.2 den Beitrag einzelner Faktoren anzeigt [22]. Die zugrunde liegenden Mechanismen sind nicht vollständig geklärt. Möglicherweise spielt das intestina-

Tab. 10.2: Ernährungs- und andere Faktoren, welche die Gewichtsstabilisierung nach erfolgreicher
Gewichtseinnahme beeinflussen können (modifiziert nach [22]). 1 lb = 453,6 g.

	Risiko	Schutz
Ernährung	Kartoffelchips (+1,69 lb)	Jogurt (−0,82 lb)
	Kartoffeln (+1,28 lb)	Nüsse (−0,57 lb)
	– Pommes frites (3,35 lb)	
	– Gekocht u. ä. (0,57 lb)	
	Zucker-gesüßte Nahrungsmittel (+1,00 lb)	Obst (−0,49 lb)
	Rotes Fleisch (+0,95 lb)	Vollkorn (−0,37 lb)
	Alkoholkonsum (+0,41 lb pro Getränk pro Tag)	Gemüse (−0,22 lb)
Andere Faktoren	TV-Konsum (+0,31 lb pro h pro Tag)	Körperliche Aktivität (−1,76 lb je Quintile)
	Rauchen (gerade aufgehört: +5,17 lb; frühere Raucher: +0,14 lb)	Schlafzeit (6–8 h/Tag)

le Mikrobiom eine Rolle, dessen Komposition eine Prädiktion des Erfolges gewichts-
reduzierender Maßnahmen erlaubt, wie kürzlich gezeigt werden konnte [23]. Auch
angiotensin-converting enzyme (ACE) wurde als Prädiktor für den Erfolg gewichtsre-
duzierender Maßnahmen beschrieben [24]. Genetische Faktoren wie beispielsweise
der FTO-Genotyp könnten ebenfalls relevant sein (s. u.). Besonders hervorzuheben ist
die Wirkung von Makronährstoffen auf den Energieumsatz. Es konnte gezeigt werden,
dass eine fettarme Ernährung nicht nur das Gewicht reduziert, sondern auch den Ru-
heenergieumsatz (REE), wodurch langfristig der Erfolg einer fettarmen Diät relativiert
werden könnte, während eine *Low-Glycemic-Index*-Diät und v. a. eine *Low-Carb*-Diät,
diese ungünstige Wirkung auf den REE weniger aufweist [25].

Das Fettmuster scheint in der Phase der Gewichtsstabilisierung wichtiger als die
Fettmenge. Es werden bevorzugt einfach ungesättigte Fettsäuren (besonders in Olivenöl und Rapsöl enthalten) und antiinflammatorische, mehrfach ungesättigte Fettsäuren (Omega-3-Fettsäuren in Fischöl) statt gesättigte Fettsäuren, wie sie vorwiegend
in tierischen Nahrungsprodukten vorkommen, empfohlen. Im Rahmen einer intermittierenden ketogenen Ernährung kann der Einsatz mittelkettiger Triglyzeride (MCT)
wie Kokosöl oder „C8-Öl" auch sinnvoll sein. Die optimale Menge an Protein in der
Gewichtsstabilisierungsphase wurde vergleichsweise wenig untersucht. Einerseits ist
bekannt, dass Eiweiß gut sättigt und dabei im Vergleich zur Sättigung mit Fett weniger Energiezufuhr verursacht, den Energieverbrauch erhöht und somit die Gewichtsstabilisierung unterstützt [26, 27]. Andererseits kann der Konsum hoher Eiweißmen-
gen, besonders im Kindesalter, die Entwicklung einer Adipositas begünstigen (siehe
Kap. 4.2). Dennoch hat sich die eiweißreiche, kohlenhydratarme, fettarme (bezogen
auf gesättigte und gehärtete Fette), ballaststoffreiche Ernährung in der Phase der Gewichtsstabilisierung besonders bewährt [20]. Unter den Ballaststoffquellen ist Gemüse besonders hervorzuheben, das auch die Zufuhr von sekundären Pflanzenstoffen erhöht, denn beispielsweise Flavonoide könnten ebenfalls zur Gewichtsstabilisierung
beitragen, wie mehrere große epidemiologische Studien zeigten [28]. Nicht zuletzt
Wasser, d. h. reichliches Trinken kalorienfreier Flüssigkeiten, kann zur Gewichtstabilisierung beitragen [29].

Die Bewertung verschiedener diätetischer Konzepte hinsichtlich ihrer Eignung
zur Gewichtsstabilisierung sollte auch die Wirkung auf metabolische und kardiovaskuläre Parameter berücksichtigen, denn es geht nicht zuletzt um das langfristige Vermeiden des MetS und seiner Folgeerkrankungen wie T2DM, Hyperlipidämie und kardiovaskulären Erkrankungen. Das Fettmuster beispielsweise bestimmt nicht nur den
Gewichtsverlauf [30], sondern auch das Lipidom [31] und den Blutdruck [32] der ehemals adipösen Patienten.

Der Erfolg einer diätetischen Intervention zur Gewichtsstabilisierung hängt nicht
nur von Lebensstilfaktoren, sondern auch von der individuellen genetischen Konstellation ab. Es konnte z. B. gezeigt werden, dass japanische Frauen mit dem zur
Adipositas prädisponierenden AA-Allel des FTO-Gens eher wieder an Fettmasse zunehmen als Frauen mit anderen Genotypen [33]. Andererseits zeigte eine Metaanaly-

se kürzlich, dass Adipöse mit dem AA-Allel besser abnehmen im Rahmen von Diät/Lebensstilinterventionsstudien [34].

Die diätetischen Maßnahmen zur Gewichtstabilisierung können unterstützt werden durch den intermittierenden Einsatz von Formuladiät. Das *Meal-Replacement*-Konzept hat sich in kleineren Studien als möglicherweise effektiv erwiesen, vor allem für solche Individuen, die ihr Essverhalten nur schwer kontrollieren können [35, 36]. Ob Medikamente, die sich in der Therapie als nur begrenzt wirksam gezeigt haben, in der *weight loss maintenance*-Phase effektiver sind, ist gut vorstellbar, aber bislang nur wenig untersucht worden. Eine Studie zu Liraglutid zeigte an 422 Patienten, welche sich einer Gewichtsreduktion erfolgreich unterzogen haben, dass die zusätzliche Einnahme von 3 mg/d Liraglutid in der Gewichtsstabilisierungsphase eine bessere Gewichtsstabilisierung und zum Teil eine weitere Senkung des Gewichts über zwölf Monate bewirkt [37].

10.3.2 Mediterrane Diät

Viele der zur Gewichtsstabilisierung empfohlenen Ernährungskonzepte sind in der mediterranen Diät gebündelt. Diese Diät hat sich nicht nur zur langfristigen Adipositastherapie und zur Prävention des MetS bewährt. Sie scheint auch das Risiko verschiedener Tumoren zu senken [38].

Der Erfolg dieser Therapie gründet sich zum einen auf eine antiinflammatorische Wirkung, welche selbst ohne nennenswerte Gewichtsreduktion beobachtbar ist [39], zum anderen auf eine langfristige Akzeptanz dieser Ernährungsform bei vielen Menschen, nicht zuletzt, weil sie kaum Hungergefühl hinterlässt. Die Diät ist inzwischen in der Fachliteratur gut definiert [40].

Vorteil der mediterranen Diät in der Phase der Gewichtstabilisierung gründet sich zum einen darauf, dass die Komposition (*low carb*, viel MUFA, reichlich Ballaststoffe) weitgehend den aktuellen Empfehlungen entspricht, dass sie durch ihre antiinflammatorische Wirkung die Entwicklung von entzündungsassoziierten metabolischen und kardiovaskulären Erkrankungen reduziert und dass sie eine gute Compliance aufweist. Dies konnte in großen prospektiven Interventionsstudien bestätigt werden, welche zeigten, dass durch die mediterrane Diät höchst effektiv kardiovaskuläre Erkrankungen [41], Diabetes [42] und Fettlebererkrankung [43] gesenkt werden können. Solche Maßnahmen sollten mit körperlicher Aktivität, ggf. auch medikamentöser Unterstützung, und weiteren Lebensstilelementen wie moderatem Alkoholkonsum, ausreichend Schlaf und ggf. auch Optimierung des sozialen Umfelds kombiniert werden (Tab. 10.3).

Tab. 10.3: Aktuelle Konzepte zu *weight loss maintenance*.

Kategorie	Bisherige Empfehlungen	Neue Empfehlungen
Ernährung	Energiereduktion	Proteinreiche, zuckerarme Kost
	Fettarme Kost	Bevorzugt MUFA und PUFA, Meiden von SFA
		eventuell Probiotika bzw. gewichtssenkende Medikamente?
		Mediterrane Kost
Bewegung	Sportliche Aktivität	Alltagsbewegung (NEAT)
	Fitness	Krafttraining
Sonstiges	Moderater Alkoholkonsum	Schlaf 6–8 h
	Nikotinabstinenz	Änderung des sozialen Umfelds
		Regelmäßiges Wiegen
		Feste Coachpartner

Quellen: siehe Text. Abkürzungen: MUFA, *mono-unsaturated fatty acids* (Olivenöl, Rapsöl, Nüsse); PUFA, *poly-unsaturated fatty acids* (Fischöl, Leinöl); SFA, *saturated fatty acids* (tierische Fette); NEAT, *non-exercise activity thermogenesis*.

10.4 Interventionsprogramme
Nanette Ströbele-Benschop

Mittlerweile gibt es abgrenzend zu Gewichtsreduktionsprogrammen (siehe Kap. 8.7) zahlreiche Interventionsprogramme, die speziell eine Gewichtsstabilisierung als Ziel verfolgen [44–46]. Verschiedene Komponenten umfassend, sollen die Mehrheit dieser Programme die Gewichtsstabilisierung erleichtern. Sie werden sowohl chirurgischen Patienten, wie auch Personen, deren Gewichtsverlust auf konservativen Methoden beruht, empfohlen [47].

Der Fokus dieser Programme liegt zum einen auf der Empfehlung und Umsetzung einer ausgewogenen Ernährung, wie im vorangehenden Kapitel beschrieben. Bei der Zusammenstellung des Ernährungsplans – ob fettarm oder kohlenhydratreich oder proteinreich – sollten bisherige Ernährungsgewohnheiten und individuelle Präferenzen der Teilnehmer berücksichtigt werden.

Zum anderen spielt in den Programmen die körperliche Bewegung eine große Rolle. Erfolgsversprechend scheint ein hohes Maß an körperlicher Aktivität, wie beispielsweise 60-minütiges tägliches strammes Gehen, zu sein [48, 49]. Insbesondere die Kombination aus ausgewogener Ernährung und körperlicher Aktivität wirkt sich positiv auf den Erfolg der Gewichtsstabilisierung und auf die metabolischen Risiken aus [50]. Als unterstützende pharmakologische Maßnahme gilt darüber hinaus auch die Einnahme des Appetitzüglers Orlistat, ein die Lipase blockierender Wirkstoff, als empfehlenswert [6]

Ein weiterer wichtiger Aspekt von Gewichtsstabilisierungsprogrammen ist die regelmäßige Teilnahme an verhaltenstherapeutischen Maßnahmen. Hierbei sollte das Erarbeiten und Einüben von Problemlösetechniken, insbesondere als Rückfallprophylaxe, im Vordergrund stehen. In Tab. 10.4 sind die Komponenten erfolgsver-

Tab. 10.4: Erfolgsversprechende Komponenten eines umfassenden Lebensstilmodifikationsprogramms zur Gewichtsverluststabilisierung (modifiziert nach [37]).

Therapiekomponente	*weight loss maintenance* (WLM)
Länge der Therapie und Häufigkeit des Kontakts	Mindestens sechs bis zwölf Monate, möglichst alle zwei Wochen
Therapieform	In Gruppen oder auch Einzeltherapie (bevorzugt persönlich)
Multimodaler Ansatz	
Ernährung	Ernährungsempfehlungen siehe Kap. 10.3
Bewegung	200–300 min pro Woche moderate bis intensive ausdauerorientierte Aktivität (z. B. schnelles Gehen) und Krafttraining
Verhaltensmodifikationstraining	– Regelmäßige Beobachtung von Nahrungszufuhr und körperlicher Bewegung mithilfe elektronischer oder papierbasierter Tagesprotokolle – Zweimal wöchentlich bis tägliches Wiegen – Behandlung von Themen wie Rückfallprophylaxe und langfristige Verhaltensänderung – Einüben individualisierter Problemlösestrategien – Regelmäßiges therapeutisches Feedback

sprechender Interventionsprogramme zur Gewichtsstabilisierung zusammengefasst. Dazu zählt auch der regelmäßige persönliche Kontakt mit einem Therapeuten, Berater oder Coach [45]. Für eine bestmögliche Erfolgsaussicht sollten die Einheiten der Gewichtsstabilisierungsprogramme über eine Laufzeit von einem Jahr im zweimonatlichen Rhythmus angeboten und von den Teilnehmern kontinuierlich wahrgenommen werden [51].

Metaanalysen zur Effektivität dieser Lebensstilinterventionsprogramme unterstreichen die Wirksamkeit der Programme. Beschrieben sind beispielsweise Unterschiede von 1,96 kg nach Ablauf diverser 18-monatig andauernder Interventionsprogramme im Vergleich zu den herangezogenen Kontrollgruppen [50].

Kosten-Nutzen-Analysen von Interventionsprogrammen zur Gewichtsstabilisierung sind zum bisherigen Zeitpunkt noch selten. Bereits vorhandene Studien scheinen jedoch positive Ergebnisse, wie eine Verbesserung der Lebensqualität und Kosteneinsparungen von bis zu 12 000 US$, aufzuzeigen [3, 52].

Abschließend ist es wichtig zu erwähnen, dass diese beschriebenen Verhaltensmuster und -strategien ebenso wie die jeweiligen Gewichtsstabilisierungsprogramme für den Einzelnen mehr oder weniger hilfreich sein können. Jedes dieser Programme sollte auf individueller Basis ausprobiert, adjustiert und entsprechend eingesetzt werden.

10.5 Besonderheiten bei Kindern und Jugendlichen
Reinhard Holl

Eine zeitlich befristete Maßnahme wie eine Adipositasschulung oder eine Rehabilitationsmaßnahme werden alleine der Herausforderung der chronischen Erkrankung „Adipositas" nicht gerecht – eine langfristige, vielleicht sogar lebenslange Weiterbetreuung ist notwendig. Dies gilt nicht nur für konservative Therapiemaßnahmen, sondern genauso für Patienten nach Adipositaschirurgie – auch hierdurch wird die Erkrankung nicht „geheilt".

Die Anforderung einer langfristigen Betreuung von Menschen mit Adipositas in jedem Alter als einer chronisch kranken Bevölkerungsgruppe ist bisher in Deutschland nur unzureichend umgesetzt. So hat sich der Gemeinsame Bundesausschuss (GBA) 2014 gegen die Entwicklung eines *Disease-Management*-Programm (DMP)-Moduls Adipositas ausgesprochen. In der Pädiatrie gibt es einige innovative Ansätze mit dem Ziel, eine Rehabilitationsmaßnahme zur initialen Basisschulung und Gewichtsreduktion mit einer nachfolgenden ambulanten Nachbetreuung zu verknüpfen. Aufgrund der getrennten Finanzierung (Rentenversicherung versus GKV) ist das in Deutschland sehr schwer umzusetzen, 2017 hat die Rentenversicherung aber ambulante Reha-Maßnahmen ermöglicht. Außerhalb von Deutschland ist ein Versorgungsangebot vergleichbar zur stationären Intensivbetreuung während einer stationären Rehabilitationsmaßnahme selten verfügbar.

Im Gegensatz zu Therapieprogrammen bei Erwachsenen, die initial eine Phase mit sehr niedriger Energiezufuhr vorsehen, gefolgt von einer Phase, in welcher der erzielte Gewichtsverlust gehalten werden soll, sind Behandlungsprogramme mit Elementarnahrung in der Pädiatrie kaum üblich und die aktuellen Leitlinien sprechen sich gegen deren Einsatz aus. Bei Kindern und Jugendlichen muss die in der Initialphase einer Therapie initiierte Lebensstiländerung langfristig durch den Patienten und die Familie fortgeführt werden. Es besteht die Überzeugung vieler Behandler, dass eine langfristige therapeutische Begleitung der Patienten und Familien notwendig ist, um initiale Behandlungserfolge dauerhaft zu sichern. Einige Therapieprogramme unterscheiden eine intensivere Initialphase mit mehr Schulungs- und Übungsstunden, gefolgt von einer weniger intensiven Erhaltungsphase. Ein mögliches Konzept für eine Behandlungskette für adipöse Kinder und Jugendliche stellt die Konsensusgruppe Adipositasschulung für Kinder und Jugendliche e. V.® (KgAS) in ihrem aktualisierten Trainermanual vor (Abb. 10.3).

Eine möglicherweise für Jugendliche besonders attraktive Interventionsform könnte der Einsatz elektronischer Kommunikation zur Unterstützung der langfristigen Verhaltensänderung sein. Modellprojekte mit SMS, E-mails, Telefon, Facebook-Gruppen und anderen Medien wurden beschrieben [53, 54].

Patientenselbsthilfe stellt bei vielen chronischen Erkrankungen einen wichtigen Baustein in einem multimodalen langfristigen Konzept dar. Viele Therapieeinrichtungen versuchen deshalb, Gruppendynamik mit in das Therapiekonzept einzubauen.

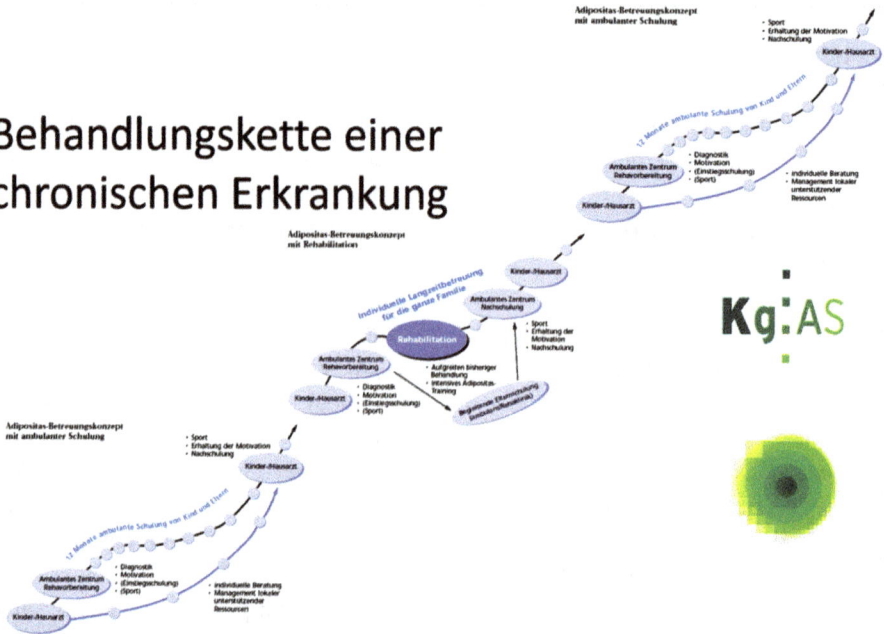

Behandlungskette einer chronischen Erkrankung

Abb. 10.3: *weight loss maintenance*-Konzept für eine Behandlungskette für adipöse Kinder und Jugendliche. Quelle: Trainermanual der Konsensusgruppe Adipositasschulung für Kinder und Jugendliche e. V.® (KgAS).

Einige medizinunabhängige Patientenselbsthilfegruppen existieren in Deutschland. Das Konzept Selbsthilfe ist häufig für Eltern attraktiver als für die betroffenen Jugendlichen selbst.

Im Gegensatz zu adipösen Erwachsenen ist das Thema *weight loss maintenance* bei initial adipösen pädiatrischen Patienten bisher nur wenig erforscht. Zwar zeigte sich in einer aktuellen großen Metaanalyse von Studien bei Kindern und Jugendlichen mit mindestens Sechs-Monate-Follow-up-Daten ein eindeutiger Effekt von Verhaltensinterventionen zur Reduktion des BMI-SDS (Standard-Deviation-Score): Der standardisierte mittlere Unterschied zu Kontrollen betrug −0,54 (95% Intervall −0,73 bis −0,36). Auch für die Lebensqualität und für den Blutdruck zeigten sich signifikante Therapieeffekte. Die längerfristige Nachverfolgung der Patienten ist aber oft schwierig, und es muss angenommen werden, dass in der Therapie erfolgreiche Patienten eher an Nachkontrollen teilnehmen. Eine französische Untersuchung über insgesamt zwei Jahre, beginnend mit einer neunmonatigen Behandlungsphase, zeigt, dass ein späterer Beginn der Adipositas, ein niedrigerer BMI der Mutter, geringere Energieaufnahme und weniger Fernsehkonsum während der *Maintenance*-Phase im zweiten Jahr mit erfolgreicherem Zwei-Jahres-Therapieergebnis assoziiert war [55]. Daten aus der Basisuntersuchung vor Therapiebeginn waren dagegen nicht mit dem Zwei-Jahres-Ergebnis assoziiert.

In Analogie zu der amerikanischen *weight control registry* wurde auch ein *adolescent weight control registry* (AWCR) – initiiert, bei dem teilstandardisierte Interviews mit Jugendlichen durchgeführt werden, die erfolgreich mindestens 5 kg Gewicht abgenommen und dies für mindestens ein Jahr gehalten hatten. In dieser kleinen Gruppe ($n = 40$) erfolgreicher Jugendlicher zeigte sich, dass auch intrinsische Motivationsfaktoren (Wunsch nach besserer Gesundheit und nach besserem Selbstwertgefühl) verbessert werden können. Die Motivation wurde häufig an Ereignissen wie Schulwechsel festgemacht. Unterstützung durch die Peer-Gruppe und die Eltern wurde als positiv erlebt [56].

In einer belgisch-holländischen Untersuchung mit einer zehnmonatigen stationären Adipositastherapie bei einer kleinen Gruppe extrem adipöser Jugendlicher zeigte ein zusätzliches Training der exekutiven Funktionen am Ende der Adipositastherapie, mit dem Ziel die Selbststeuerung zu verbessern, eine signifikant bessere *weight loss maintenance* nach Ende der stationären Behandlung als die Kontrollgruppe – allerdings stieg der BMI in beiden Gruppen wieder an [57].

In Deutschland hat die Bundeszentrale für gesundheitliche Aufklärung (BZgA) eine Studie initiiert, um die Heterogenität des aktuellen Therapieangebots für übergewichtige und adipöse Kinder darzustellen und Erfolgsfaktoren zu definieren [58]. Es wurden 48 Behandlungsangebote aus Deutschland in der Untersuchung berücksichtigt: Die Therapieformen wurden zunächst in sechs Cluster eingeteilt (stationäre Therapie, gemischt ambulant und stationär, nur ambulant – multidisziplinär, nur ambulant – Schwerpunkt Ernährung, nur ambulant – Schwerpunkt Bewegung, nur ambulant – Schwerpunkt Psychologie). Aufgrund der fehlenden Trennschärfe wurde in der Endauswertung lediglich zwischen kurzzeitiger (kürzer als drei Monate, stationäre Reha) und langfristiger (länger als drei Monate, ambulante Therapieprogramme) unterschieden. Neben Anthropometrie und Therapieintensität wurde ein umfangreiches Fragebogeninstrumentarium eingesetzt. 1916 Kinder und Jugendliche (Alter 8–16 Jahre, im Mittel 12,6 Jahre bei Therapiebeginn, 43 % männlich, und einem Ausgangs-BMI von 29,9 kg/m² entsprechend 2,43 SDS wurden eingeschlossen). 37,4 % der Patienten waren schwer adipös, hatten also einen BMI > 99,5 Perzentile. Die kurzfristigen Ergebnisse, also die Gewichtsabnahme während der Behandlung, waren sehr positiv: 47 % der Patienten reduzierten den BMI-SDS um mehr als 0,2, das in den Leitlinien genannte Erfolgskriterium. Der Behandlungserfolg bei Therapieende war bei stationär behandelten Patienten größer als bei ambulant behandelten [59]. Schwieriger zu interpretieren ist die *weight loss maintenance*-Phase, wobei hier nur eine medizinische Unterstützung (meist durch Haus/Kinderärzte, zum Teil Kontrolltermine in spezialisierter Adipositasambulanz) erfolgten. Abbildung 10.4 zeigt den Verlauf des BMI am Studienende, also nach zwei bis drei Jahren Nachbeobachtung nach Therapieende (Studiendauer drei bis vier Jahre). Während eine Untersuchung mit BMI-Messung zu Therapieende bei 89,5 % der Patienten vorlag, war dies bei lediglich 41,4 % der Patienten nach zwei bis drei Jahren Nachbeobachtung möglich. Je nachdem wie diese Patienten (*loss to follow-up*) eingruppiert werden, ergibt sich ein unterschiedliches Bild

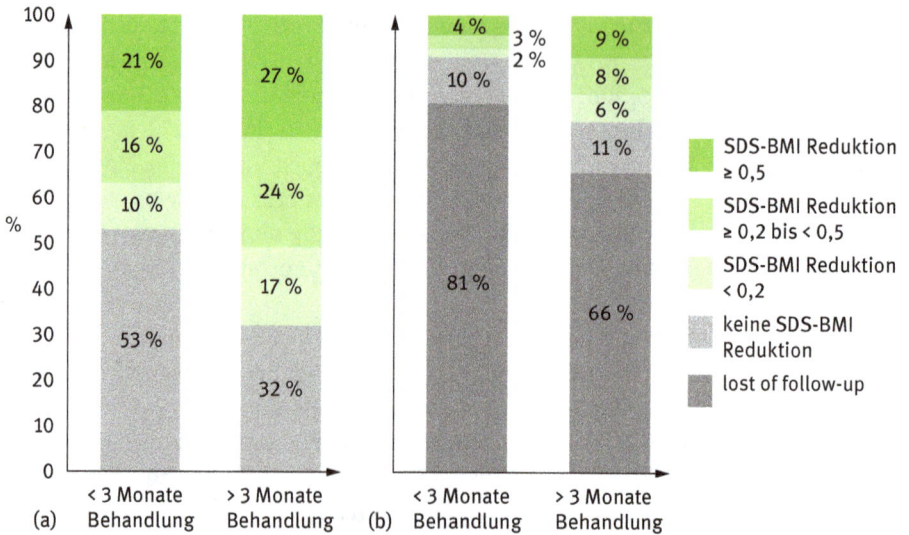

Abb. 10.4: Nachhaltigkeit von kurzfristigen (kleiner drei Monate) und längerfristigen (größer drei Monate) Adipositastherapien bei Kindern und Jugendlichen der BZGA-Studie (*n* = 1916). (a) Veränderung Gewichtsstatus bei T3 im Vergleich zu T0 ohne *loss to follow-up* (optimistische Einschätzung). (b) Veränderung Gewichtsstatus bei T3 im Vergleich zu T0 mit *loss to follow-up* (pessimistischste Einschätzung). Quelle: [58].

der *weight loss maintenance* nach einer Verhaltensintervention wegen Übergewicht oder Adipositas: Im *Intention-to-treat*-Ansatz werden alle nicht-nachuntersuchten Patienten als Therapieversager gewertet, *weight loss maintenance*, d. h. eine dauerhafte BMI-SDS-Reduktion über mindestens zwei Jahre, wäre dann nur bei 18 % der Patienten möglich. Wenn dagegen angenommen wird, dass sich die nachuntersuchten Patienten genauso verhalten wie die nicht-nachuntersuchten Patienten, ergäbe sich eine Erfolgsrate von 64 %. Die „Wahrheit" liegt wohl zwischen diesen beiden Werten.

Auch anhand der Daten des APV-Registers wurde die Frage des langfristigen Verlaufs nach einer verhaltensbasierten Adipositasintervention untersucht. Im APV-Register werden medizinische Daten aus spezialisierten, meist pädiatrischen, Adipositaszentren für Qualitätsmanagement und gemeinsame Auswertungen dokumentiert. Auch hier besteht das Problem der *Follow up*-Daten: In den Behandlungsjahren 2000–2012 wurden insgesamt 29 181 übergewichtige oder adipöse Patienten im Alter von 5–25 Jahren an einer der 157 teilnehmenden ambulant tätigen Einrichtungen vorgestellt. Von 3135 Patienten liegen Verlaufsdaten nach 6, 12 und 24 Monaten vor. Anhand dieser vier Messzeitpunkte wurde der BMI-SDS-Verlauf in vier Gruppen eingeteilt: 41 % der Patienten gelang es kurz- und langfristig nicht, den BMI-SDS um mindestens 0,2 zu senken. Fast 45 % der Patienten erreichten dieses Ziel aber zwei Jahre nach Therapiebeginn (Abb. 10.5). Wiederum muss der BMI-Verlauf und damit

Verlauf nach Verhaltenstherapie Adipositas

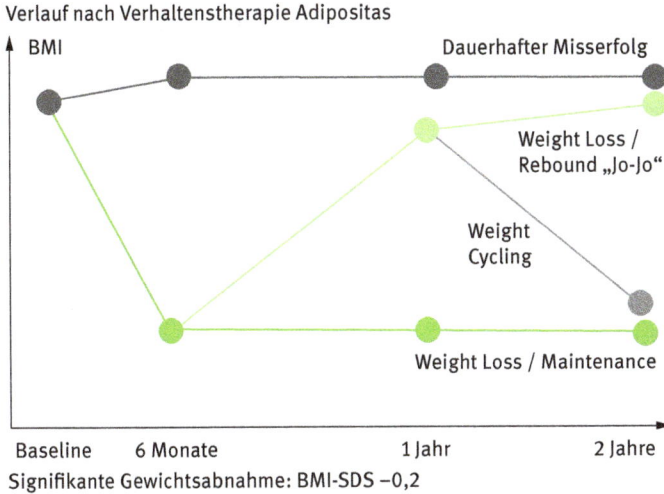

Abb. 10.5: Langverlaufsdaten nach Adipositastherapie bei Kindern und Jugendlichen aus dem deutschen APV-Register (2000–2012, *n* = 3135).

der Therapieerfolg bei der großen Patientengruppe, welche die Behandlung oder die Nachkontrollen abgebrochen haben, offenbleiben.

Das Thema *weight loss maintenance* nach einer intensiven Verhaltensintervention wegen Übergewicht und Adipositas ist insgesamt eine große Herausforderung für pädiatrische Therapieangebote [60]. Die Langzeitbetreuung von betroffenen Kindern und Jugendlichen ist bisher in unserem Gesundheitswesen unbefriedigend, die Therapieangebote sind für viele Jugendliche nicht attraktiv und Daten zum langfristigen Verlauf – nicht nur auf den BMI, sondern auch auf Lebensqualität, medizinische und psychiatrische Komorbidität sowie psychosoziale Entwicklung der Patienten auch nach dem Übergang ins Erwachsenenalter, sind unbefriedigend.

Literatur

[1]   Wing RR, Hill JO. Successful weight loss maintenance. Annu Rev Nutr. 2001;21:323–41.
[2]   Wing RR, Phelan S. Long-term weight loss maintenance. Am J Clin Nutr. 2005;82:S222–5.
[3]   Loveman E, Frampton GK, Shepherd J, et al. The clinical effectiveness and cost-effectiveness of long-term weight management schemes for adults: a systematic review. Health Technol Assess. 2011;15:1–182.
[4]   Weiss EC, Galuska DA, Kettel Khan L, Gillespie C, Serdula MK. Weight regain in U.S. adults who experienced substantial weight loss, 1999–2002. Am J Prev Med. 2007;33:34–40.
[5]   Anderson JW, Konz EC, Frederich RC, Wood CL. Long-term weight-loss maintenance: a meta-analysis of U.S. studies. Am J Clin Nutr. 2001;74:579–84.
[6]   Turk MW, Yang K, Hravnak M, Sereika SM, Ewing LJ, Burke LE. Randomized clinical trials of weight loss maintenance: a review. J Cardiovasc Nurs. 2009;24:58–80.

[7] Bischoff SC, Damms-Machado A, Betz C, et al. Multicenter evaluation of an interdisciplinary 52-week weight loss program for obesity with regard to body weight, comorbidities and quality of life – a prospective study. Int J Obes (Lond). 2012;36:614–24.

[8] Courcoulas AP, Christian NJ, Belle SH, et al.; Longitudinal Assessment of Bariatric Surgery (LABS) Consortium. Weight change and health outcomes at 3 years after bariatric surgery among individuals with severe obesity. JAMA. 2013;310:2416–25.

[9] Hauner H, Berg A, Bischoff SC, et al. Interdisziplinäre Leitlinie der Qualität S3 zur „Prävention und Therapie der Adipositas". Version 2.0, 2014 (1. Aktualisierung, 2011–2013). www.awmf.org/leitlinien/detail/ll/050-001.html (aufgerufen am 18.02.2017).

[10] Ross Middleton KM, Patidar SM, Perri MG. The impact of extended care on the longterm maintenance of weight loss: a systematic review and meta-analysis. Obes Rev. 2012;13:509–17.

[11] MacLean PS Higgins JA, Wyatt HR, Melanson EL, et al. Regular exercise attenuates the metabolic drive to regain weight after long-term weight loss. Am J Physiol Regul Integr Comp Physiol. 2009;97:R793–802.

[12] Phelan S, Roberts M, Lang W, Wing RR. Empirical evaluation of physical activity recommendations for weight control in women. Med Sci Sports Exerc. 2007;39:1832–6.

[13] Klem ML, Wing RR, McGuire MT, Seagle HM, Hill JO. A descriptive study of individuals successful at long-term maintenance of substantial weight loss. Am J Clin Nutr. 1997;66:239–46.

[14] Thomas JG, Bond DS, Phelan S, Hill JO, Wing RR. Weight-loss maintenance for 10 years in the National Weight Control Registry. Am J Prev Med. 2014;46:17–23.

[15] Catenacci VA, Ogden LG, Stuht J, et al. Physical activity patterns in the National Weight Control Registry. Obesity (Silver Spring). 2008;16:153–61.

[16] Ogden LG, Stroebele N, Wyatt HR, et al. Cluster analysis of the national weight control registry to identify distinct subgroups maintaining successful weight loss. Obesity (Silver Spring). 2012;20:2039–47.

[17] Feller S, Müller A, Mayr A, Engeli S, Hilbert A, de Zwaan M. What distinguishes weight loss maintainers of the German Weight Control Registry from the general population? Obesity (Silver Spring). 2015;23:1112–8.

[18] Teixeira PJ, Mata J, Williams GC, Gorin AA, Lemieux S. Self-regulation, motivation and psychosocial factors in weight management. J Obes. 2012:582348.

[19] Santos I, Mata J, Silva MN, Sardinha LB, Teixeira PJ. Predicting long-term weight loss maintenance in previously overweight women: A signal detection approach. Obesity (Silver Spring). 2015;23:957–64.

[20] Clifton PM, Condo D, Keogh JB. Long term weight maintenance after advice to consume low carbohydrate, higher protein diets – a systematic review and meta analysis. Nutr Metab Cardiovasc Dis. 2014;24:224–35.

[21] Aller EE, Larsen TM, Claus H, et al. Weight loss maintenance in overweight subjects on ad libitum diets with high or low protein content and glycemic index: the DIOGENES trial 12-month results. Int J Obes. 2014;38:1511–7.

[22] Mozaffarian D, Hao T, Rimm EB, Willett WC, Hu FB. Changes in diet and lifestyle and long-term weight gain in women and men. N Engl J Med. 2011;364:2392–404.

[23] Louis S, Tappu RM, Damms-Machado A, Huson DH, Bischoff SC. Characterization of the gut microbial community of obese patients following a weight-loss intervention using whole metagenome shotgun sequencing. PLoS One. 2016;11:e0149564.

[24] Wang P, Holst C, Wodzig WK, et al.; Diogenes consortium. Circulating ACE is a predictor of weight loss maintenance not only in overweight and obese women, but also in men. Int J Obes. 2012;36:1545–51.

[25] Ebbeling CB, Swain JF, Feldman HA, et al. Effects of dietary composition on energy expenditure during weight-loss maintenance. JAMA. 2012;307:2627–34.

[26] Arciero PJ, Edmonds R, He F, et al. Protein-pacing caloric-restriction enhances body composition similarly in obese men and women during weight loss and sustains efficacy during long-term weight maintenance. Nutrients. 2016;8:E476.

[27] Martens EA, Gonnissen HK, Gatta-Cherifi B, Janssens PL, Westerterp-Plantenga MS. Maintenance of energy expenditure on high-protein vs. high-carbohydrate diets at a constant body weight may prevent a positive energy balance. Clin Nutr. 2015;34:968–75.

[28] Bertoia ML, Rimm EB, Mukamal KJ, Hu FB, Willett WC, Cassidy A. Dietary flavonoid intake and weight maintenance: three prospective cohorts of 124,086 US men and women followed for up to 24 years. BMJ. 2016;352:i17.

[29] Peters JC, Beck J, Cardel M, et al. The effects of water and non-nutritive sweetened beverages on weight loss and weight maintenance: A randomized clinical trial. Obesity (Silver Spring). 2016;24:297–304.

[30] Kunešová M, Hlavatý P, Tvrzická E, et al. Fatty acid composition of adipose tissue triglycerides after weight loss and weight maintenance: the DIOGENES study. Physiol Res. 2012;61:597–607.

[31] Due A, Larsen TM, Mu H, et al. The effect of three different ad libitum diets for weight loss maintenance: a randomized 18-month trial. Eur J Nutr. 2017;56:727–38.

[32] Engberink MF, Geleijnse JM, Bakker SJ, et al. Effect of a high-protein diet on maintenance of blood pressure levels achieved after initial weight loss: the DiOGenes randomized study. J Hum Hypertens. 2015;29:58–63.

[33] Matsuo T, Nakata Y, Hotta K, Tanaka K. The FTO genotype as a useful predictor of body weight maintenance: initial data from a 5-year follow-up study. Metabolism. 2014;63:912–7.

[34] Xiang L, Wu H, Pan A, et al. FTO genotype and weight loss in diet and lifestyle interventions: a systematic review and meta-analysis. Am J Clin Nutr. 2016;103:1162–70.

[35] Ames GE, Patel RH, McMullen JS, et al. Improving maintenance of lost weight following a commercial liquid meal replacement program: a preliminary study. Eat Behav. 2014;15:95–8.

[36] Lowe MR, Butryn ML, Thomas JG, Coletta M. Meal replacements, reduced energy density eating, and weight loss maintenance in primary care patients: a randomized controlled trial. Obesity (Silver Spring). 2014;22:94–100.

[37] Wadden TA, Hollander P, Klein S, et al.; NN8022-1923 Investigators. Weight maintenance and additional weight loss with liraglutide after low-calorie-diet-induced weight loss: the SCALE Maintenance randomized study. Int J Obes. 2013;37:1443–51.

[38] Schwingshackl L, Hoffmann G. Adherence to Mediterranean diet and risk of cancer: a systematic review and meta-analysis of observational studies. Int J Cancer. 2014;135:1884–97.

[39] Richard C, Couture P, Desroches S, Lamarche B. Effect of the Mediterranean diet with and without weight loss on markers of inflammation in men with metabolic syndrome. Obesity. 2013;21:51–7.

[40] Davis C, Bryan J, Hodgson J, Murphy K. Definition of the Mediterranean Diet; a Literature Review. Nutrients. 2015;7:9139–53.

[41] Estruch R, Ros E, Salas-Salvadó J, et al.; PREDIMED Study Investigators. Primary prevention of cardiovascular disease with a Mediterranean diet. N Engl J Med. 2013;368:1279–90.

[42] Esposito K, Maiorino MI, Petrizzo M, Bellastella G, Giugliano D. The effects of a Mediterranean diet on the need for diabetes drugs and remission of newly diagnosed type 2 diabetes: follow-up of a randomized trial. Diabetes Care. 2014;37:1824–30.

[43] Ryan MC, Itsiopoulos C, Thodis T, et al. The Mediterranean diet improves hepatic steatosis and insulin sensitivity in individuals with non-alcoholic fatty liver disease. J Hepatol. 2013;59:138–43.

[44] Wing RR, Tate DF, Gorin AA, Raynor HA, Fava JL. A self-regulation program for maintenance of weight loss. N Engl J Med. 2006;355:1563–71.

[45] Svetkey LP, Stevens VJ, Brantley PJ, et al.; Weight Loss Maintenance Collaborative Research Group. Comparison of strategies for sustaining weight loss: the weight loss maintenance randomized controlled trial. JAMA. 2008;299:1139–48.

[46] Middleton KM, Patidar SM, Perri MG. The impact of extended care on the long-term maintenance of weight loss: a systematic review and meta-analysis. Obes Rev. 2012;13:509–17.

[47] Papalazarou A, Yannakoulia M, Kavouras SA, et al. Lifestyle intervention favorably affects weight loss and maintenance following obesity surgery. Obesity (Silver Spring). 2010;18:1348–53.

[48] Donnelly JE, Blair SN, Jakicic JM, Manore MM, Rankin JW, Smith BK; American College of Sports Medicine. American College of Sports Medicine Position Stand. Appropriate physical activity intervention strategies for weight loss and prevention of weight regain for adults. Med Sci Sports Exerc. 2009;41:459–71.

[49] Mekary RA, Feskanich D, Hu FB, Willett WC, Field AE. Physical activity in relation to long-term weight maintenance after intentional weight loss in premenopausal women. Obesity (Silver Spring). 2010;18:167–74.

[50] Dombrowski SU, Knittle K, Avenell A, Araújo-Soares V, Sniehotta FF. Long term maintenance of weight loss with non-surgical interventions in obese adults: systematic review and meta-analyses of randomised controlled trials. BMJ. 2014;14:348.

[51] Perri MG, Corsica JA. Improving the maintenance of weight lost in behavioral treatment of obesity. In: Wadden TA, Stunkard AJ, eds. Handbook of Obesity Treatment. Guilford Press, New york 2002, 357–79.

[52] van Baal PH, van den Berg M, Hoogenveen RT, Vijgen SM, Engelfriet PM. Cost-effectiveness of a low-calorie diet and orlistat for obese persons: modeling long-term health gains through prevention of obesity-related chronic diseases. Value Health. 2008;11:1033–40.

[53] Smith AJ, Skow Á, Bodurtha J, Kinra S. Health information technology in screening and treatment of child obesity: a systematic review. Pediatrics. 2013;131:e894–902.

[54] Nguyen B, Shrewsbury VA, O'Connor J, et al. Two-year outcomes of an adjunctive telephone coaching and electronic contact intervention for adolescent weight-loss maintenance: the Loozit randomized controlled trial. Int J Obes (Lond). 2013;37:468–72.

[55] Péneau S, Thibault H, Meless D, et al. Anthropometric and behavioral patterns associated with weight maintenance after an obesity treatment in adolescents. J Pediatr. 2008;152:678–84.

[56] Jensen CD, Duraccio KM, Hunsaker SL, et al. A qualitative study of successful adolescent and young adult weight losers: implications for weight control intervention. Childhood Obesity. 2014;10:428–90.

[57] Verbeken S, Braet C, Goossens L, van der Oord S. Executive function training with game elements for obese children: A novel treatment to enhance self-regulatory abilities for weight-control. Behav Res Ther. 2013;51:290–9.

[58] Hoffmeister U, Molz E, Bullinger M, et al. Übergewicht und Adipositas in Kindheit und Jugend Evaluation der ambulanten und stationären Versorgung in Deutschland in der „EvAKuJ-Studie". Bundesgesundheitsblatt 2011;54:128–35.

[59] Wiegand S, Keller KM, Lob-Corzillius T, et al. Predicting weight loss and maintenace in overweight/obese pediatric patients. Horm Res Pediatr. 2014;82:380–7.

[60] Inge TH, Siegel RM, Xanthakos SA. Weight loss maintenance: a hard nut to crack. JAMA Pediatr. 2014;168:796–7.

11 Prävention von Adipositas

11.1 Bevölkerungsbezogene Maßnahmen und sozioökonomische Aspekte

Nanette Ströbele-Benschop, Julia Depa

11.1.1 Individuelle und bevölkerungsbezogene Maßnahmen (Public-Health-Ansatz)

Nach der aktuellen S3-Leitlinie „Prävention und Therapie der Adipositas" beginnen derzeitige Empfehlungen für Präventionsmaßnahmen in Form von Interventionen ab einem BMI von 25 kg/m² oder einem Taillenumfang von 80 cm bei Frauen beziehungsweise 94 cm bei Männern [1]. Diese Präventionsempfehlungen umfassen Aktivitäten des Einzelnen, aber auch Aktivitäten innerhalb des sozialen Umfeldes, des sogenannten *Settings*, wie den Gemeinden, Bildungseinrichtungen, Betrieben oder Behörden. Auf individueller Ebene wird empfohlen, sich bedarfsgerecht zu ernähren, regelmäßig körperlich aktiv zu sein und sein Gewicht regelmäßig zu kontrollieren [1]. Des Weiteren soll der Verzehr von Lebensmitteln mit hoher Energiedichte reduziert werden, allerdings sind sich darüber nicht alle Gesellschaften einig. Die Reduktion von Fast-Food-Verzehr, zuckerhaltigen Softdrinks und Alkohol ist jedoch einstimmig als Empfehlung ausgesprochen. Präventionsmaßnahmen, die mehr Bewegung und/oder eine gesunde Ernährung am Arbeitsplatz fördern, werden ebenfalls empfohlen [1].

Somit werden neben Aktivitäten zur Prävention von Übergewicht und Adipositas auf individueller personenbezogener Ebene auch bevölkerungsbezogene Maßnahmen erwähnt. Diese fallen unter den Bereich *public health*: die Wissenschaft und Praxis zur Vermeidung von Krankheiten und zur Förderung und Verlängerung des Lebens auf Bevölkerungsebene. Präventive *Public-Health*-Maßnahmen richten sich an die Gesamtbevölkerung oder einzelne Bevölkerungsgruppen und nicht an das Individuum im Einzelnen. Somit erweitert diese Disziplin die Perspektive der klassischen klinischen Medizin, welche sich in erster Linie auf das Individuum bezieht.

Derzeit folgen klinisch tätige Ärzte hauptsächlich Behandlungskonzepten und weniger präventiver Beratung oder Perspektiven der Gesundheitsförderung. Dabei ist es gerade der Hausarzt, der sich als erster mit einem adipösen Patienten auseinandersetzt. Allerdings werden Präventionsmaßnahmen in der ärztlichen Vergütung kaum abgebildet. Auch wenn eine Verbesserung der Eingliederung der Prävention in die medizinische Praxis zu beobachten ist, fehlt es immer noch an einer guten Vernetzung zwischen dem Arzt und den Angeboten präventiver Interventionen zur Verhinderung von Übergewicht und Adipositas (oder einer Verhinderung der erneuten Gewichtszunahme nach erfolgreicher Gewichtsabnahme). So geschieht es einerseits viel zu selten, dass der Hausarzt den Patienten auf Präventionsmaßnahmen auf individueller Ebene hinweist – häufig sieht der Arzt das nicht als seine Aufgabe an und hat auch

https://doi.org/10.1515/9783110412802-012

keine Informationen zu möglichen präventiven Maßnahmen in der Umgebung –, andererseits scheint es generell, insbesondere in der Praxis, zwischen *public health* und der klassischen Medizin keine Schnittpunkte zu geben. Dies hat ebenfalls, wenn auch nicht ausschließlich, mit der Vergütungsstruktur ärztlicher Leistungen zu tun.

Forschungsergebnisse zeigen die Bedeutung der Ernährungsweise auf die Entstehung und Verbreitung von Adipositas und chronischen Erkrankungen wie Diabetes mellitus oder Herzerkrankungen. Die Zusammensetzung der Nahrung steht nicht nur in Zusammenhang mit einer Gewichtszunahme auf individueller Ebene, sondern auch auf Bevölkerungsebene [2]. Auf dieser Tatsache bauen Maßnahmen im *Public-Health*-Bereich auf.

Public-Health-Maßnahmen zur Prävention und Gesundheitsförderung sind insbesondere dann wirksam, wenn sowohl verhaltens- als auch verhältnisbezogene Ansätze miteinander kombiniert werden. Als *Verhältnisprävention* bezeichnet man Maßnahmen, welche auf Lebens-, Arbeits- und Umweltfaktoren als Rahmenbedingungen der Gesundheitserhaltung und Krankheitsentstehung abzielen. Sie fokussiert ihre Maßnahmen dementsprechend nicht auf das Individuum, sondern auf die Gesellschaft, indem Änderungen von übergewichtsfördernden zu übergewichtsverhindernden Lebensbedingungen, wie bewegungsförderlicher Städtebau (Bau von Radwegen und Spielplätzen), Verbot von Lebensmittelwerbung im Fernsehen, Produktreformulierungen (z. B. Reduzierung des Zuckergehaltes oder Salzgehaltes, Veränderung der Fettzusammensetzung) oder Steuern auf hochkalorische Lebensmittel eingeführt (oder umgesetzt) werden. Dieser Ansatz schließt sich dem Grundgedanken der Gesundheitsförderung, der 1986 in der Ottawa Charta festgehalten wurde, an. Diese Charta zur Gesundheitsförderung „zielt auf einen Prozess, allen Menschen ein höheres Maß an Selbstbestimmung über ihre Gesundheit zu ermöglichen und sie damit zur Stärkung ihrer Gesundheit zu befähigen [...]. Die Verantwortung für Gesundheitsförderung liegt deshalb nicht nur bei dem Gesundheitssektor, sondern bei allen Politikbereichen und zielt über die Entwicklung gesünderer Lebensweisen hinaus auf die Förderung von umfassendem Wohlbefinden hin." [3]. Seit der Ottawa Charta haben sich die Ziele und Strategien der WHO geändert, jedoch ist der Grundgedanke geblieben, dass auch die Umwelt miteinbezogen, gesundheitliche Ungleichheit verringert und Gesundheitsdienste mit Einbezug von Prävention neu orientiert werden sollen [3, 4].

„Reine" Verhältnisprävention, wie z. B. die Jodanreicherung in Lebensmitteln, berücksichtigt die Notwendigkeit individueller Entscheidungen über Verhaltens- und Konsummuster nicht. Sie stellt demnach keinen Bezug zu den Lebens-, Arbeits- und Umweltfaktoren des Einzelnen als Rahmenbedingungen der Gesundheitserhaltung und Krankheitsentstehung her. Dagegen wird in der *Verhaltensprävention*, mit dem Ziel einer möglichst früh im Leben angesetzten Erziehung und Aufklärung, das Individuum in den Mittelpunkt gesetzt. Dazu werden die Familien, Kindergärten und Schulen miteinbezogen. Ein wichtiger weiterer Schritt ist der Transfer des erlernten Wissens in den Alltag des Individuums, etwa durch Vorbildverhalten vonseiten der

Eltern und Bezugspersonen oder durch das Erlernen eines positiven Ernährungsverhaltens.

Mittlerweile wird aber im *Public-Health*-Bereich eine Verzahnung und Kombination beider Ansätze angewendet. Ein solcher Ansatz wird häufig als „Mehr-Ebenen"- oder *Setting*-Ansatz bezeichnet. Ein Beispiel für einen *Setting*-Ansatz im Bereich Adipositasprävention in Deutschland wäre der Nationale Aktionsplan „IN FORM" der Deutschen Bundesregierung als Initiative für gesunde Ernährung und mehr Bewegung zur Prävention von Fehlernährung, Bewegungsmangel, Übergewicht und damit zusammenhängenden Krankheiten (https://www.in-form.de). Dieser Ansatz folgt auch dem sogenannten *social ecological framework* [5]. Dieses Konzept postuliert, dass sich Verhalten aus einer mehrstufigen und multidimensionalen Interaktion zwischen Umwelt und Individuum entwickelt. Dabei werden unterschiedliche Ebenen berücksichtigt, die Einfluss auf unser Essverhalten ausüben. Diese wären neben demografischen Variablen (Alter, Geschlecht) auch eine individuelle sowie die umweltbedingte Ebene. Die individuelle Ebene beinhaltet psychologische und kognitive Komponenten (Selbstwirksamkeitserwartung, Werte bezüglich der Gesundheit, Stress) und eine Verhaltensebene (Essverhalten, Bewegungsverhalten). Auf der Umweltebene wird zwischen dem physikalischen (Verfügbarkeit von Lebensmitteln, Preisstrategien) und sozialem Kontext (Massenmedien, kulturelle Essenspraktiken) und der Makroumwelt (Ernährungspolitik, Kennzeichnung) unterschieden. Dieser Ansatz verfolgt also eine Multi-Komponenten-Interventionsstrategie bei dem versucht wird, auf allen Ebenen präventiv anzusetzen. So sollte eine Schulintervention neben Schülererziehung auf individueller Ebene auch Schulungen von Küchenpersonal für ein verbessertes Nahrungsangebot sowie mögliche Preisstrategien, wie beispielsweise die Preissenkung bei Obst und Gemüse, als Veränderung der Umweltbedingungen beinhalten.

11.1.2 Adipositasprävention unter sozialökonomischen Gesichtspunkten

Die Adipositaspandemie zeigt sich hauptsächlich in Ländern, die reich genug sind, um energiereiche Lebensmittel, Autos, arbeitssparende Technik, TV und andere, die Bewegung minimierende Hobbies, anbieten zu können [6]. In diesen Ländern ist die höchste Prävalenz für Adipositas im mittleren Alter zu beobachten, insbesondere bei Personen mit niedrigem sozioökonomischen Status und Frauen [7]. Darüber hinaus zeigt sich eine Tendenz zu höheren Raten von Adipositas in ländlichen Regionen im Vergleich zu städtischen Gebieten [8]. In armen Ländern ist der Zusammenhang zwischen sozioökonomischem Status und Adipositas genau umgekehrt. Dort ist die Adipositasprävalenz bei Personen mit hohem sozioökonomischen Status und bei Männern höher [7, 9].

So ist auch der Zusammenhang zwischen dem sozioökonomischen Status, gemessen an den Indikatoren Bildung, Beruf und Einkommen, und dem Gesundheitsstatus nachweisbar (vgl. Kap. 3.5 und 3.6). Es kann beobachtet werden, dass Personen mit niedrigem Sozialstatus tendenziell größeren Gesundheitsbelastungen (wie z. B. im Beruf oder im Wohnumfeld) ausgesetzt sind. Dazu kommen mangelnde Ressourcen und Bewältigungsstrategien beim Umgang mit Belastungen.

Dieser Zusammenhang ist für Maßnahmen zur Prävention wichtig, denn bei der Erarbeitung und Durchführung von präventiven Strategien zur Bekämpfung von Adipositas müssen die Unterschiede in der sozialen Lage berücksichtigt und miteingeplant werden.

11.1.3 Wirksamkeit von Public-Health-Maßnahmen

Bisherige Übersichtsarbeiten zu verschiedenen *Public-Health*-Ansätzen zeigen positive Trends im Verhalten bei Kindern und Erwachsenen [10, 11]. Beispielsweise konnte in einer Übersichtsarbeit von 2016 gezeigt werden, dass Interventionen am Arbeitsplatz zur Reduzierung von sitzenden Tätigkeiten tatsächlich mit einer Verringerung solcher einhergehen [11].

Schulen als Ansatz scheinen in Bezug auf die Adipositasprävention ebenfalls ein geeignetes Setting für *Public-Health*-Maßnahmen zu sein [10, 12]. Generell lässt sich hier ein kleiner aber positiver Effekt bezüglich des BMI oder anderer gesundheitsbezogener Variablen nachweisen; das gilt insbesondere für die Altersklassen der Sechs- bis Zwölfjährigen [12–14]. Neben strukturellen und schulpolitischen Veränderungen (wie z. B. gesetzlich vorgeschriebener, regelmäßiger Sportunterricht oder Standards der Schulverpflegung) wird insbesondere Programmen, welche die beiden Komponenten körperliche Aktivität und Ernährung berücksichtigen und Schüler, Lehrer, Eltern sowie das Küchenpersonal miteinbeziehen, eine hohe Erfolgswahrscheinlichkeit zugesprochen [12, 13]. Hierbei ist den bisherigen Beobachtungen zufolge die Mitbestimmung der Schüler von zentraler Bedeutung [12].

Neuerdings werden zudem vermehrt virtuelle soziale Netzwerke als Mittel der sozialen, instrumentellen und/oder emotionalen Unterstützung im Rahmen der Gesundheitsförderung eingesetzt [15–17]. Sie bieten einerseits die Möglichkeit, gesundheitsrelevante Informationen unter Personengruppen – insbesondere Kindern und Jugendlichen – zu verbreiten, andererseits stellen sie eine relativ neue Technologie für die Durchführung von Interventionsstudien dar [18, 19]. Aktuell fehlen Studien zur Untersuchung der Langzeitwirkung dieses Ansatzes. Erste Einschätzungen in Übersichtsarbeiten deuten auf eine gewisse positive Wirkung hin [17, 20].

Die Kosten-Nutzen-Bilanz präventiver *Public-Health*-Maßnahmen ist schwer kalkulierbar [21, 22]. Einige Untersuchungen zur Effektivität von präventiven Maßnahmen ergeben eine positive Kosten-Nutzen-Bilanz [23–25], insbesondere solche, die sich an Kinder richten [26, 27]. Wissenschaftler kamen zu dem Schluss, dass für null- bis sechsjährige Kinder spezifische individuelle Therapieformen kosteneffektiver sind, für Jugendliche von 13–18 Jahren gehen hingegen populationsbasierte Ansätze mit einem größeren ökonomischen Nutzen einher [28].

11.1.4 Beispiele für den Public-Health-Ansatz in Deutschland

Public-Health-Maßnahmen finden am Arbeitsplatz, in der Gemeinde oder in Kindertagesstätten und Schulen statt. In den *Settings* können alle Anwesenden angesprochen werden. Somit soll die gesamte Bevölkerung und nicht nur die Risikogruppe erreicht werden. Spezielle Gewichtsreduktionsprogramme gibt es im Bereich des *Public-Health*-Ansatzes wenige, da es der Idee der Gesundheitsförderung – allgemeine Verbesserung der Gesundheit und des Wohlbefindens – weniger entspricht. Deshalb werden im Folgenden verschiedene in Deutschland durchgeführte Maßnahmen zur Verbesserung der Gesundheit, die natürlich auch das Gewicht positiv beeinflussen können, beispielhaft in den verschiedenen Settings vorgestellt. Die meisten der hier vorgestellten Projekte stammen aus dem bereits oben erwähnten Aktionsplan „IN FORM".

Setting Arbeitsplatz

Einen Großteil ihrer Zeit verbringen die meisten erwachsenen Menschen am Arbeitsplatz. Somit stellt dieses *Setting* eine geeignete Möglichkeit dar, um viele Menschen unterschiedlicher Altersgruppen und Sozialschichten zu erreichen. Durch die Einbeziehung aller wird auch ein wichtiges soziales Umfeld – die Arbeitskollegen, die auch oftmals Freunde sind – des täglichen Lebens miteinbezogen. Maßnahmen können außerdem langfristig angelegt werden, da die Zielgruppe über einen kontinuierlichen Zeitraum erreichbar ist. Eine verbesserte Gesundheit der Arbeitnehmer kommt auch dem Arbeitgeber zugute.

Public-Health-Maßnahmen am Arbeitsplatz fallen unter die betriebliche Gesundheitsförderung. Dazu zählen die Herausgabe von Ernährungsinformationen, Einführung bzw. Erweiterung des Sportangebotes am Arbeitsplatz, Rückenschulungskurse, Stressreduktionsprogramme oder auch ein gesünderes Mittagsangebot in der Kantine.

Um das Mittagessensangebot in Betriebskantinen zu verbessern, hat die DGE im Rahmen einheitlicher Standards für die Gemeinschaftsverpflegung (für das *Setting*) am Arbeitsplatz die sogenannten Qualitätsstandards für die Betriebsverpflegung „JOB & FIT" erarbeitet [29]. Rund 200 Unternehmen und Verwaltungsstellen setzen die Qualitätsstandards um, deren Einhaltung seit 2011 für alle Kantinen im Geschäftsbereich des Bundes verpflichtend ist. Das veränderte Mahlzeitenangebot wird durch Informationsmaterialien zu den Speisen und einer gesunden Ernährung unterstützt. Ob die Qualitätsstandards das Essverhalten und das Körpergewicht positiv beeinflussen, wurde bisher nicht evaluiert.

Zur Verwirklichung der Ziele des Nationalen Aktionsplans wurde außerdem das Projekt „KMU IN FORM", das auf die Förderung eines gesunden Lebensstils in klein-

und mittelständischen Unternehmen abzielt, eingeführt. Von 2008–2010 wurde das Projekt vom Bundesministerium für Gesundheit gefördert. Ziel war die Entwicklung eines ernährungs- und bewegungsbasierten betrieblichen Interventionskonzeptes. Dazu wurden mit Unterstützung der AOK im ersten Schritt 20 Geschäftsführer bzw. Einrichtungsleiter ausgewählter Unternehmen im Umkreis von Hamburg über die Ziele des Projektes informiert und zur Teilnahme motiviert. Insgesamt nahmen 14 Unternehmen teil. Für die Beschäftigten, die sich freiwillig zur Teilnahme meldeten, wurde mithilfe eines Fragebogens zum Gesundheitsverhalten ein persönliches Gesundheitsprofil erstellt. So wurde der Teilnehmer auch gleich für seine möglichen Risikofaktoren sensibilisiert. Anschließend folgten ein 20-minütiges Beratungsgespräch und die Erstellung eines individuellen zwölfwöchigen ernährungs- und bewegungsbasierten Aktivitätsplanes. Nach der zwölfwöchigen Intervention wurde untersucht, ob es zu einer Veränderung des Gesundheitsverhaltens, des BMI und des Taillenumfangs kam. Außerdem wurden medizinisch messbare Parameter (Blutdruck), die Ausdauerleistungsfähigkeit, das kardiovaskuläre Gesamtrisiko und Risikoparameter des MetS erhoben. Am Ende des Interventionsprogramms wurden Daten von 110 Personen in der Interventionsgruppe und 50 Personen in der Kontrollgruppe ausgewertet. Verglichen mit der Kontrollgruppe konnte bei den Personen der Interventionsgruppe eine signifikante Reduktion des BMIs (der Anteil der Übergewichtigen und Adipösen sank von 47,5 % auf 44,1 %) sowie des Taillenumfangs (der Anteil der Personen mit dem von der DGE anzustrebendem Taillenumfang [80 cm bei Frauen bzw. 94 cm bei Männern] stieg von 49,6 % auf 60,0 %) beobachtet werden. Besonders Teilnehmer, die sowohl am Bewegungs- als auch am Ernährungsangebot teilnahmen, profitierten von der Gewichtsabnahme. Die Ausdauerleistungsfähigkeit und die über den Fragebogen erhobenen gesundheitsrelevanten Parameter (z. B. Relevanz der eigenen Gesundheit, Essverhalten, Bewegungsverhalten) stiegen an, gleichzeitig reduzierten sich der Blutdruck sowie das kardiovaskuläre Risikoprofil. Der Risikoparameter des MetS blieb unverändert [30]. Eine Kosten-Effizienz-Analyse des Projektes liegt nicht vor.

Im Rahmen des Aktionsbündnisses „IN FORM" laufen noch weitere Projekte an verschiedenen Standorten im *Setting* Arbeitsplatz. Viele Projekte zielen auf eine Verbesserung des Bewegungsverhaltens durch Kooperationen mit Vereinen oder einer Angebotserweiterung. Ein Projekt, das an der Ernährung ansetzt, ist „frucht@arbeitsplatz". Ziel ist es, den Obstkonsum zu erhöhen, indem teilnehmende Unternehmen ihren Mitarbeitern Obst entweder kostenlos oder zu einem vergünstigten Preis zur Verfügung stellen. Das Projekt ist Teil der Kampagne „5 am Tag" und wird seit 2002 über Fördermittel der Europäischen Union unterstützt. Evaluationsergebnisse für dieses *Setting* liegen bisher nicht vor.

Als Maßnahme zur Prävention am Arbeitsplatz gehören in Deutschland auch die von den gesetzlichen Krankenkassen (GKV) seit Januar 2004 eingeführten Bonusprogramme. Hierbei handelt es sich um „langfristig angelegte Interventionen zur Prävention und Gesundheitsförderung, um gesundheitsbewusstes Verhalten ihrer Kunden mithilfe von Anreizen positiv zu beeinflussen bzw. zu bestätigen" [31]. Als Motivationshilfe sollen diese in erster Linie dazu animieren, Vorsorgeleistungen, wie Untersuchungen zur Krebsfrüherkennung und Präventions- und Fitnesskurse in Anspruch zu nehmen. Bei erfolgreicher Teilnahme bzw. Inanspruchnahme erhält der Versicherte von der Krankenkasse einen Bonus (z. B. Rückerstattung oder Reduzierung eines Monatsbeitrags, Sach- oder Geldprämien).

Studien zeigen, dass Maßnahmen wie Früherkennungsuntersuchungen (66 %) wesentlich häufiger in Anspruch genommen werden als primärpräventive Maßnahmen (20 %) [32]. Erhebungen zur Wirksamkeit und Kosteneffizienz von Bonus-Programmen zeigen laut einer Studie von 2009 einen jährlichen Nutzen von mindestens 129 € pro Teilnehmer, allerdings ist die Teilnehmerquote gemessen an der Gesamtpopulation der Versicherten äußerst gering (1,4 %) [33]. Mehrere Studien heben das positive Nutzen-Aufwand-Verhältnis hervor [34–36].

Neben der potenziellen positiven Wirksamkeit gibt es allerdings auch Kritik an den Bonusprogrammen. Bemängelt wird, dass gerade Menschen mit einem ungesunden Lebensstil benachteiligt werden (Mitläuferbias) und nicht alle Altersklassen oder sozialen Schichten erreicht werden [37]. Eine ausführliche Diskussion zu dem Thema „Bonusprogramme" findet man bei Scherenberg [38].

Setting Kindertagesstätte und Schule

Die meisten in Deutschland laufenden Projekte finden in den *Settings* Kindertagesstätte und Schule statt. Da der Grundstein für das spätere Gesundheitsverhalten in jungen Jahren gelegt wird und Kinder noch stark beeinflussbar sowie lernfähig sind, eignen sich diese *Settings* besonders gut. Außerdem können durch die allgemeine Schulpflicht alle Sozialschichten und verschiedene Altersgruppen erreicht werden. Somit kann das Ziel, gesundheitliche Ungleichheit zu minimieren, in diesem *Setting* sehr gut verfolgt werden. Auch für diese *Settings* wurden Qualitätsstandards für die Verpflegung in Tageseinrichtungen für Kinder [39] und die Schulverpflegung [40] entwickelt. Um die Schulen und auch Tageseinrichtungen für Kinder bei der Umsetzung der Standards zu unterstützen, wurden in jedem Bundesland sogenannte Vernetzungsstellen „Schulverpflegung" eingerichtet. Diese stellen Informationen zur Verfügung, organisieren Veranstaltungen für die Beteiligten, unterstützen Akteure beim Aufbau einer gesundheitsfördernden Gemeinschaftsverpflegung und vernetzen diese. In Berlin beispielsweise sind die Qualitätsstandards mittlerweile für Ganztagsgrundschulen per Schulordnungsgesetz bindend, das ist aber in den meisten anderen Bundesländern nicht der Fall.

Die Förderung des Bewegungsverhaltens lässt sich gut in den Schulsport sowie die Schulpausen integrieren. Die Ernährungserziehung dagegen lässt sich fächerübergreifend in den Schulunterricht einbauen. Hierzu wurde z. B. ein von dem aid infodienst fertig ausgearbeitetes Unterrichtskonzept für die dritte Klasse entwickelt, das die Schulen auch ohne Fachpersonal durchführen können. Am Ende erhalten die Kinder dann den sogenannten „Ernährungsführerschein". Dabei steht der praktische Umgang mit Lebensmitteln und Küchentechniken im Vordergrund. Die Befragung von 1200 Grundschulkindern zeigt, dass Ernährungswissen, Kompetenzen und die Motivation nach Durchführung der Intervention zugenommen haben. Beispielhaft hierfür konnten vor der Unterrichtsreihe zum Thema „ausgewogenes Frühstück" lediglich 19,1 % der Schülerinnen und Schüler (n = 1196) ein ausgewogenes Frühstück mithilfe der Ernährungspyramide zusammenstellen. Nach der Unterrichtsreihe waren es 32,5 % der Kinder (n = 1246) [41]. Die erfragten Kompetenzen waren auch sechs Monate nach der Unterrichtseinheit vorhanden. Besonders diejenigen mit wenig Vorwissen profitierten vom Ernährungsführerschein. Anthropometrische Daten oder Krankheitsinzidenzen wurden nicht erhoben.

Mithilfe finanzieller Subventionen der Europäischen Union für ihre Mitgliedstaaten ist es möglich, das Essensangebot in Schulen seit 2010 um Obst und Gemüse und seit 2008 in Kindertagesstätten und Schulen um Milch zu erweitern [42]. Über dieses Angebot sollen Essgewohnheiten geprägt werden. Da das Schulmilchprogramm schon länger existiert, liegen hierfür Ergebnisse zur Wirksamkeit vor. Diese sind eher enttäuschend. Schätzungen zufolge wurden durch das Schulmilchprogramm lediglich 20 % der Zielgruppe erreicht, und selbst diese Schätzung wurde als unzuverlässig eingestuft [43]. Erst eine kostenlose Ausgabe von Milch führte zu einem Anstieg des Milchkonsums, bei anteiligen Subventionen war dies nicht der Fall. Viele Einrichtungen können die entstehenden Kosten jedoch nicht aufbringen, darüber hinaus fehlen anknüpfende erzieherische Maßnahmen. Des Weiteren wäre eine höhere Programmbeteiligung der Einrichtungen wünschenswert. Wie sich das Milchprogramm auf das gesamte Ernährungsverhalten auswirkt, ist nicht bekannt.

Ein speziell entwickeltes Modellvorhaben zur Bekämpfung von Übergewicht bei Kindern stellt der Wettbewerb „KINDERLEICHT-REGIONEN" dar. Über 450 Projekteinträge mit Maßnahmen zur Vorbeugung von Übergewicht bei Kindern und Jugendlichen durch Begeisterung für eine ausgewogene Ernährung und viel Bewegung gingen ein. Aus diesen Maßnahmen wurden 24 ausgewählt und von 2006–2009 finanziell gefördert. Daraus wurden wiederum 16 Projekte bis 2011 weiter unterstützt. Die Förderung erhielten jene Projekte, die langfristig angelegt waren und eine Verstetigungsmöglichkeit für weitere Einrichtungen mit sich brachten. Aus den Projekten wurden außerdem Faktoren abgeleitet, die für den Erfolg von Ernährungs- und Bewegungsprojekten ausschlaggebend sind. Diese wären: Inhalte und Zielgruppen verzahnen (Ernährungs- und Bewegungsangebote anbieten; Erwachsene und Kinder einbeziehen), Verhältnisse berücksichtigten, Lebenswelten verzahnen (verschiedene *Settings* ansprechen), Zielgruppen bei der Durchführung beteiligen (Partizipation), Eltern persönlich ansprechen, Zugangshürden abbauen (z. B. Elterntreffs kostenlos anbieten), Eltern als Partner ansprechen, Eltern stärken (Erziehungskompetenz vermitteln) und Multiplikatorinnen und Multiplikatoren schulen [44]. Im Jahre 2007 nahmen über 10000 Kinder an 22 Modellprojekten teil. Zwei Jahre später wurden die Ergebnisse anthropometrischer Daten und der Fitness von 7000 Kindern ausgewertet.

Des Weiteren wurden die Eltern der Kinder mittels Fragebogen zum Ernährungs- und Bewegungsverhalten ihrer Kinder befragt (4148 Eltern). Aus dem Abschlussbericht geht hervor, dass durch Maßnahmen zur Ernährungsbildung bei Grundschulkindern der Anteil der Kinder, die (fast) täglich Obst verzehrten, um 5,9 % anstieg. Bei einem Modellprojekt welches Bewegungsangebote für Kinder mit Maßnahmen zur Ernährungsbildung unter Einbeziehung der Eltern implementierte, ergab sich ein Anstieg des täglichen Obstverzehrs von 6,6 % und des täglichen Gemüseverzehrs von 10,4 %. Die körperlich-sportliche Aktivität erhöhte sich bei den Kindern um 16 min pro Tag und die Prävalenz von Übergewicht und Adipositas ging um 4,6 % zurück. Allerdings fehlen auch hier Kosten-Effizienz-Analysen [45].

Setting Gemeinde

Durch die Einbeziehung der ganzen Gemeinde können alle, z. B. auch Arbeitslose und sozial benachteiligte Bevölkerungsgruppen, erreicht werden. Dies kann über Massenmedien als Kommunikationsmittel oder Gesundheitsscreenings erfolgen. Als weitere Zugangswege können Restaurants, Lebensmittelgeschäfte, Vereine, Interessenverbände oder auch Kirchen genutzt werden.

Ein im Jahre 1988 von der WHO initiiertes Projekt ist das „Gesunde Städte-Netzwerk". Insgesamt nehmen in Deutschland inzwischen 75 Städte daran teil [46]. Ziel ist, dass Gesundheit für kommunale Entscheidungsträger zu einem allgegenwärtigen Thema wird und diese ferner als Lobby für die Gesundheit fungieren sollen. Aus dem Netzwerk sind diverse Projekte und Veranstaltungen hervorgegangen. Die Stadt Leipzig beispielsweise entwickelte einen Senioren-Fitness-Parcours im Juli 2015 und bietet neben vielen Angeboten und Veranstaltungen auch Multiplikatorenschulungen und präventive Familienbildungsangebote zum Thema Gesundheit an. Eine direkte Adipositasprävention kann durch diese Gemeinde- oder Städteprojekte nicht stattfinden, jedoch kann und soll ein Bewusstsein für Gesundheit gefördert werden.

Gerade um sozial Benachteiligte zu erreichen, wird das *Setting* „Gemeinde" gerne genutzt. Ein aus der „Kinderleicht-Regionen" hervorgegangenes Projekt ist „Gesund sind wir stark! Sağlıklı daha güçlüyüz". Dieses richtet sich an türkisch- und arabischstämmige Schwangere und junge Eltern, denn diese Bevölkerungsgruppen sind besonders stark von Übergewicht und Adipositas betroffen. Dazu werden junge Familien angesprochen, da in dieser Phase die Bereitschaft für Veränderung am größten ist und gleich zu Beginn kulturelle Vorstellungen von einem gesunden Kind (wie „kleine Wonneproppen sind gesund") angesprochen werden können. Dies geschieht über Multiplikatoren (Hebammen, muttersprachliche Laien), die vorher in einer entsprechenden Ausbildung qualifiziert wurden. Dazu gehen die Multiplikatoren kultursensibel vor, indem kulturelle Ressourcen und Werte der Familien anerkannt und zum Positiven genutzt werden [47].

Ein auf lokaler Ebene laufendes Projekt ist das „Aktionsbündnisse Gesunde Lebensstile und Lebenswelten". Dieses zielt auf die Bereiche Bewegung, Ernährung und

Stressregulation ab und wurde von 2009–2011 vom Bundesministerium für Gesundheit gefördert. Das Projekt wurde vom Institut für Public Health und Pflegeforschung der Hochschule Bremen wissenschaftlich begleitet und evaluiert [48]. So konnte z. B. in dem Teilprojekt „Daidalos" an einer Hauptschule (n = 96) der prozentuale Anteil an Kindern mit starkem Übergewicht von 17 % auf 12,8 % gesenkt werden. Auch der Anteil der Kinder, die vor dem Projekt als unterdurchschnittlich bei dem Deutschen Motorik-Test eingestuft wurden, reduzierte sich von 54 % auf 50 % [49]. Darüber hinaus verbesserte sich die schulärztliche Gesundheitsbeurteilung. Eltern, Lehrer und natürlich die Schüler sowie deren Freizeitverhalten wurden in die Intervention einbezogen. Zur Zielerreichung wurde das Sportangebot erweitert, und es fand eine Vielzahl edukativer Aktionen und Beratungen statt, bei denen die Bereiche Ernährung, Bewegung und Stress angesprochen wurden [50].

11.1.5 Schlussfolgerung: Adipositasprävention als bevölkerungsbezogene Maßnahme in Deutschland

Um die steigenden Übergewichts- und Adipositasraten reduzieren zu können, ist es notwendig, sowohl beim Individuum als auch bei seinen Lebens-, Arbeits- und Umweltbedingungen anzusetzen. Dies kann durch den *Public-Health*-Ansatz gelingen, da dieser Verhaltens- und Verhältnisprävention vereint (Mehr-Ebenen-Ansatz).

In Deutschland werden über den nationalen Aktionsplan „IN FORM" diverse Maßnahmen, welche sowohl Verhaltens- als auch Verhältnisprävention betreiben, durchgeführt. Diese zielen auf die Förderung einer gesunden Ernährung und mehr Bewegung zur Prävention von Fehlernährung, Bewegungsmangel, Übergewicht und damit zusammenhängenden Krankheiten ab.

Aktuelle bevölkerungsbezogene Maßnahmen bei Kindern beziehen hauptsächlich die Schule und mittlerweile auch häufig die Familie der Schüler mit ein. Wissenschaftlich begleitete Maßnahmen in Kindertageseinrichtungen und Kindergärten gibt es noch relativ wenige, nicht wissenschaftlich begleitete Aktionen dagegen umso mehr. Viele Präventionsstudien in Schulen fokussieren dabei auf die Steigerung der körperlichen Aktivität, sei es durch den Versuch der Reduktion von sitzenden Aktivitäten wie TV schauen oder längere und häufigere Spielpausen und Sportunterrichtseinheiten. Manche Programme beziehen auch das Ernährungsverhalten mit ein, einerseits durch erhöhte Ernährungserziehung und Aufklärung (mehr Obst und Gemüse und/oder weniger Fettverzehr), andererseits durch eine Verbesserung des Mahlzeitenangebots und der -zusammensetzung in der Schule.

Adipositaspräventionsprogramme bei Erwachsenen auf *Public-Health*-Ebene befassen sich meistens mit Interventionen in verschiedenen Bereichen der Gemeinde. So werden z. B. Aufklärungskampagnen geschaltet, Aktivitäten zum Thema Gesundheit, Ernährung und Sport angeboten, mit oder ohne Einbeziehung von Unternehmen zur gesundheitlichen Förderung am Arbeitsplatz. Häufig sind darüber hinaus lokale Organisationen wie Pfadfinder, Kirchen oder andere soziale Einrichtungen involviert. Aber auch hier zeigen Ergebnisse wissenschaftlicher Untersuchungen bisher kaum vielversprechende Ergebnisse [51].

Die Maßnahmen verfolgen einen *Bottom-up*-Ansatz, d. h., Maßnahmen gehen von einzelnen Akteuren wie Vereinen, Interessenverbänden oder Schulen aus und sollen weitere Akteure motivieren. Von der Regierung wird gesetzlich oder über andere Verpflichtungen nichts vorgegeben. Auf der einen Seite wird den Einzelnen nichts aufgezwungen und die Durchführenden können ihre Umwelt eigenständig gestalten. Da es sich um vereinzelte Projekte handelt, wird auf der anderen Seite nicht jeder in der Bevölkerung erreicht und viele der Projekte hängen von der Motivation der Durchführenden und den gerade verfügbaren Geldmitteln ab.

Präventionsmaßnahmen zum Thema Übergewicht und Adipositas sind in Deutschland bisher unterrepräsentiert. In Deutschland ist die Aufklärung und Bereitstellung von Informationen noch immer ein weit verbreiteter Ansatz. Maßnahmen aus vereinzelten Projekten, die das Angebot an Ernährungsthemen und Bewegungsangeboten im *Setting* erweitern, ändern jedoch an den Strukturen wenig. Durch den Projektcharakter, die begrenzten Geldmittel und die Abhängigkeit von der Motivation der Durchführenden können sie oftmals nicht langfristig bestehen.

Es fehlt an bevölkerungsbasierten Maßnahmen wie Produktreformulierungen [52, 53] oder Preisstrategien in Form von Steuern auf hochkalorische Lebensmittel und Steuererleichterungen bei Obst und Gemüse. Auch Studien zur Effektivität dieser Maßnahmen sind selten. Studien, die Preisstrategien durch Steuersubventionen modellieren, zeigen sowohl finanzielle Einsparungen im Gesundheitswesen, als auch eine erfolgreiche Vorbeugung zahlreicher lebensstilbedingter Erkrankungen wie Diabetes, Schlaganfall und koronarer Herzerkrankungen [54, 55]. Allerdings handelt es sich hierbei um fiktive Modellierungen. Der direkte Einfluss von Lebensmittelbesteuerungen ist schwierig von anderen Faktoren wie Lebensstiltrends, kompensatorischer Konsum anderer Lebensmittel (eine Zuckersteuer könnte zu einer Steigerung des salzigen Snackkonsums führen) oder Lebensmittelsubstitution (eine Zuckersteuer könnte dazu führen, dass Personen mehr Geld für Süßes und dadurch weniger für Obst/ Gemüse ausgeben) herauszufiltern [56]. Metaanalysen zur Effektivität von Salzreduktion in Lebensmitteln konnten allerdings einerseits deutliche Verringerungen ernährungsbedingter Erkrankungen und andererseits auch ihre Kosteneffizienz hervorheben [57–61]. Gerade kleine schrittweise Abänderungen in der Rezeptur von Lebensmitteln scheinen beim Verbraucher Akzeptanz zu finden [62, 63].

Eine bekannte bevölkerungsbasierte Maßnahme aus der Vergangenheit ist die Jodanreicherung von Lebensmitteln zur Verbesserung der Jodversorgung. Diese Art verhältnispräventiver Maßnahmen hat alle und somit auch die am schwierigsten erreichbare Zielgruppe, nämlich sozial benachteiligte Menschen, erreicht. Wichtig bei bevölkerungsbasierten Strategien ist aber, stets zu beachten, welche negativen Folgen mit einer Maßnahme verbunden sein können. Der *Setting*-Ansatz ist ein vielversprechender Ansatz, jedoch ist er auch kostenintensiv im Vergleich zu Preisstrategien oder Produktreformulierungen.

Zusammengefasst lässt sich sagen, dass für die Zukunft vermehrt Verhältnisprävention in Kombination mit Verhaltensprävention durchgeführt werden sollte. Damit dies gelingen kann, müssen auch Gesundheitsexperten und politische Entscheidungsträger für diesen Ansatz gewonnen werden. Neben der Durchführung langfristiger Maßnahmen ist auch deren methodische Implementierung und anschließende Evaluation z. B. im Sinne des *Public Health (Nutrition) Action Cycle* sehr wichtig. Mit „IN FORM" ist ein Schritt in diese Richtung gemacht worden. Weitere Schritte, wie oben beschrieben, müssen folgen.

11.2 Individualmaßnahmen bei Kindern und Jugendlichen
Tamara Wirt, Olivia Wartha, Jürgen M. Steinacker

11.2.1 Moderne Lebensstilfaktoren als Determinanten kindlicher Adipositas

Ausreichend Bewegung ist besonders im Kindesalter eine wichtige Grundlage für die körperliche sowie für die gesamte Persönlichkeitsentwicklung. Neben der Entwicklung ihrer motorischen Fertigkeiten erwerben Kinder soziale Kompetenzen, erfahren Selbstvertrauen und Selbstsicherheit, das Selbstwertgefühl und die emotionale Stabilität werden gestärkt [64–66]. Körperliche Aktivität wirkt sich zudem förderlich auf die geistige Leistungsfähigkeit und das Konzentrationsvermögen aus.

In den vergangenen Jahrzehnten haben gesellschaftliche Veränderungen jedoch zu einer Abnahme des körperlichen Aktivitätsniveaus bei Kindern geführt. Aktuelle Studien zeigen, dass in Deutschland nur 15,3 % der 4- bis 17-jährigen Kinder und Jugendlichen den Empfehlungen der Weltgesundheitsorganisation von mindestens 60 min moderater bis intensiver körperlicher Aktivität am Tag nachkommen [67]. Im Grundschulalter liegt dieser Anteil geringfügig höher (20,4 %), vor dem Schuleintritt bei etwa einem Drittel (29,2 %), was im Umkehrschluss bedeutet, dass 70–80 % bereits im frühen Kindesalter das vorgesehene Mindestmaß an täglicher Bewegung nicht erreichen [67, 68]. Mit zunehmendem Alter geht die Alltagsbewegung dann immer weiter zurück [67, 69]. Hinzu kommt, dass jedes vierte Kind keinen regelmäßigen Sport betreibt, jedes achte Kind sogar nie [70]. Auch hier ist eine Abnahme im Jugendalter zu verzeichnen: Die tägliche Bewegungsrichtlinie der WHO erreicht im Alter zwischen 11 und 17 Jahren nur noch jeder fünfte Jugendliche, wobei Mädchen im Altersverlauf nochmals schlechter abschneiden als Jungen.

Die Verfügbarkeit und Beliebtheit von Bildschirmmedien führt zusätzlich zu einer bewegungsarmen Freizeitgestaltung. Über die Hälfte der Jugendlichen in Deutschland verbringt mehr als zwei Stunden pro Schultag vor dem Fernseher [71], die Zeiten am Computer, Smartphone und an der Spielkonsole kommen noch hinzu. Ein ungünstiger Alterstrend verstärkt die negative Entwicklung im Bewegungsbereich: Während die körperliche Aktivität mit zunehmendem Alter zurückgeht, nimmt der Medienkonsum zu.

Parallel zu den Veränderungen im Bewegungsverhalten der Kinder haben sich auch die Ernährungsgewohnheiten gewandelt: Ein leicht zugängliches Überangebot an hochkalorischen Nahrungsmitteln (Süßigkeiten, Limonaden, Fast Food) verbunden mit einer Etablierung ungesunder Verhaltensweisen (z. B. kein Frühstück, zu wenig Trinken, unregelmäßige Mahlzeiten) verhindern eine ausgewogene Ernährung und beeinträchtigen die Gesundheit, die Leistungsfähigkeit und das Wohlbefinden. Obst und Gemüse wird von vielen Kindern nur noch unzureichend verzehrt: Nur etwas über die Hälfte der Jungen und weniger als zwei Drittel der Mädchen isst täglich frisches Obst [72]. Zucker- oder fetthaltige Knabbereien werden hingegen im Übermaß konsumiert – die dadurch aufgenommene tägliche Energiemenge ist beim überwiegenden Teil sogar mehr als das doppelt so hoch wie empfohlen [73, 74]. Vor allem der Konsum gesüßter Getränke stellt ein erhebliches Problem dar. Knapp 21 % der Kinder im Alter zwischen drei und sechs Jahren und 30 % der Kinder im Alter zwischen sieben und zehn Jahren trinken bereits ein- oder mehrmals täglich Softdrinks [72]. Diese Getränke führen zu einer deutlich erhöhten Energieaufnahme und tragen erheblich zur Entstehung von Übergewicht und Adipositas bei. Des Weiteren haben Zeitmangel, Bequemlichkeit und eine nachlassende Kompetenz in der Speisezubereitung die Beliebtheit von Fertiggerichten gesteigert: 86 % der Kinder und Jugendlichen zwischen 3 und 18 Jahren konsumieren mindestens einmal in drei Tagen Fertigprodukte [74]. Bis zum Jugendalter steigt der ungesunde Ernährungstrend im Mittel weiter an (weitere Zunahme des Konsums von Softdrinks, Abnahme des Obst- und Gemüsekonsums, Zunahme des Konsums von Fast Food und Knabbereien, allerdings Abnahme des Verzehrs von Süßigkeiten) [72].

Die Folgen eines ungesunden Lebensstils sind vielfältig und umfassen Defizite in der motorischen Entwicklung oder ein erhöhtes Körpergewicht. Bereits bei Kindern steigt durch Übergewicht und Adipositas das Risiko für nicht-infektiöse Erkrankungen, wie Herz-Kreislauf-Erkrankungen oder T2DM, die früher nur bei Erwachsenen diagnostiziert wurden [75]. Übergewichtige Kinder haben häufig zusätzlich damit zu kämpfen, dass sie durch Gleichaltrige stigmatisiert werden und deshalb ein geringes Selbstwertgefühl entwickeln. Dadurch sind sie weniger sportlich aktiv und infolgedessen immer stärker sozial isoliert.

In einer Studie mit 1888 Erst- und Zweitklässlern wurde der Zusammenhang zwischen Adipositas, gesundheitsbezogener Lebensqualität und Krankheitstagen untersucht. Hierzu wurde das Verhältnis von Taillenumfang zu Körpergröße als Maß für Adipositas verwendet. Die Eltern wurden in Fragebögen zur gesundheitsbezogenen Lebensqualität ihrer Kinder befragt. Von den untersuchten Kindern waren 158 zentral adipös (8,4 %). Diese Kinder waren signifikant häufiger krank (9,05 vs. 6,84 Tage; $p < 0,001$) und mussten öfter zum Arzt als die anderen Kinder (3,58 vs. 2,91 Arztbesuche; $p < 0,05$) [76].

Eine höhere Anzahl an Krankheitstagen war darüber hinaus assoziiert mit Migrationshintergrund, geringerer körperlicher Aktivität, geringerem Gesundheitsbewusstsein der Mutter und einem niedrigeren Familienbildungslevel. Die von den Eltern geschätzte gesundheitsbezogene Lebensqualität ihrer Kinder war bei zentral adipösen Kindern signifikant niedriger [76].

Bewegungsmangel, hoher Medienkonsum und ungesunde Ernährungsgewohnheiten sind somit bereits im Kindesalter weit verbreitet mit steigender Tendenz bis ins Jugendalter und haben hohe gesundheitliche Bedeutung. Eine frühzeitige Förderung eines aktiven und gesunden Lebensstils ist daher notwendig [65, 77]. Einrichtungen wie Kindergarten und Schule stellen ein geeignetes *Setting* für Interventionsmaßnahmen dar, da hier Wissen, Strukturen und Fertigkeiten frühzeitig und über einen längeren Zeitraum hinweg vermittelt werden können.

11.2.2 Soziodemografische Entwicklungen und Risikogruppen

Gesundheitschancen und -risiken sind bis heute sozial ungleich verteilt ([78], vgl. auch Kap. 11.1.2). Dabei betrifft die gesundheitsbezogene Benachteiligung nicht nur die sozial Schwächsten unserer Gesellschaft, sondern es lassen sich auch Unterschiede zwischen Angehörigen der mittleren Sozialschicht und der höchsten Statusgruppe finden [79]. Gesundheitswissenschaftler sprechen daher von einem „inversen sozialen Gradienten", d. h. je niedriger der sozioökonomische Status, desto höher die Prävalenz gesundheitlicher Risikofaktoren [78, 80] (Abb. 11.1). Da sich diese Zusammenhänge in den vergangenen 10–20 Jahren immer mehr manifestiert haben, rücken soziodemografische Faktoren in der Gesundheitsforschung und -förderung zunehmend in den Fokus [78, 81].

Die gesundheitsbezogene soziale Benachteiligung ist dabei unabhängig von der Art der Operationalisierung des Sozialstatus. Als Indikatoren dienen in der Regel die Bildung, das Einkommen oder die berufliche Position, doch auch Wohn- und Lebenssituation (Wohngegend, zur Verfügung stehender Wohnraum, Familienverhältnisse) liefern Hinweise [81].

Auch das Risiko für Übergewicht und Adipositas bei Kindern und Jugendlichen ist in sozial benachteiligten Familien deutlich erhöht und mehr als dreimal so hoch wie in sozial privilegierten Familien [82]. Neben dem Gewicht der Eltern stellt der sozioökonomische Status den wichtigsten Prädiktor für das Übergewicht der Kinder dar und spielt bereits in sehr jungen Jahren sowie bei der Entwicklung von Komorbiditäten eine deutliche Rolle [82–86].

Die Ursachen für den Zusammenhang sind nicht hinreichend geklärt, jedoch unterliegen auch die mit Übergewicht assoziierten ungünstigen Lebensstile einem sozialen Gradienten [81]. Je niedriger die soziale Schichtzugehörigkeit eingestuft wird, desto häufiger lassen sich Bewegungsmangel, ungesunde Ernährungsgewohnheiten und erhöhter Medienkonsum feststellen. Die sportliche Inaktivität beispielsweise ist bei

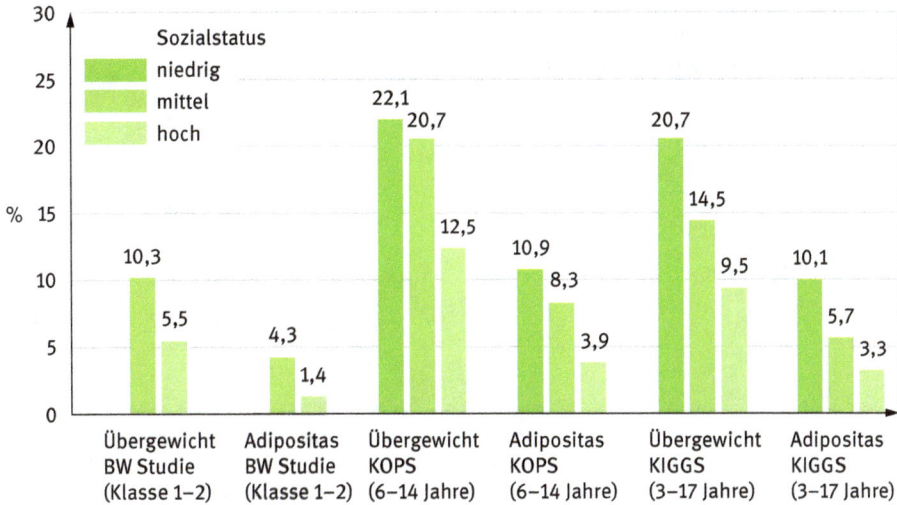

Abb. 11.1: Gegenüberstellung der Prävalenzen von Übergewicht und Adipositas bei Kindern und Jugendlichen aus verschiedenen Sozialschichten, Datengrundlage: Baden-Württemberg Studie (unveröffentlichte Daten; Studienprotokoll siehe [92]), Kieler Adipositas-Präventionsstudie [81], KIGGS Gesundheitsstudie [70, 82].

sozial benachteiligten Jungen dreimal und bei Mädchen viermal höher als in der sozioökonomisch höchsten Statusgruppe, die Mittelschicht liegt dazwischen [87]. Dabei spielen vermutlich Wissensdefizite, ungünstige persönliche Einstellungen und geringere materielle Ressourcen eine Rolle. Weitere verhaltensunabhängige Barrieren stellen entsprechende Lebenswelten und Umgebungsfaktoren dar (z. B. ein geringes Angebot an gesunden Lebensmitteln im Wohnbezirk, geringe Bewegungs- und Freizeitangebote, eine hohe Verkehrsdichte, unsichere Umgebung), außerdem ist das soziale Niveau der Wohngegend (Arbeitslosenquote, Sozialhilfedichte etc.) mit der Übergewichtsprävalenz bei Kindern und Jugendlichen assoziiert [81–89]. Weitere Faktoren im Zusammenspiel zwischen Sozialstatus und Körpergewicht könnten Einstellungen der eigenen Person gegenüber (z. B. Selbstwert), Kontrollüberzeugungen, tatsächliche Einflussmöglichkeiten sowie Stressreaktionen sein [86].

Neben den klassischen sozioökonomischen Parametern wird regelmäßig auch ein Migrationshintergrund als bedeutende Determinante für kindliches Übergewicht gefunden – die Prävalenzen sind bei Vorliegen eines solchen etwa doppelt so hoch [81, 84, 90, 91] (Abb. 11.2). Jedoch handelt es sich bei Kindern und Jugendlichen mit Migrationshintergrund um eine sehr heterogene Gruppe und weitere Differenzierungen wie nach Kultur oder Herkunftsland sind erforderlich (z. B. wird ein höheres Risiko bei türkischer, mittel- und südeuropäischer Herkunft beschrieben [82, 91]). Außerdem spielen Faktoren wie die Art der Migration, Aufenthaltsstatus, Grad der Integration und Aufenthaltsdauer, Einwanderergeneration, Alter und Geschlecht sowie der sozia-

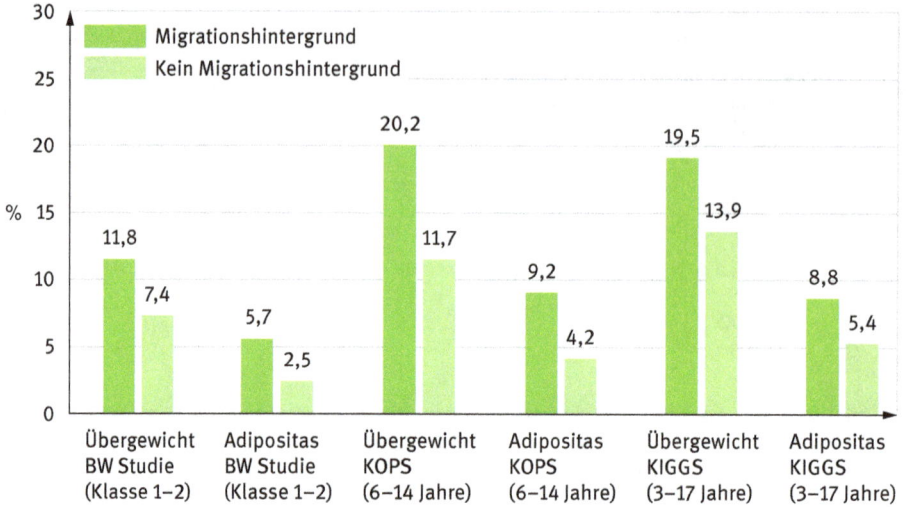

Abb. 11.2: Gegenüberstellung der Prävalenzen von Übergewicht und Adipositas bei Kindern und Jugendlichen mit und ohne Migrationshintergrund. Datengrundlage: Baden-Württemberg Studie (unveröffentlichte Daten; Studienprotokoll siehe [92]), Kieler Adipositas-Präventionsstudie [81], KIGGS Gesundheitsstudie [93].

le Status und das Bildungsniveau innerhalb der Migrantenpopulation eine bedeutende Rolle [94].

Unter anderem bedingt durch diese Heterogenität sind die Erklärungsansätze für die gesundheitliche Benachteiligung von Migranten und das gehäufte Vorkommen von Übergewicht bei Kindern und Jugendlichen aus Migrantenfamilien äußerst vielschichtig (angelehnt an [94, 95]). Bedingungsfaktoren können sein: Die Lebensgewohnheiten im Herkunftsland, genetische Einflüsse, die Migration und Adaption an sich als kritisches und belastendes Lebensereignis, die soziale und rechtliche Lage im Einwanderungsland (z. B. schlechtere Bildungs- und Erwerbschancen, ungünstige Wohnbedingungen, Minderheitenstatus, unsicherer Aufenthaltsstatus), kulturelle und religiöse Einflüsse (auf z. B. Lebensstil, Gesundheitskonzept bzw. Verständnis von Krankheitsrisiken), Zugangsbarrieren zur Gesundheitsversorgung und Prävention (durch z. B. gesetzliche Limitationen, Sprachbarrieren, Informationsdefizite, Schamgefühle und fehlendes Vertrauen) sowie das Vorhandensein oder Nichtvorhandensein von Ressourcen (z. B. soziales Netzwerk, personale Kompetenzen, materielle Ressourcen).

Bestimmte gewichtsassoziierte Verhaltensgewohnheiten ließen sich bei Kindern mit Migrationshintergrund vermehrt finden: Sie waren häufiger körperlich inaktiv, konsumierten deutlich mehr Bildschirmmedien (z. B. fast viermal so viel „Vielfernseher" unter Migrantenkindern), betrieben weniger Sport, konsumierten mehr zuckerhaltige Softdrinks (jedoch auch mehr Leitungswasser) und teilweise mehr *fast food*,

Knabbereien und Süßigkeiten (in Abhängigkeit des Geschlechts und Herkunftslandes) im Vergleich zu Kindern ohne definierten Migrationshintergrund [72, 81, 87, 95, 96]. Bei der körperlich-sportlichen Inaktivität waren Mädchen mit niedrigem Sozialstatus und mit Migrationshintergrund besonders betroffen.

Primärpräventive Maßnahmen scheinen diese Risikogruppen tendenziell zu erreichen [86, 97]. Es konnte bei Teilnehmern mit niedrigerem soziökonomischen Status oder mit Migrationshintergrund ein Wissenszuwachs bzw. Verhaltensänderungen im Rahmen von schulbasierten Gesundheitsförderprogrammen festgestellt werden. Ein weiterreichender Gesundheitseffekt (z. B. Änderungen im Körpergewicht oder Gewichtsstatus, weitere Reduktion von ungünstigen Verhaltensgewohnheiten) war jedoch noch nicht bzw. nur in höheren Sozialschichten zu finden. Weitere soziale Barrieren scheinen demnach bei der Umsetzung des Erlernten vorhanden zu sein und intensivere und längerfristige Interventionen sowie das Erreichen der Eltern sind speziell auch bei Risikogruppen nötig.

11.2.3 Prävention im Kindergarten und in der Schule

Kindergarten- bzw. schulbasierte Prävention fällt fast immer in den Bereich der Primärprävention, d. h., dass die Maßnahme zeitlich vor einem Auftreten von gesundheitlichen Problemen ansetzt. Ziel ist es, eine Verringerung der Inzidenz von Krankheiten zu erreichen [98]. Die Prävention von Adipositas muss nicht nur deshalb früh ansetzen, um zeitlich vor dem Auftreten von Übergewicht, Adipositas oder der damit assoziierten gesundheitlichen Probleme zu beginnen, sondern auch weil sich schon im jungen Kindesalter gesundheitsrelevante Verhaltensweisen und Einstellungen herausbilden, welche später im Erwachsenenaltern nur schwer verändert werden können [99].

Demzufolge sind Kindergarten und Schule zum einen wegen des frühen Ansatzzeitpunkts, aber auch wegen der Möglichkeit dort einen universellen Präventionsansatz umsetzen zu können, ein ideales *Setting* für Programme zur Adipositasprävention [100, 101]. Im Kindergarten, aber besonders in der (Grund-)Schule können, durch die in Deutschland geltende Schulpflicht, alle Kinder, unabhängig ihrer kulturellen oder soziökonomischen Hintergründe, von einem jungen Alter an, über einen längeren Zeitraum hinweg, erreicht werden.

Bei Präventionsmaßnahmen, die sich an Kinder und Jugendliche richten, darf die Einbeziehung der Eltern nicht vergessen werden. Die Eltern haben bis ins junge Erwachsenenalter hinein einen ganz grundlegenden Einfluss auf die Persönlichkeitsentwicklung, die gesundheitsbezogenen Verhaltensweisen und die Freizeitgestaltung ihrer Kinder. Nur durch eine familiäre Unterstützung kann sich ein gesunder Lebensstil etablieren und nachhaltig umgesetzt werden [99]. Bei der Adipositasprävention muss nicht nur Verhaltens-, sondern auch Verhältnisprävention betrieben werden [13, 102]. So sollte z. B. die Schule einen gesunden Pausenverkauf bereitstellen und die Eltern eine gesunde, ausgewogene Ernährung und eine bewegungsreiche Freizeitgestaltung im Kindesalltag anbieten und befürworten.

Da geschlechterspezifische Unterschiede bei der Wirkung der beiden Ansätze gezeigt werden konnten, scheint eine Kombination der beiden Präventionsansätze am Erfolg versprechendsten: Mädchen können besonders durch den verhaltensorientierten Jungen hingegen besonders mithilfe des verhältnisorientierten Ansatz erreicht werden [103]. Sowohl im *Setting* Kindergarten, als auch im *Setting* Schule sind beide Präventionsansätze gut realisierbar.

Eltern, aber auch Erzieher und Lehrer, haben nicht nur die Möglichkeit bzw. die Aufgabe, die Umwelt gesundheitsfördernd zu gestalten und dementsprechende Wissensinhalte zu vermitteln, sondern müssen sich auch selbst ihrer Vorbildrolle bewusst werden. Deshalb müssen sowohl Eltern als auch Erzieher und Lehrer auch Zielgruppe der Interventionsmaßnahme sein und somit ebenfalls theoretisches Hintergrundwissen und praktische Umsetzungstipps erhalten.

Ebenso nimmt die Gruppe der Gleichaltrigen (die sogenannte *peer group*) eine wichtige Rolle bei der Sozialisation eines Kindes ein. Die *peer group* kann somit als Risikofaktor, aber zugleich auch als Ressource für die Entwicklung einer gesundheitsfördernden Lebensweise angesehen werden [104]. Bei kindergarten- oder schulbasierten Interventionen wird durch den Gruppen- bzw. Klassenverband die Gruppe der Gleichaltrigen mit denselben Interventionsinhalten erreicht, was für die Erfolgsaussichten einer Präventionsmaßnahme als positiv bewertet werden kann.

Bei der Intervention sollten aber auch weitere gesundheitspsychologische Erkenntnisse berücksichtigt werden. Thematisierung ungesunder Lebensweisen und von Übergewicht kann zu inversen, reaktanten Verhaltensweisen führen. Deswegen ist der Fokus auf gesunde, erwünschte Alternativen (*alternative, healthy choices*) Erfolg versprechend, die in der *peer group* erprobt und eingeübt werden. Dadurch werden Verhaltensweisen als natürlich, selbstbestimmt und sozial akzeptiert erlebt [103, 104]. Wenn Sozialstrukturen beachtet werden, wie auch der Erzieher und Lehrer als akzeptierte Experten gestärkt werden, sind Interventionen erfolgreicher [13]. So haben auch *Top-down*-Ansätze mit externen Motivatoren oder Fachkräften wenig oder keine Effekte gezeigt, sie werden nicht gut akzeptiert, sind nicht nachhaltig und sehr aufwendig,

Obwohl Schule in Deutschland der Kulturhoheit der einzelnen Bundesländer untersteht, so gibt es doch einige allgemeingültige, bundeslandübergreifende Inhalte, so ist z. B. eine umfassende Gesundheitsförderung und Gesundheitserziehung an allen allgemein- und berufsbildenden Schulen in der ganzen Bundesrepublik festgesetzt [112]. Gut ausgearbeitete, bildungsplannahe Interventionsmaßnahmen können somit den Bildungs- und Arbeitsauftrag der Schule und Lehrer unterstützen, da die wissenschaftlich erwiesenen Hauptthemenschwerpunkte von Adipositasprävention wie „Förderung der Bewegung" und „gesunde Ernährung" [13, 105] in fast allen Bildungsplänen der (Grund-) Schulen in Deutschland festgesetzt sind.

11.2.4 Evaluierte Präventionsprogramme in Deutschland

In Deutschland gibt es nahezu unzählige Programme, Projekte und Kampagnen zur Adipositasprävention im Kindes- und Jugendalter. Die meisten dieser Maßnahmen werden jedoch nicht wissenschaftlich – hinsichtlich ihrer Ergebnisse – evaluiert, sodass man keine evidenzbasierten Aussagen über ihren Nutzen machen kann. Deshalb sollen an dieser Stelle exemplarisch einige der in Deutschland erfolgreich umgesetzten, größer angelegten und wissenschaftlich evaluierten Programme zur Adipositasprävention vorgestellt werden. Die folgende Auflistung erhebt keinen Anspruch auf Vollständigkeit, sondern soll einen Überblick über verschiedene Programme geben. Die Darstellung der Reihenfolge richtet sich nach den Programmtiteln (Tab. 11.1).

Wie in Tab. 11.1 deutlich wird, sind die Interventionsschwerpunkte der einzelnen Programme sehr ähnlich, der Fokus liegt auf einer Kombination der Themenbereiche Ernährung und Bewegung. Umgesetzt werden die vorgestellten Präventionsprogramme durch geschulte Erzieher bzw. Lehrkräfte, lediglich die Verteilung über das Kindergarten- bzw. Schuljahr unterscheidet sich, einige Programme werden projektartig (über einen kürzeren Zeitraum, dafür intensiver), andere über das Jahr verteilt eingesetzt.

Die „URMEL-ICE"-Intervention, die ohne zusätzliche Unterrichts- und Lehrerstunden auskommt, wurde in enger Zusammenarbeit mit einer Gruppe von Grundschullehrkräften entwickelt und von der Mehrzahl der Lehrkräfte wie auch von Schülern und Eltern sehr positiv aufgenommen. Das einjährige Programm verminderte in einer prospektiven Studie bei den teilnehmenden Kindern die Inzidenz von Übergewicht. Bereits übergewichtige Kinder reduzierten das Körperfett. Auch das abdominelle und subkutane Fett verminderte sich, gemessen am Bauchumfang und der subskapularen Hautfaltendicke [106]. Außerdem verbesserten sich kardiovaskuläre Risikofaktoren wie Cholesterinwerte [77].

Im Programm „Komm mit in das gesunde Boot" wurde in einer prospektiven, clusterrandomisierten Studie die Umsetzung bei Grundschülern in ganz Baden-Württemberg und die Translation einer Intervention in die Fläche untersucht [92]. 1943 Kinder (7,1 ± 0,6 Jahre) wurden zur Eingangsmessung untersucht, 1736 von ihnen ein weiteres Mal zur Nachfolgemessung. In dem Jahr zwischen den beiden Messzeitpunkten integrierten die Lehrer der teilnehmenden Kinder vorbereitete Stunden, welche den Kindern gesundheitsförderliche Aspekte näherbrachten und ihnen Handlungsalternativen aufzeigten, die sie zu einem aktiveren, gesünderen Lebensstil anregen sollen. Tägliche Mediennutzung, das Bewegungsverhalten sowie gesüßter Getränkekonsum und das Frühstücksverhalten der Kinder wurde mittels Elternfragebogen erfasst.

Nach einer einjährigen Intervention zeigten sich signifikante Effekte in der Interventionsgruppe bezüglich des Medienkonsums von Mädchen, Kindern ohne Migrationshintergrund und von Kindern, deren Eltern ein niedriges Bildungsniveau haben. In der Kontrollgruppe gingen Zweitklässler signifikant häufiger zur Schule ohne davor

Tab. 11.1: Evaluierte Programme zur Adipositasprävention in Deutschland.

Titel des Präventions-programms	Zielgruppen (Alter)	Umsetzung	Schwerpunkte	Jahr
Idefics [108]	Kindergarten-kinder, Grundschulkinder (drei bis zehn Jahre)	Durch Erzieher/innen, Lehrer/innen, Programmumsetzung in neun sogenannten Gesundheitswochen pro Jahr Interventionsstudie in acht Ländern und Standorten.	Bewegung, gesunde Ernährung, Entspannung, Medienkonsum, Steigerung des Wasserkonsums, Steigerung des Obst- und Gemüsekonsums, Reduktion der Medienzeiten, Bewegungsförderung, Steigerung der Schlaf- und Entspannungszeiten	2006–2011
KOPS (Kieler Adipositas-präventions-studie) [109]	Grundschulkinder (sechs bis zehn Jahre)	Kombination aus Fachlehrer- und Expertenunterricht und Weiterführung durch Lehrer/innen, Programmumsetzung im zweiten Schulhalbjahr, Interventionsstudie an neun Schulen.	Ernährungsunterricht, Bewegte Pausen (zusätzlich Familienintervention bei Risikokindern)	1996–2013
Komm mit in das gesunde Boot [92]	Kindergarten-kinder, Grundschulkinder (drei bis zehn Jahre)	Durch Erzieher/innen, Lehrer/innen (Implementation eines landesweiten Multiplikatorensystems), Programmumsetzung über das ganze Jahr hinweg	Förderung der (Alltags-)Bewegung, Steigerung des Obst- und Gemüsekonsums, Reduktion zuckerhaltiger Getränke, Reduktion der Mediennutzung, gesundheitspsychologischer Ansatz (*alternative choices*), Kombination von Verhältnis- und Verhaltensprävention	Seit 2006
Tigerkids [110]	Kindergarten-kinder (drei bis sechs Jahre)	Durch Erzieher/innen Implementation über geschulte Kindertagesstättenteams der Einrichtungen, Programmumsetzung zweijährig, Kooperation mit Krankenkassen	Bewegungsförderung, Steigerung des Obst- und Gemüsekonsums, Förderung des Konsums energiearmer Getränke, gesundheitsfördernde Pausenverpflegung, Entspannung	Seit 2003
URMEL-ICE [106]	Grundschulkinder (zweite Klasse)	Durch Lehrer/innen, Programmumsetzung über das ganze Jahr hinweg, prospektive randomisierte Interventionsstudie über ein Jahr	Förderung der (Alltags-)Bewegung, Reduktion zuckerhaltiger Getränke, Minimierung der Mediennutzung, gesundheitspsychologischer Ansatz (*alternative choices*),	2006–2009

zu frühstücken. Trends, aber keine signifikanten Unterschiede, waren für das körperliche Aktivitätsverhalten sowie den Konsum gesüßter Getränke zu erkennen [107].

Zudem zeigten die Kinder der Interventionsgruppe im Vergleich zur Kontrollgruppe eine signifikante Verbesserung in den energetisch determinierten (konditionellen) Fähigkeiten sowie einen geringeren Rückgang der Beweglichkeit. Außerdem konnte für die Mädchen der Interventionsgruppe eine Verbesserung der Beweglichkeit festgestellt werden.

Die Auswertung der Krankheitstage der Kinder im zurückliegenden Schul- bzw. Kindergartenjahr und die Anzahl der Tage, die ein Elternteil wegen Betreuung eines erkrankten Kindes nicht zur Arbeit gehen konnte, zeigte dann auch, dass Kinder in der Interventionsgruppe einen deutlicheren Rückgang an Krankheitstagen (−3,2 vs. −2,3) zu verzeichnen hatten, als die Kinder in der Kontrollgruppe [84].

Die Kosten der Programme in der Routinedurchführung im *Setting* Schule wurden für URMEL-ICE untersucht. Die Programme sind effektiv im Hinblick auf eine verminderte Zunahme an Bauchumfang, eine verringerte Zunahme der *waist-to-height ratio* oder einer verringerten Inzidenz abdominaler Adipositas. Die Kosten pro Schüler und Schuljahr belaufen sich auf 24,08 € bzw. 25,04 €. Die Zahlungsbereitschaft des befragten Elternkollektivs liegt bei jährlich 123,24 €. Damit kann die Entwicklung abdominaler Adipositas zu einem bezahlbaren Preis verhindert werden, der deutlich unter der Zahlungsbereitschaft der Eltern liegt. Somit ist die Kosteneffektivität dieser Programme bestätigt. Entscheidungsträgern wird empfohlen, ihre Allokationsentscheidungen auf der Grundlage solcher wissenschaftlichen, evidenzbasierten Informationen zu treffen.

11.2.5 Zukünftige Konzepte der Adipositasprävention

Dass in der Übersicht in 11.2.4 ausschließlich Programme für die Zielgruppen Kindergarten und/oder Grundschule zu finden sind, liegt daran, dass für das Jugendalter bzw. für die Sekundarstufe keine wissenschaftlich begleiteten Präventionsprogramme zur Adipositasprävention angeboten werden.

Gründe hierfür sind wahrscheinlich in den Problemen der Umsetzung und Interventionsgestaltung (Kinder/Jugendliche werden in verschiedene Schulsysteme aufgeteilt, der tägliche Klassenlehrer ist meist nicht mehr vorhanden) und in der schwereren Erreichbarkeit der Zielgruppe zu finden. Dabei wären Präventionsprogramme für die Sekundarstufe dringend notwendig. Zum einen, um eine Langfristigkeit bestehender Programme für Kindergarten und Grundschule zu garantieren, zum anderen, weil in der Jugend die Autonomie in den Bereichen Ernährung und Freizeitgestaltung deutlich zunimmt und gesundheitsbezogene Lebensstile sich verfestigen [99].

Für die Zielgruppe Jugend und Sekundarstufe sind in Deutschland nur Programme zur Adipositas- bzw. Übergewichtstherapie, wie z. B. „Obeldicks light" [111] zu finden. Dabei haben solche Programme nur sehr begrenzte Effektivität.

Insofern sind langfristig angelegte Konzepte und Präventionsprogramme auch für das Jugendalter bundesweit wichtig. Allerdings können sich nur solche Programme nachhaltig durchsetzen, die den gesamtgesellschaftlichen Kontext adressieren und auch die Schaffung gesunder Rahmenbedingungen involvieren. Damit sollen solche Maßnahmen eine Verhaltens- und eine Verhältnisprävention beinhalten und eine Nachhaltigkeit garantieren. Kurzlaufende Aktionen und Projekte können zwar spektakulär sein, ebenso der Einsatz von externen Fachleuten, Fernsehköchen oder populären Sportlern, allerdings schaffen solche Maßnahmen meist nur Problembewusstsein, sind nicht nachhaltig und bergen das Risiko, dass sich ein unerwünschtes Verhalten verstärkt [77, 79].

Hier ist auch die Politik zur einer langfristigen Förderung gefordert. Die Verstetigung von Maßnahmen ist bisher eher Wunschdenken, in Baden-Württemberg wird mit dem „Gesunden Boot" aber immerhin schon eine Förderdauer von zehn Jahren erreicht, was im bundesdeutschen Kontext sehr bemerkenswert ist.

Insgesamt muss die Notwendigkeit einer nachhaltigen Adipositasprävention allgemein in den gesellschaftlichen Fokus gerückt werden, ganz besonders im Hinblick auf Risikogruppen wie soziale schwache Familien oder Familien mit Migrationshintergrund mit wenig Gesundheitswissen und Gesundheitsbildung. Diese stellen sicher die Herausforderung für die Gesundheitsförderung in den kommenden Jahren dar. Dazu sind aber weitere, wissenschaftlich begleitete Präventionsprogramme notwendig, um die Prozesse zu dokumentieren, die Qualität zu sichern und Effekte beobachten und nachweisen zu können.

11.3 Individualmaßnahmen bei Erwachsenen
Stephan C. Bischoff

11.3.1 Warum Adipositasprävention bei Erwachsenen?

Während es für das Kindes- und Jugendalter zahlreiche Empfehlungen und Publikationen zur Adipositasprävention gibt, ist weitgehend unklar, wie diese bei Erwachsenen erfolgen soll. Es gibt praktisch keine validierten Adipositas-Präventionsprogramme für Erwachsene. Dies ist ein besonderes Manko, wenn man bedenkt, dass der größte Anstieg in der Prävalenz der Adipositas im mittleren Erwachsenenalter erfolgt, wie die DEGS-Studie zur Gesundheit Erwachsener in Deutschland vom Robert-Koch-Institut belegt [113]. Danach steigt die Adipositasprävalenz bei Männern vor allem zwischen dem 35. und 54. Lebensjahr, bei Frauen zwischen dem 45. und 69. Lebensjahr (Abb. 11.3). Diese Erkenntnis wird durch die kürzliche Analyse von fünf britischen Geburtskohortenstudien bestätigt [114]. Diese zeigten, dass die Wahrscheinlichkeit, Übergewicht und Adipositas zu entwickeln, am deutlichsten zwischen dem 25. und 60. Lebensjahr (Männer) und zwischen dem 30. und 65. Lebensjahr (Frauen) ansteigt (Abb. 11.4). Etwa 40 % der Männer und Frauen in Deutschland gehören zur Altersgrup-

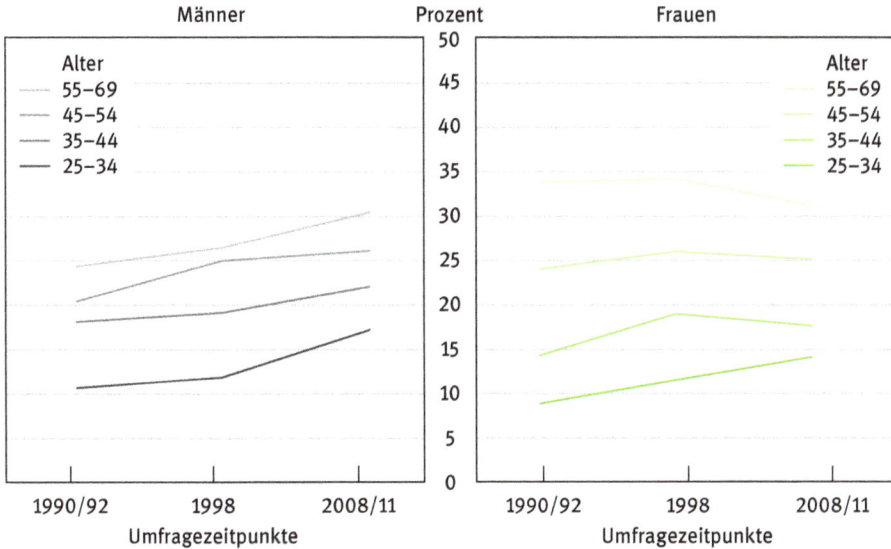

Abb. 11.3: Zeitliche Veränderung der Adipositasprävalenz in verschiedenen Altersgruppen in Deutschland (freundlicherweise zur Verfügung gestellt von Gert Mensink, Anja Schienkiewitz und Christa Scheidt-Nave vom Robert-Koch-Institut Berlin; vgl. Abb 2.1). Diese Abbildung wird hier nochmals gezeigt, um altersabhängigen Anstieg der Adipositasprävalenz zu illustrieren, aus dem sich die Notwendigkeit der Adipositasprävention auch und gerade im Erwachsenenalter ableitet.

pe der 30- bis 60-Jährigen. Für diese Menschen wurden bislang praktisch keine Adipositaspräventionsprorgamme entwickelt. Vor diesem Hintergrund wundert es nicht, dass die „Adipositasepidemie" bislang kaum gebremst werden konnte.

In einem kürzlich publizierten *Systematic Review* zu dem Thema konnte lediglich eine Studie gefunden werden, welche die geforderten Kriterien erfüllt [115]. In dieser populationsbasierten Studie, die bereits 1988 publiziert wurde, erhielt die Verumgruppe eine einmalige Schulung sowie monatliche Newsletter zum Thema Gewichtskontrolle, sie mussten jeden Monat ihr Gewicht mitteilen und bekamen eine Zehn-Dollar-Belohnung, wenn das Gewicht in diesem Monat nicht angestiegen war. Diese Maßnahmen hatten einen signifikant positiven Effekt auf den Gewichtsverlauf. Viel mehr Studien dieser Art wären notwendig, um ein umfassendes und effektives wie effizientes Präventionsprogramm für Erwachsene aufzubauen.

Ein solches Programm müsste auf der Individualebene Ernährung, Lebensstilfaktoren und Verhalten adressieren und auf der Bevölkerungsebene die geeignete Kennzeichnung von Lebensmitteln sowie ökonomische Instrumente (z. B. Zusatzsteuer auf zuckerreiche und energiedichte Nahrungsmittel) nutzen. Schließlich gilt es, Barrieren zu überwinden, die benachteiligte Subpopulationen wie Migranten, sozial Schwache und Menschen mit geringem Bildungsniveau, welche in Industrieländern besonders dem Risiko Adipositas ausgesetzt sind, daran hindern, den Zugang zu Adipositasprä-

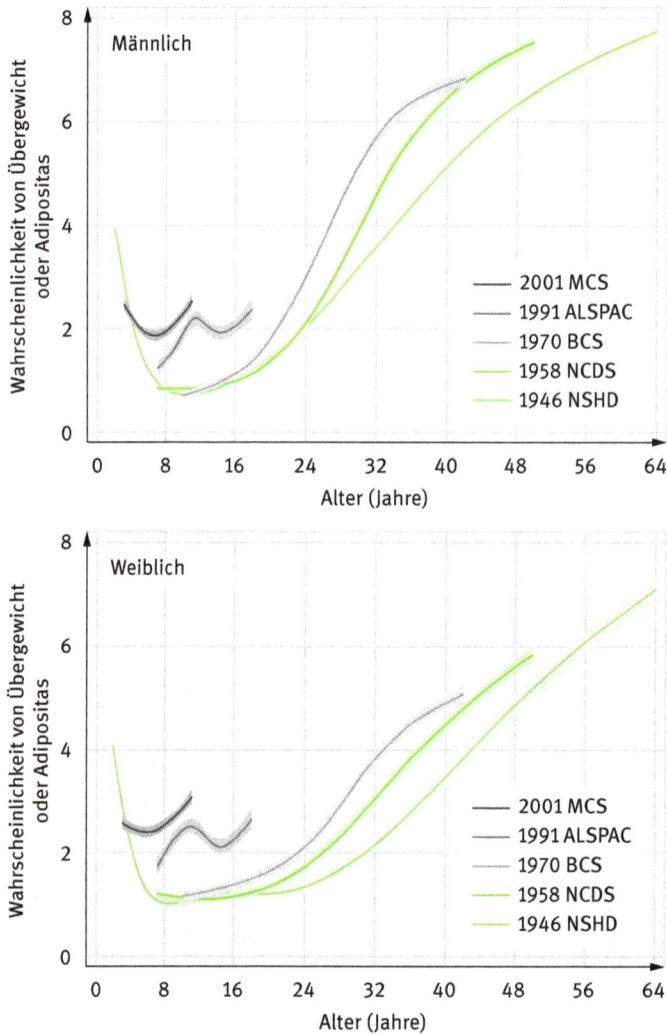

Abb. 11.4: Wahrscheinlichkeitskurven für die Entwicklung von Übergewicht oder Adipositas (im Vergleich zu normalem Gewicht) von geschlechts- und studienstratifizierten *multi-level*-logistischen Regressionsmodellen. Abkürzungen: NSHD: Medical Research Council National Survey of Health and Development, NCDS: Nationale Child Development Study, BCS: Britische Kohortenstudie, ALSPAC: *Avon Longitudinal Study* von Eltern und Kindern, MCS: *Millennium Cohort Study* [114].

vention und -therapie zu finden. Die Ernährungs- und Verhaltenskonzepte sind ähnlichwie die zur *weight loss maintenance*, d. h. der langfristigen Gewichtserhaltung, die im Kap. 10 besprochen wurde. Sie betreffen eher die Nahrungsmittelqualität als den Energiegehalt der Nahrung und werden in den Leitlinien meist unzureichend beschrieben [116].

11.3.2 Prävention durch Ernährung und Lebensstil

Ein gesunder Lebensstil umfasst eine vollwertige Lebensmittelauswahl, ein gesundes Essverhalten sowie regelmäßige körperliche Bewegung. Diese Themen sollten Bestandteil der Ernährungsberatung bei Risikogruppen (Tab. 11.2) sein. Deren Umsetzung wird gemeinsam mit dem Risikopatienten erarbeitet, mit dem Ziel, diese langfristig in seinen Alltag zu integrieren [117]. Von besonderer Bedeutung ist es, den Fett- und den Zuckeranteil zu kontrollieren, ggf. zu begrenzen, und komplexe Kohlenhydrate aus Gemüse und Vollkornprodukten ausreichend zuzuführen. Der Ballaststoffanteil soll möglichst nicht weniger als 30 g/Tag und energiedichte, ballaststoffarme Lebensmittel sollen weitgehend gemieden werden (Tab. 11.3).

Diäten mit niedriger glykämischer Last bzw. Diäten, welche Nahrungsmittel mit niedrigem glykämischen Index (GI) bevorzugen, können sowohl Gewichtszunahme im Rahmen der Primärprävention als auch Gewichtszunahme nach erfolgreicher Reduktion (im Rahmen von *weight loss maintenance* bzw. Sekundärprävention) entgegenwirken. Eine Senkung der glykämischen Last ist nicht nur wirksam [118], sondern kann auch recht gut vermittelt und langfristig umgesetzt werden [119]. Viele der Ernährungsempfehlungen zur Adipositasprävention entsprechen den Regeln der mediterranen Diät, die in Kap. 10.3.2 ausführlich besprochen wurde.

Als Hilfsmittel für die Beratung hat die Deutsche Gesellschaft für Ernährung zehn Regeln formuliert; darüber hinaus kann der DGE-Ernährungskreis wie auch die AID-Lebensmittelpyramide als Richtschnur für eine gesunde Lebensmittelauswahl herangezogen werden [120]. Das Führen eines Ernährungs- und Bewegungstagebuchs dient

Tab. 11.2: Risikogruppen für die Entwicklung von Adipositas im Erwachsenenalter.

Risiko	Erfassung
Übergewicht oder Adipositas im Kindesalter	Anamnese
Aktuell Übergewicht oder erhöhter Bauchumfang	BMI 25–30 kg/m^2 Bauchumfang > 94/80 cm (Mann/Frau)
Wenig Bewegung	Bewegung < 150 min/Woche nach IPAQ-Fragebogen
Ernährungsrisiko	Esssucht nach *Yale Food Addiction Scale*
Soziales Risiko	Niedriger sozioökonomischer Status (SES)
Metabolisches Risiko	Zum Beispiel nach dem validierten Deutschen Diabetes-Risiko-Test
Familiäre Risiko (T2DM oder kardiovaskuläre Erkrankung oder Schlaganfall im Alter unter 70 Jahren bei Erstgradverwandten)	Anamnese
Medikamente (z. B. Antihypertensiva, Antidiabetika, Antidepressiva)	Anamnese

Tab. 11.3: Ernährungsempfehlungen zur Adipositasprävention.

Regel	Beispiele
I. Energiedichte Nahrung meiden, soweit entbehrbar	Meiden von gesättigten Fettsäuren, gehärteten Fetten und Süßigkeiten
II. Zur Sättigung Proteine und ballaststoffreiche Lebensmittel bevorzugen	– Geeignete Proteinquellen: mageres Fleisch, Fisch, fettarme Milchprodukte – Geeignete Ballaststoffquellen: Gemüse, Obst, Vollkornprodukte
III. Differenzierte Kohlenhydratkontrolle	– Maß halten mit saccharosereichen, energiedichten Lebensmitteln (Hungerverstärker) – Vorsicht mit Zucker, v. a. „freier" Fruktose (Süßigkeiten, Limonaden etc.) – Kein Verbot von Obst und Gemüse! – Vermehrt wasserunlösliche Ballaststoffe
IV. Kleine Portionsgrößen bevorzugen	Vor allem in Fast-Food-Restaurants, Kinos und Supermärkten sollte maximal eine Größe gewählt werden, die 50 % der größten Größe entspricht

der Selbstreflektion des eigenen Verhaltens und sollte Bestandteil jeder Beratung sein. Um eine ungewollte Gewichtszunahme schnellstmöglich zu erkennen, sollten die Patienten dazu angeregt werden, einmal pro Woche auf die Waage zu gehen.

Effektive Ernährungsempfehlungen umfassen individuelle Vorlieben sowie verhaltenssozioökonomische und demografische Variablen, und sind von drei Mechanismen abhängig [121]:
– Schaffen eines günstigen Umfelds für das Lernen von gesunden Entscheidungen;
– Überwindung von Barrieren, gesunde Entscheidungen zu formulieren;
– Ermutigung der Menschen, beim Einkaufen ungesunde Vorlieben neu zu bewerten.

Bewegungsmaßnahmen umfassen neben dem Sport die Alltagsbewegung, die in der Regel mehr zur Energiebilanz beiträgt als alle anderen beeinflussbaren Komponenten. Im Fachwort wird die Alltagsbewegung *non-exercise activity thermogenesis* (NEAT) genannt und umfasst die tägliche Bewegung wie Stehen, Gehen, Haushalts- und Gartenarbeit, Auto waschen etc. (vgl. Kap. 8.4). Sie ist wahrscheinlich genetisch programmiert, aber sicher beeinflussbar und somit eine Option zur Adipositasprävention. Forschungen an der Mayo-Klinik in Rochester/USA haben klar gezeigt: Bewegungsfeindliche Umgebung reduziert NEAT, bewegungseinladende bzw. bewegungsfordernde Umgebung erhöht NEAT, womit beispielsweise das Meiden bzw. Abschaffen von Aufzügen und Rolltreppen, das Telefonieren nur im Stehen, das zeitweise Entfernen von Schulbänken, kein längerer Aufenthalt in überwärmten Räumen und Vermeiden von ununterbrochenem Sitzen über mehr als 2 h gemeint sind [122]. Damit lassen

Tab. 11.4: Allgemeine Empfehlungen zur Adipositasprävention.

Regel	Beispiele
I. Körperlich aktiv sein	Geeignete Sportarten finden, z. B. schnelles Laufen, Schwimmen, die Spaß machen (möglichst 0,5–1 h/Tag)
II. Sitzende Tätigkeit reduzieren	Begrenzung der Zeit vor dem Fernseher, dem Computer oder Tablet (möglichst < 2 h/Tag in der Freizeit und < 2 h/Tag im Beruf)
III. Monitoring des eigenen Körpers	Regelmäßige Kontrolle von Körpergewicht, BMI und Bauchumfang (z. B. einmal pro Woche)
IV. Konsequent sein	Setze die Ernährungsempfehlungen als auch die allgemeinen Empfehlungen konsequent und langfristig durch (ggf. unter Zuhilfenahme eines Tagebuchs)

sich erstaunliche Effekte erzielen, sowohl in der Prävention als auch in der Therapie der Adipositas.

Der Bewegung in Form von Sport bzw. NEAT kommt dabei eine duale Funktion zu: Zum einen erhöht die Bewegung direkt den Energieverbrauch, zum anderen wird die Muskelmasse erhöht, womit der Ruheenergiebedarf gesteigert wird. Beides trägt zur ausgeglichenen Energiebilanz bei. Darüber hinaus hat Bewegung positive Effekte auf die Endothelfunktion, die Organperfusion und die kognitiven Fähigkeiten. Neben Ernährungsempfehlungen und regelmäßiger Bewegung sind weitere Maßnahmen wie Monitoring des eigenen Körpers [123] und Konsequenz über lange Zeiträume notwendig (Tab. 11.4).

11.3.3 Durchführung von Adipositasprävention bei Erwachsenen

Systematische Reviews, die den aktuellen amerikanischen Leitlinien zur Behandlung der Adipositas [124] zugrunde liegen, kommen zu ähnlichen Ergebnissen wie in Kap. 11.3.2 ausgeführt: Essenziell sind neben Risikoerfassung und Vermittlung des Benefits einer Gewichtsreduktion vor allem die Vermittlung von geeigneten Ernährungsweisen, von einem gesunden Lebensstil und (wenn mittels Prävention und konservativer Therapie die Ziele nicht erreicht werden konnten) von Adipositaschirurgie. Dies bedeutet, dass alle Erwachsene regelmäßig auf Übergewicht und Adipositas gescreent werden sollten und bei erhöhtem BMI eine Anamnese auf Ernährungs- und Bewegungsgewohnheiten, psychosozialen Faktoren, gewichtsfördernde Medikamente und familiärer Belastung obligat ist [125]. Statt allein auf den BMI abzuzielen, sollten dabei Komplikationsrisiken analysiert werden, um Individuen zu identifizieren, welche besonders von Präventions- und Therapiemaßnahmen profitieren werden [125].

Kontrovers wird diskutiert, wer zuständig und wer geeignet ist, um solche Präventionsmaßnahmen durchzuführen. Ärzte könnten die wichtige Lotsenfunktion wahrnehmen, sind aber in der Regel unzureichend für die professionelle Durchführung von Präventionsmaßnahmen ausgebildet, welche im Englischen neuerdings auch treffend *prevention therapy* genannt wird. Sie müssten nicht nur Erfahrung in Ernährungs-, Bewegungs- und Verhaltensstrategien, sondern auch in neuen Technologien wie webbasierte Interventionen haben. Auch Kenntnisse zu Populationen in unterschiedlichen *Settings* (Beruf, Familie, Singlehaushalt etc.) und sozioökonomischen Rahmenbedingungen (Religion, Lebenskultur, Industrie- oder Schwellenland) sind notwendig. Hier sind neben Ärzten auch andere Berufsgruppen gefragt (z. B. professionelle Ernährungsberatung, Bewegungscoach, Verhaltenstherapeuten). Außerdem ist es obligatorisch, dass Politik, Gesetzgebung, Gesundheits-Stakeholder etc. konstruktiv und synergistisch an diesem Ziel mitwirken. Dazu gehört ein geeignetes Etikettieren der verpackten Lebensmittel (*food labeling*), die Erwägung und ggf. probatorische Durchführung von Steuererhöhung auf in höheren Dosen konsumiert ungesunde Lebensmittel oder Lebensmittelinhaltstoffen bzw. die Förderung gesunder Lebensmittel durch Subventionen [121]. Immer wieder wurde eine „Zuckersteuer" gefordert. Nach neueren Untersuchungen und Modellrechnungen könnte sie wirksam sein im Sinne der Verhaltensänderung und Adipositasprävention [126], allerdings möglicherweise erst dann, wenn sie hoch wäre, d. h. mindestens 20 % beträgt [127]. Massenmedienkampagnen – in Kombination mit anderen Strategien – könnte ein vielversprechendes Mittel zum Erreichen von Risikogruppen sein. Allerdings wird eine sorgfältige wissenschaftliche Begleitung und Prüfung solcher Maßnahmen notwendig sein, um den erwarteten Erfolg zu verifizieren und unbeabsichtigte negative Auswirkungen solcher Kampagnen zu vermeiden bzw. frühzeitig zu erkennen, wie beispielsweise die Stigmatisierung von Individuen oder die Zunahme an Körperunzufriedenheit [128]. Nur durch einen solchen multidisziplinären Ansatz kann die Adipositasprävention im Erwachsenenalter bevölkerungsweit wirksam werden [129–131].

Den Hausärzten (*primary care practice setting*) kommt hierbei eine Schlüsselrolle zu, denn dort allein kann ein flächendeckendes Screening und Assessment erfolgen, bevor die Betroffenen an geeignete Fachleute und Institutionen weitergeleitet werden können. Als Therapeuten kommen ausgewählte Ärzte und Ernährungsfachkräfte als auch qualifizierte Anbieter validierter kommerzieller Präventions- und Therapieprogramme infrage [124]. Allerdings gibt es in Deutschland und in den USA kaum positiv validierte Programme zur Verhaltensmodifikation im *Primary-Care-Practice*-Bereich [124], hier besteht erheblicher Forschungsbedarf [132].

Literatur

[1] Hauner H, Berg A, Bischoff SC, et al. Interdisziplinäre Leitlinie der Qualität S3 zur „Prävention und Therapie der Adipositas". Version 2.0, 2014 (1. Aktualisierung, 2011–2013). www.awmf. org/leitlinien/detail/ll/050-001.html.

[2] Seidell JC. The epidemiology of obesity: a global perspective. In: Crawford D, Jeffery RW (Hrsg), Obesity prevention and Public Health. Oxford University Press, New York 2005, 3–19.

[3] WHO. Ottawa Charta for health promotion, 1986. Internetquelle: http://www.euro.who.int/de/ publications/policy-documents/ottawa-charter-for-health-promotion,-1986 (aufgerufen am 11. 07. 2015).

[4] WHO. Über „Gesundheit 2020", 2015. Internetquelle: http://www.euro.who.int/de/health-topics/health-policy/health-2020-the-european-policy-for-health-and-well-being/about-health-2020 (aufgerufen am 12. 10. 2015).

[5] Jeffery RW, Linde JA. Population approaches to obesity prevention. In: Crawford D and Jeffery RW (Hrsg), Obesity prevention and Public Health. Oxford University Press, New York 2005, 153–72.

[6] Malik VS, Willett WC, Hu FB. Global obesity: trends, risk factors and policy implications. Nat Rev Endocrinol. 2013;9:13–27.

[7] Ng M et al. Global, regional, and national prevalence of overweight and obesity in children and adults during 1980–2013: a systematic analysis for the Global Burden of Disease Study 2013. Lancet. 2014;384:766–81.

[8] Kroll LE, Lampert T. Regionale Unterschiede in der Gesundheit am Beispiele von Adipositas und Diabetes mellitus. In: Robert Koch-Institut (Hrsg) Daten und Fakten: Ergebnisse der Studie „Gesundheit in Deutschland aktuell 2010". Beiträge zur Gesundheitsberichterstattung des Bundes. RKI, Berlin 2012.

[9] McLaren L. Socioeconomic status and obesity. Epidemiolog Rev 2007;29:29–48.

[10] Flynn MA, McNeil DA, Maloff B, et al. Reducing obesity and related chronic disease risk in children and youth: a synthesis of evidence with ‚best practice' recommendations. Obes Rev. 2006;7:7–66.

[11] Chu AH, Ng SH, Tan CS, Win AM, Koh D, Müller-Riemenschneider F. A systematic review and meta-analysis of workplace intervention strategies to reduce sedentary time in white-collar workers. Obes Rev. 2016;17:467–81.

[12] Katz DL, O'Connell M, Njike VY, Yeh MC, Nawaz H. Strategies for the prevention and control of obesity in the school setting: systematic review and meta-analysis. Int J Obes. 2008;32:1780–9.

[13] Waters E, de Silva-Sanigorski A, Hall BJ, et al. Interventions for preventing obesity in children. Cochrane Database of Syst Rev. 2011;12:CD001871.

[14] Haby MM, Vos T, Carter R, et al. A new approach to assessing the health benefit from obesity interventions in children and adolescents: the assessing cost-effectiveness in obesity project. Int J Obes. 2006;30:1463–75.

[15] Li JS, Barnett TA, Goodman E, et al.; American Heart Association, Atherosclerosis, Hypertension and Obesity in the Young Committee of the Council on Cardiovascular Disease in the Young, Council on Epidemiology and Prevention, and Council on Nutrition, Physical Activity and Metabolism. Approaches to the prevention and management of childhood obesity: the role of social networks and the use of social media and related electronic technologies: a scientific statement from the American Heart Association. Circulation. 2012;127:260–7.

[16] Balatsoukas P, Kennedy CM, Buchan I, Powell J, Ainsworth J. The role of social network technologies in online health promotion: a narrative review of theoretical and empirical factors influencing intervention effectiveness. J Med Internet Res. 2015;17:e141.

[17] Maher CA, Lewis LK, Ferrar K, Marshall S, De Bourdeaudhuij I, Vandelanotte C. Are health behavior change interventions that use online social networks effective? A systematic review. J Med Internet Res. 2014;16:e40.

[18] Jane M, Foster J, Hagger M, Pal S. Using new technologies to promote weight management: a randomised controlled trial study protocol. BMC Public Health. 2015;15:509.

[19] Park BK, Nahm ES, Rogers VE. Development of a teen-friendly health education program on Facebook: lessons learned. J Pediatr Health Care. 2015. pii: S0891-5245(15)00226-6.

[20] Laranjo L, Arguel A, Neves AL, et al. The influence of social networking sites on health behavior change: a systematic review and meta-analysis. J Am Med Inform Assoc. 2015;22:243–56.

[21] Griffiths UK, Anigbogu B, Nanchahal K. Economic evaluations of adult weight management interventions: a systematic literature review focusing on methods used for determining health impacts. Appl Health Econ Health Policy. 2012;10:145–62.

[22] John J, Teuner CM. Combating pediatric obesity in Germany: the role of economic findings in informing policy. Expert Rev Pharmacoecon Outcomes Res. 2012;12:733–43.

[23] Lehnert T, Sonntag D, Konnopka A, Riedel-Heller S, König HH. The long-term cost-effectiveness of obesity prevention interventions: systematic literature review. Obes Rev. 2012;13:537–53.

[24] Dallat MA, Soerjomataram I, Hunter RF, Tully MA, Cairns KJ, Kee F. Urban greenways have the potential to increase physical activity levels cost-effectively. Eur J Public Health. 2014;24:190–5.

[25] Alouki K, Delisle H, Bermúdez-Tamayo C, Johri M. Lifestyle interventions to prevent type 2 diabetes: a systematic review of economic evaluation studies. J Diabetes Res. 2016:2159890.

[26] Hollingworth W, Hawkins J, Lawlor DA, Brown M, Marsh T, Kipping RR. Economic evaluation of lifestyle interventions to treat overweight or obesity in children. Int J Obes. 2012;36:559–66.

[27] Gortmaker SL, Long MW, Resch SC, et al. Cost effectiveness of childhood obesity interventions: evidence and methods for choices. Am J Prev Med. 2015;49:102–11.

[28] Ma S, Frick KD. A simulation of affordability and effectiveness of childhood obesity interventions. Acad Pediatr. 2011;11:342–50.

[29] Deutsche Gesellschaft für Ernährung (DGE). JOBUNDFIT – Mit Genuss zum Erfolg! – Ein Projekt der deutschen Gesellschaft e. V. (DGE), 2015. Internetquelle: http://www.jobundfit.de/ (aufgerufen am 13. 10. 2015).

[30] Institut für Betriebliche Gesundheitsförderung BGF. KMU in Form. Abschlussbericht 2011. Köln. https://www.bundesgesundheitsministerium.de/fileadmin/dateien/Publikationen/ Praevention/abschlussbericht/Abschlussbericht_KMU_IN_FORM.pdf.

[31] Scherenberg V, Greiner W. Präventive Bonusprogramme – Auf dem Weg zur Überwindung des Präventionsdilemmas, Hans Huber Verlag, Bern 2008.

[32] Dreier M, Lingner H. Bonus für gesundheitsbewusstes Verhalten – erste Ergebnisse einer gesetzlichen Krankenkasse aus 2004. Gesundheitswesen. 2006;68:A29.

[33] Friedrichs M, Friedel H, Bödeker W.Teilnehmerstruktur und ökonomischer Nutzen präventiver Bonusprogramme in der betrieblichen Krankenversicherung. Gesundheitswesen. 2009;71:623–7.

[34] Dörning H, Bitzer EM, Lorentz C, Neusser S, Rudolph A, Schneider A. Evaluation des Bonusprogrammes der Gmünder Ersatzkasse (GEK) für gesundheitsbewusstes Verhalten nach § 65a SGBV (Endbericht), Institut für Sozialmedizin, Epidemiologie und Gesundheitssystemforschung, Hannover 2007.

[35] Stock S, Stollenwerk B, Klever-Deichert G, et al. Preliminary analysis of short-term financial implications of a prevention bonus program: first results from the German Statutory Health Insurance. Int J Public Health. 2008;53:78–86.

[36] Stock S, Schmidt H, Büscher G, et al. Financial incentives in the German Statutory Health Insurance: new findings, new questions. Health Policy. 2010;96:51–6.

[37] Verbraucherzentrale Nordrhein-Westfalen. Bonusprogramme der gesetzlichen Krankenkassen. Verbraucherzentrale NRW, Düsseldorf 2015.

[38] Scherenberg V. Nachhaltigkeit in der Gesundheitsvorsorge. Wie Krankenkassen Marketing und Prävention erfolgreich verbinden. Gabler Verlag, Wiesbaden 2011.

[39] FitKid Aktion – Ein Projekt der Deutschen Gesellschaft für Ernährung e. V. (DGE), 2015. Internetquelle: http://www.fitkid-aktion.de/startseite.html (aufgerufen am 13. 10. 2015).

[40] Schule + Essen = Note 1 – Ein Projekt der Deutschen Gesellschaft für Ernährung e. V. (DGE), 2015. Internetquelle: http://www.schuleplusessen.de/startseite.html (aufgerufen am. 13. 10. 2015).

[41] Sommer J, Ekert S, Otto K. Evaluation der Umsetzung des aid-Ernährungsführerscheins durch Lehrkräfte mit und ohne Unterstützung externer Fachkräfte. aid infodienst, Bonn 2011.

[42] European Commission. School Fruit Scheme – overview, 2015. Internetquelle: http://ec.europa.eu/agriculture/sfs/index_en.html (aufgerufen am 13. 10. 2015).

[43] Europäischer Rechnungshof. Sind die Programme „Schulmilch" und „Schulobst" wirksam? Sonderbericht Nr. 10, Europäische Union, Luxemburg, 2011.

[44] Bundesministerium für Ernährung, Landwirtschaft und Verbraucherschutz BMELV. Kinderleicht-Regionen. Besser essen. Mehr bewegen. Abschlussbroschüre. 24 Modellregionen weisen den Weg. Bundesministerium für Ernährung, Landwirtschaft und Verbraucherschutz, Berlin 2013. http://www.bmel.de/SharedDocs/Downloads/Ernaehrung/Kita-Schule/Kinderleicht_Regionen_Abschlussbroschuere.pdf?__blob=publicationFile.

[45] Max-Rubner Institut. Evaluation des Modellvorhabens „Besser essen. Mehr bewegen. KINDERLEICHT-Regionen". Zentrale Ergebnisse und Empfehlungen für Entscheider, Projektförderer und Projektnehmer. Max-Rubner Institut, Karlsruhe 2013.

[46] Gesunde Städte-Projekt. Gesunde Städte-Netzwerk der Bundesrepublik Deutschland, 2015. Internetquelle: http://www.gesunde-staedte-netzwerk.de (aufgerufen am 14. 10. 2015).

[47] IN FORM. Gesund sind wir stark! Sağlıklı daha güçlüyüz, 2015. Internetquelle: https://www.in-form.de/profiportal/projekte/projekte/projektdatenbank/projekte/gesund-sind-wir-stark-saglikli-daha-gueclueyuez.html (aufgerufen am 14. 10. 2015).

[48] IN FORM. Aktionsbündnisse Gesunde Lebensstile und Lebenswelten, 2015. Internetquelle: https://www.in-form.de/profiportal/projekte/projekte/projektdatenbank/projekte/aktionsbuendnisse-gesunde-lebensstile-und-lebenswelten.html (aufgerufen am 14. 10. 2015).

[49] Streber A, von Blomberg I. Daidalos. Abschlussbericht 2011. Ernährungsinstitut Kinderleicht, Gröbenzell 2011. https://www.bundesgesundheitsministerium.de/service/publikationen/einzelansicht.html?tx_rsmpublications_pi1[publication]=574&tx_rsmpublications_pi1[action]=show&tx_rsmpublications_pi1[controller]=Publication&cHash=3fe6da316809a2fe8853aeb5832e74d2 (aufgerufen am 21. 04. 2016).

[50] Blomberg v. I, Dill H, Georgieva T, Höfer R, Karhausen R, Straus F, Streber A. „Daidalos" – Gesundheitsprojekt an der Bernayshauptschule München. In Netzwerk Köln e. V. (Hrsg.): Aktionsbündnisse für gesunde Lebensstile und Lebenswelten, 2012. (https://www.in-form.de/fileadmin/redaktion/Profi/Projekte/Aktionsbuendnisse_BMG.pdf).

[51] Brand T, Pischke CR, Steenbock B, et al. What works in community-based interventions promoting physical activity and healthy eating? A review of reviews. Int J Environmental Res Public Health. 2014;11:5866–88.

[52] Lavizzo-Mourey R, Orleans CT, Marks JS. Cutting calories: trillions at a time. Am J Prev Med. 2014;47:e7–8.

[53] Karppanen H, Karppanen P, Mervaala E. Why and how to implement sodium, potassium, calci-
      um and magnesium changes in food items and diets? J Hum Hypertens. 2005;19:S10–S19.
[54] Wang CY, Coxson P, Shen Y-M, Goldman L, Bibbins-Domingo K. A penny-per-ounce tax on
      sugar-sweetened beverages would cut health and cost burdens of diabetes. Health. Aff
      2012;31:199–207.
[55] Sonneville KR, Long MW, Ward ZJ, et al. BMI and healthcare cost impact of eliminating tax
      subsidy for advertising unhealthy food to youth. Am J Prev Med. 2012;49:124–34.
[56] Mytton O. Evaluating the health impacts of food and beverage taxes. The Global Fruit and Veg
      Newsletter 2016;9:2.
[57] He FJ, MacGregor GA. How far should salt intake be reduced? Hypertension. 2003;42:1093–9.
[58] Strazzullo P, D'Elia L, Kandala NB, et al. Salt intake, stroke, and cardiovascular disease: meta-
      analysis of prospective studies. BMJ. 2009;339:b4567.
[59] Selmer RM, Kristiansen IS, Haglerød A, et al. Cost and health consequences of reducing the
      population intake of salt. J Epidemiol Community Health. 2000;54:697–702.
[60] Geleijnse JM, Kok FJ, Grobbee DE. Blood pressure response to changes in sodium and potassi-
      um intake: a metaregression analysis of randomised trials. J Hum Hypertens. 2003;17:471–80.
[61] Karppanen H, Mervaala E. Sodium intake and hypertension. Prog Cardiovasc Dis.
      2006;49:59–75.
[62] Bertino M, Beauchamp GK, Engelman K. Long-term reduction in dietary sodium alters taste of
      salt. Am J Clin Nutr. 1982;36:1134–44.
[63] Janssen AM, Koeman FT. Effect of stepwise reduction of salt content in bread on consumer's
      food choice during breakfast. Proc 4th European Conference on Sensory and Consumer Rese-
      arch, Vitoria (Spain) 2010. http://elsevier.conference-services.net/resources/247/1894/pdf/
      SENS2010_0388.pdf (aufgerufen am 22. 04. 2016).
[64] Fischer K. Bewegung als Medium der Entwicklungsförderung. In Fischer et al. (Hrsg), Bewe-
      gung in der frühen Kindheit – Fachanalyse und Ergebnisse zur Aus- und Weiterbildung von
      Fach- und Lehrkräften. Springer Verlag, Wiesbaden 2016, 75–8.
[65] Kettner S, Wirt T, Fischbach N, et al. Handlungsbedarf zur Förderung körperlicher Aktivität im
      Kindesalter in Deutschland. Dtsch Z Sportmed. 2012;63:94–101.
[66] Strong WB, Malina RM, Blimkie CJR, et al. Evidence based physical activity for school-age
      youth. J Pediatr. 2005;146:732–7 .
[67] Krug S, Jekauc D, Poethko-Müller C, Woll A, Schlaud M. Zum Zusammenhang zwischen kör-
      perlicher Aktivität und Gesundheit bei Kindern und Jugendlichen. Ergebnisse des Kinder- und
      Jugendgesundheitssurveys (KiGGS) und des Motorik-Moduls (MoMo). Bundesgesundheits-
      blatt – Gesundheitsforschung – Gesundheitsschutz. 2012;55:111–20.
[68] Reilly JJ, Jackson DM, Montgomery C, et al. Total energy expenditure and physical activity in
      young Scottish children: mixed longitudinal study. Lancet. 2004;363:211–2.
[69] Armstrong N, Welsman JR. The physical activity patterns of European youth with reference to
      methods of assessment. Sports Med. 2006;36:1067–86.
[70] Lampert T, Hagen C, Heizmann B. Beiträge zur Gesundheitsberichterstattung des Bundes.
      Gesundheitliche Ungleichheit bei Kindern und Jugendlichen in Deutschland. Robert-Koch-
      Institut (Hrsg.) Gesundheitsberichterstattung des Bundes. Westkreuz Druckerei, Berlin 2010.
[71] HBSC-Studienverbund Deutschland. Studie Health Behaviour in School-aged Children – Fak-
      tenblatt „Fernsehkonsum an Schultagen von Kindern und Jugendlichen", 2015.
[72] Mensink GBM, Kleiser C, Richter A. Lebensmittelverzehr bei Kindern und Jugendlichen in
      Deutschland. Ergebnisse des Kinder- und Jugendgesundheitssurveys (KiGGS). Bundesge-
      sundheitsblatt – Gesundheitsforschung – Gesundheitsschutz 2007;50:609–23.

[73] Robert Koch-Institut (Hrsg), Bundeszentrale für gesundheitliche Aufklärung (Hrsg). Erkennen – Bewerten – Handeln: Zur Gesundheit von Kindern und Jugendlichen in Deutschland. RKI, Berlin 2008.

[74] Alexy U, Sichert-Hellert W, Rode T, Kersting M. Convenience food in the diet of children and adolescents: consumption and composition. Br J Nutr. 2008;99:345–51.

[75] Katzmarzyk PT, Church TS, Craig CL Bouchard C. Sitting time and mortality from all causes, cardiovascular disease, and cancer. Med Sci Sports Exerc. 2009;41:998–1005.

[76] Kesztyues D, Lauer R, Traub M, Kesztyüs T, Steinacker JM. Effects of statewide health-promotion in primary schools on children's sick days, visits to a physician and parental absence from work: A cluster-randomized trial. BMC Public Health. 2016 (PUBH-D-16-02642) in press.

[77] Drenowatz C, Wartha O, Fischbach N, Steinacker JM. Intervention strategies for the promotion of physical activity in youth. Dtsch Z Sportmed. 2013a;64:170–5.

[78] Lampert T, Kroll LE, von der Lippe E, Müters S, Stolzenberg H. Sozioökonomischer Status und Gesundheit – Ergebnisse der Studie zur Gesundheit Erwachsener in Deutschland (DEGS1). Bundesgesundheitsblatt 2013;56:814–21.

[79] Lampert T, Kurth BM. Sozialer Status und Gesundheit von Kindern und Jugendlichen – Ergebnisse des Kinder- und Jugendgesundheitssurveys (KiGGS). Dt Ärztebl. 2007;43:2944–9.

[80] Müller MJ, Lange D, Landsberg B, Plachta-Danielzik S. Soziale Ungleichheit im Übergewicht bei Kindern und Jugendlichen – Auf dem Weg zu Lösungen eines gesellschaftlichen Problems. Ernährungsumschau. 2010;57:78–83.

[81] Lange D, Plachta-Danielzik S, Landsberg B, Müller MJ. Soziale Ungleichheit, Migrationshintergrund, Lebenswelten und Übergewicht bei Kindern und Jugendlichen – Ergebnisse der Kieler Adipositas-Präventionsstudie (KOPS). Bundesgesundheitsblatt. 2010;53:707–15.

[82] Kurth BM, Schaffrath Rosario A. Übergewicht und Adipositas bei Kindern und Jugendlichen in Deutschland. Bundesgesundheitsblatt. 2010;53:643–52.

[83] Krause L, Kleiber D, Lampert T. Psychische Gesundheit von übergewichtigen und adipösen Jugendlichen unter Berücksichtigung von Sozialstatus und Schulbildung. Präv Gesundheitsf. 2014;9:264–73.

[84] Kesztyüs D, Wirt T, Kobel S, et al.; „Komm mit in das gesunde Boot – Grundschule" – Research Group. Is central obesity associated with poorer health and health-related quality of life in primary school children? Cross-sectional results from the Baden-Württemberg Study. BMC Public Health. 2013;13:260.

[85] Nagel G, Wabitsch M, Galm C, et al. Determinants of obesity in the Ulm Research on Metabolism, Exercise and Lifestyle in Children (URMEL-ICE). Eur J Pediatr. 2009;168:1259–67.

[86] Danielzik S, Müller MJ. Sozioökonomische Einflüsse auf Lebensstil und Gesundheit von Kindern. DZSM. 2006;9:214–9.

[87] Lampert T, Mensink GB, Romahn N, Woll A. Körperlich-sportliche Aktivität von Kindern und Jugendlichen in Deutschland. Bundesgesundheitsblatt – Gesundheitsforschung – Gesundheitsschutz. 2007;50:634–42.

[88] Dragano N, Bobak M, Wege N, et al. Neighbourhood socioeconomic status and cardiovascular risk factors: a multilevel analysis of nine cities in the Czech Republic and Germany. BMC Public Health. 2007;7:255.

[89] Van Lenthe FJ, Mackenbach JP. Neighbourhood deprivation and overweight: the GLOBE study. International J Obes. 2002;26:234–40.

[90] Kurth BM, Schaffrath Rosario A. Die Verbreitung von Übergewicht und Adipositas bei Kindern und Jugendlichen in Deutschland Ergebnisse des bundesweiten Kinder- und Jugendgesundheitssurveys (KiGGS). Bundesgesundheitsblatt – Gesundheitsforschung – Gesundheitsschutz, 2007;50:736–43.

[91] Kuepper-Nybelen J, Lamerz A, Bruning N, Hebebrand J, Herpertz-Dahlmann B, Brenner H. Major differences in prevalence of overweight according to nationality in preschool children living in Germany: determinants and public health implications. Arch Dis Child. 2005;90:359–63.

[92] Dreyhaupt J, Koch B, Wirt T, et al. Evaluation of a health promotion program in children: Study protocol and design of the cluster-randomized Baden-Wuerttemberg primary school study. BMC Public Health. 2012;12:157.

[93] Schenk L, Neuhauser H, Ellert U. Beiträge zur Gesundheitsberichterstattung des Bundes. (KiGGS) 2003–2006: Kinder und Jugendliche mit Migrationshintergrund in Deutschland. Robert-Koch-Institut (Hrsg.) Gesundheitsberichterstattung des Bundes. Oktoberdruck AG, Berlin 2008.

[94] Schenk L. Migration und Gesundheit – Entwicklung eines Erklärungs- und Analysemodells für epidemiologische Studien. Int J Public Health. 2007;52:87–96.

[95] Gualdi-Russo E, Zaccagni L, Manzon VS, Masotti S, Rinaldo N, Khyatti M. Obesity and physical activity in children of immigrants. Eur J Public Health. 2014;24 Suppl 1:40–6.

[96] Lampert T, Sygusch R, Schlack R. Nutzung elektronischer Medien im Jugendalter – Ergebnisse des Kinder- und Jugendgesundheitssurveys (KiGGS). Bundesgesundheitsblatt – Gesundheitsforschung – Gesundheitsschutz. 2007;50:643–52.

[97] Kobel S, Lämmle C, Wartha O, Wirt T, Steinacker JM. Effects of a randomised controlled school-based health promotion intervention on obesity related behavioural outcomes of children with migration background. J Immig Minor Health. 2017;19:254–62.

[98] Leppin A. Konzepte und Strategien der Krankheitsprävention. In: Hurrelmann K, Klotz T, Haisch J (Hrsg) Lehrbuch Prävention und Gesundheitsförderung, Huber, Bern 2007, 31–40.

[99] Kaluza G, Lohaus A. Psychologische Gesundheitsförderung im Kindes- und Jugendalter. Z Gesundheitspsychol. 2006;14:119–34.

[100] Pyle SA, Sharkey J, Yetter G, Felix E, Furlong MJ, Poston WSC. Fighting an epidemic: the role of schools in reducing childhood obesity. Psychol Sch. 2006;43:361–76.

[101] Drenowatz C, Kobel S, Kettner S, et al. Correlates of weight gain in German children attending elementary school. Prev Med. 2013;57:310–4.

[102] Kropski JA, Keckley PH, Jensen GL. School-based obesity prevention programs: an evidence-based review. Obesity Res. 2008;16:1009–18.

[103] Wartha O, Koch B, Kobel S, et al. Entwicklung und Implementierung eines landesweiten Multiplikatorensystems zur flächendeckenden Umsetzung des schulbasierten Präventions-programms „Komm mit in das gesunde Boot – Grundschule". Das Gesundheitswesen 2014. DOI:10.1055/s-0033-1349869.

[104] Schwarzer R. Psychologie des Gesundheitsverhaltens. Hogrefe-Verlag, Göttingen 1996.

[105] Naylor PJ, McKay HA. Prevention in the first place: schools a setting for action on physical inactivity. Br J Sports Med. 2009;43:10–3.

[106] Brandstetter S, Klenk J, Berg S, et al. Overweight prevention implemented by primary school teachers: a randomised controlled trial. Obes Facts. 2012;5:1–11.

[107] Kobel S, Wirt T, Schreiber A, et al. Intervention effects of a school-based health promotion programme on obesity related behavioural outcomes. J Obes. 2014;2014:476230.

[108] Gallois KM, Henauw S, Hassel H, Hebestreit A, Pigeot I, Zeeb H. Standardisierte Entwicklung der IDEFICS-Intervention und Implementierung in Deutschland. Bundesgesundheitsblatt – Gesundheitsforschung – Gesundheitsschutz. 2011;54:330–8.

[109] Czerwinski-Mast M, Danielzik S, Asbeck I, Langnäse K, Spethmann C, Müller MJ. Kieler Adipositaspräventionsstudie (KOPS) – Konzept und erste Ergebnisse der Vierjahres-Nach-untersuchungen Bundesgesundheitsblatt – Gesundheitsforschung – Gesundheitsschutz. 2003;46:727–31.

[110] Strauss A, Herbert B, Mitschek C, Duvinage K, Koletzko B. TigerKids. Erfolgreiche Gesundheitsforderung in Kindertageseinrichtungen. Bundesgesundheitsblatt – Gesundheitsforschung – Gesundheitsschutz. 2011;54:322–9.

[111] Kolip P, Finne E, Schaefer A, Winkel K, Reinehr T. Evaluation des Programms Obeldicks light für übergewichtige Kinder und Jugendliche. Gesundheitswesen. 2015;77:56–7.

[112] Sekretariat der Ständigen Konferenz der Kultusminister der Länder in der Bundesrepublik Deutschland (KMK). http://www.kmk.org/fileadmin/Dateien/veroeffentlichungen_beschluesse/2012/2012_11_15-Gesundheitsempfehlung.pdf, 2012 (21. 9. 2016).

[113] Kurth BM. Erste Ergebnisse aus der „Studie zur Gesundheit Erwachsener in Deutschland" (DEGS). Bundesgesundheitsblatt – Gesundheitsforschung – Gesundheitsschutz. 2012;55:980–90.

[114] Johnson W, Li L, Kuh D, Hardy R. How has the age-related process of overweight or obesity development changed over time? Co-ordinated analyses of individual participant data from five United Kingdom birth cohorts. PLoS Med. 2015;12:e1001828; discussion e1001828.

[115] Peirson L, Douketis J, Ciliska D, Fitzpatrick-Lewis D, Ali MU, Raina P. Prevention of overweight and obesity in adult populations: a systematic review. CMAJ Open. 2014;2:E268–72.

[116] Astrup A, Brand-Miller J. Obesity: Have new guidelines overlooked the role of diet composition? Nat Rev Endocrinol. 2014;10:132–3.

[117] Bischoff SC. Adipositas im Erwachsenenalter. Aktuel Ernahrungsmed. 2015;40:147–78.

[118] Schwingshackl L, Hoffmann G. Long-term effects of low glycemic index/load vs. high glycemic index/load diets on parameters of obesity and obesity-associated risks: a systematic review and meta-analysis. Nutr Metab Cardiovasc Dis. 2013;23:699–706.

[119] Thomas D, Elliott EJ, Baur L. Low glycaemic index or low glycaemic load diets for overweight and obesity. Cochrane Database Syst Rev. Wiley-Blackwell; 2007.

[120] Deutsche Gesellschaft für Ernährung (https://www.dge.de/ernaehrungspraxis/vollwertige-ernaehrung/10-regeln-der-dge/) und aid Informationsdienst (http://www.aid.de/ernaehrung/ernaehrungspyramide_was_esse_ich.php).

[121] Hawkes C, Smith TG, Jewell J, et al. Smart food policies for obesity prevention. Lancet. 2015;385:2410–21.

[122] Levine JA, Lanningham-Foster LM, McCrady SK, et al. Interindividual variation in posture allocation: possible role in human obesity. Science. 2005;307:584–6.

[123] Butryn ML, Phelan S, Hill JO, Wing RR. Consistent Self-monitoring of Weight: A Key Component of Successful Weight Loss Maintenance. Obesity. 2007;15:3091–6.

[124] Jensen MD, Ryan DH, Apovian CM, et al.; American College of Cardiology/American Heart Association Task Force on Practice Guidelines. Obes Soc. 2013 AHA/ACC/TOS guideline for the management of overweight and obesity in adults: a report of the American College of Cardiology/American Heart Association Task Force on Practice Guidelines and The Obesity Society. J Am Coll Cardiol. 2014;63:2985–3023.

[125] Kushner RF, Ryan DH. Assessment and lifestyle management of patients with obesity: clinical recommendations from systematic reviews. JAMA. 2014;312:943–52.

[126] Veerman JL, Sacks G, Antonopoulos N, Martin J. The impact of a tax on sugar-sweetened beverages on health and health care costs: a modelling study. PLoS One. 2016;11:e0151460.

[127] Encarnação R, Lloyd-Williams F, Bromley H, Capewell S. Obesity prevention strategies: could food or soda taxes improve health? J R Coll Physicians Edinb. 2016;46:32–8.

[128] Dixon H, Scully M, Durkin S, et al. Finding the keys to successful adult-targeted advertisements on obesity prevention: an experimental audience testing study. BMC Public Health. 2015;15:804.

[129] Dietz WH, Baur LA, Hall K, et al. Management of obesity: improvement of health-care training and systems for prevention and care. Lancet. 2015;385:2521–33.

[130] Roberto CA, Swinburn B, Hawkes C, et al. Patchy progress on obesity prevention: emerging examples, entrenched barriers, and new thinking. Lancet. 2015;385:2400–9.
[131] Huang TT, Cawley JH, Ashe M, et al. Mobilisation of public support for policy actions to prevent obesity. Lancet. 2015;385:2422–31.
[132] Wadden TA, Butryn ML, Hong PS, Tsai AG. Behavioral treatment of obesity in patients encountered in primary care settings: a systematic review. JAMA. 2014;312:1779–91.

12 *Quo Vadis* Adipositas?

Stephan C. Bischoff

Erlauben Sie mir zum Schluss des Buches eine zugegebenerweise subjektive Betrachtung der Zukunft des Themas „Adipositas". Die Betrachtungen sind nicht im Einzelnen durch Literaturzitate belegt, denn die spiegeln die gesamte mir bekannte Adipositasliteratur sowie eigene langjährige Forschungs- und Praxiserfahrungen wider.

12.1 Drei Szenarien

Drei Szenarien, in welche Richtungen sich die „Adipositasepidemie" entwickeln könnte, erscheinen mir denkbar und sollen im Folgenden diskutiert werden.

1. Szenario: Die Adipositasepidemie kommt auf wundersame Weise zum spontanen Stillstand.

Tatsächlich deuten einige Statistiken darauf hin, dass wir in bestimmten Regionen und Bevölkerungsgruppen, v. a. in der westlichen Welt, ein Plateau der Adipositasprävalenz erreichen. Dieses Plateau könnte evolutionär begründet sein nach der Devise „mehr Adipositas erlaubt die Biologie nicht" oder „Adipositas limitiert sich selbst aufgrund des evolutionären Prinzips der Selektion und Anpassung". Allerdings bleibt offen, in welchen Zeiträumen eine solche evolutionäre Entwicklung zu erwarten wäre und auf welchem Niveau sich die „Weltadipositasprävalenz" einpendelt. Heißt das vielleicht, dass wir ohne wirksame Interventionen dauerhaft mit z. B. einer Adipositasprävalenz von 30 % rechnen müssen? Klar ist, dass auch nach Erreichen eines solchen Plateaus die Inzidenz der großen Komorbiditäten wie Diabetes und kardiovaskuläre Erkrankungen, aber auch psychische und muskuloskelettale Erkrankungen noch mindestens über eine Generation weiter ansteigen würde. Ob wir uns das als Gesellschaft gesundheitswirtschaftlich noch leisten können? Und wie realistisch ist dieses Szenario? Das Erreichen eines solchen Plateaus könnte auch durch Verknappung von Ressourcen durch Kriege, Klimawandel u. a. Katastrophen denkbar werden, aber darauf will keiner hoffen.

2. Szenario: Die Adipositasepidemie entwickelt sich weiter und kann nicht beherrscht werden.

Wenn man die Entwicklung der letzten 50 Jahre – seit die Adipositasepidemie in der westlichen Welt ausgebrochen ist und ihren „Siegeszug" über den Planeten angetreten hat – zugrunde legt, erscheint dieses Szenario realistischer als das erste. Namhafte Adipositasforscher und Kliniker, die behaupten, Adipositas sei nicht behandelbar, be-

https://doi.org/10.1515/9783110412802-013

fürchten eine Entwicklung in diese Richtung. Begründet wird dies u. a. damit, dass unsere Erfolge hinsichtlich der Adipositasprävention eher gering und kaum besser sind als die hinsichtlich nachhaltiger bevölkerungsweiter Adipositastherapie. Man möchte sich die Konsequenzen des zweiten Szenarios gar nicht vorstellen. Ab einem gewissen Ausmaß der Problematik wird der verbleibende Teil der Bevölkerung, der womöglich genetisch bedingt von dem Problem und seinen medizinischen Folgen verschont ist, nicht mehr in der Lage sein, die Betreuung der Betroffenen zu stemmen. Obwohl dieses Szenario keineswegs von der Hand zu weisen ist, möchte es niemand wahrhaben.

3. Szenario: Es gelingt uns, die Adipositasepidemie zu kontrollieren.

Vor dem Hintergrund der Überlegungen zu den beiden anderen Szenarien wird die Gruppe derer, die an dieses Szenario glaubt, kleiner. Dies verwundert nicht in Anbetracht der bisherigen Hilflosigkeit bei den Versuchen, bevölkerungsweit wirksame Präventionsprogramme zu installieren und nachhaltige Therapien für alle Betroffenen bereitzustellen. Trotz aller bisherigen Misserfolge könnte eine Kontrolle der Adipositasepidemie noch immer möglich sein. Das bisherige Scheitern muss nicht zwangsläufig bedeuten „das ist nicht machbar". Es könnte auch auf mangelnde Anstrengung zurückzuführen sein, im Sinne von „wenn wir nur konsequent, unerbittlich und langfristig das Richtige tun würden". Die Liste der Maßnahmen, die umgesetzt werden müssten, ist lang (Tab. 12.1) und stellt quasi die Fehler und Versäumnisse der letz-

Tab. 12.1: Wie könnte es uns vielleicht gelingen, die Adipositasepidemie zu kontrollieren? Vorschlag für einen Zehn-Punkte-Plan.

	Problem	Problemlösung
1	Grundlagenforschung findet umfangreich statt, wird aber von Entscheidungsträgern unzureichend zur Kenntnis genommen	Politik, Krankenkassen und andere Entscheidungsträger müssen sich intensiver mit der Thematik Adipositas befassen und sachkundig beraten werden
2	Klinische Studien (v. a. zur Adipositastherapie) werden unzureichend durchgeführt	Da solche Studien (anders als Medikamentenstudien) nicht von der Industrie finanziert werden, müssen ausreichend staatliche Mittel (d. h. ein Vielfaches des Istzustandes!) dafür bereitgestellt werden
3	Versorgungsforschung (v. a. zur Adipositasprävention) wird unzureichend durchgeführt	Neue Einrichtungen und Positionen müssen (v. a. an Universitäten) geschaffen werden, die sicherstellen, dass umfangreich Versorgungsforschung (inkl. ökonomische Studien) in unserem Land mit unseren Gegebenheiten betrieben wird
4	Präventionsmaßnahmen werden unzureichend validiert und oft nicht nachhaltig umgesetzt	Rein politisch motivierte Präventionsprogramme sollten ersetzt werden durch wissenschaftlich begründete, die validiert werden und im Fall einer positiven Validierung verstetigt werden, wofür deutlich größere staatliche Investitionen als bisher erforderlich sind

Tab. 12.1: Fortsetzung.

	Problem	Problemlösung
5	Präventionsmaßnahmen für Erwachsene fehlen weitgehend	Bisherige Präventionsmaßnahmen beschränken sich weitgehend auf Kinder und Jugendliche; für Erwachsene gibt es kaum Angebote (die dann meist auf Berufstätige größerer Firmen beschränkt sind) – hier besteht dringender Handlungsbedarf
6	Therapiemaßnahmen stehen nicht flächendeckend für alle Bevölkerungsgruppen zur Verfügung	Insbesondere die Therapiemaßnahmen für stark Adipöse wie multimodale Gewichtsreduktionsprogramme und Adipositaschirurgie werden derzeit unzureichend für die Landbevölkerung angeboten, die Kostenübernahme ist sehr limitiert und intransparent – auch hier besteht dringender Handlungsbedarf
7	Sowohl in der Bevölkerung als auch auf der Ebene des einzelnen Betroffenen fehlt es nicht selten an Bewusstsein für die Eigenverantwortung hinsichtlich der Gesundheit	Kampagnen, die Bewusstsein für Gesundheit und Eigenverantwortung stärken, müssen ebenso erfolgen wie eine adäquate Unterstützung und Belohnung der Bevölkerung, die den Zielsetzungen Folge leistet
8	Der Staat nutzt seine Gestaltungskompetenz als Gesetzgeber hinsichtlich Adipositasprävention unzureichend	Staatliche Zwangsmaßnahmen (Gesetze etc.) sind – nach wissenschaftlicher Prüfung auf Effizienz und Umsetzbarkeit – erforderlich, um Betroffene und Beteiligte (z. B. Lebensmittelindustrie, Werbung) zu verändertem Handeln zu bewegen
9	Die Krankenkassen bieten keine evidenzbasierte, ärztlich koordinierte Adipositastherapie als flächendeckende Kassenleistung an	Adipositas muss ab BMI 35 bzw. ab Vorliegen von relevanten Komorbiditäten uneingeschränkt als Krankheit anerkannt werden; die Therapiekosten müssen von den Krankenkassen übernommen werden (ggf. mit Eigenbeteiligung, ggf. auf Erfolgsbasis)
10	Es gibt nicht genügend Einrichtungen, die personell, fachlich und finanziell in der Lage sind, evidenzbasierte Adipositasprävention zu realisieren	Die staatliche Gemeinschaft muss die Mittel, die Sachkenntnis, das Personal und die Einrichtungen massiv ausbauen, damit eine wirksame Prävention von Adipositas flächendeckend in allen Bevölkerungsgruppen realisiert werden kann

ten Jahrzehnte zusammen. Diese sind weniger durch Defizite in der biomedizinischen Forschung als vielmehr durch Defizite in der Versorgungsforschung und deren Umsetzung begründet. Dieses dritte Szenario impliziert aber auch, dass es Chancen gibt, die Adipositasepidemie mit all ihren Folgen zu überwinden oder zumindest zu kontrollieren. Dazu gehört allerdings ein großer Optimismus, ein starker Wille und ein kompromissloses Handeln sehr unterschiedlicher Akteure über lange Zeiträume. Obwohl dieses Szenario wenig realistisch erscheint, möchte ich anregen, darüber nachzudenken.

12.2 Zukünftige Präventions- und Therapiekonzepte

Das Defizit der derzeitigen Adipositasprävention wurde bereits angesprochen: Die Versorgungsforschung zur Adipositasprävention wird unzureichend durchgeführt, die Präventionsmaßnahmen werden unzureichend validiert und kaum nachhaltig umgesetzt, für Erwachsene fehlen sie fast vollständig. Hier besteht dringender Handlungsbedarf. Der Gesetzgeber muss ebenfalls deutlich aktiver werden. Gesetzgeberische Maßnahmen zur Adipositasprävention müssen auf wissenschaftlicher Basis entwickelt, auf Machbarkeit geprüft und bei positivem Ausgang konsequent umgesetzt werden. Schließlich müssen neue Einrichtungen geschaffen werden, die personell und finanziell in der Lage sind, evidenzbasierte Adipositasprävention flächendeckend zu realisieren.

Auch die Therapiekonzepte müssen überdacht und erweitert werden. Bislang haben wir uns in weiten Strecken auf eine Umstellung der Ernährung („Reduktion der Energiezufuhr", v. a. durch „fettarme Ernährung") und ein Mehr an Bewegung („machen Sie mal mehr Sport!") beschränkt. Die Bemühungen zur medikamentösen Therapie verliefen meist enttäuschend, denn entweder waren die Medikamente kaum effektiv („statistisch signifikante", aber kaum relevante Effekte mit Bereich von 2–4 kg Gewichtsreduktion) oder sie mussten wegen Nebenwirkungen bald wieder vom Markt genommen werden. Inzwischen ist unser Therapiespektrum vielfältiger geworden, wenngleich viele dieser Konzepte leider noch wenig verbreitet sind.

Zunächst haben wir in der Vergangenheit zu wenig zwischen Therapie im Sinne von Gewichtsreduktion und Therapie zur langfristigen Gewichtsstabilisierung nach erfolgreicher Gewichtsreduktion differenziert. Letzteres wird neudeutsch auch *weight maintenance therapy* genannt. Vielfach wurde von ein und derselben diätetischen Therapie erwartet, dass sie beides leistet, eine effektive Gewichtsreduktion und eine langanhaltende Gewichtsstabilisierung. Inzwischen ist klar geworden, dass in den beiden Therapiephasen vollkommen andere Ernährungskonzepte benötigt werden. Dementsprechend müssen Ernährungskonzepte entweder nach ihrer Effektivität zur Gewichtsreduktion oder zur Gewichtsstabilisierung, aber nicht nach beiden Kriterien gleichzeitig bewertet werden. Bei den Ernährungskonzepten zur Gewichtsreduktion geht es vor allem um das zeitbegrenzte Energiedefizit, das erzielt werden kann. Im Allgemeinen ist ein Energiedefizit von mindestens 500 kcal/Tag nötig, wobei weniger wichtig ist, ob dieses durch fettarme oder kohlenhydratarme Diät oder durch eine Kombination erreicht wird. Wenn eine ausgeprägte Adipositas vorliegt und im zweistelligen Kilogrammbereich abgenommen werden soll, kann ein deutlich höheres Energiedefizit wünschenswert sein. In diesen Fällen sollte der zeitbegrenzte Einsatz einer Formuladiät, die eine Reduktion der Energiezufuhr auf unter 1000 kcal/Tag erlaubt, erwogen werden, weil anders eine solche Reduktion kaum über mehrere Wochen verlässlich und ohne Komplikationen erzielt werden kann.

Bei den Ernährungskonzepten zur Gewichtsstabilisierung geht es vor allem um die langfristige Ernährungsqualität, d. h. die Zusammensetzung der Nahrung, die energiedichte und hungerinduzierende Nahrung begrenzen und ballaststoffreiche, sättigende Nahrung bevorzugen sollte. In der Phase der Gewichtsstabilisierung sollten Medikamente neu evaluiert werden, denn es ist denkbar, dass sie in dieser Phase der Therapie wirksamer sind als zur initialen Gewichtsreduktion. Darüber hinaus sollten auch andere Lebensstilfaktoren in die *Maintenance*-Therapie integriert werden. Dazu gehören eine an die individualen Fähigkeiten angepasste Bewegungstherapie, die v. a. die Alltagsbewegung berücksichtigt, ein lebenslanges Verhaltenstraining, die Zielsetzung Nikotinabstinenz, eine Kontrolle des Alkoholkonsums und ausreichend Schlaf, ggf. auch eine Änderung des sozialen Umfeldes. Dabei sind individuelle Vorliegen und Geschmackspräferenzen ebenso zu beachten wie regional unterschiedliche kulturelle Aspekte des Essens und des Lebenstils. Von zentraler Bedeutung ist, dass die gewählten Maßnahmen lebenslang beibehalten werden. Eine solche „Dauertherapie" in angepasster Intensität ist nötig, wie auch andere chronische Erkrankungen einer Dauertherapie bedürfen.

Inwieweit zukünftig neue Therapieansätze, beispielsweise Mikrobiomtherapie mittels neuer Probiotika, *Multispecies*-Konzepte oder gar Stuhltransplantation oder die Gentherapie, epigenetische Modulationen oder neuroendokrinologische bzw. mukosaimmunologische Ansätze, etabliert werden können, kann nur spekuliert werden. Auch die Bedeutung neuer Medien zur Prävention und Langzeittherapie der Adipositas muss in zukünftigen wissenschaftlichen Studien geprüft werden

12.3 Der lange Weg zur integrierten Behandlung der Adipositas

Aufgrund der Zweifel am Erfolg konservativer Behandlungsmaßnahmen und der erfolgreichen Etablierung diverser chirurgischer Therapiemaßnahmen ist insbesondere in Deutschland zwischen Vertretern verschiedener Fachdisziplinen eine Diskussion darüber im Gang, wie eine effektive Adipositastherapie zu gestalten ist. Diese Diskussion wird nicht immer von wissenschaftlicher Evidenz geleitet, sondern vielfach auch von Emotionen und letztlich von Ressourcenkämpfen geprägt. Die aktuell zur Verfügung stehenden Möglichkeiten sind völlig unzureichend, um das Problem Adipositas in seinem derzeitigen Ausmaß zu bewältigen. In der Regel sind solche Dispute nicht zielführend. Sie irritieren vielfach die Entscheidungsträger und v. a. die Betroffenen, die ohnehin zahlreichen unseriösen Angeboten ausgesetzt sind. Deshalb ist es von zentraler Bedeutung, dass die Therapeuten – egal ob mit chirurgischem oder nichtchirurgischem Hintergrund – die an einer seriösen, d. h. validierten, effektiven und effizienten, Therapie interessiert sind, sich nicht in fruchtlosen Streitgesprächen verlieren. Sie sollten sich zusammenfinden und untereinander über eine evidenzbasierte Behandlung abstimmen, welche die Angebote verschiedener Disziplinen phasengerecht zu einem Gesamtkonzept integriert, das den individuellen Bedürfnissen der Betroffenen Rechnung trägt. Dies gelingt nur im interdisziplinären und multimodalen Ansatz, der dem komplexen Krankheitsbild der Adipositas als Systemerkrankung Rechnung trägt.

Experten der verschiedenen Disziplinen sollten im kollegialen, wissenschaftsgetriebenen Austausch solche integrierten Behandlungskonzepte entwickeln, welche die verschiedenen Phasen der Erkrankung von der Prävention über die Gewichtsreduktion bis zur *weight loss maintenance* abbilden. Diese integrierten Behandlungskonzepte sollten dann regional entsprechend der vorhandenen Möglichkeiten etabliert und validiert werden. Dabei sollten neben den Fachexperten (Internisten, Chirurgen, Pädiater, Verhaltenstherapeuten, Ernährungsfachkräfte, Bewegungstherapeuten u. a.) auch Vertreter von Kommunen, Krankenkassen, Sportvereinen, Schulen, Arbeitgebern u. a. Einrichtungen integriert werden, die schlussendlich für die Umsetzung verantwortlich sind. So könnte es gelingen, für den Betroffenen ein wirksames *case management* zu entwickeln und für die Gesellschaft einen Weg aus der Bürde der Adipositasepidemie zu finden.

Stichwortverzeichnis

https://doi.org/10.1515/9783110412802-014

www.ingramcontent.com/pod-product-compliance
Lightning Source LLC
Chambersburg PA
CBHW081503190326
41458CB00015B/5315